A Manga History of Medicine

まんが 医学の歴史

茨木　保
Tamotsu Ibaraki
いばらきレディースクリニック院長

医学書院

まんが	医学の歴史	
発　行	2008年3月1日　第1版第1刷©	
	2023年5月15日　第1版第14刷	
著　者	茨木　保 いばらき　たもつ	
発行者	株式会社　医学書院	
	代表取締役　金原　俊	
	〒113-8719　東京都文京区本郷1-28-23	
	電話　03-3817-5600（社内案内）	
印刷・製本	三美印刷	

本書の複製権・翻訳権・上映権・譲渡権・貸与権・公衆送信権（送信可能化権を含む）は株式会社医学書院が保有します．

ISBN978-4-260-00573-9

本書を無断で複製する行為（複写，スキャン，デジタルデータ化など）は，「私的使用のための複製」など著作権法上の限られた例外を除き禁じられています．大学，病院，診療所，企業などにおいて，業務上使用する目的（診療，研究活動を含む）で上記の行為を行うことは，その使用範囲が内部的であっても，私的使用には該当せず，違法です．また私的使用に該当する場合であっても，代行業者等の第三者に依頼して上記の行為を行うことは違法となります．

|JCOPY| 〈出版者著作権管理機構　委託出版物〉
本書の無断複製は著作権法上での例外を除き禁じられています．複製される場合は，そのつど事前に，出版者著作権管理機構（電話 03-5244-5088，FAX 03-5244-5089，info@jcopy.or.jp）の許諾を得てください．

まえがき

　「イガクシ」・「イシガク」という響きからみなさんはどのような漢字を思い浮かべられるでしょうか？「医学士」・「医師学」？　うーん，それもアリですが，ここでの正解は「医学史」・「医史学」．「医学史」とは医学の歴史のこと．「医史学」とは医学史を研究する学問のことです．

　医史学は面白い．「研究」や「学問」などと堅苦しい表現をつかうと敬遠されてしまいそうですが，医学の歴史は戦国絵巻さながらの人間ドラマと，知的冒険渦巻くワンダーランドです．ボクが医史学に興味を持ったのは，今から20年ほど前，学生時代のポリクリ（臨床実習）で消毒法や全身麻酔の発見の歴史などのミニレクチャーを聴いたのがきっかけでした．

　医学部の講義といえば，最新の医学知識を学ぶことが中心．「臨床に役立たない歴史の話など，聴くだけ無駄だ」と思う学生もいるでしょう．けれど当時，医学の勉強をしながら同人誌や投稿用の漫画を描いていたボクは（へそ曲がりだったせいか），そのレクチャーがやたら面白くて，「国家試験の勉強が終われば，ゆっくり医学史の本を読みたい」と思ったものです．

　ところが，医者になって当分の間は，臨床や研究（ついでに漫画）の仕事に振り回され，医学史の本など読む余裕はありませんでした．そんなわけで，ボクが月刊誌『看護学雑誌』で「まんが医学の歴史」の連載を始めたのは，2003年の春．このタイミングを選んだのは「あまり若い時に手を出すテーマではない」と自重していたからでもあります．

　「医学の進歩に大きな影響を与えた出来事や人物に焦点をあてて，太古の昔から21世紀の現代までの時の流れをオーバービューしたい……」「医学や生物学の

知識のない人にも理解できる漫画にしたい……」そうしたコンセプトで制作を始め，前半を雑誌連載・後半を書き下ろしで，完成に丸5年がかかりましたが，ほぼ連載開始時の構想通りにまとめることができました．なお，登場人物の生没年は，2007年12月現在のものとしました．

　本書は一般の読者の方にも内容が理解できるように，専門知識をかなりかみくだいた表現で描いています．医学や生物学，医史学に詳しい方から見れば，いささか歯ごたえの足りない部分もあるかもしれませんが，「医学史入門のための入門書」という位置づけで，肩の力を抜いて読んでいただければさいわいです．

　　　　　　　　　　　　　　　　　　　　　　　　　　　茨木　保

もくじ

- 第 1 話　医学の芽生え　2
- 第 2 話　医学の父　ヒポクラテス　8
- 第 3 話　ガレノスの呪縛　14
- 第 4 話　中国医学と陰陽五行説　20
- 第 5 話　中世の暗黒時代　26
- 第 6 話　ルネサンス──解剖学の夜明け　32
- 第 7 話　奇人ヴェサリウスと名著ファブリカ　38
- 第 8 話　外科医パレ❶　外科学のルネサンス　44
- 第 9 話　外科医パレ❷　"我，包帯し 神，これを癒したもう"　50
- 第 10 話　血液循環の発見──近代生理学の父ウィリアム・ハーヴェイ　56
- 第 11 話　17 世紀──物理・化学と医学との融合　62
- 第 12 話　顕微鏡の発明　68
- 第 13 話　フックとニュートン──科学史を変えた闘い　74
- 第 14 話　レーウェンフックの虫眼鏡　80
- 第 15 話　近代病理学の誕生──病理解剖学の父モルガーニ　86
- 第 16 話　日本医学の歩み❶　中国医学の流入〜解剖学の目覚め　92
- 第 17 話　日本医学の歩み❷　南蛮医学と紅毛医学〜蘭学の誕生　98
- 第 18 話　日本医学の歩み❸　杉田玄白と『解体新書』　104
- 第 19 話　華岡青洲❶　世界初の全身麻酔手術　110
- 第 20 話　華岡青洲❷　その妻，加恵　116
- 第 21 話　打診法と聴診器の発明　122
- 第 22 話　18 世紀──二大革命の時代〜実験医学の誕生　128
- 第 23 話　ジェンナー❶　実験医学の父ハンターとの出会い　134
- 第 24 話　ジェンナー❷　"種痘の父"　140
- 第 25 話　日本医学の歩み❹　シーボルトと鳴滝塾　146
- 第 26 話　日本医学の歩み❺　幕末 蘭方医と漢方医の闘い　152
- 幕間に　ボクが歴史を描くわけ──死者の記憶をたどる意味　158

第27話	全身麻酔法の発見①	ロングのエーテル麻酔	164
第28話	全身麻酔法の発見②	ウェルズの笑気麻酔	170
第29話	全身麻酔法の発見③	モートンの公開実験	176
第30話	全身麻酔法の発見④	堕ちたカリスマ	182
第31話	消毒法の発見①	産褥熱――残酷な結論	188
第32話	消毒法の発見②	ゼンメルワイスの孤独な闘い	194
第33話	消毒法の発見③	腐ったワインと消臭剤	200
第34話	消毒法の発見④	リスターの無菌手術	206
第35話	パスツールとコッホ①	自然発生説の否定	212
第36話	パスツールとコッホ②	普仏戦争	218
第37話	パスツールとコッホ③	結核菌の発見	224
第38話	パスツールとコッホ④	ワクチン戦争	230
第39話	北里柴三郎①	血清療法の誕生	236
第40話	北里柴三郎②	"日本近代医学の父"	242
第41話	野口英世①	野口"英世"誕生	248
第42話	野口英世②	"私にはわからない"	254
第43話	X線の発見①	運命の7週間	260
第44話	X線の発見②	孤高の学者レントゲン	266
第45話	抗生物質の発見①	不思議なアオカビ	272
第46話	抗生物質の発見②	魔法の弾丸ペニシリン	278
第47話	DNAの発見①	遺伝子と核酸	284
第48話	DNAの発見②	ワトソン・クリックの二重らせんモデル	290
第49話	移植医療の進歩①	キメラ誕生	296
第50話	移植医療の進歩②	拒絶反応との闘い	302
第51話	生殖医療の進歩①	試験管ベビーの誕生	308
第52話	生殖医療の進歩②	クローン――生命(いのち)を創る	314

あとがき　321

参考文献　327

まんが医学の歴史　関連年表　329

ノーベル生理学・医学賞　歴代受賞者　333

人名索引／書名・学派索引　344

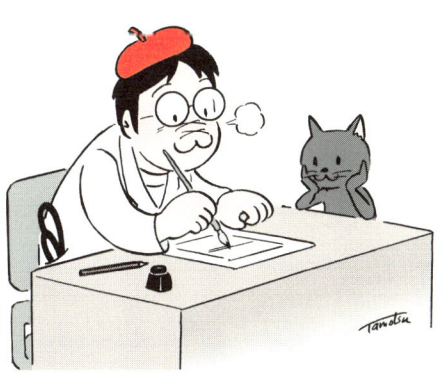

第1話 医学の芽生え

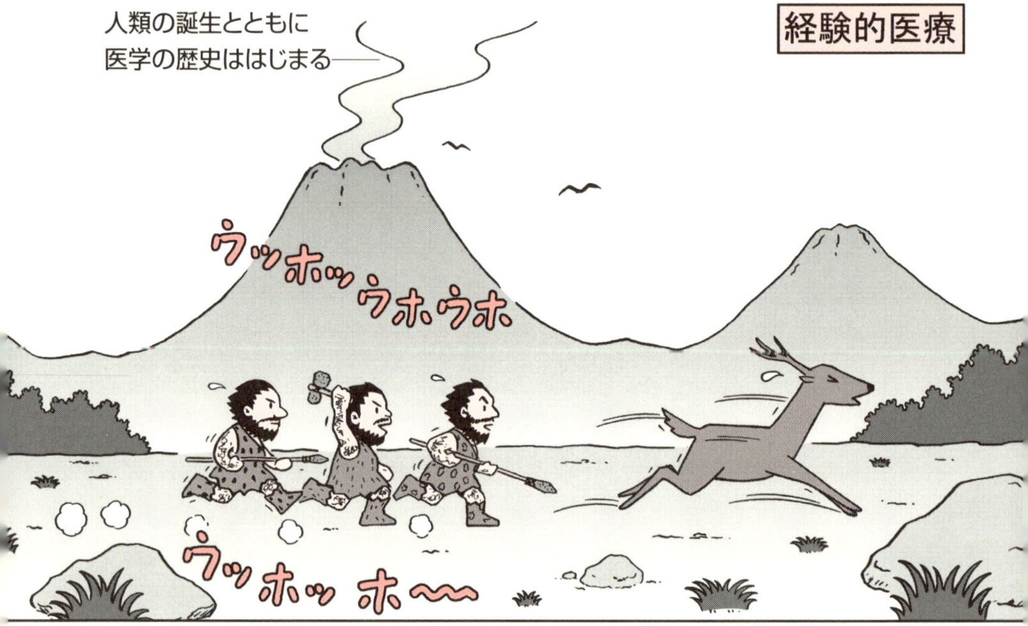

人類の誕生とともに医学の歴史ははじまる——

経験的医療

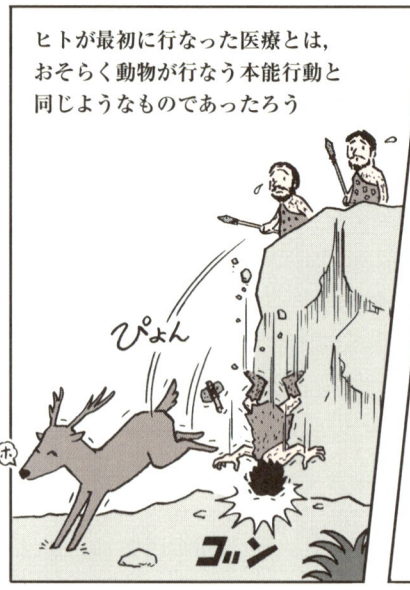

ヒトが最初に行なった医療とは，おそらく動物が行なう本能行動と同じようなものであったろう

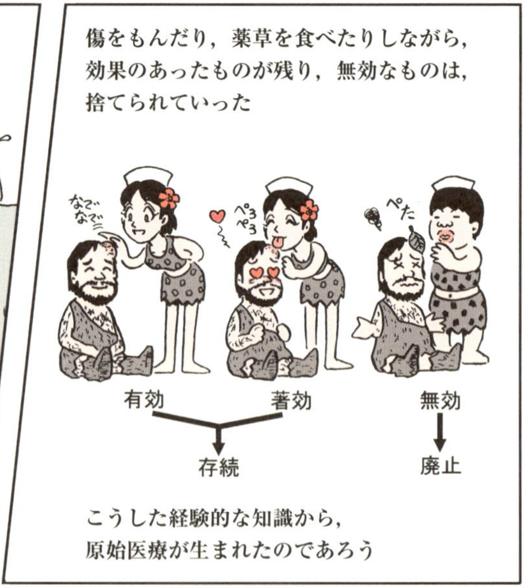

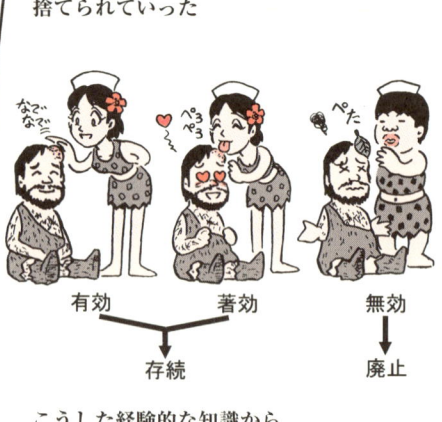

傷をもんだり，薬草を食べたりしながら，効果のあったものが残り，無効なものは，捨てられていった

有効　著効　　無効
　↓　　　　　　↓
　存続　　　　　廃止

こうした経験的な知識から，原始医療が生まれたのであろう

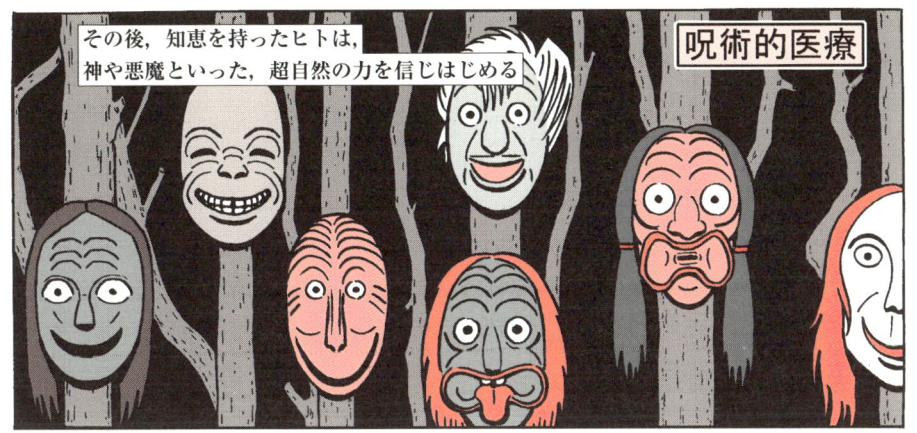

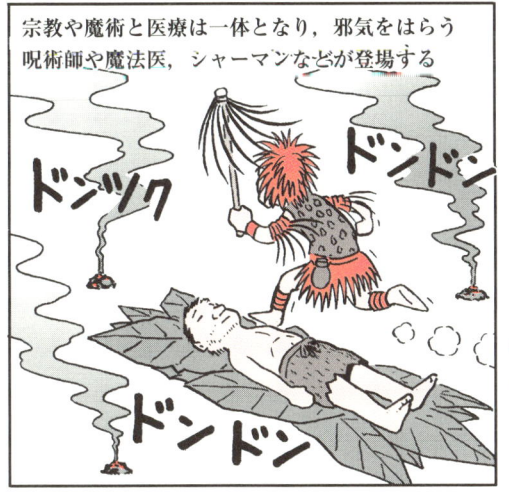

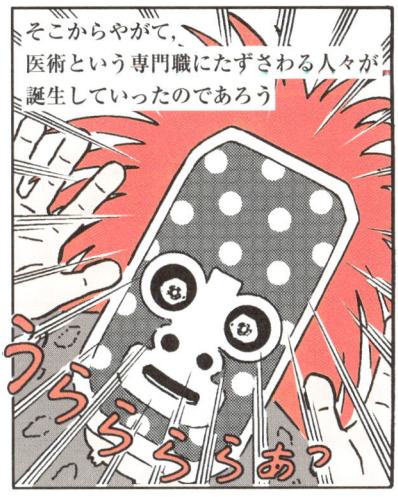

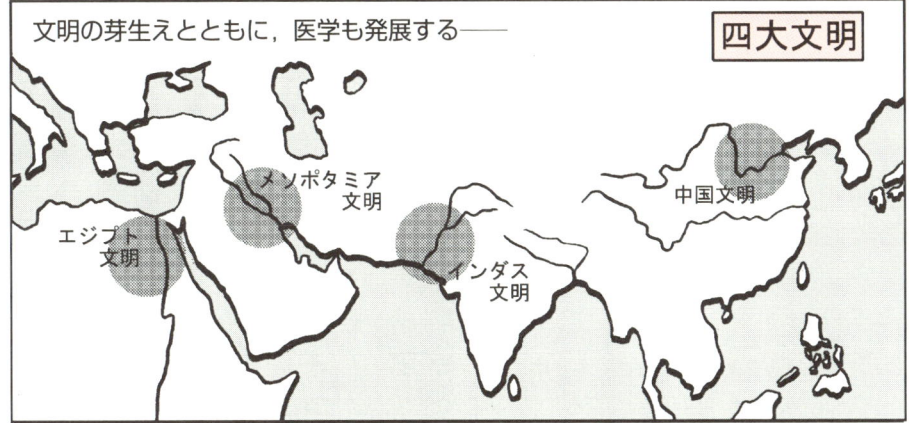

メソポタミア文明

古代メソポタミアでは、すでに職業的な医師が存在していた

くさび形文字の医学書*も作られ、外傷や骨折はもとより、白内障の外科手術なども行なわれていたらしい

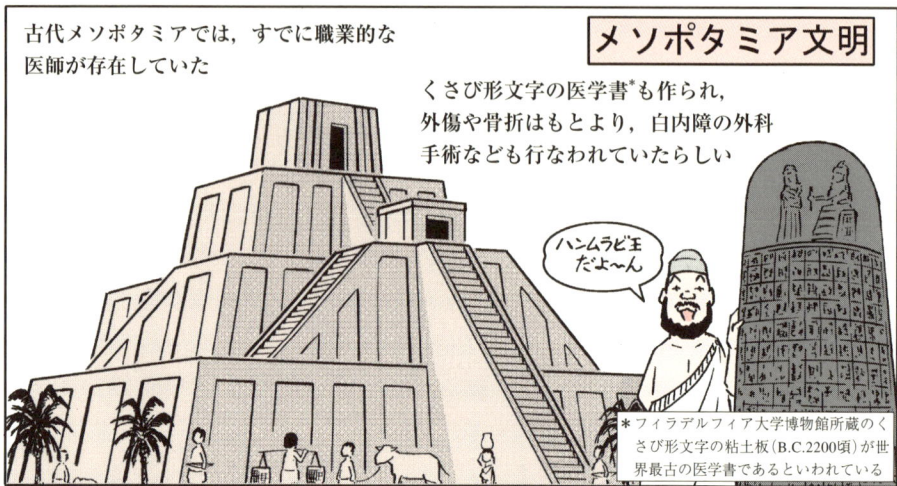

＊フィラデルフィア大学博物館所蔵のくさび形文字の粘土板(B.C.2200頃)が世界最古の医学書であるといわれている

「目には目を、歯には歯を」で有名なハンムラビ法典(紀元前18世紀)には、医療費の規定や、医療過誤の罰則も記されている

これによると、「医者が治療に失敗したときにはその両手を切り落とされる」といった規定がある

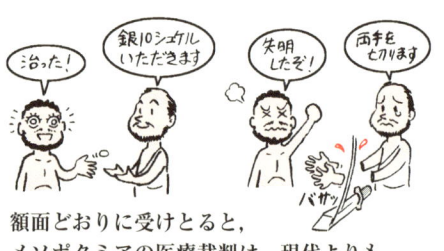

額面どおりに受けとると、メソポタミアの医療裁判は、現代よりもはるかに厳しいものであったようだ

古代メソポタミア医学の診断法で特に有名なものが「肝臓占い」である

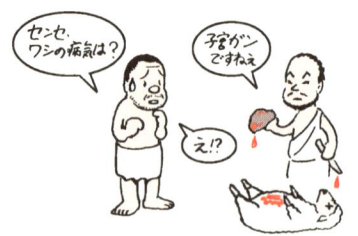

彼らは、肝臓を生命の座とみなし、いけにえにした動物の肝臓や腸管を調べることで、病気の診断をしたのである

古代メソポタミアの病理観は、哲学的宇宙論、悪魔論、寄生虫論、体液病理論、などが渾然一体となっていたもののようだ

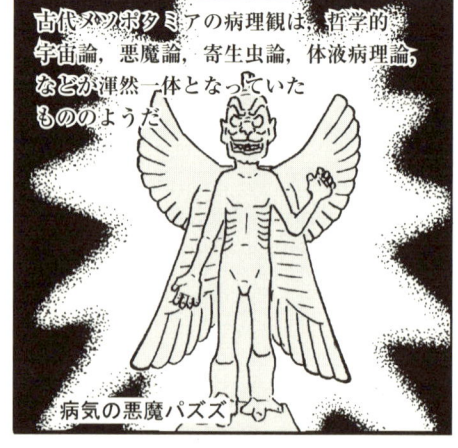

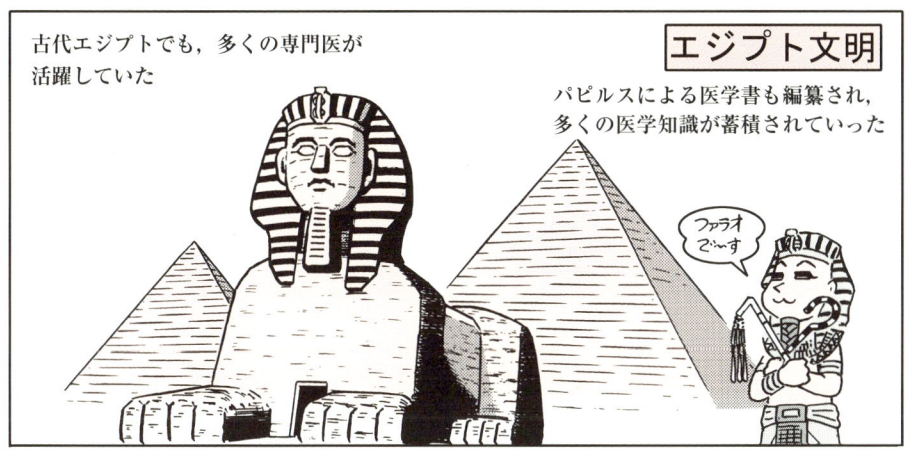

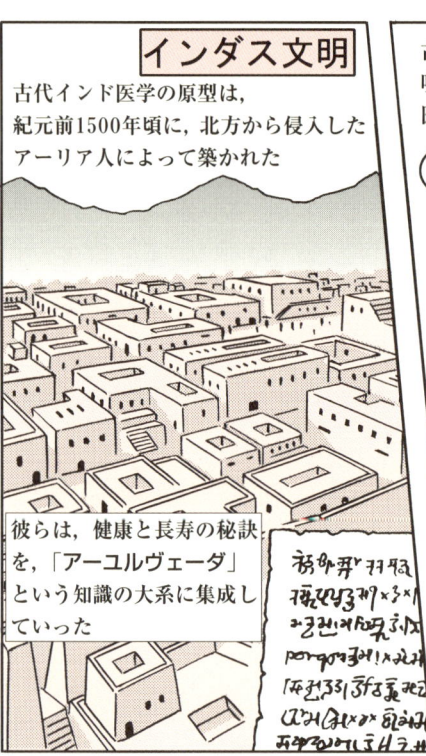

インダス文明

古代インド医学の原型は，紀元前1500年頃に，北方から侵入したアーリア人によって築かれた

彼らは，健康と長寿の秘訣を，「アーユルヴェーダ」という知識の大系に集成していった

古代インドでは，インド特有の宇宙哲学や呪術と結びついた治療とともに，合理的な医療も生まれ，

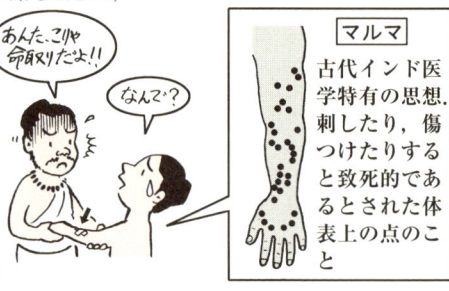

マルマ
古代インド医学特有の思想．刺したり，傷つけたりすると致死的であるとされた体表上の点のこと

形成や外傷医療などの外科手術が発達した

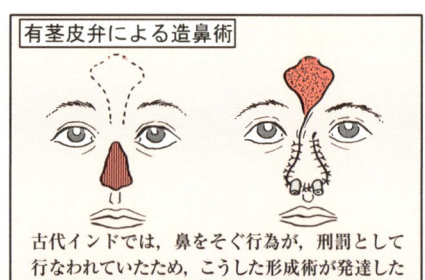

有茎皮弁による造鼻術

古代インドでは，鼻をそぐ行為が，刑罰として行なわれていたため，こうした形成術が発達した

中国文明

古代中国でも，独自の「東洋医学」が芽生えた

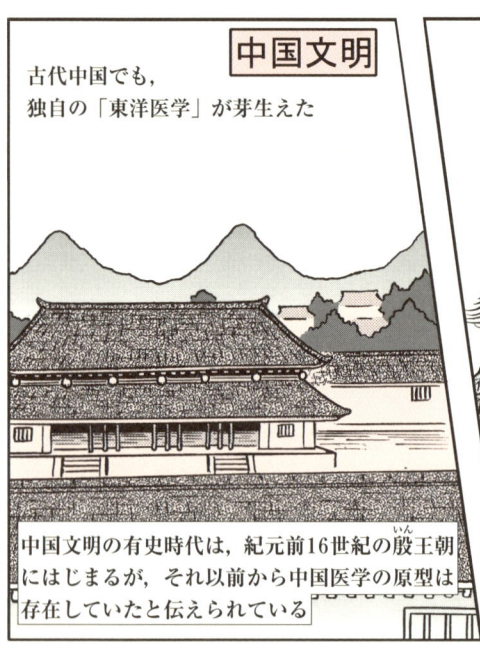

中国文明の有史時代は，紀元前16世紀の殷王朝にはじまるが，それ以前から中国医学の原型は存在していたと伝えられている

中国医学の始祖として，特に有名な者は，伝説上の2人の皇帝である．その1人，神農（しんのう・じんのう）（B.C.2800頃）は，後世，東洋医学の医薬書の原典となった「神農 本草経（ほんぞうきょう）」*の著者であると伝えられている

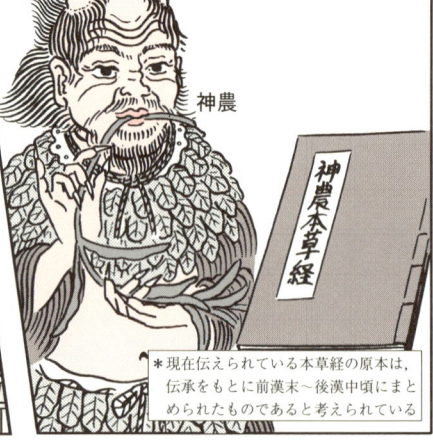

神農

*現在伝えられている本草経の原本は，伝承をもとに前漢末〜後漢中頃にまとめられたものであると考えられている

神農は，みずからの体で365種類もの植物，動物，鉱物を試し，その薬効をまとめあげた

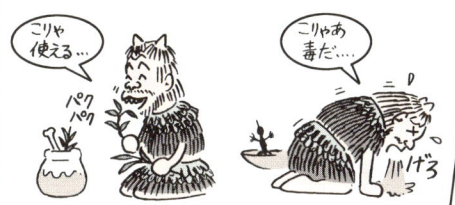

後世になって彼は「中国の医神」としてわが国に伝えられ，現在でも医業にたずさわる者の守護神として，全国でまつられている

中国医学の開祖として有名なもう1人の皇帝が，神農のあとに登場する黄帝（B.C.2600頃）である

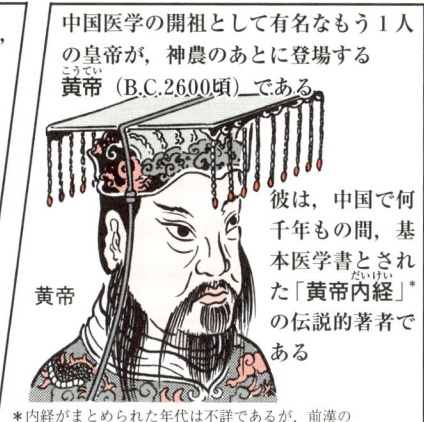

彼は，中国で何千年もの間，基本医学書とされた「黄帝内経」*の伝説的著者である

＊内経がまとめられた年代は不詳であるが，前漢の時代には，原本が存在していたらしい

「内経」は，中国の古代哲学である「陰陽説」にもとづき，基礎医学，臨床医学をまとめあげた古典医学書である

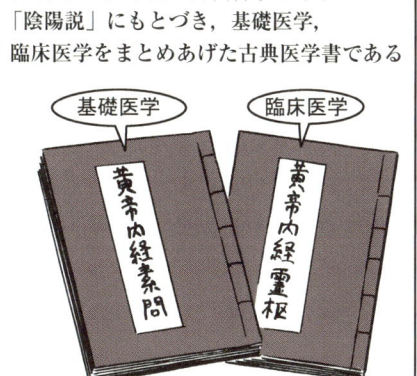

「内経」には，精神療法，食療法，薬物療法，全身療法，鍼灸療法などの記載があるが，外科療法については述べられていない

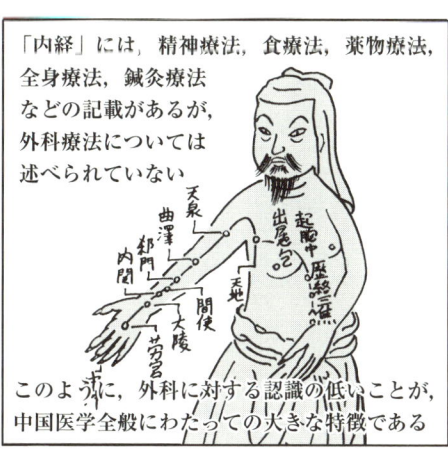

このように，外科に対する認識の低いことが，中国医学全般にわたっての大きな特徴である

中国医学は，古墳時代から，朝鮮を通じてわが国に伝えられ，仏教伝来以後は，日本の原始医療を圧倒していくことになる

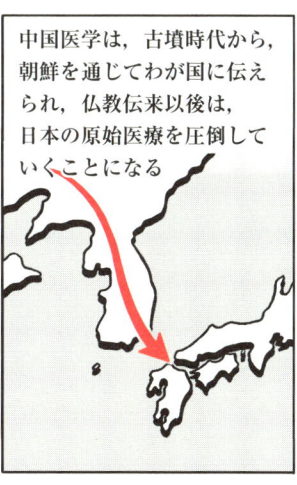

一方，西洋医学の原点は，エジプト医学を受け継いだ古代ギリシア医学にある

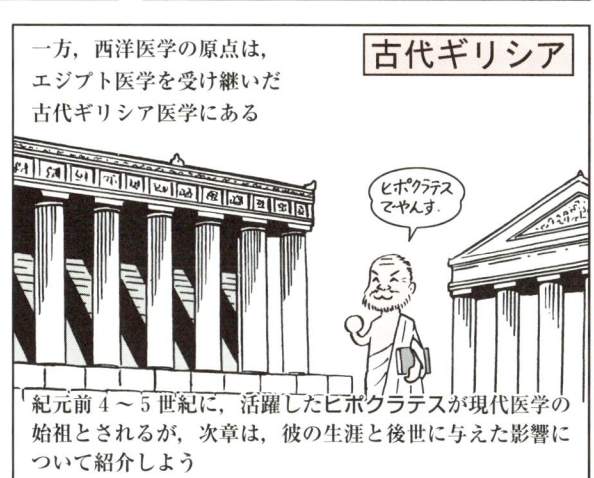

紀元前4〜5世紀に，活躍したヒポクラテスが現代医学の始祖とされるが，次章は，彼の生涯と後世に与えた影響について紹介しよう

第2話 医学の父ヒポクラテス

古代ギリシアの医師ヒポクラテス（B.C.460頃〜370頃）は，医学の始祖として，世界中であがめられている

彼の業績は，著作とされる書物「ヒポクラテス全集」によって，現代にまで伝えられてきた

「ヒポクラテス全集」は，世界で最も有名な医学の古典文献である

ヒポクラテスの肖像は，立派な体格の老賢人というイメージが定着していますが

実際は，さえない小男だったようです

しかし，実際はその多くが彼の死後，別人の手によって書かれたものであるらしい

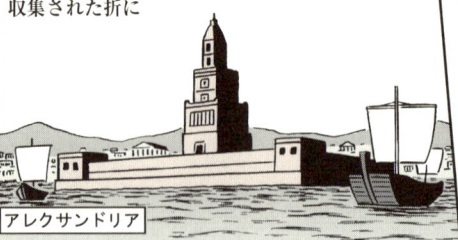

一説によると，紀元前3世紀頃，大都市アレクサンドリアに，ヨーロッパ中のパピルス文献が収集された折に

アレクサンドリア

古代ギリシアの医学書がすべて，「ヒポクラテス」の名のもとに，まとめられたのではないかともいわれている

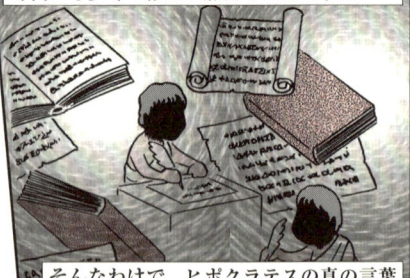

その後，さらに，この書物には，帝政ローマ時代にも多くの修正が加えられたようだ

そんなわけで，ヒポクラテスの真の言葉がいかなるものであったのか，現代にあっては，すでに知ることができない

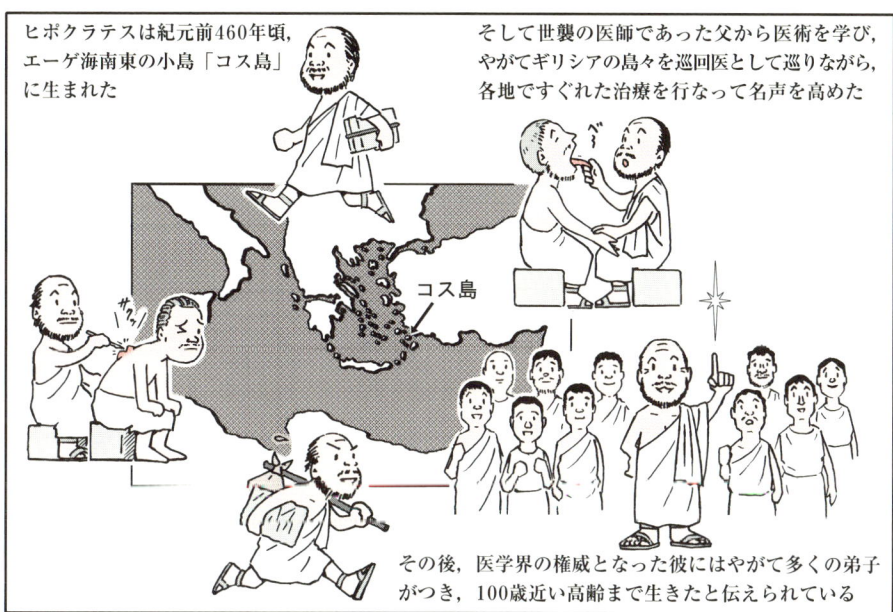

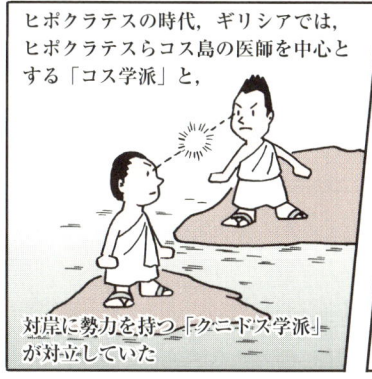

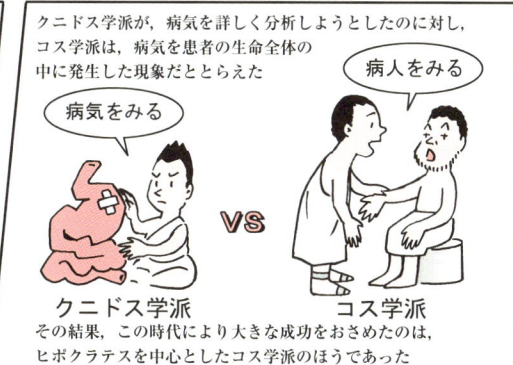

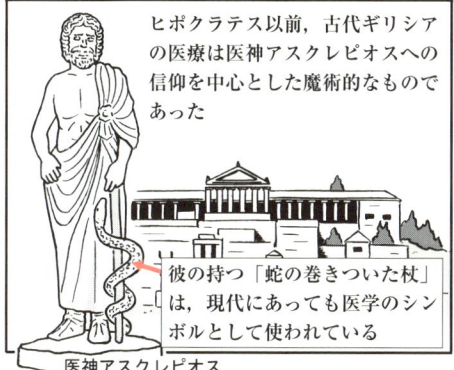

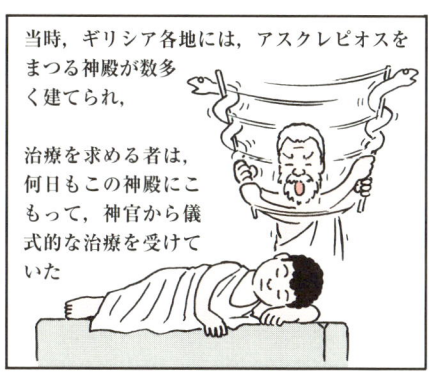

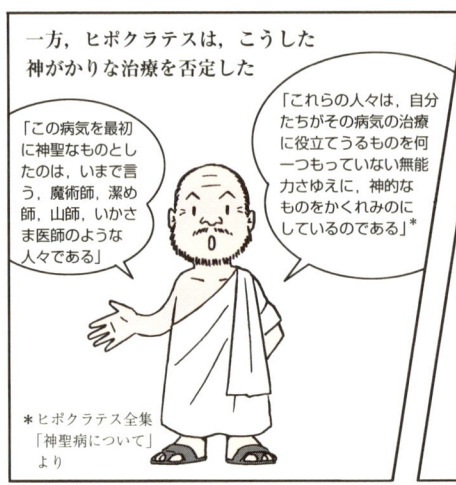
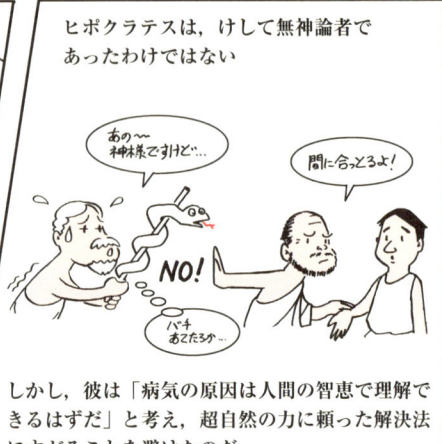
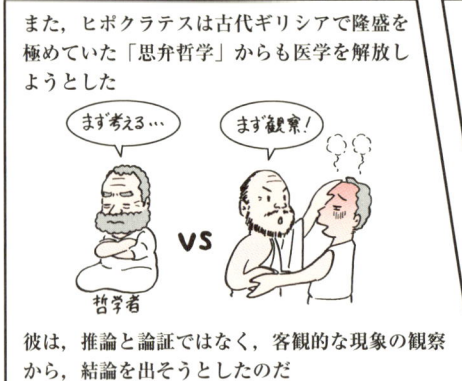
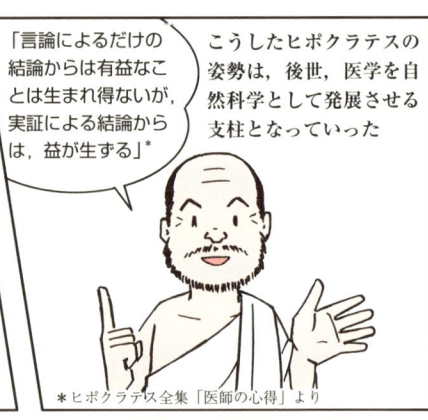
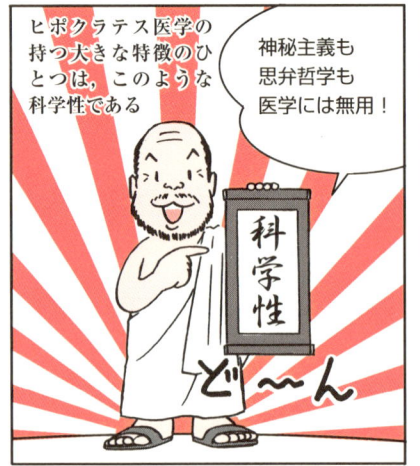
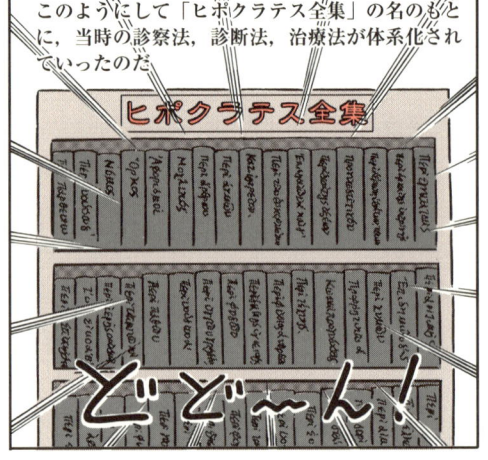

さて，それではここで，ヒポクラテス学派をはじめ，古代ギリシア人に広く受け入れられた医学の基本学説である「四体液説」を，簡単に紹介しておこう

四体液説

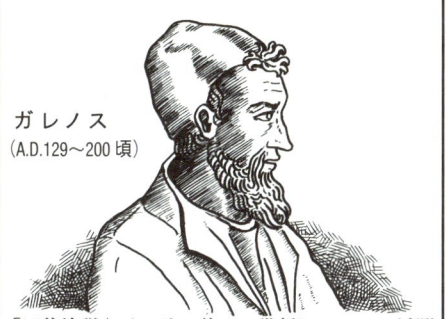

ガレノス
（A.D.129〜200頃）

「四体液説」は，その後，2世紀にローマで活躍したギリシア人医師ガレノスによって完成され，中世にいたるまで長きにわたり，信じられていた

古代ギリシア人は，世界が4つの元素，「水」「火」「空気」「土」から構成されていると考えた．これらはそれぞれ「湿」「温」「乾」「冷」という性質を持っている

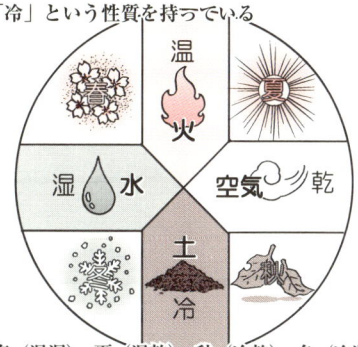

春（温湿），夏（温乾），秋（冷乾），冬（冷湿）といった四季の移り変わりも，こうした4元素の性質を反映するものである

四体液説とは，人体もこうした4つの性質を持った体液によって構成されているとする説である

人体を形作る4つの体液とは温かく湿った「血液」，温かく乾いた「黄胆汁」，冷たく乾いた「黒胆汁」，冷たく湿った「粘液」である
「黒胆汁」とは，下血や吐血のさいに見られる黒褐色の排出物から，その存在が考えられた液体である

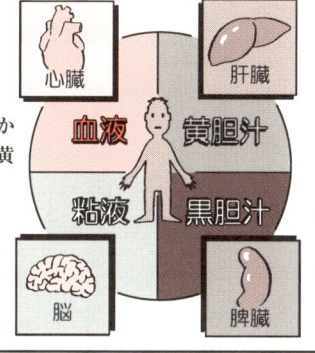

「血液」「黄胆汁」「黒胆汁」「粘液」は，摂取された食物から，それぞれ「心臓」「肝臓」「脾臓」「脳」で作られる
季節の変化にともない，体液のバランスも変化する．いろいろな病気に季節的な流行があるのは，そのためである
そして，全身的，局所的に体液のアンバランスが生じた時に，病気が発生するのだ

それぞれの体液のバランスは，人間の気質にも影響をあたえる．また悪性疾患の末期には全身の体液が濁り，「悪液質」と呼ばれる状態となる

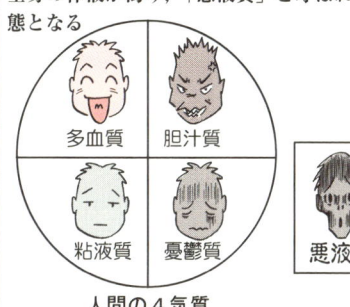

人間の4気質

体液の乱れが病気をひきおこす証拠は，過剰となった体液が体外に放出されることで観察される

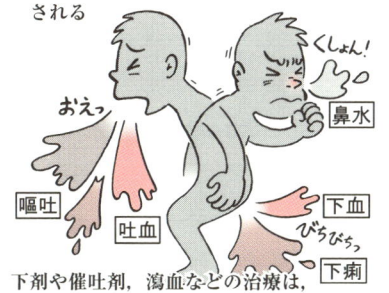

下剤や催吐剤，瀉血などの治療は，こうした体液のアンバランスを改善させる効果があると考えられた

ヒポクラテスは，生体には，こうした体液のバランスを回復させる機能（「自然」）が備わっていると考え，それを手助けすることがもっとも大切であると説いた

「病気を癒す者は自然である」*

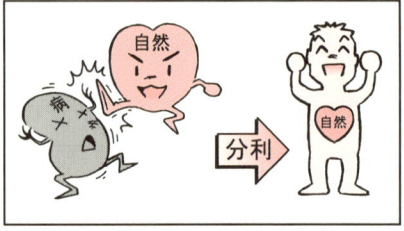

体内の「自然」が病勢にうち勝てば，病気は回復（「分利」）に向かう．患者の症状から「分利」の見通しを判断する予後診断は，ヒポクラテス学派がもっとも重んじた分野であった

＊ヒポクラテス全集「流行病第6巻」より

ヒポクラテスの誓い

誓い

医神アポロン，アスクレピオス，ヒュギエイア，パナケイア，およびすべての男神・女神たちの御照覧をあおぎ，つぎの誓いと師弟誓約書の履行を，私は自分の能力と判断の及ぶかぎり全うすることを誓います．

この術を私に授けていただいた先生に対するときは，両親に対すると同様にし，共同生活者となり，何かが必要であれば私のものを分け，また先生の子息たちは兄弟同様に扱い，彼らが学習することを望むならば，報酬も師弟誓約書もとることなく教えます．また医師の心得，講義そのほかすべての学習事項を伝授する対象は，私の息子と，先生の息子と，医師の掟に従い師弟誓約書を書き誓いを立てた門下生に限ることにし，彼ら以外の誰にも伝授いたしません．

養生治療を施すにあたっては，能力と判断の及ぶかぎり患者の利益になることを考え，危害を加えたり不正を行なう目的で治療することはいたしません．

また求められても，致死薬を与えることはせず，そういう助言もいたしません．同様に婦人に対し堕胎用のペッサリーを与えることもいたしません．*1 私の生活と術とともに清浄かつ敬虔に守りとおします．

結石患者に対しては，決して切開手術は行わず，それを専門の業とする人に任せます．*2

また，どの家にはいって行くにせよ，すべては患者の利益になることを考え，どんな意図的不正も害悪も加えません．とくに，男と女，自由人と奴隷のいかんをとわず，彼らの肉体に対して情欲をみたすことはいたしません．

治療のとき，または治療しないときも，人々の生活に関して見聞きすることで，およそ口外すべきでないものは，秘密事項と考え，口を閉ざすことにいたします．

以上の誓いを私が全うしこれを犯すことがないならば，すべての人々から永く名声を博し，生活と術のうえでの実りが得られますように．しかし誓いから道を踏みはずし偽善などをすることがあれば，逆の報いを受けますように．

ヒポクラテス医学には，こうした科学的な側面と同時に，もうひとつ重要な点がある
それは医療者に求めた高い倫理性である

ここに有名な「ヒポクラテスの誓い」の全文を掲げておこう

これもヒポクラテス自身の筆によるものではないらしい．しかし医業への忠誠と献身，有害致死的な治療の禁止，堕胎の禁止*1，禁欲，守秘義務などの戒律を記したこの文章は，ヒポクラテス学派の精神性を表す文章として広く親しまれてきたものである

* 1 ヒポクラテス全集には，堕胎法の記述もみられる．実際には，ヒポクラテスらは，必要に応じて堕胎術を施行していたらしい
* 2 当時のギリシアには，結石の治療を専門としていた技術者が存在していた

● ヒポクラテス全集「誓い」より

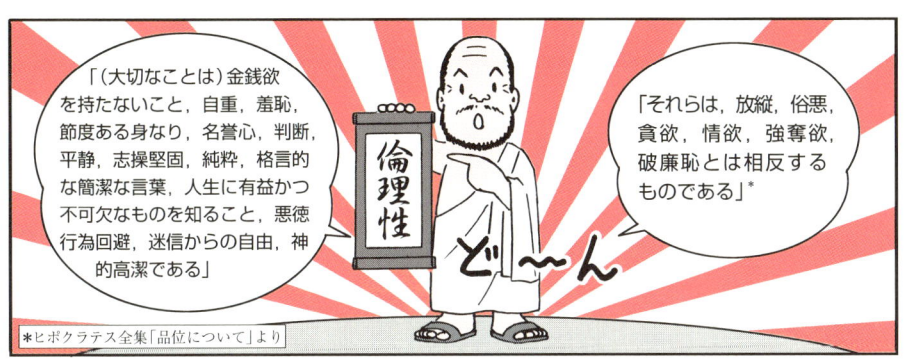

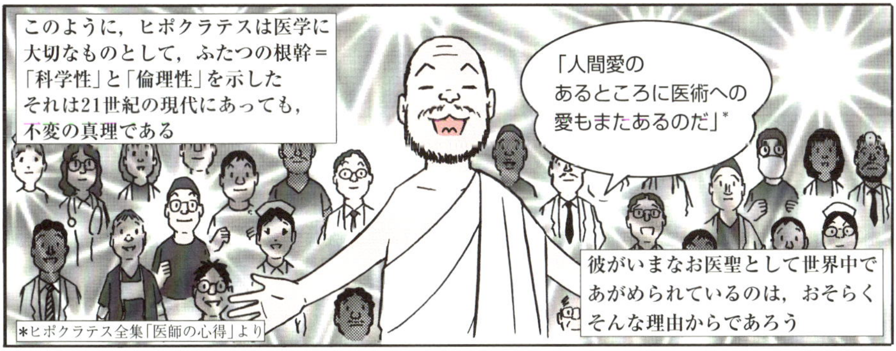

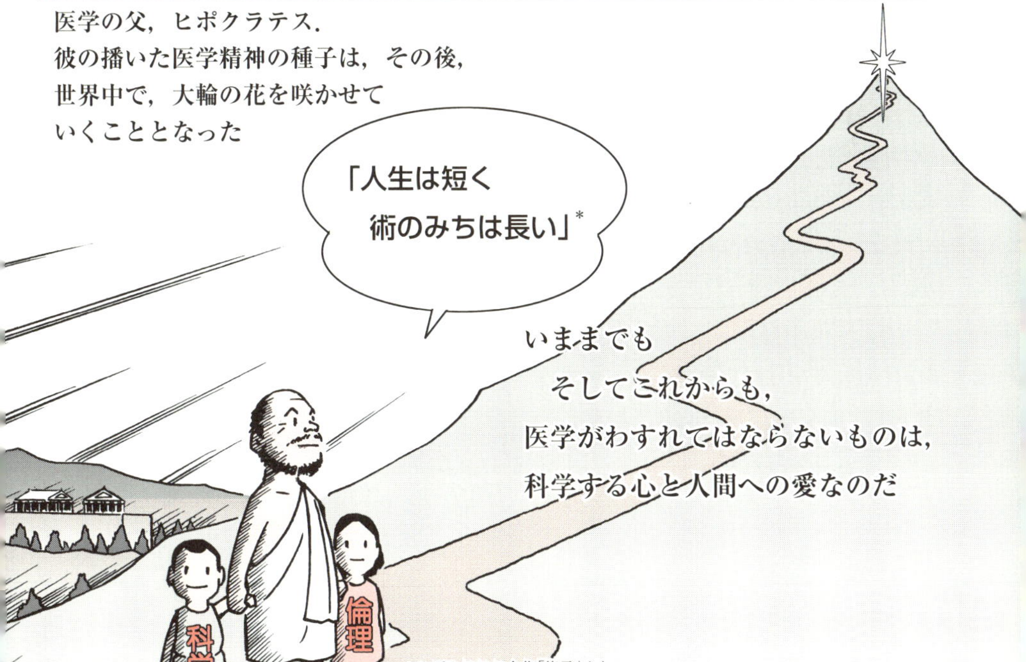

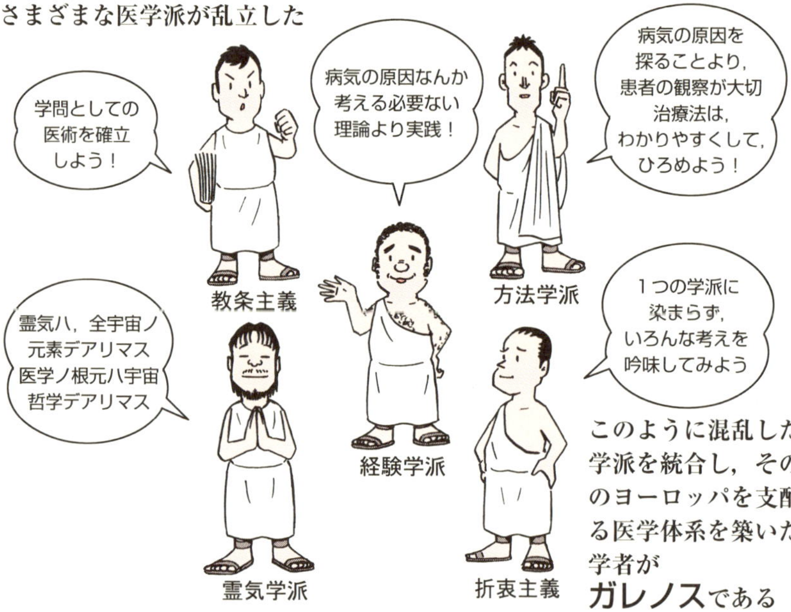

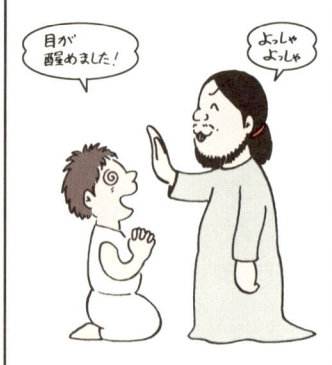
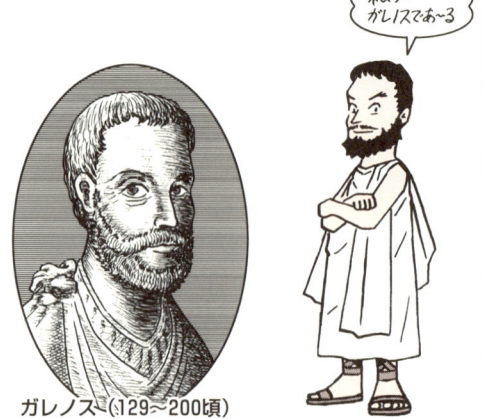

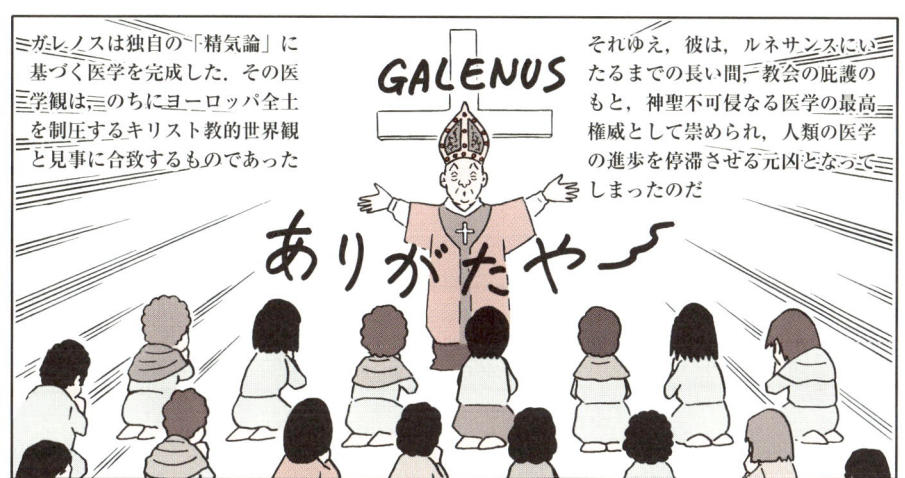
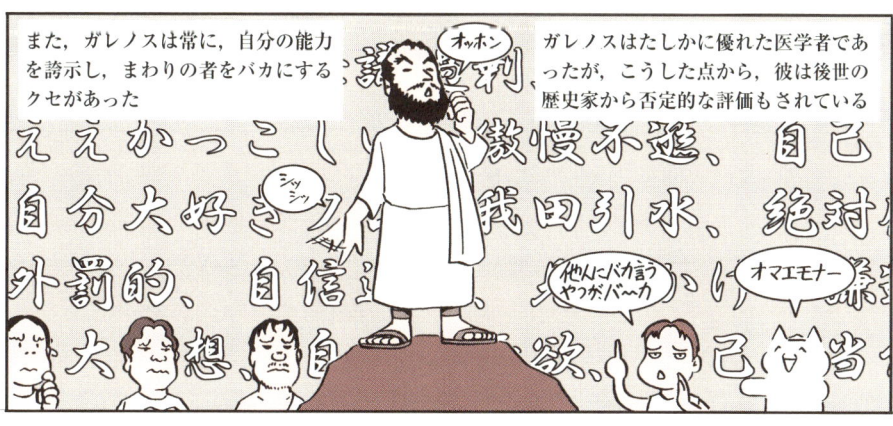
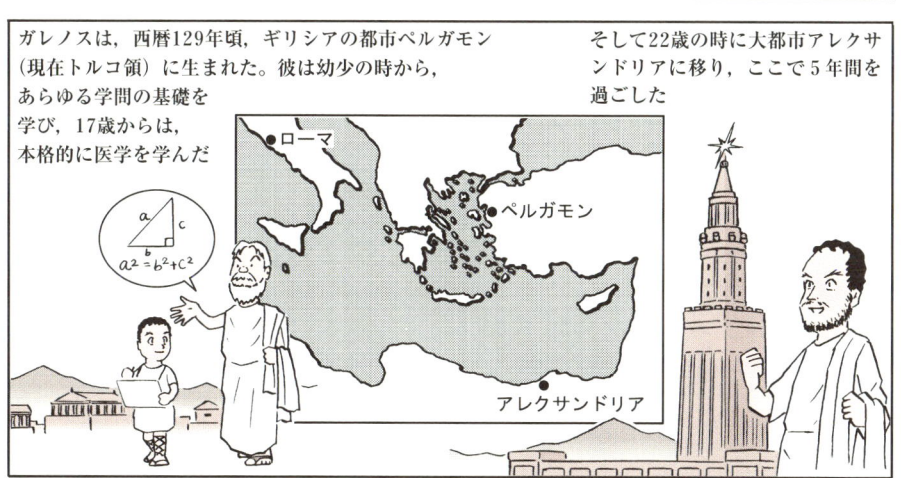

アレクサンドリアは，その頃ヨーロッパにおける学問の中心都市であり，「アレクサンドリア学派」と呼ばれる多くの医学者を輩出していた

当時はローマ法により，多くの都市で人体解剖は禁止されていた．しかし，アレクサンドリアでは，その規制がゆるかったようだ．ガレノスはここで，過去の医学者たちが書き残した人体解剖の記録を見ることができたし，実際にこの地で行なわれた人体解剖に立ち会えたかもしれない

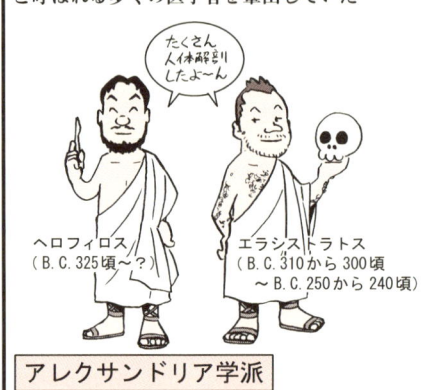

その後，故郷ペルガモンに戻ったガレノスは，剣闘士の治療にあたる医師となる．そしてこれは，彼にとって，きわめて重要な経験となった

内臓を切り裂かれて運び込まれる負傷者の診察は，すなわち「生体解剖」を学ぶ機会となったのだから——

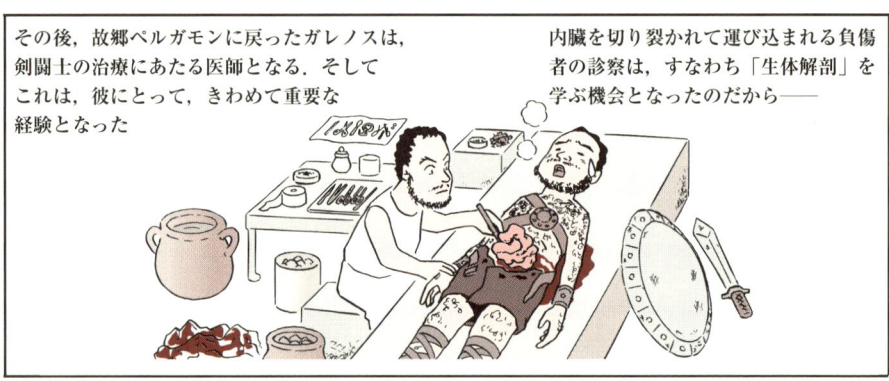

こうして腕をあげたガレノスは，帝都ローマに移り，やがて，この地で宮廷医となった．そして皇帝の庇護のもとに，動物実験などを中心とした研究生活を送り，「ガレノス医学」を完成したのである

彼の著作物は，現存するギリシア語の古代医学文献の約半分にも相当する
まさに圧倒的なものである

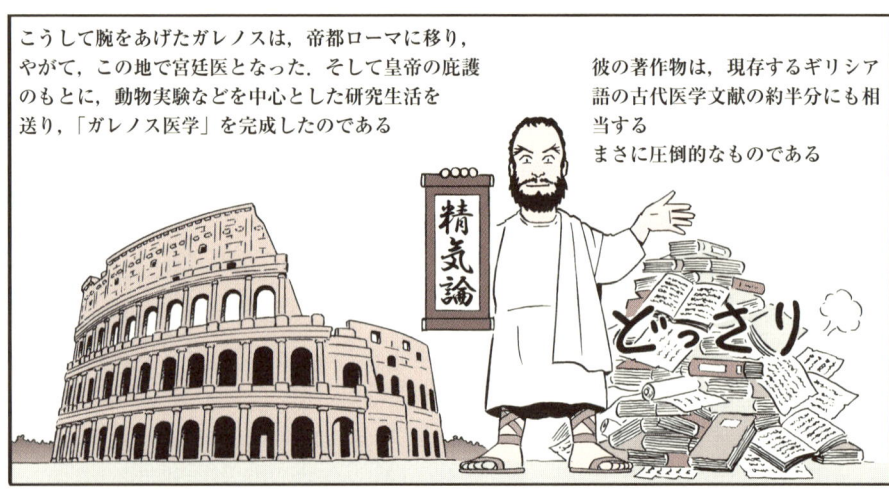

ガレノスの生理学実験

ガレノスの業績のなかには，現代でもその価値を失わない優れた生理学的発見も多い

彼は，まさに「実験医学の開祖」ともいえる人物である

ここにそのいくつかのものをあげておこう

「動脈の中に血液が流れている」ということを証明

動脈を2箇所で結紮してその間を切開する

(当時は，静脈の中には血液が，動脈の中には空気が流れていると信じられていた)

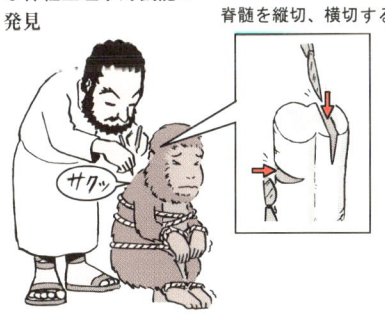

「脳が脊髄を通じて末梢神経を支配している」という事実等，破壊実験に基づく，さまざまな神経生理学的機能の発見

脊髄を縦切、横切する

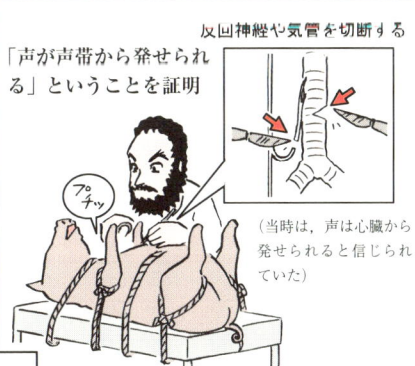

「声が声帯から発せられる」ということを証明

反回神経や気管を切断する

(当時は，声は心臓から発せられると信じられていた)

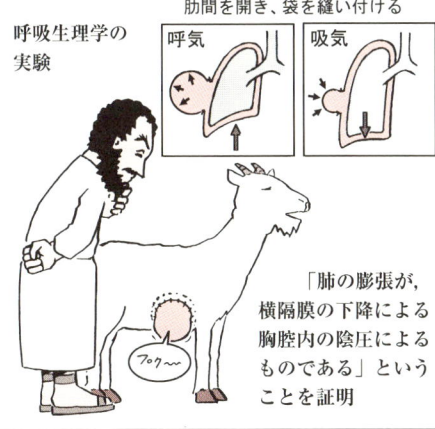

呼吸生理学の実験

肋間を開き、袋を縫い付ける

呼気　吸気

「肺の膨張が，横隔膜の下降による胸腔内の陰圧によるものである」ということを証明

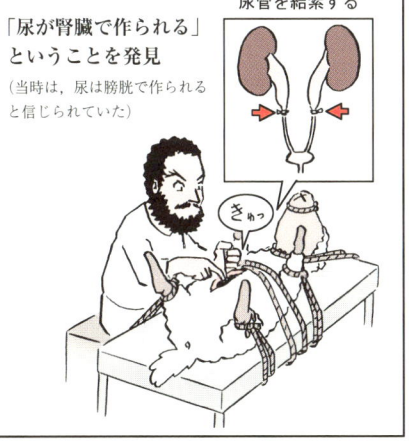

「尿が腎臓で作られる」ということを発見

尿管を結紮する

(当時は，尿は膀胱で作られると信じられていた)

しかし，彼のこうした発見は，あくまでも自分の医学観の中心にある「精気論」を説明するための道具であった

ガレノスの精気論

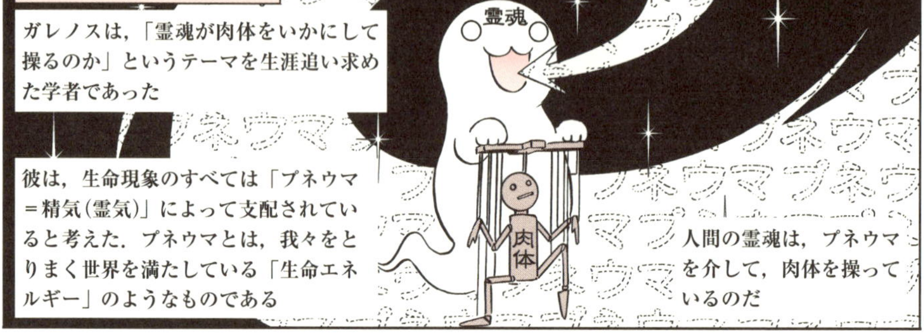

ガレノスは,「霊魂が肉体をいかにして操るのか」というテーマを生涯追い求めた学者であった

彼は,生命現象のすべては「プネウマ＝精気（霊気）」によって支配されていると考えた．プネウマとは,我々をとりまく世界を満たしている「生命エネルギー」のようなものである

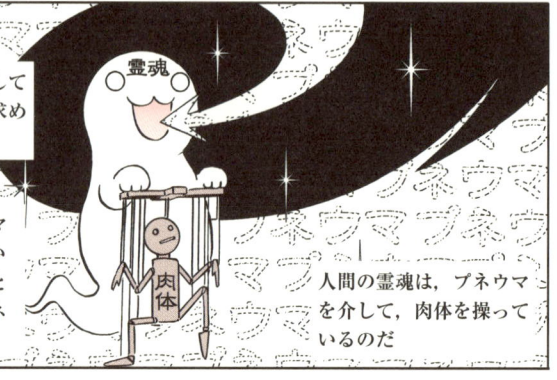

人間の霊魂は,プネウマを介して,肉体を操っているのだ

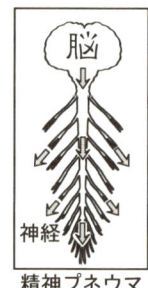
精神プネウマ

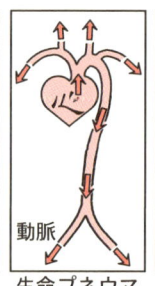
生命プネウマ

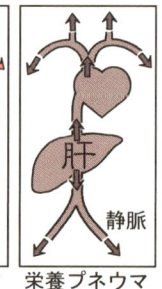
栄養プネウマ

ガレノスは,人体を統御する3つの臓器を脳と心臓と肝臓であると考えた

それぞれの臓器は,神経,動脈,静脈という3つの配管によって,全身につながっている

3つの臓器は,それぞれ「精神プネウマ」「生命プネウマ」「栄養プネウマ」を生成し,神経,動脈,静脈を通して全身に精気を供給するのだ

こうしたプネウマが体内で生成される機構について解説しよう

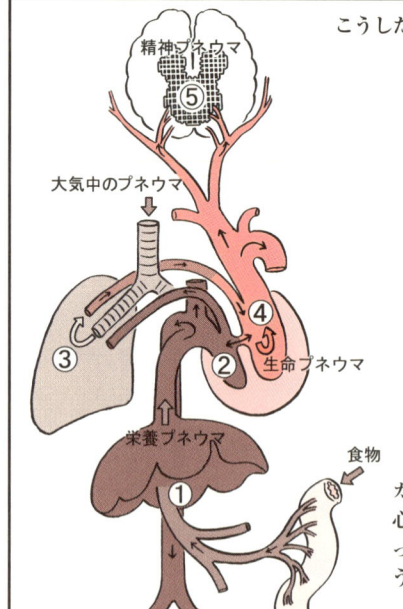

①食物から摂取された栄養は,門脈を通って肝臓にたどりつき,ここで栄養プネウマを含んだ静脈血が作られる

②静脈血は,栄養プネウマを全身に運ぶが,右心室に流れ込んだ血液は一部,左右心室の間の小孔を通って左心室にも流れ込む

③呼吸によって大気から取り込まれたプネウマは,肺から左心室に入り,ここで血液に溶け込んで全身に運ばれる

④心臓や動脈の中で,プネウマは変換され,生命プネウマとなる

⑤脳に運ばれたプネウマは,ここで精神プネウマに変換される

ガレノスは,血液循環という概念は持っておらず,左心室から拍出された血液は,行きつ戻りつしながら,ゆっくりと全身をうるおし,右心系は主として肺だけを養う部分だと考えていたようだ

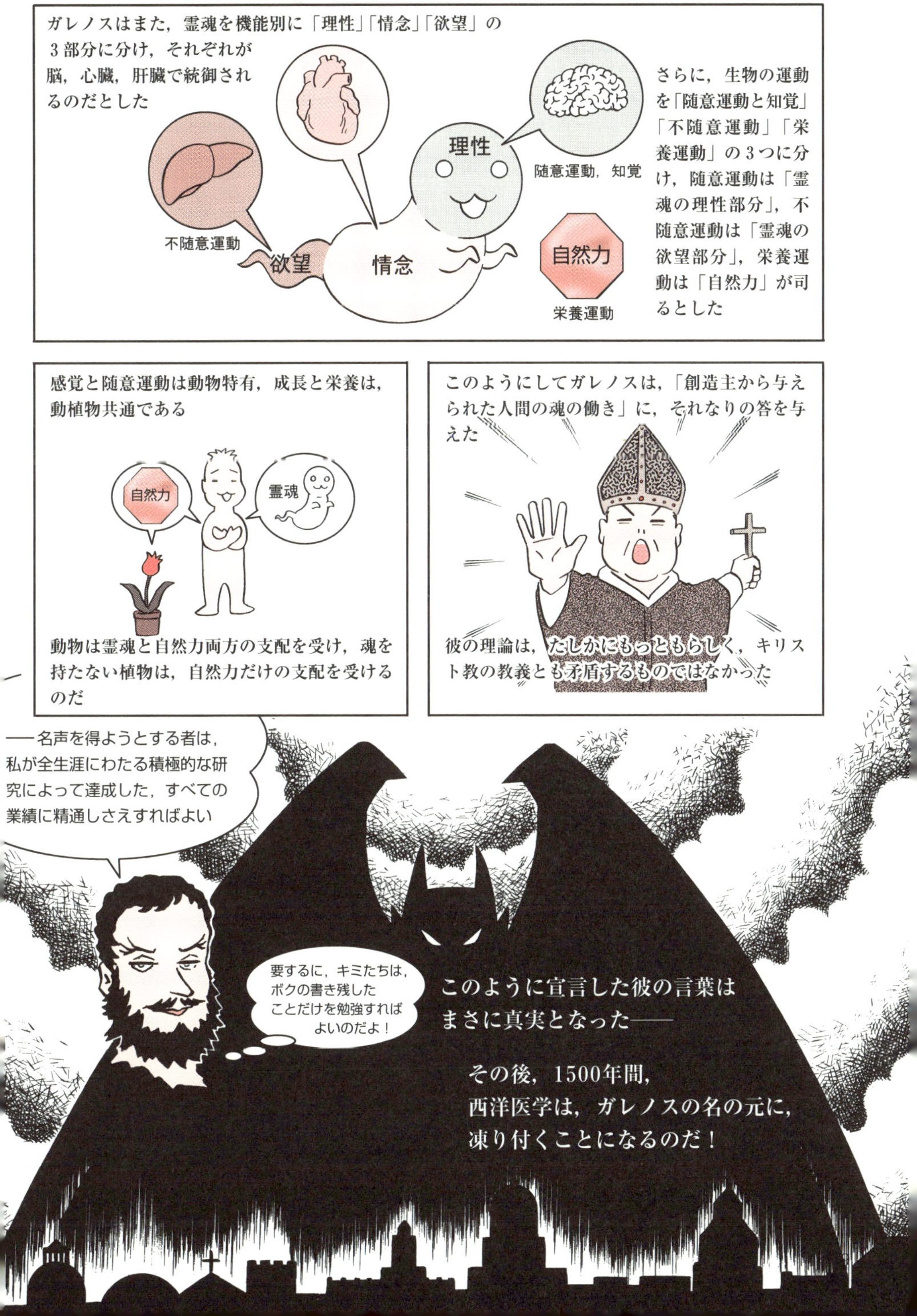

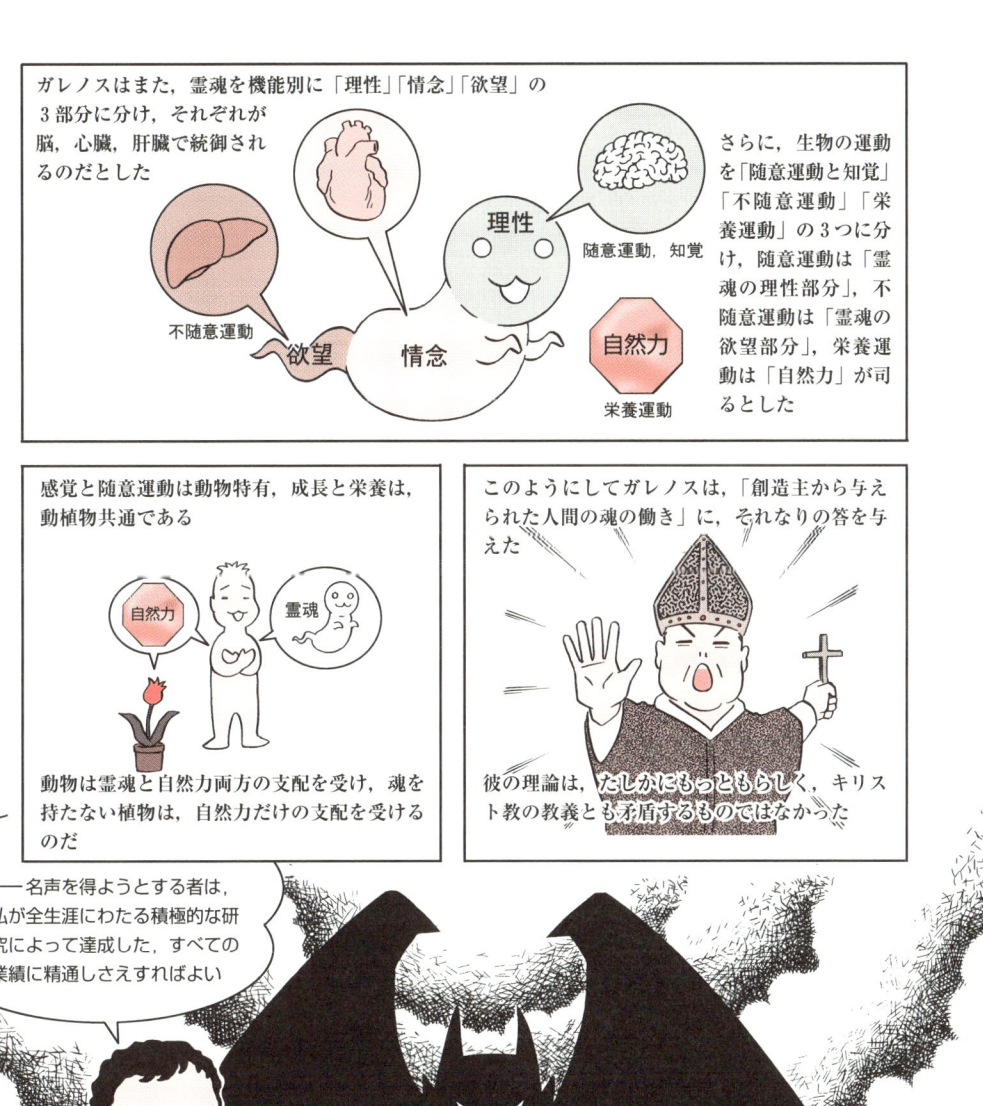

第4話 中国医学と陰陽五行説

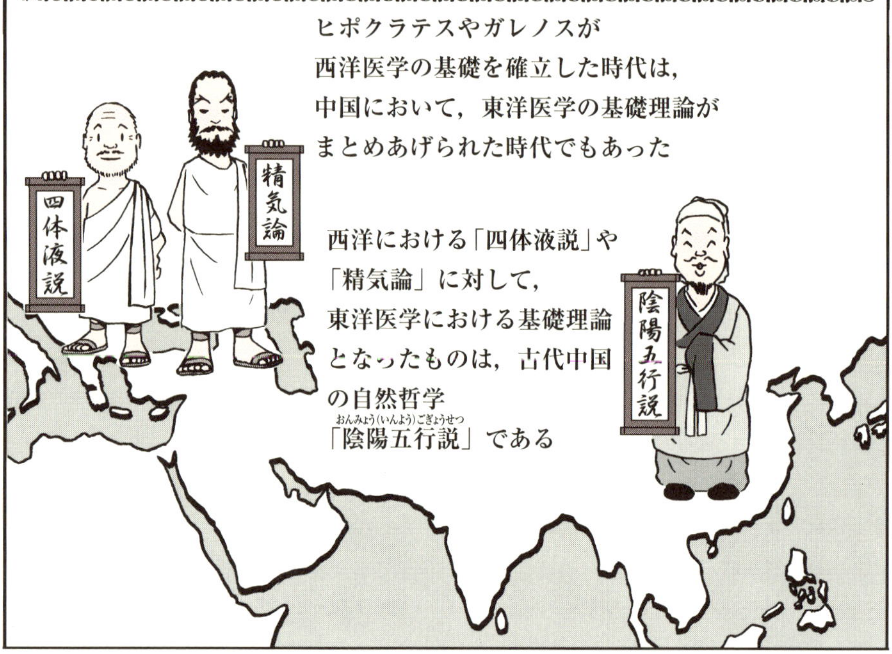

ヒポクラテスやガレノスが西洋医学の基礎を確立した時代は，中国において，東洋医学の基礎理論がまとめあげられた時代でもあった

西洋における「四体液説」や「精気論」に対して，東洋医学における基礎理論となったものは，古代中国の自然哲学「陰陽五行説（おんみょう（いんよう）ごぎょうせつ）」である

陰陽説

古代中国人は，世界が「陰」と「陽」というふたつの状態のバランスによって，支配されているのだと考えた．これが「陰陽説」の基本である

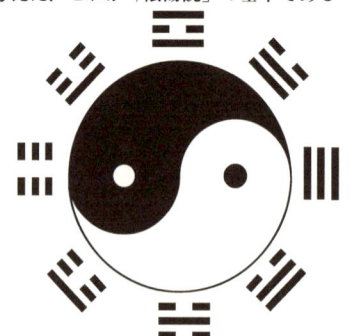

ここでいう陰と陽の関係とは，西洋人の考えるような，単純な二律背反ではない

「陰は時として陽にも転じ，また陽の中にも陰が内包されている」といった複雑なものである

陰と陽は，互いに反発したり，逆に取り込んだり，さらには自ら相反するものに転化したりしながら，万物，万象を形作っていくのだ

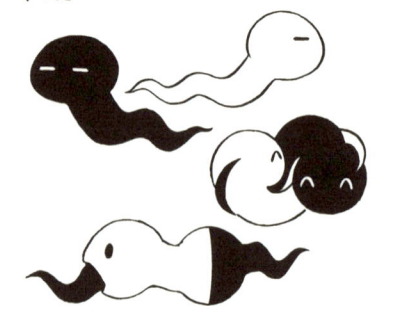

五行説

陰と陽の交合は，世界を形成する5つの基本物質（五行）である「木，火，土，金，水」を生み出した．これら五元素は，「相生相剋」という法則に従って生生流転していく．これが「五行説」である

相生とは，「五行がお互いどれかを生み出していく」という連鎖であり，相剋とは，「お互いどれかを排斥していく」という連鎖である

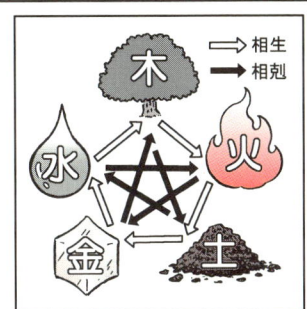

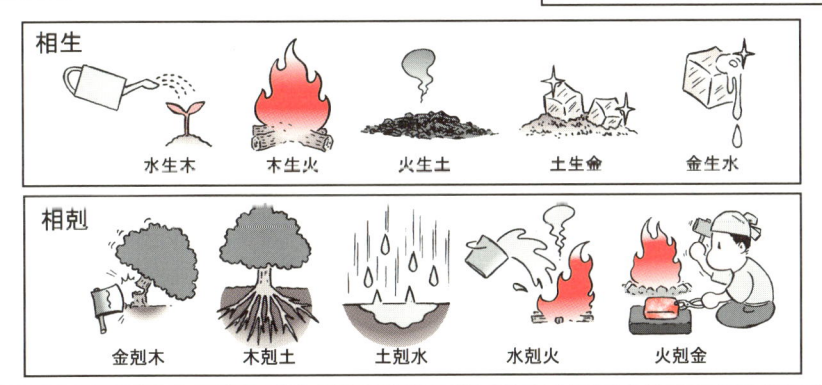

天人合一論

さらに古代中国人は，自然と人間との間には相同性があるのだと考えた．これが「天人合一論」である
たとえば，「天に月日があるように，人には両目がある」「地に草が生えるごとく，人には毛が生えている」「天は丸く，地は四角い．これと同様に人の頭は丸く，足は四角い」という具合である

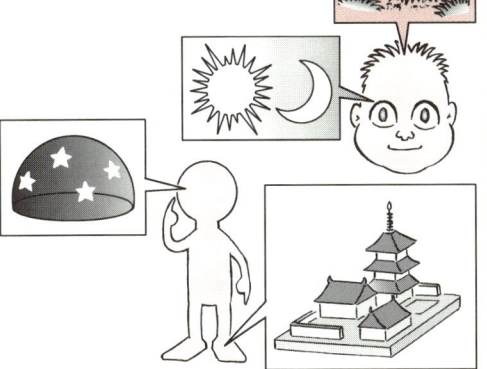

もっとも，人間の中に存在する小宇宙（内宇宙）と，人間をとりまく大宇宙（外宇宙）を対比させる考えは，ギリシアやインドにも共通してみられるものである

おそらくこうした概念は，人類が本能的に抱く感覚なのだろう

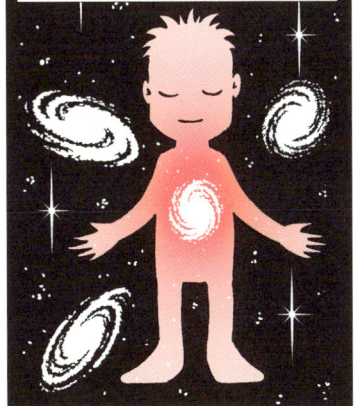

このようにして，陰陽五行説は，人体のすべての解釈に応用されていった
たとえば，「男は陽，女は陰」「五臓は陰，六腑は陽*」といったぐあいである

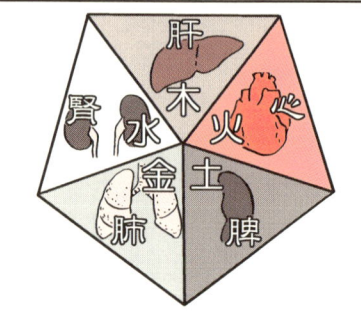

また，五行の性質は五臓にあてはめられ，体内の相生相剋関係の乱れが疾患をもたらすのだとされた

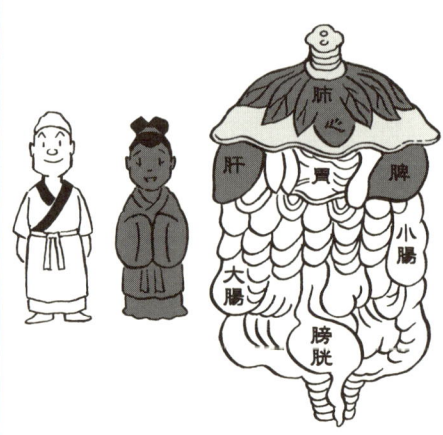

*「臓」とは，中身の詰まった実質性臓器で，心，肺，肝，脾，腎の5つ．「腑」とは，中空の臓器のことで，大腸，小腸，胆，胃，膀胱，三焦の6つ．このうち三焦は実体のない臓器である

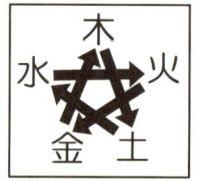

相乗
(過剰な相剋)

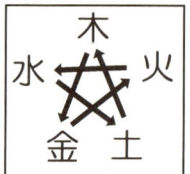

相侮
(逆転した相剋)

「気」と「経絡」

こうした陰陽五行説に加え，中国医学に特徴的なものが「気」や「経絡」という概念である

中国人は，指圧などの経験から，人間の体表上には，苦痛を和らげるツボ（経穴）が存在することを発見した．そしてこれが体表上に連なっていることから，この経穴を結んだ経路（経絡）を想定し，ここに，いわゆる生命エネルギーともいえる気が流れているのではないかと考えた

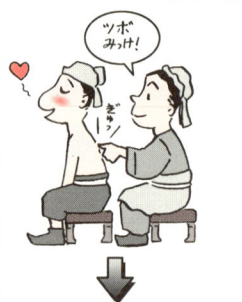

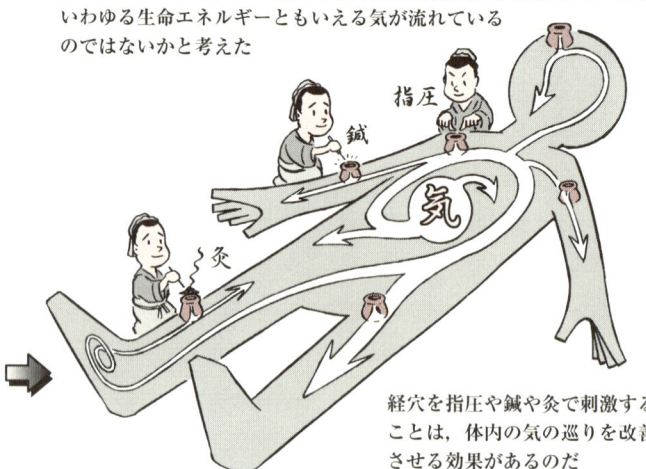

経穴を指圧や鍼や灸で刺激することは，体内の気の巡りを改善させる効果があるのだ

中国医学の生理学

中国医学の生理学では，人体は「気」「血」「水（津液）」という3つの基本物質によって構成され，統御されている．
血とは，物質的な血液とは若干異なった概念でそこには，生命現象の源である気が潜在している

血
水
気

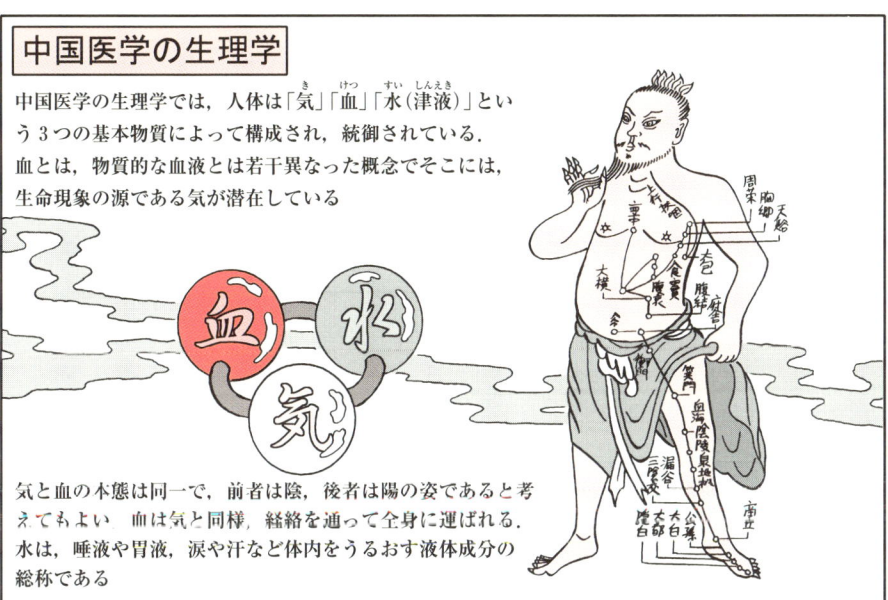

気と血の本態は同一で，前者は陰，後者は陽の姿であると考えてもよい．血は気と同様，経絡を通って全身に運ばれる．
水は，唾液や胃液，涙や汗など体内をうるおす液体成分の総称である

人間の内臓は五臓と六腑に分かれる．六腑は外界からエネルギーの源となる「精（精気）」を吸収し五臓は精を原料にして，気，血，水を生成し，代謝する
気にはさまざまなもの（宗気，栄気，衛気，元気など）がある
精には，呼吸や飲食物によって外界から取り入れられる「後天の精」と，父母から受け継いで，体内に宿っている「先天の精」がある

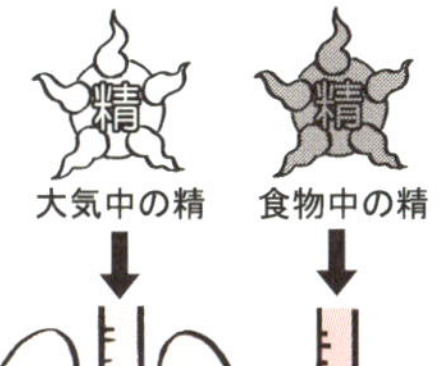

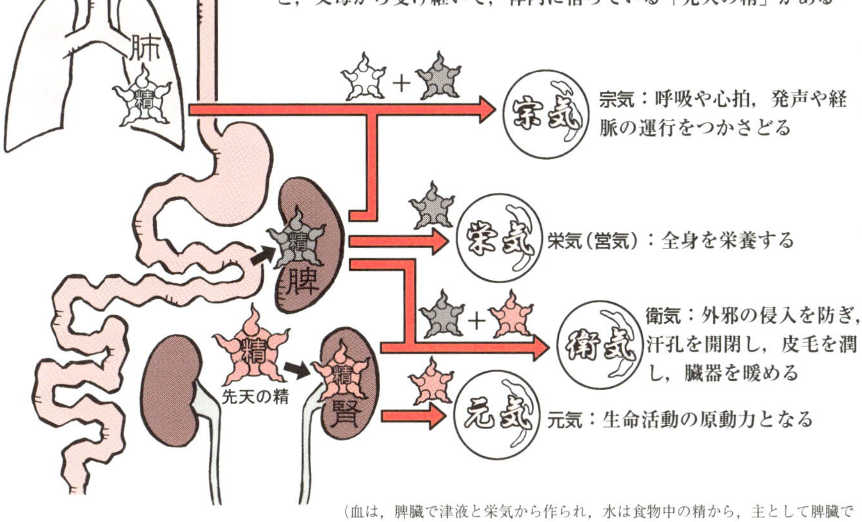

精
精
大気中の精
食物中の精

肺
精
宗気
宗気：呼吸や心拍，発声や経脈の運行をつかさどる
精
脾
栄気
栄気（営気）：全身を栄養する
衛気
衛気：外邪の侵入を防ぎ，汗孔を開閉し，皮毛を潤し，臓器を暖める
精
先天の精
精
腎
元気
元気：生命活動の原動力となる

（血は，脾臓で津液と栄気から作られ，水は食物中の精から，主として脾臓で作られると考えられた）

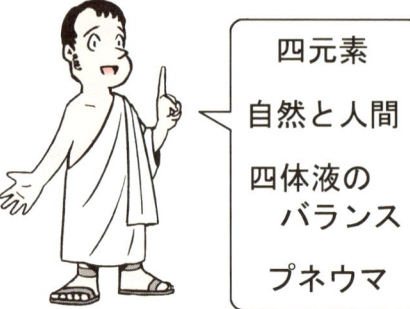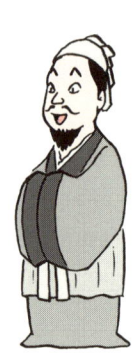

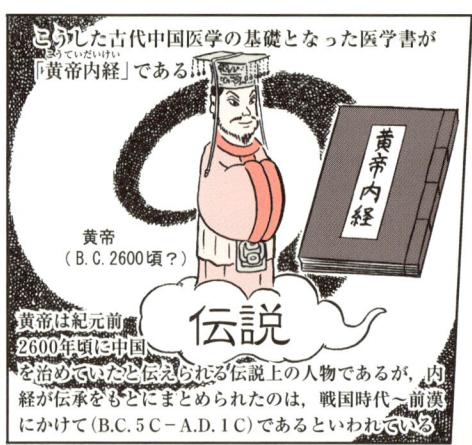

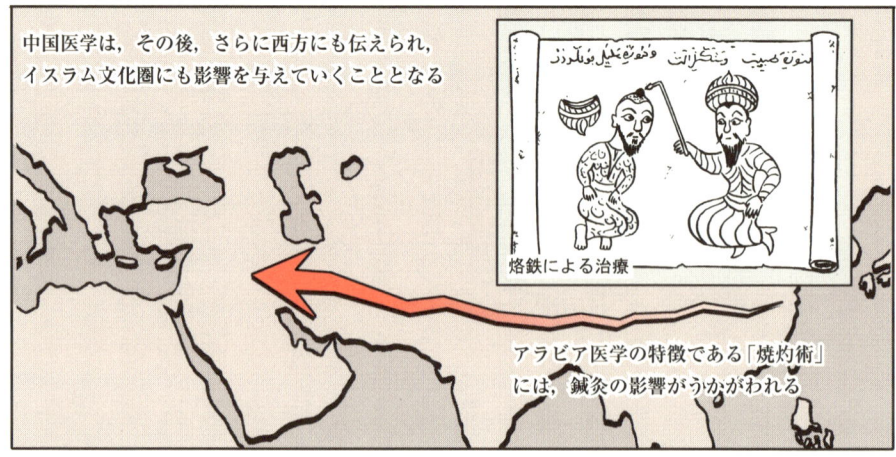

医学の発展には，いくつかのステップがある．はじめは本能的な医療行為，続いて呪術的医療が生まれた
これがいわゆる原始医療の時代である

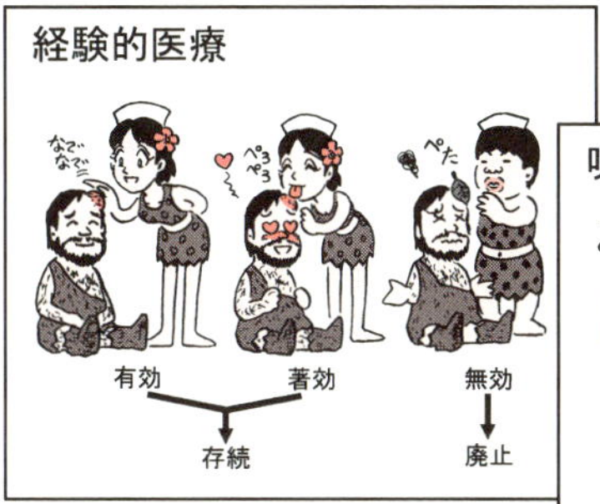

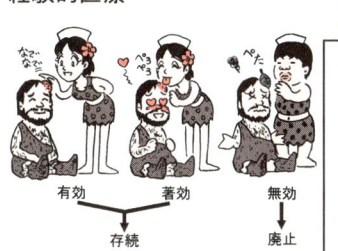

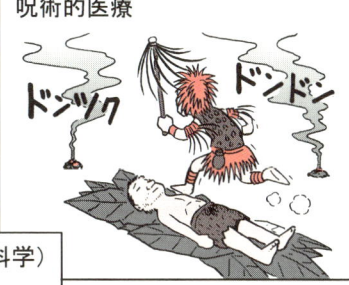

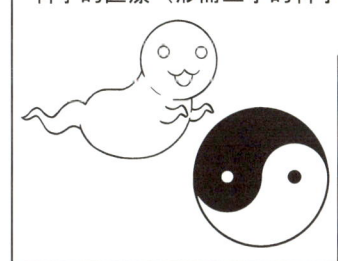

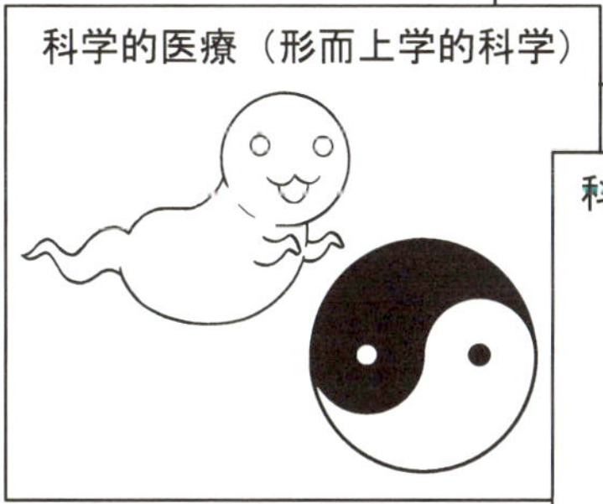

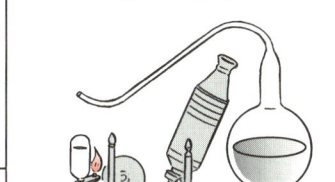

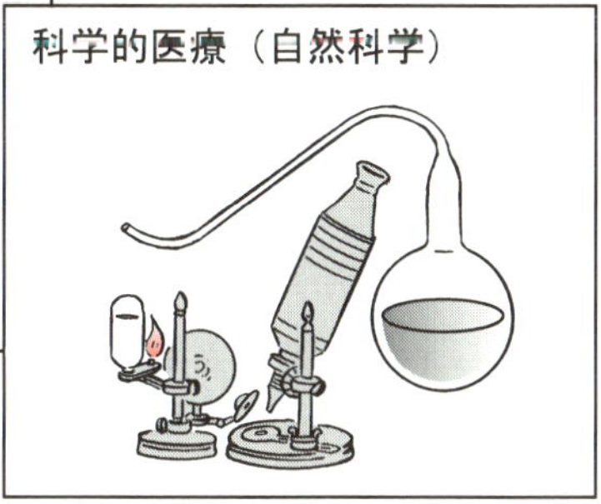

その後科学的医学が登場するが，自然科学としての医学が誕生する前には，「哲学的」「形而上学的」な医学の支配する時代が長く続いた．それが西洋医学の「四体液説」，「精気論」であり，東洋医学の「陰陽五行説」なのである

しかし，人間は本質的に「精気」だの「波動」だの「生命エネルギー」だのといった概念が好きなのだろう

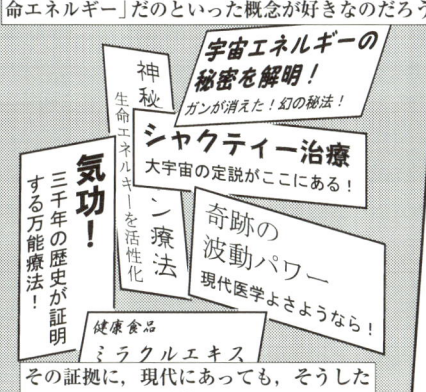

その証拠に，現代にあっても，そうしたマヤカシめいた言葉は人々の心をとらえてはなさない

薬でおさまらない痛みが，手かざしで治ることも多い．「掌からエネルギーが出ているのだ」と説明されれば，そんな気もしてしまう

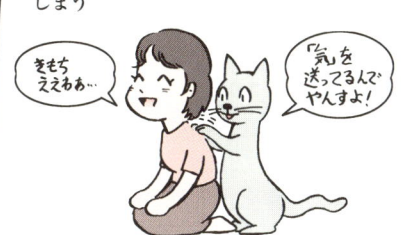

「根拠はないのだが，それなりに理路整然としており，なんとなく納得させられてしまうもっともらしさ」というものが，こうした形而上学的医学の特徴なのである

第5話 中世の暗黒時代

古代ヨーロッパを支配していたローマ帝国は，ゲルマン人の侵入によって，紀元4世紀末に西ローマ帝国と東ローマ帝国（ビザンツ帝国）に分離した

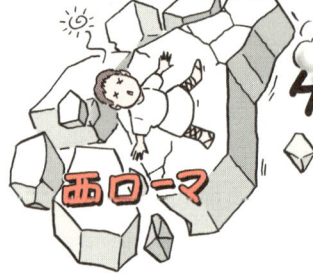

その後，西ローマ帝国は476年に滅亡し，ヨーロッパの覇権をめぐってこの地でゲルマン人たちが攻防を繰り広げることとなる

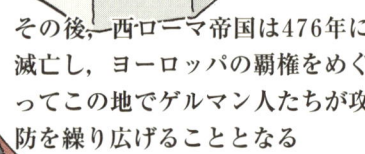

そのなかで頭角をあらわしたのが，カトリック教を信奉するフランク王国であった

フランク王国は，異教徒たちを殲滅しながら勢力を拡大した

そして8世紀，カール大帝による西ヨーロッパの統一によって，カトリック教が支配する中世ヨーロッパ世界の原型が築かれることとなったのだ

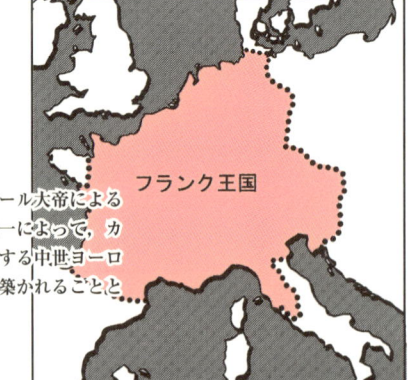

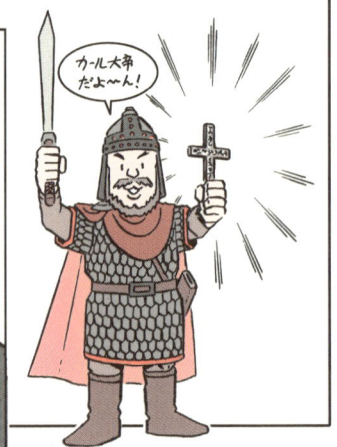

ちなみに，この頃の日本は奈良時代である．聖武天皇は，大仏を造立し，仏教の力で国内を平定しようとしていた．中国や朝鮮から伝えられた大陸の医学知識が，わが国に影響を与えはじめた時期も，ちょうどこのころである

中世のヨーロッパ社会は「暗黒時代」と評されている．カトリック教会が，キリスト教の教義に反する考えをすべて異端として弾圧し，自由な科学的思考の発展を妨げたからだ

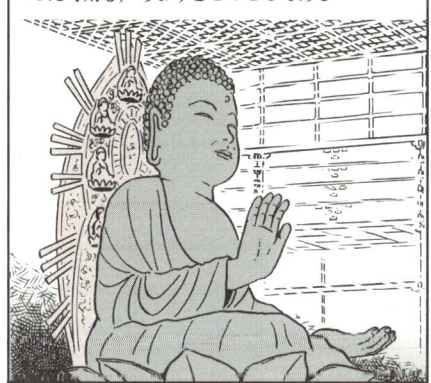

異端!!

それは医学においても同じであった

教会は，神学的医学を完成したガレノスを絶対的権威と崇め，他の医学派を徹底的に排斥した

中世ヨーロッパにあって，「医学を学ぶ」ということは，「ガレノスを学ぶ」ということに他ならなかったのである

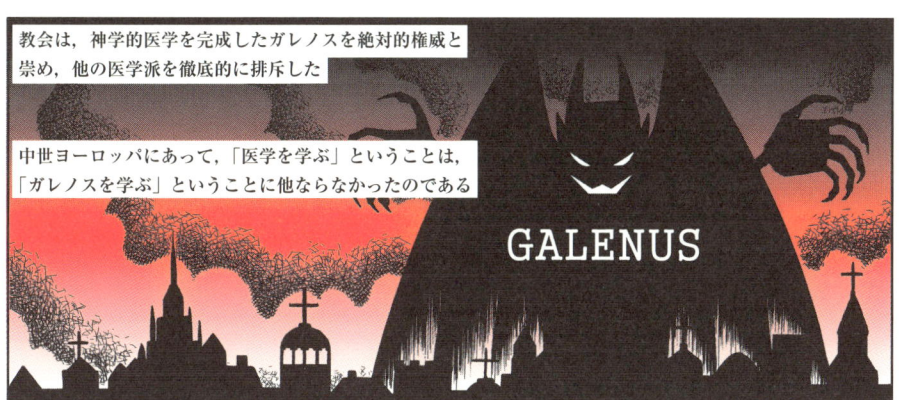

このように，カトリック教徒たちがガレノス以外の医学を抹殺しようと躍起になっている間に，ギリシア，ローマの医学は，ビザンツ帝国から東方に伝えられていった

これによって，多くの優れた古典医学が，世に残ったのである

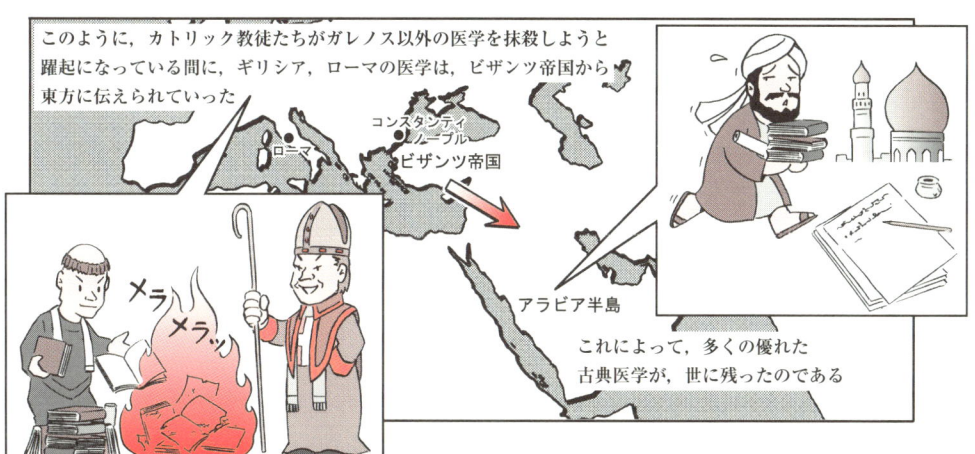

アラビア医学

アラビアには，もともと，経験的に得られた知識と，迷信に彩られた土着の伝統医学が存在していた

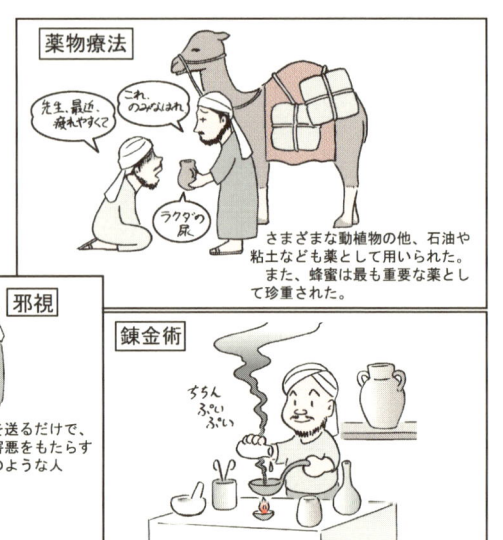

やがて，7世紀にイスラム教がおこり，アラブ大帝国が誕生すると，ここで，伝統医学にギリシア，ローマ，中国，インドなどの医学が融合した独自の「アラビア医学」が誕生した

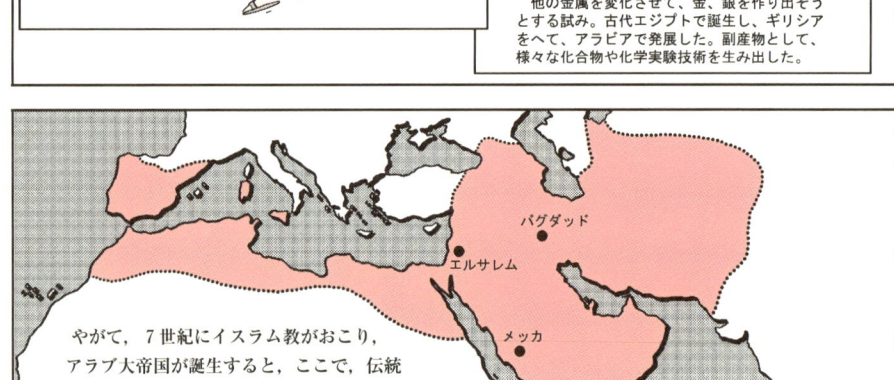

9世紀のイスラム世界

アラビア医学は，はじめ「翻訳医学」から発展した
ギリシアやローマの古典医学文献は，この地でアラビア語やシリア語に訳され研究されていった

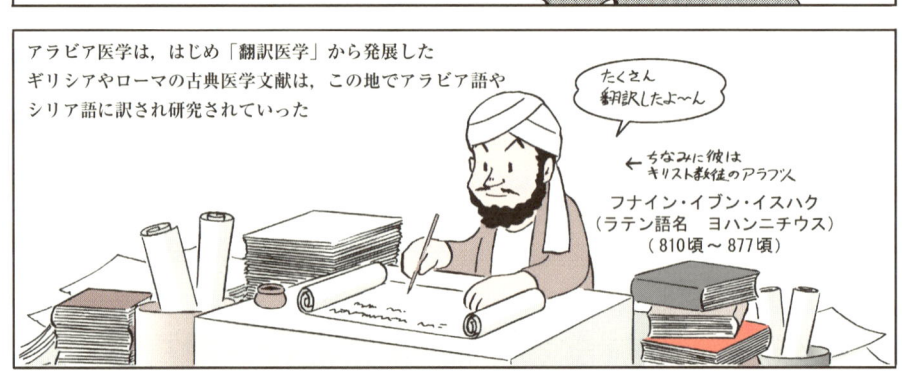

フナイン・イブン・イスハク
（ラテン語名　ヨハンニチウス）
（810頃～877頃）

やがて，アラビア医学は，優れた医学者たちを輩出していく
アル・ラージーは「医術の達人」とよばれた医師である．錬金術や神学，天文学にもたけていた彼は，バグダットの名医として，イスラム世界全土に，その名をはせた

アル・ラージー
(ラテン語名　ラーゼス)
(865頃〜925頃)

イブン・シーナーは，アラビアでもっとも有名な医学者である
彼は，ヒポクラテス，ガレノスらの医学にもとづいて，アラビア医学を体系づけた

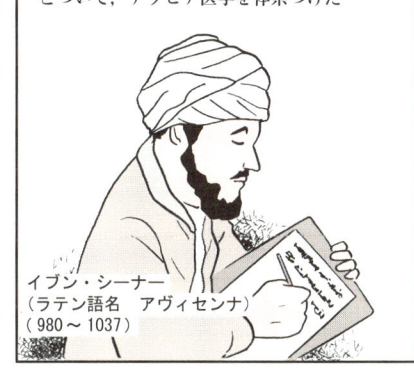

イブン・シーナー
(ラテン語名　アヴィセンナ)
(980〜1037)

イブン・シーナー（アヴィセンナ）の著書「医学典範」は，アラビア医学最高の医学書として名高く，のちにラテン語訳されて，15-16世紀にいたるまで，ヨーロッパ各地の大学で基本的教科書として使われた

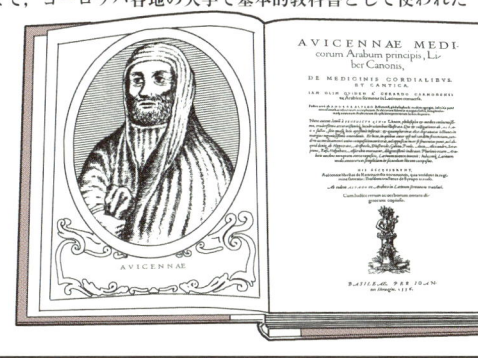

西ヨーロッパ諸国において，キリスト教の台頭とともに，科学的知識が退化していくなか，医学の主導権を握っていたのは，こうしたイスラム文化圏だったのである

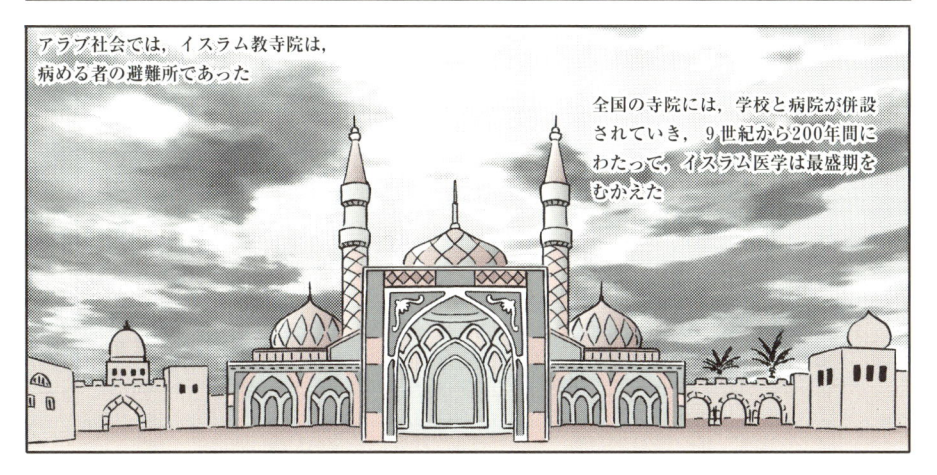

アラブ社会では，イスラム教寺院は，病める者の避難所であった

全国の寺院には，学校と病院が併設されていき，9世紀から200年間にわたって，イスラム医学は最盛期をむかえた

一方，キリスト教文化圏においても，修道院の付属施設として病院が設立され，やがて巡礼路にそって，各地に病院が建設されていった

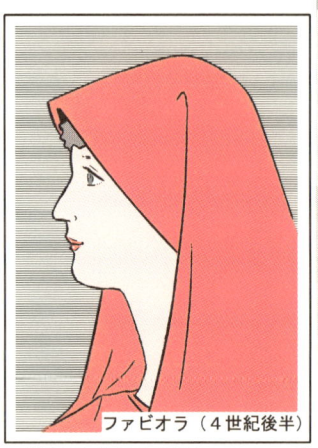

ファビオラ（4世紀後半）

私財のすべてをなげうち，ヨーロッパ最古の病院を建てたローマの貴婦人。彼女自身もそこで奉仕し，これに感動した人々が喜捨をして，その後各地に病院が建てられていった。

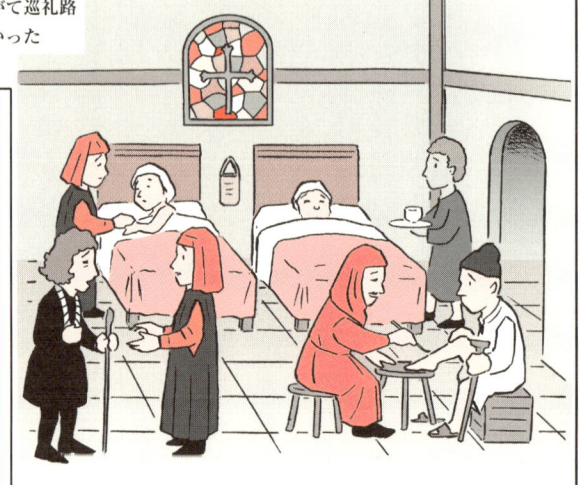

このように，中世には宗教を基盤として病める者を癒す施設が整えられていったのが特徴である

医学校の設立

やがて，ヨーロッパ各地には，医学校が建設され，医学教育がさかんとなっていく

まずはじめに医学教育の中心となったのは，南イタリアのサレルノである
9世紀に修道院をもとに，病院と医学校が建設されたサレルノでは，やがて，アラビア医学の翻訳などがさかんとなり，11－12世紀にかけて医学の一大中心地となった

サレルノに遅れて，医学教育の中心地となったのは，南フランスのモンペリエである
そしてその後12－13世紀にかけて，パリ，ドイツ，イングランド，スカンジナビア等，ヨーロッパ各地に大学が建設されていく

サレルノ医学校

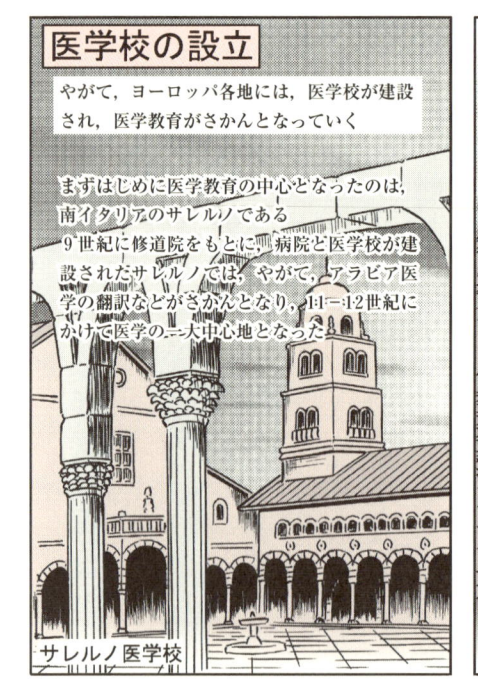

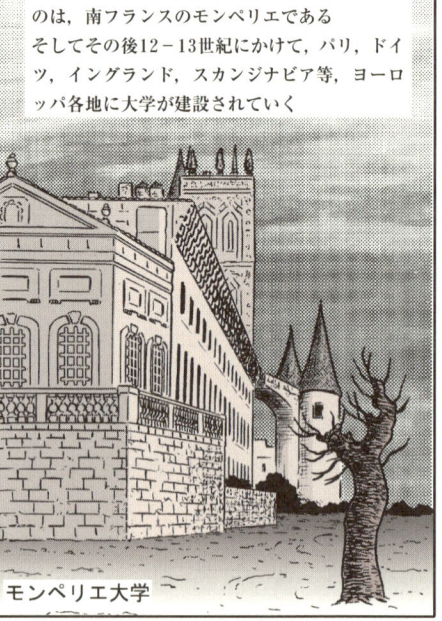

モンペリエ大学

そうした，中世ヨーロッパの医学教育には，共通した2つの傾向があった
1つは，内科学が外科学より上位におかれていること，もう1つは，神学や哲学が，自然科学より重要視されていることである

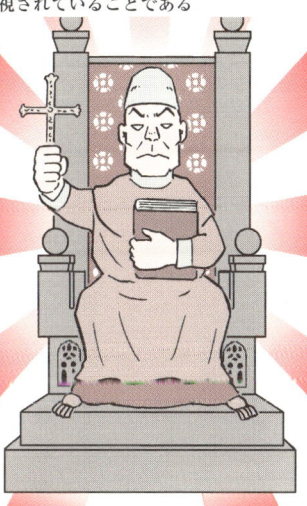

これが当時の医学観を決定づけていた

医学者たちは，新しい法則を発見する必要はなかった．大切なことは，すべてガレノスが書き残してくれているのだから

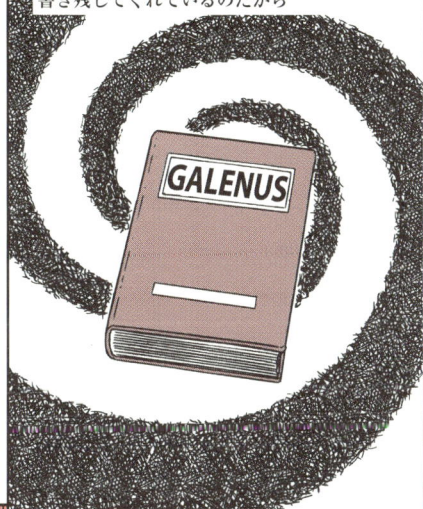

目の前の事実が，ガレノスの記述と異なっている場合は，目で見たものが間違っているとされた

こうして，人々の心は，長きにわたりみずから築いた「信仰の檻」のなかに閉じこめられたのだ

そう，あの男！

大解剖学者
アンドレアス・ヴェサリウス
が現れるまでは!!

第6話 ルネサンス

解剖学の夜明け

1543年，種子島に漂着したポルトガル船は，わが国に鉄砲を伝えた

そして，これをきっかけにしてはじまった南蛮貿易によって，その後，わが国は西洋諸国の事物にふれていくこととなる

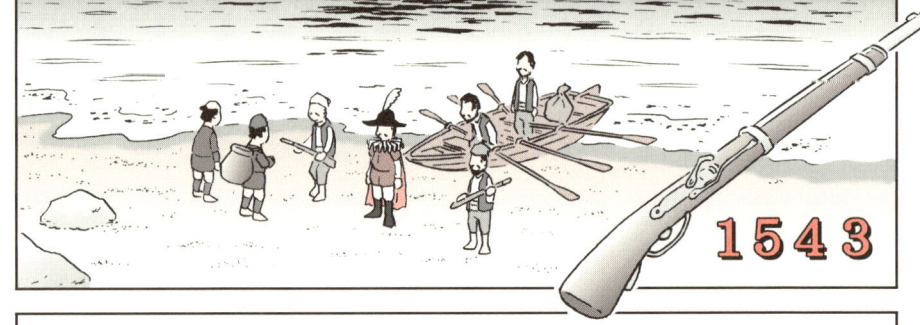

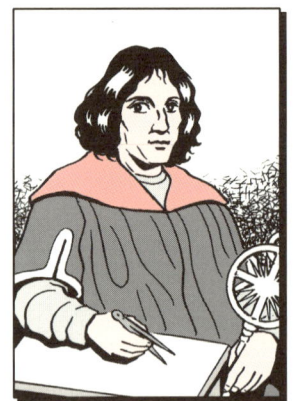

1543

日本の歴史において重大な転機となった1543年は，奇しくも西洋科学史においても特筆すべき年であった

この同じときに2冊の歴史的な書物が出版されたからである

ニコラス・コペルニクス（1473〜1543）

その1冊は，天文学者ニコラス・コペルニクスが，地動説を説いた『天球の回転について』．もう1冊は解剖学者アンドレアス・ヴェサリウスが著した人体解剖学書『ファブリカ（人体構造論7巻）』である

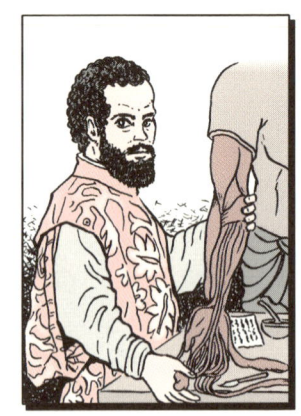

アンドレアス・ヴェサリウス（1514〜1564）

中世の時代，カトリック教会は，ガレノスを医学の絶対的権威とあがめ，神聖不可侵なものとしていた

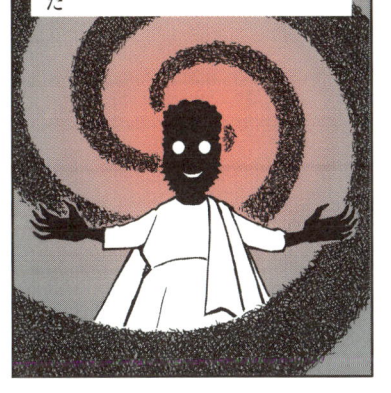

しかし，16世紀，人類の知的活動は長い休眠期間を経て覚醒する
「ルネサンス」とよばれるこの時期，イタリアを中心に多くの優れた学者や芸術家が登場した
ヴェサリウスが活躍した時代も，まさにそのときであった

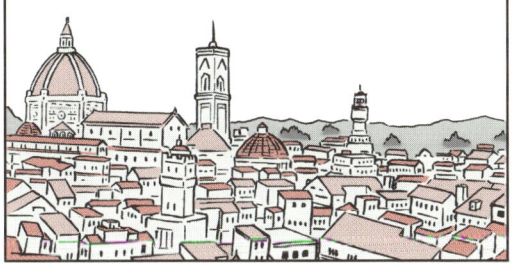

ヴェサリウスはみずから多くの人体解剖を行ない，緻密な解剖図を作成し，ガレノス医学の多くの誤りを正し，近代解剖学の基礎を築き上げた
そしてその著書『ファブリカ』は，医学史をまさに「コペルニクス的転換」で，変革した書物となったのだ

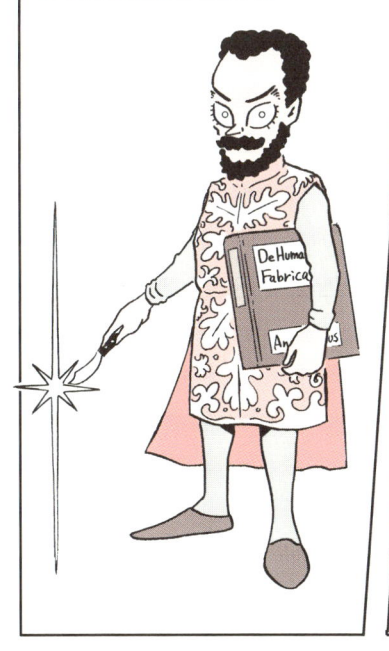

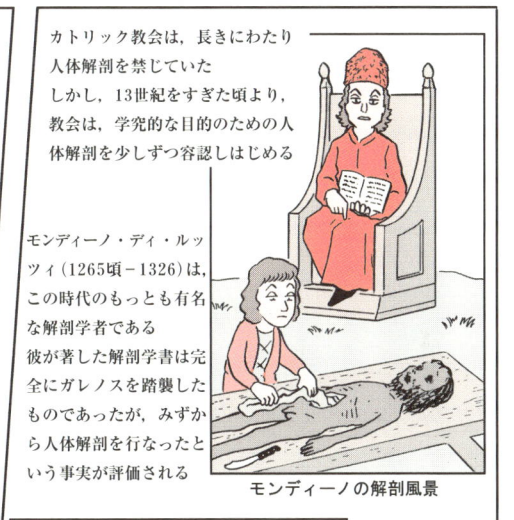

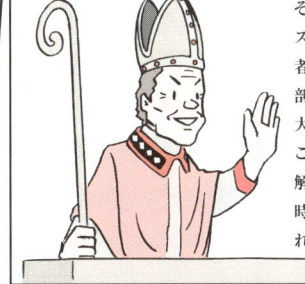

カトリック教会は，長きにわたり人体解剖を禁じていた
しかし，13世紀をすぎた頃より，教会は，学究的な目的のための人体解剖を少しずつ容認しはじめる

モンディーノ・ディ・ルッツィ（1265頃-1326）は，この時代のもっとも有名な解剖学者である
彼が著した解剖学書は完全にガレノスを踏襲したものであったが，みずから人体解剖を行なったという事実が評価される

モンディーノの解剖風景

その後，1482年教皇シクストゥス4世は，「聖職者の許可があれば死体解剖を行なってよい」との大勅令を出した
これにより，人体解剖は解禁され，ルネサンスの時代にはさかんに行なわれるようになったのだ

シクストゥス4世の大勅令

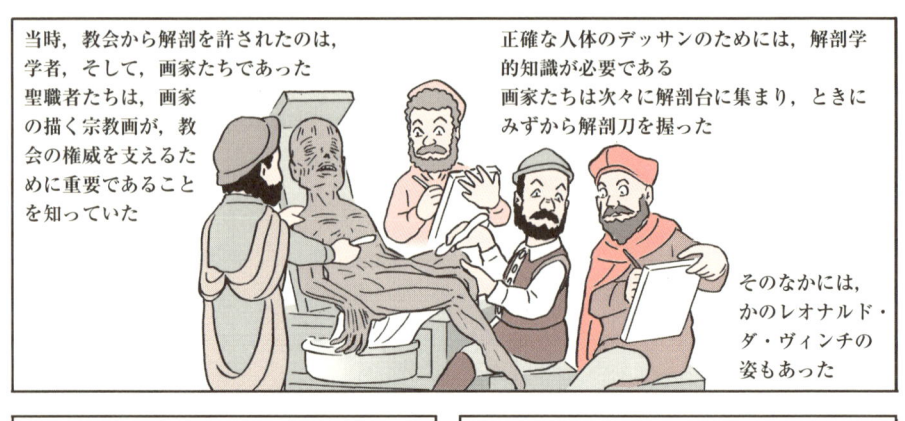

当時，教会から解剖を許されたのは，学者，そして，画家たちであった
聖職者たちは，画家の描く宗教画が，教会の権威を支えるために重要であることを知っていた

正確な人体のデッサンのためには，解剖学的知識が必要である
画家たちは次々に解剖台に集まり，ときにみずから解剖刀を握った

そのなかには，かのレオナルド・ダ・ヴィンチの姿もあった

レオナルドは，30体以上の人体解剖を行ない，多くの解剖図を残している．彼はこの頃，解剖学の大著を出版する構想さえ持っていたというが，これは結局，実現することはなかった

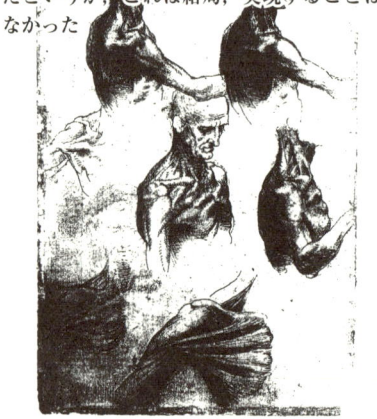

レオナルド・ダ・ヴィンチの解剖図

医学研究の中心地は，ルネサンス初期には，サレルノからモンペリエにうつり，やがて北イタリアのパドヴァで最盛期をむかえる．そして，この地で活躍したヴェサリウスによって，近代解剖学が誕生するのである

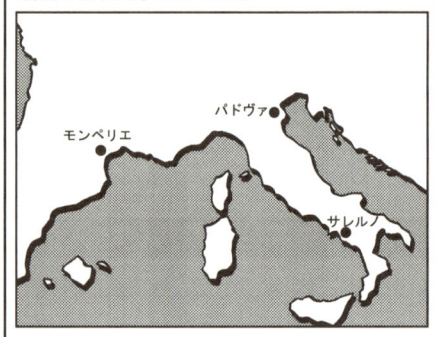

パドヴァ
モンペリエ
サレルノ

それではここで，彼の奇妙な生涯について紹介しよう

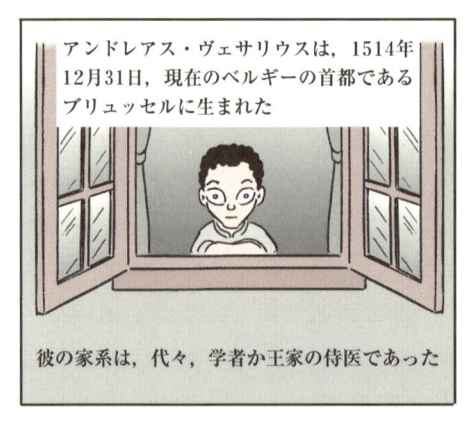

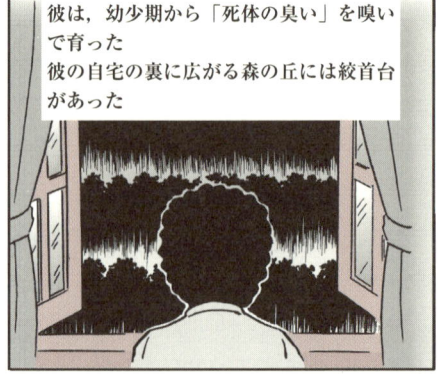

アンドレアス・ヴェサリウスは，1514年12月31日，現在のベルギーの首都であるブリュッセルに生まれた

彼の家系は，代々，学者か王家の侍医であった

彼は，幼少期から「死体の臭い」を嗅いで育った
彼の自宅の裏に広がる森の丘には絞首台があった

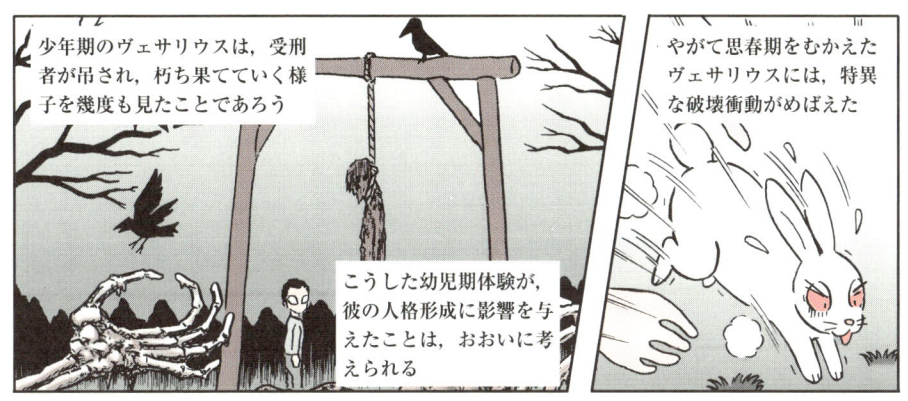

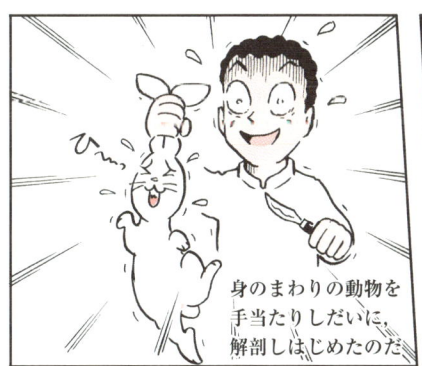

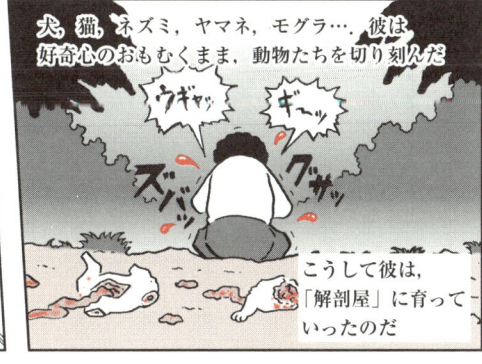

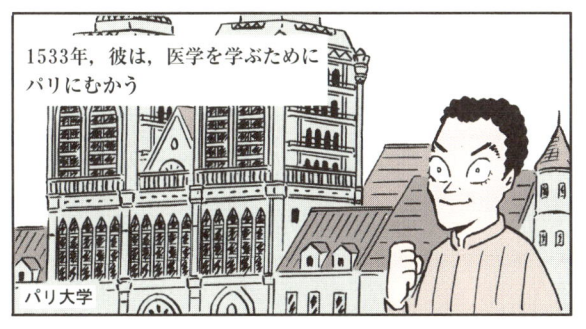

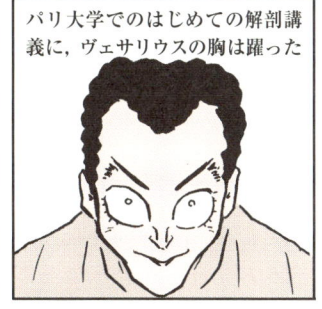

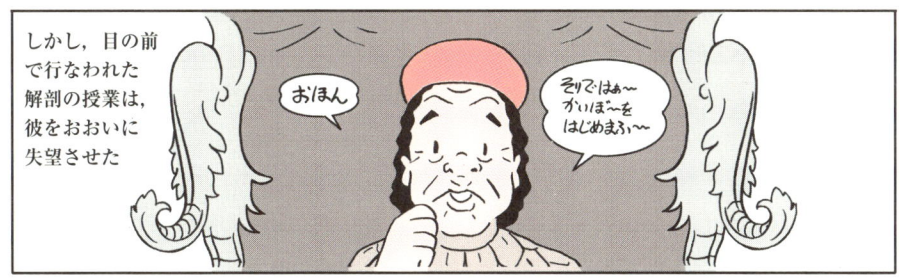

少年期のヴェサリウスは，受刑者が吊され，朽ち果てていく様子を幾度も見たことであろう

やがて思春期をむかえたヴェサリウスには，特異な破壊衝動がめばえた

こうした幼児期体験が，彼の人格形成に影響を与えたことは，おおいに考えられる

身のまわりの動物を手当たりしだいに，解剖しはじめたのだ

犬，猫，ネズミ，ヤマネ，モグラ…．彼は好奇心のおもむくまま，動物たちを切り刻んだ

ウギャッ　ギーッ　ズバッ　グサッ

こうして彼は，「解剖屋」に育っていったのだ

1533年，彼は，医学を学ぶためにパリにむかう

パリ大学

パリ大学でのはじめての解剖講義に，ヴェサリウスの胸は躍った

しかし，目の前で行なわれた解剖の授業は，彼をおおいに失望させた

おほん

そりでぇはぁ〜かいぼ〜をはじめまふ〜

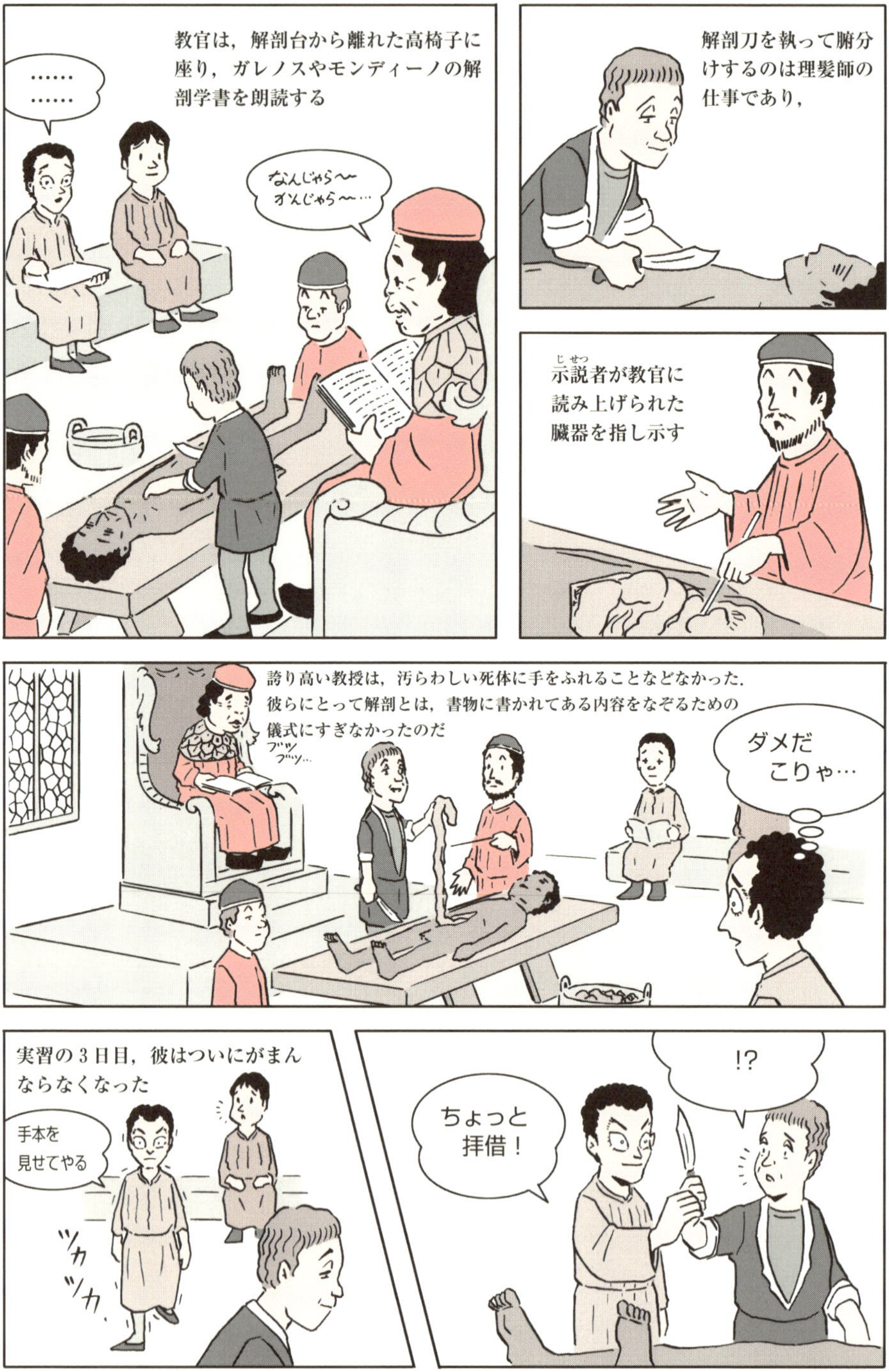
教官は，解剖台から離れた高椅子に座り，ガレノスやモンディーノの解剖学書を朗読する
……
……
なんじゃら～
かんじゃら～…
解剖刀を執って腑分けするのは理髪師の仕事であり，
示説(じせつ)者が教官に読み上げられた臓器を指し示す
誇り高い教授は，汚らわしい死体に手をふれることなどなかった．彼らにとって解剖とは，書物に書かれてある内容をなぞるための儀式にすぎなかったのだ
ブツ
ブツ…
ダメだ
こりゃ…
実習の3日目，彼はついにがまんならなくなった
手本を
見せてやる
ツカ
ツカ
ちょっと
拝借！
!?

解剖とはこうするものです!!

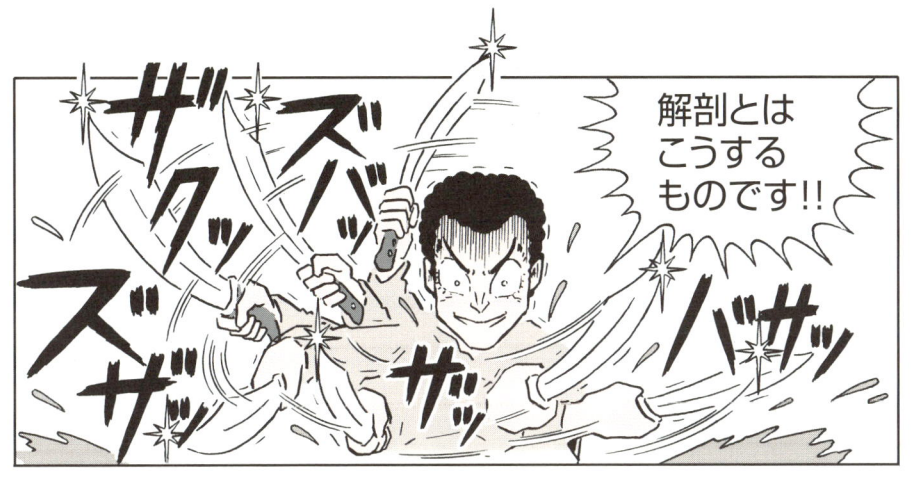

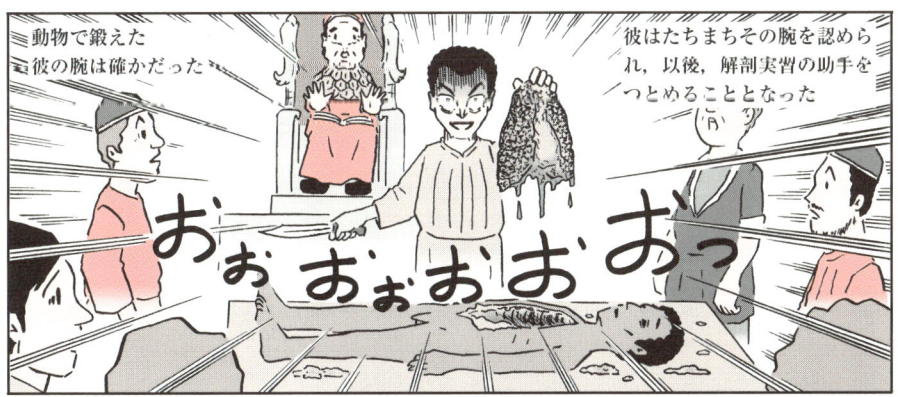

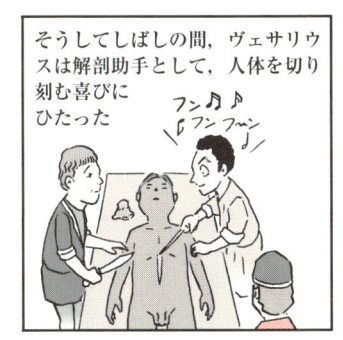

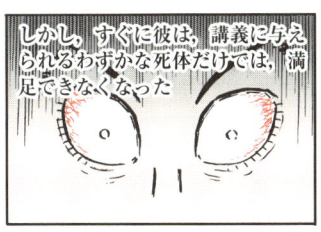

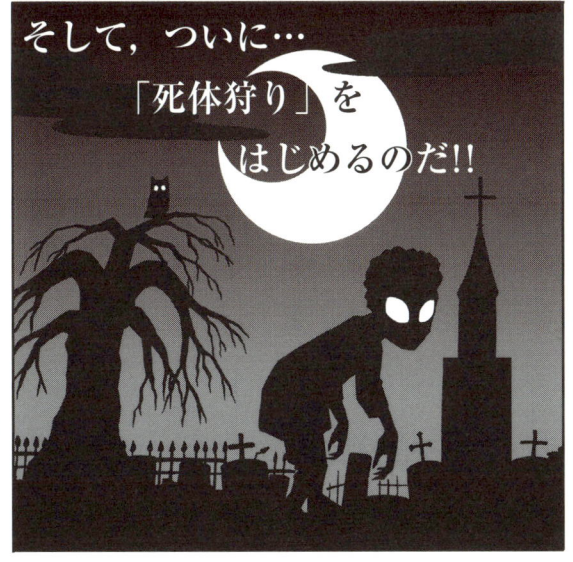

動物で鍛えた彼の腕は確かだった

彼はたちまちその腕を認められ、以後、解剖実習の助手をつとめることとなった

おぉおぉおおおっ

そうしてしばしの間、ヴェサリウスは解剖助手として、人体を切り刻む喜びにひたった

フン♪フンフ〜ン

しかし、すぐに彼は、講義に与えられるわずかな死体だけでは、満足できなくなった

そして、ついに…「死体狩り」をはじめるのだ!!

第7話 奇人ヴェサリウスと名著ファブリカ

人体解剖にすっかり魅せられた
ヴェサリウスは，
日夜，死体を求めて
さまよった

もっと…

もっと死体を…

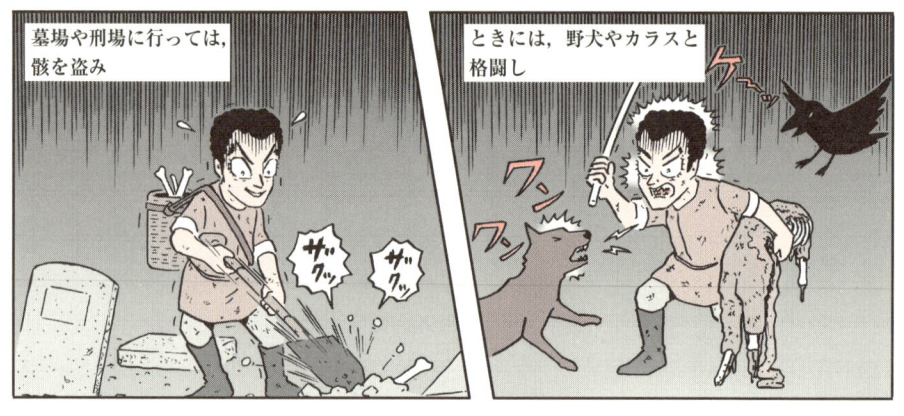

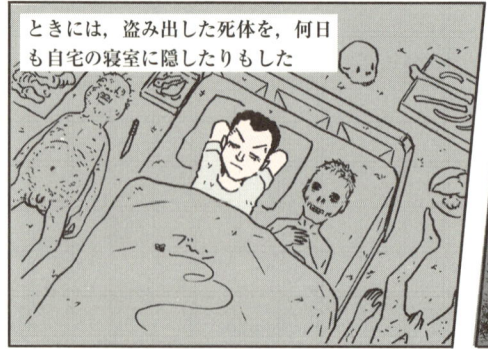

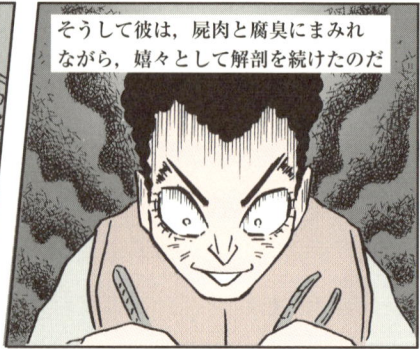

墓場や刑場に行っては，骸を盗み

ザクッ ザクッ

ときには，野犬やカラスと格闘し

ケーッ
ワンワン

ときには，盗み出した死体を，何日も自宅の寝室に隠したりもした

そうして彼は，屍肉と腐臭にまみれながら，嬉々として解剖を続けたのだ

そうした「死体狩り」を通して彼は解剖学者として，成長していった
そして1538年，23歳にして名門パドヴァ大学の外科学と解剖学の教授に就任したのである

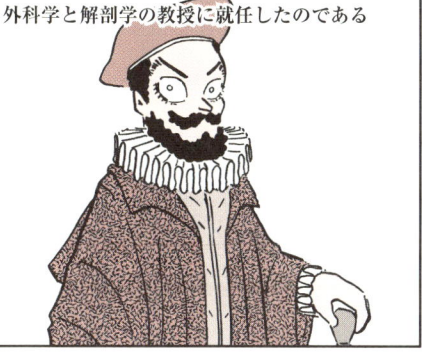

パドヴァ大学は当時のヨーロッパにおける学問の中心地であった
コペルニクスはここで学び，ガリレオ・ガリレイものちにここで教鞭をとった
ルネサンス科学はまさにこの地からはじまったのである

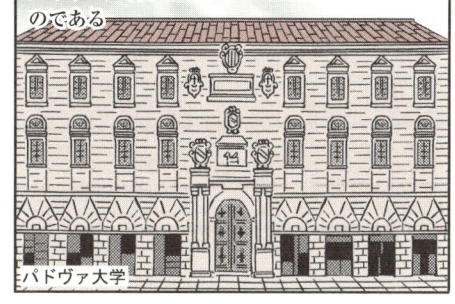

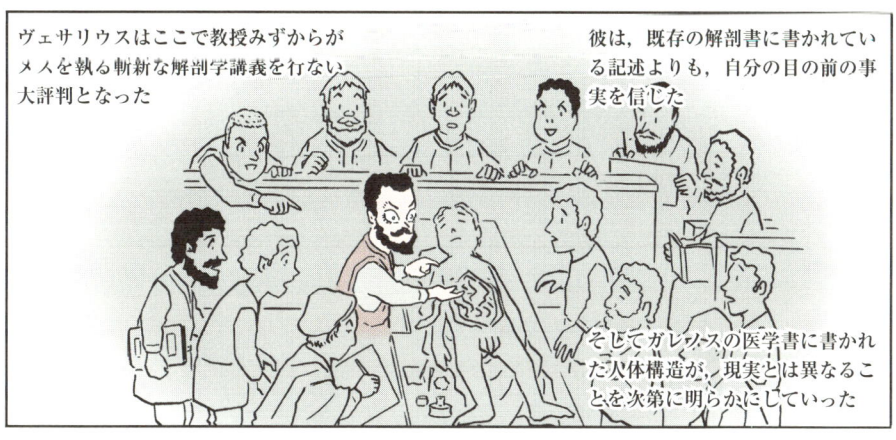

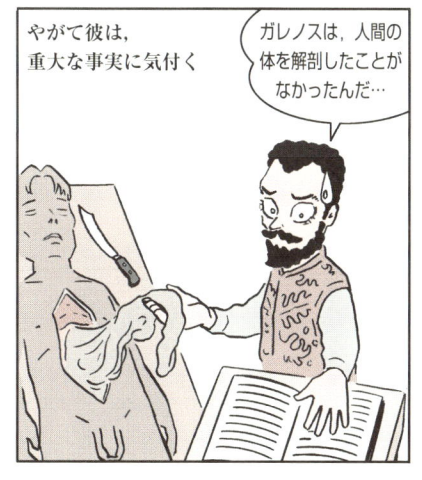

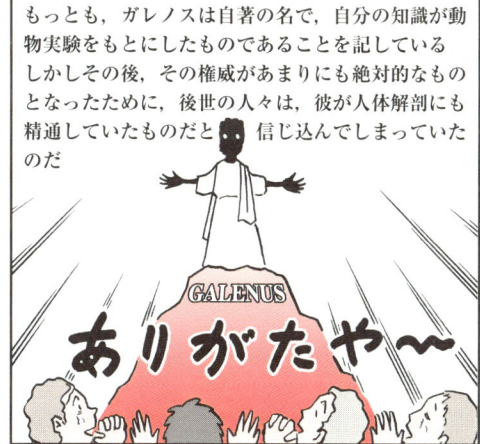

パドヴァ大学

ヴェサリウスはここで教授みずからがメスを執る斬新な解剖学講義を行ない大評判となった

彼は，既存の解剖書に書かれている記述よりも，自分の目の前の事実を信じた

そしてガレノスの医学書に書かれた人体構造が，現実とは異なることを次第に明らかにしていった

やがて彼は，重大な事実に気付く

ガレノスは，人間の体を解剖したことがなかったんだ…

もっとも，ガレノスは自著の名で，自分の知識が動物実験をもとにしたものであることを記している
しかしその後，その権威があまりにも絶対的なものとなったために，後世の人々は，彼が人体解剖にも精通していたものだと信じ込んでしまっていたのだ

GALENUS
ありがたや〜

そんななかヴェサリウスは，果敢にガレノスの誤りに挑もうとした．そして，みずからの知見を凝縮した，本格的な解剖学書の作成にとりかかった

日夜，解剖は続いた
パドヴァではこの頃当局もこの解剖学者に協力し，死刑囚の処刑の日程を決めたという

ヴェサリウスは，ビジュアルのイメージがいかに人間の理解を深めるものであるかよく心得ていた．そこで腕のよい画家，彫版師，印刷所を選び，事細かな指示を与え，みずからのイメージを木版画の上に再現させることに心血をそそいだ

そして，1543年，ついに医学界の常識を根底からくつがえした解剖学書が世に出た

ANDREAE VESALII
BRVXELLENSIS, SCHOLAE
medicorum Patauinæ professoris, de
Humani corporis fabrica,
Libri septem.

それが『ファブリカ（人体構造論7巻）』である！

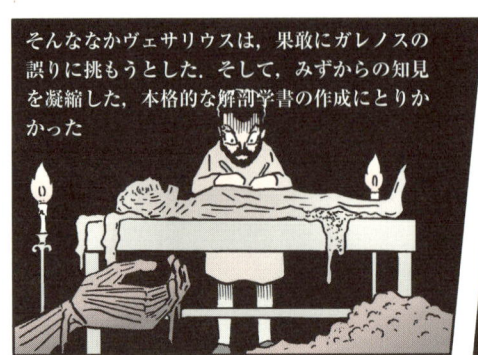

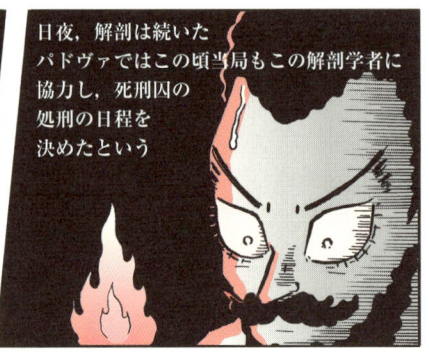

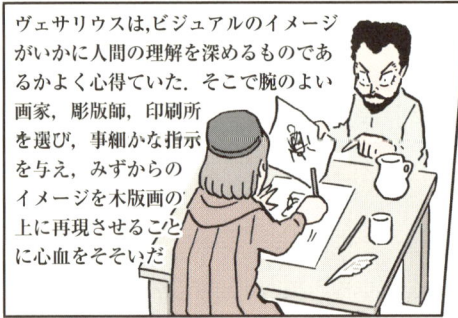

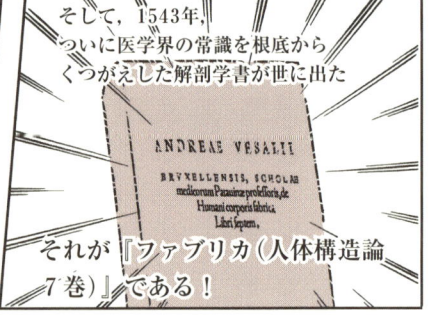

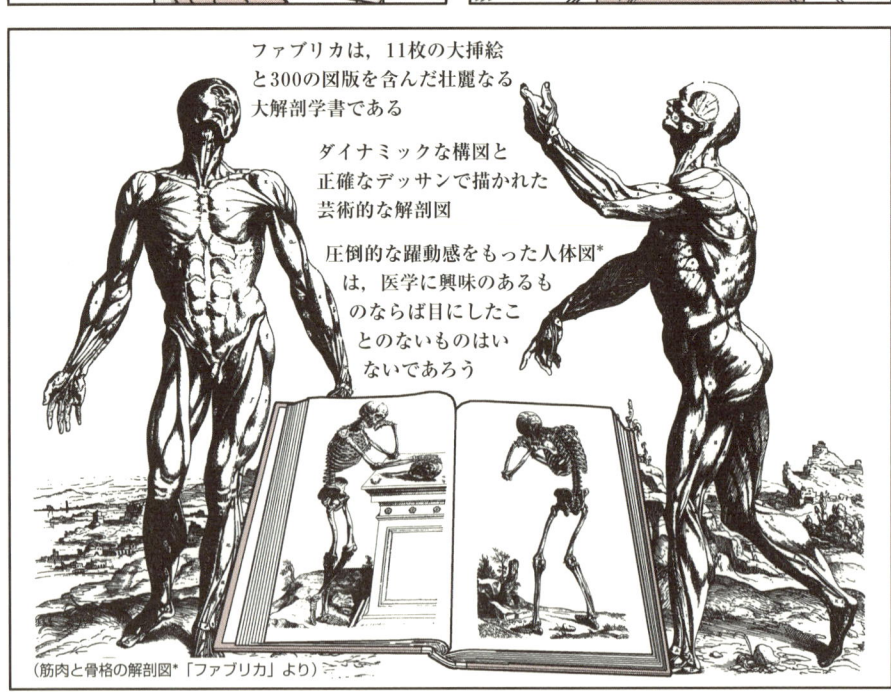

ファブリカは，11枚の大挿絵と300の図版を含んだ壮麗なる大解剖学書である

ダイナミックな構図と正確なデッサンで描かれた芸術的な解剖図

圧倒的な躍動感をもった人体図*は，医学に興味のあるものならば目にしたことのないものはないであろう

（筋肉と骨格の解剖図*「ファブリカ」より）

＊この解剖図を担当した画家の名は明らかでないが，ティツィアーノの高弟であったヤン・ステファン・カルカールという男であるという説が有力である

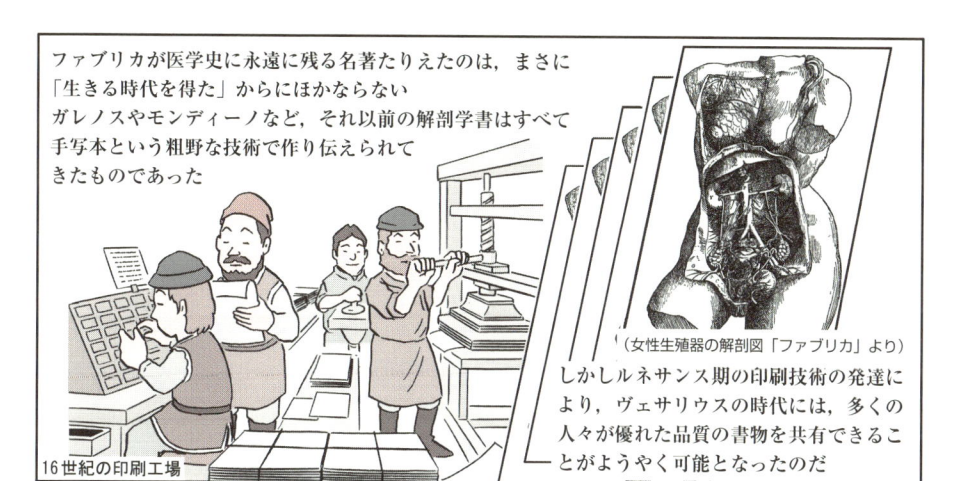

ファブリカが医学史に永遠に残る名著たりえたのは，まさに「生きる時代を得た」からにほかならない
ガレノスやモンディーノなど，それ以前の解剖学書はすべて手写本という粗野な技術で作り伝えられてきたものであった

16世紀の印刷工場

(女性生殖器の解剖図「ファブリカ」より)

しかしルネサンス期の印刷技術の発達により，ヴェサリウスの時代には，多くの人々が優れた品質の書物を共有できることがようやく可能となったのだ

当時の最高の印刷技術が科学と芸術との至高の融合を実現させた

ファブリカによって人類ははじめて人体の真の構造をのぞき見ることができたのだ

ファブリカ登場の前後で人間の人体の見方はガラリと変わった

この書物は医学のみならず人間の意識全体を大きく変革する起爆剤となったのである

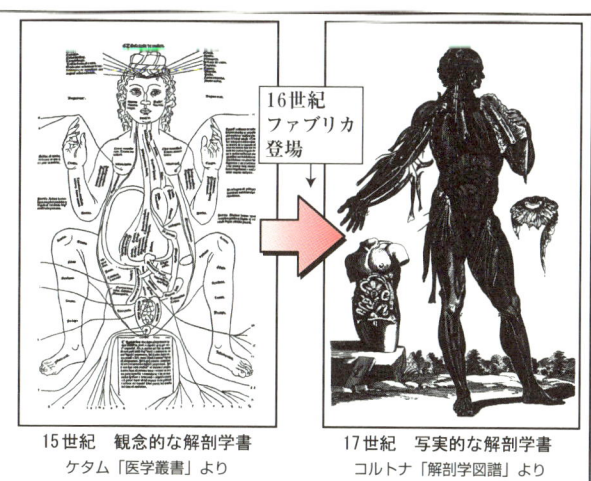

16世紀 ファブリカ登場

15世紀　観念的な解剖学書
ケタム「医学叢書」より

17世紀　写実的な解剖学書
コルトナ「解剖学図譜」より

ファブリカは医学界に衝撃を与え，ヴェサリウスはたちまち時の人となった．しかし，同時に彼の斬新な著書に対し非難をあびせるものもあらわれた

ヴェサリウスは無知，恩知らず尊大不遜の最悪の見本であ〜る！

パリ大学の恩師　解剖学教授
ヤコブス・シルヴィウス

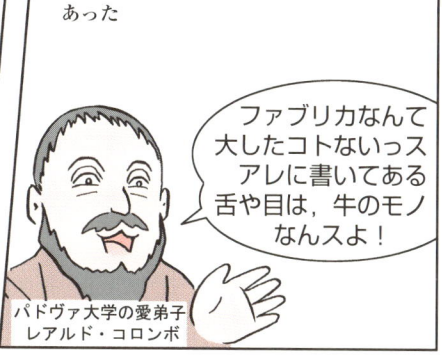

そのなかには，彼の恩師や愛弟子の姿もあった

ファブリカなんて大したコトないっス　アレに書いてある舌や目は，牛のモノなんスよ！

パドヴァ大学の愛弟子
レアルド・コロンボ

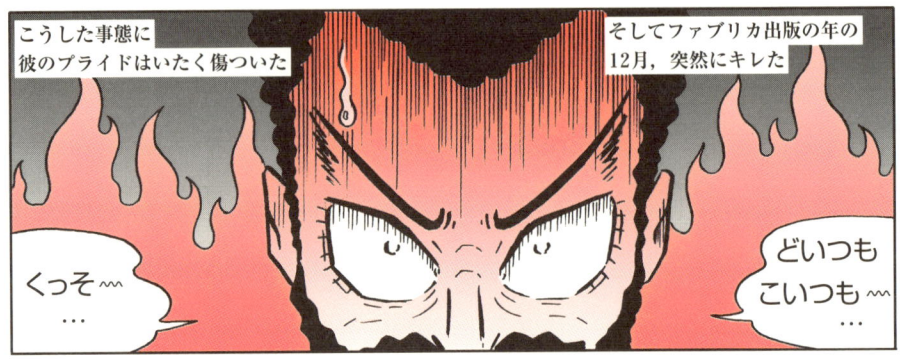

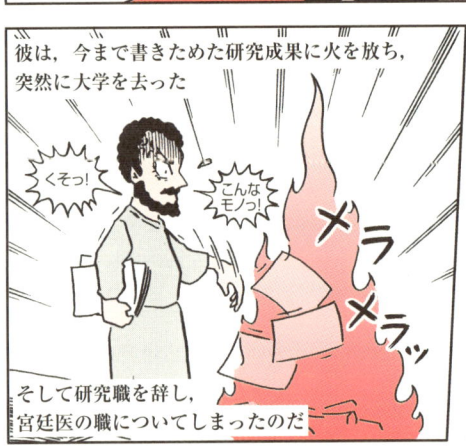

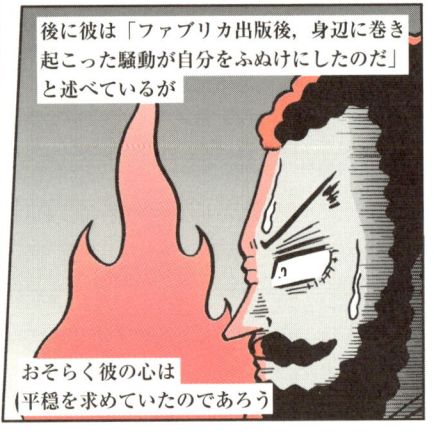

こうした事態に彼のプライドはいたく傷ついた

そしてファブリカ出版の年の12月，突然にキレた

くっそ〜…

どいつもこいつも〜…

彼は，今まで書きためた研究成果に火を放ち，突然に大学を去った

くそっ！

こんなモノっ！

そして研究職を辞し，宮廷医の職についてしまったのだ

後に彼は「ファブリカ出版後，身辺に巻き起こった騒動が自分をふぬけにしたのだ」と述べているが

おそらく彼の心は平穏を求めていたのであろう

それまで，わけのわからぬ情熱にせきたてられ屍臭のなかをひたすら突っ走ってきた男には「もう十分だ」という思いがあったのかもしれない

宮廷医となった直後彼は結婚し，翌年には娘が生まれた

そして，二度と激しい研究の世界に舞い戻ることはなかったのだ

しかし安穏とした宮仕えをしていたヴェサリウスは，1564年，突然，エルサレムへの巡礼におもむいた．よく知られた言い伝えによると，その理由はこうだ

ある日，彼は，誤ってまだ死んでいない貴婦人を解剖してしまった．この失敗のために，彼は死刑判決を受けたのだが，国王が，刑を許すかわりに巡礼を命じたのだという*

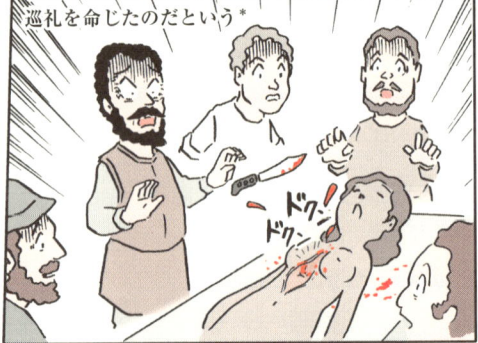

ドクン！
ドクン！

＊彼の巡礼の理由は，このほか，大病から生還したことへの感謝の念によるものだとも，研究職に戻りたいために宮廷をぬけ出したかったからだともいわれている

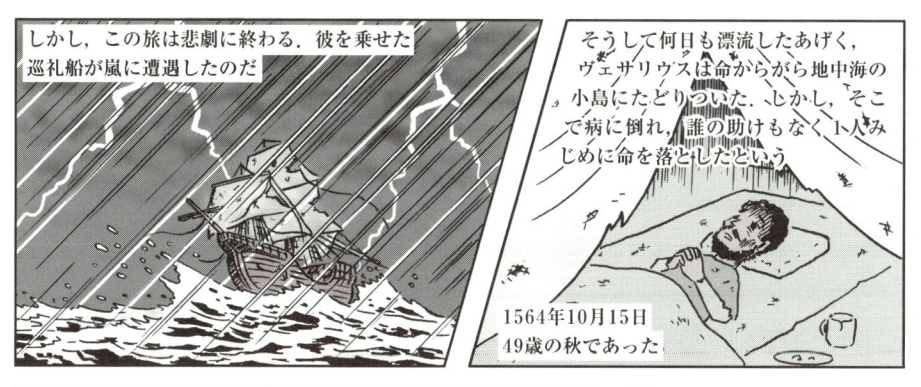

しかし，この旅は悲劇に終わる．彼を乗せた巡礼船が嵐に遭遇したのだ

そうして何日も漂流したあげく，ヴェサリウスは命からがら地中海の小島にたどりついた．しかし，そこで病に倒れ，誰の助けもなく1人みじめに命を落としたという

1564年10月15日
49歳の秋であった

ヴェサリウスは，後世の歴史家たちから，さまざまに評されている

「ガレノスの呪縛から医学を解放した偉大な天才」とも…

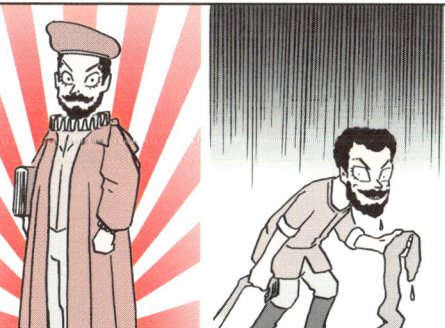

「死体愛にとりつかれた倒錯者」とも…

彼をどのようにとらえるかは，自由である
しかし，少なくともこれだけのことはいえるであろう

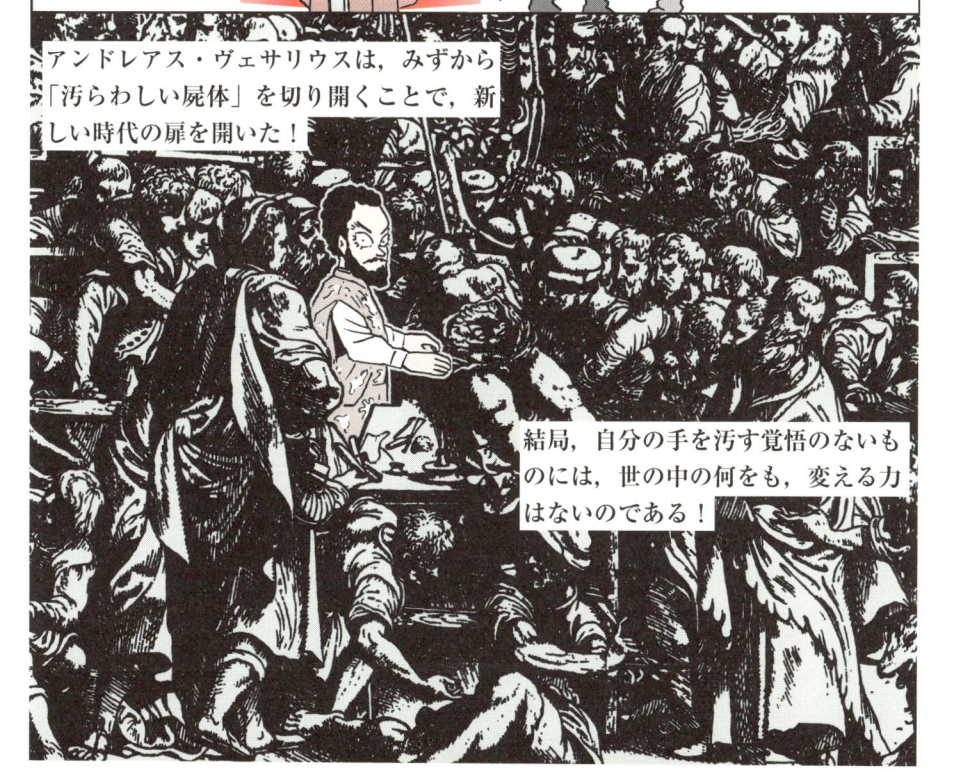

アンドレアス・ヴェサリウスは，みずから「汚らわしい屍体」を切り開くことで，新しい時代の扉を開いた！

結局，自分の手を汚す覚悟のないものには，世の中の何をも，変える力はないのである！

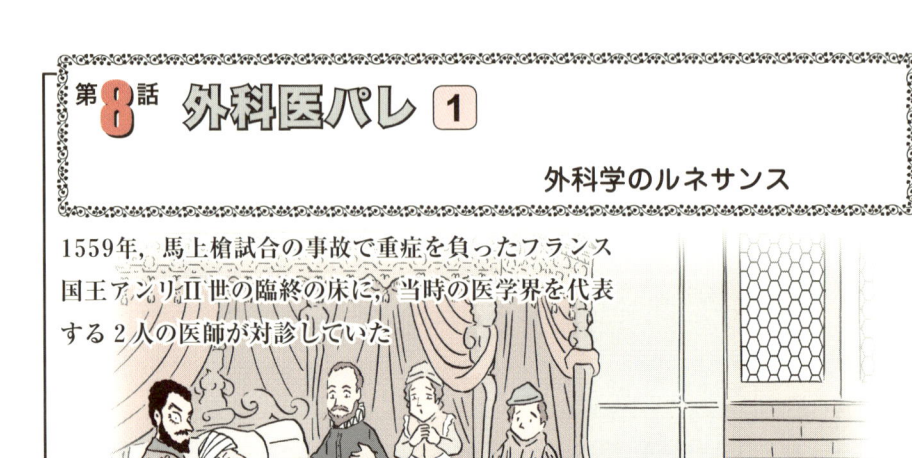

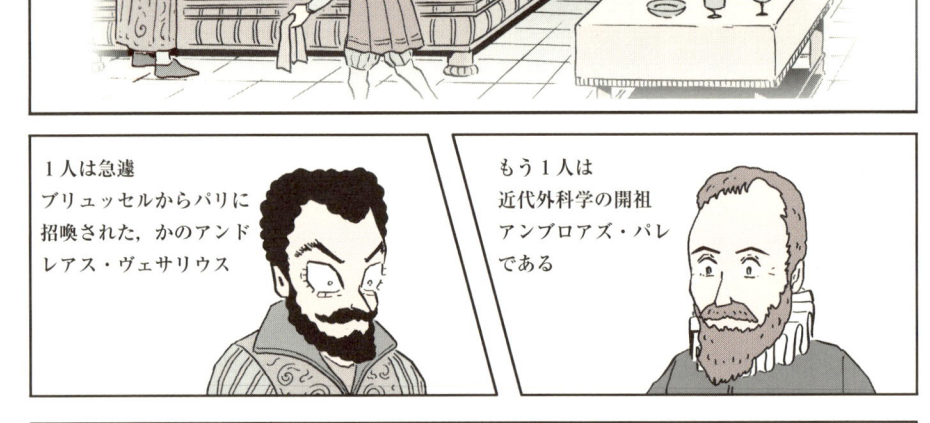

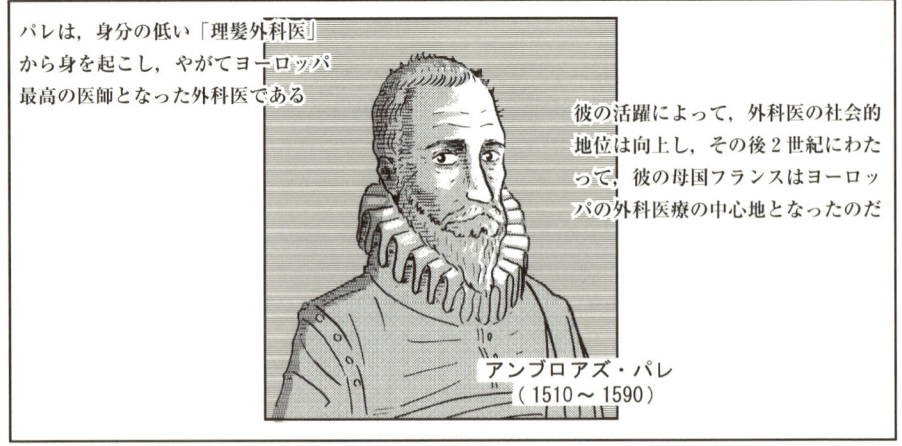

第8話 外科医パレ ① 外科学のルネサンス

1559年，馬上槍試合の事故で重症を負ったフランス国王アンリⅡ世の臨終の床に，当時の医学界を代表する2人の医師が対診していた

1人は急遽ブリュッセルからパリに招喚された，かのアンドレアス・ヴェサリウス

もう1人は近代外科学の開祖アンブロアズ・パレである

パレは，身分の低い「理髪外科医」から身を起こし，やがてヨーロッパ最高の医師となった外科医である

彼の活躍によって，外科医の社会的地位は向上し，その後2世紀にわたって，彼の母国フランスはヨーロッパの外科医療の中心地となったのだ

アンブロアズ・パレ
（1510～1590）

キリスト教が支配する中世ヨーロッパでは、「教会は血を忌む」との教えから、外科は「汚らわしい野蛮な行為」としてさげすまれていた

大学で正式な医学教育を受けた医師たちはみな、みずからメスを持つことなどなく、教養のない理髪師たちを指図して外科処置を行なわせていたのだ

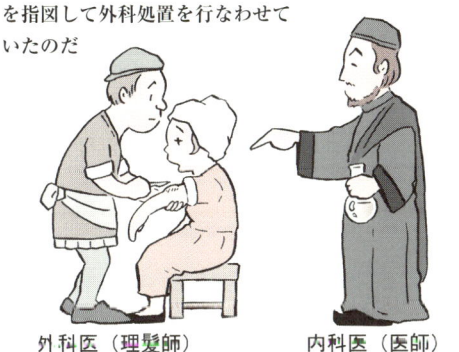

外科医（理髪師）　　内科医（医師）

当時、外科治療とは、ヒゲを剃ったり髪を切ったりする行為の延長にあるものだという程度の認識だった

それゆえ、彼らは「理髪外科医」とよばれた

> 床屋のサインポールは理髪師が外科医をかねていた名残（赤は動脈、青は静脈、白は包帯を表す）といわれていますが

> 本当の由来は定かではありません

もっとも、当時の外科医にとって人体に関しての深い知識が必要なかったことも事実であろう

外科医が開腹術や開胸術、開頭手術など、人体の深部の領域にふみこむことになったのは、麻酔や消毒法が確立された19世紀以降のことだからである

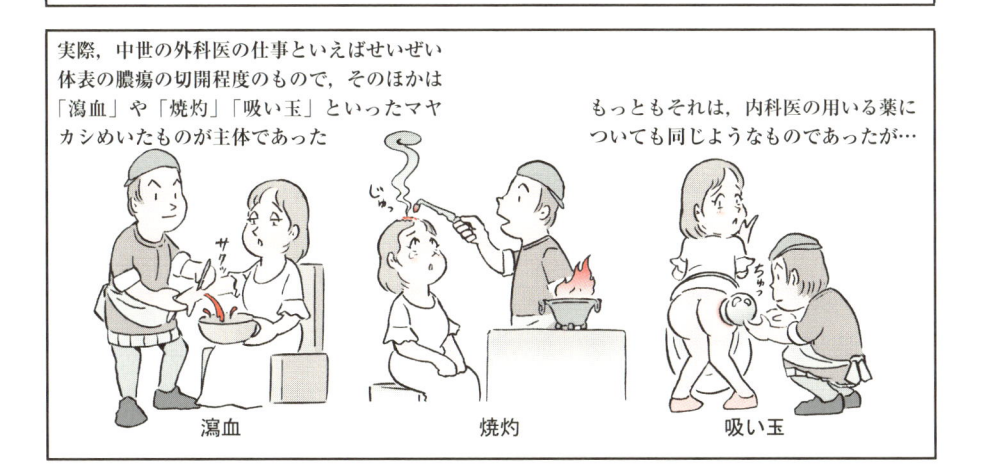

19世紀　リスターの無菌手術

実際、中世の外科医の仕事といえばせいぜい体表の膿瘍の切開程度のもので、そのほかは「瀉血」や「焼灼」「吸い玉」といったマヤカシめいたものが主体であった

もっともそれは、内科医の用いる薬についても同じようなものであったが…

瀉血　　　　焼灼　　　　吸い玉

45

しかしルネサンスをむかえた16世紀，解剖学の進歩とともに，外科学にも新しい息吹が芽生えはじめた

「論理的な思考法により治療法を考案し，それを患者に試み，その効果を比較検討する」といった科学的な姿勢が，外科学に導入されていくのだ

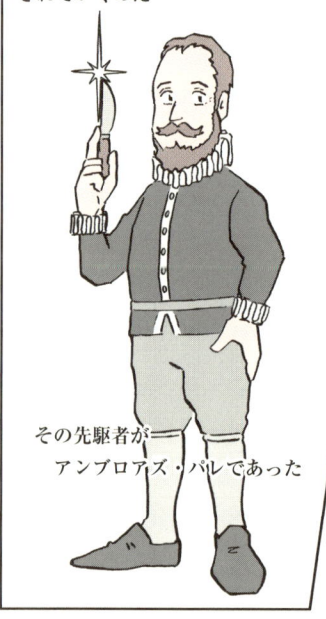

その先駆者がアンブロアズ・パレであった

パレは，1510年フランス，ブルターニュの家具職人の息子として生まれた

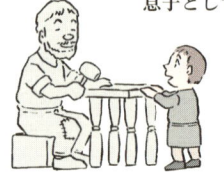

1532年にパリに出て，理髪外科医に徒弟奉公した彼は，その後，大病院オテルデュー（のちのパリ市民病院）で4年間住み込み医として働き腕をみがいた

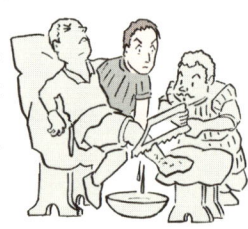

そしてその腕をかわれて，1537年，フランス国王配下の将軍の部隊に，軍医として配属されるのだが

この戦場での活躍が，パレの名声を高めることとなる

戦争というものは，皮肉なことに，いつの世も人類の科学を進歩させるそれは医学においてもいえることだ

神聖ローマ帝国
フランス

パレの生きた16世紀，フランスはイタリアの覇権をめぐって，神聖ローマ帝国と争っていた

この時代の戦争の大きな特徴は，それ以前の世紀には用いられなかった新兵器，つまり銃火器が普及したことである

人を傷つける兵器はつぎつぎと進化をとげていたしかし，人を癒す医学は，そうではなかった

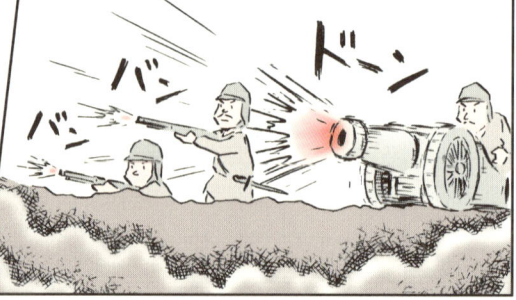

バン　バン　ドーン

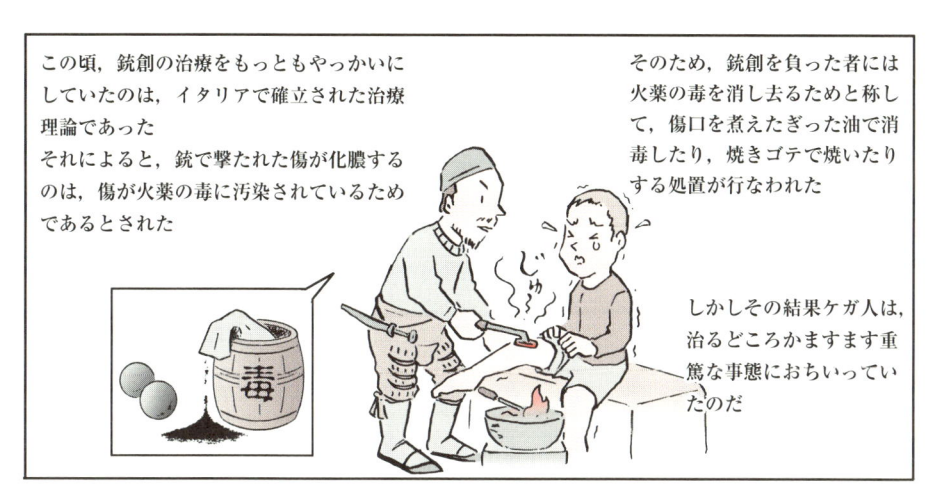

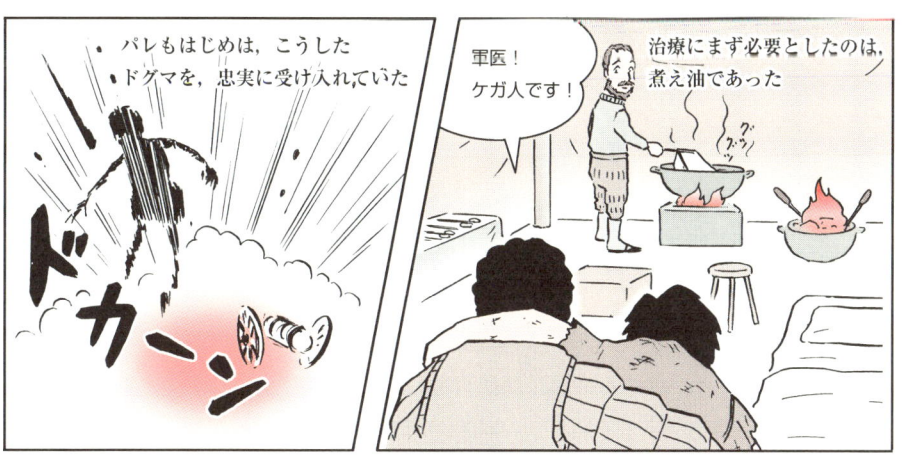

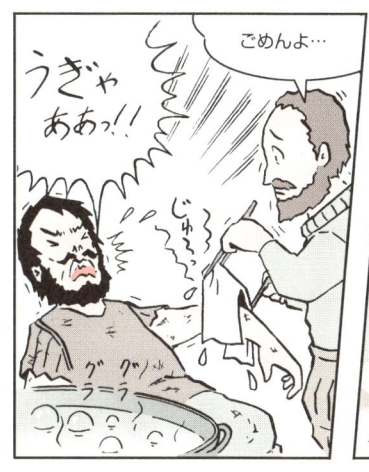

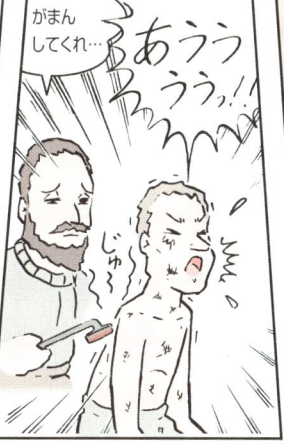

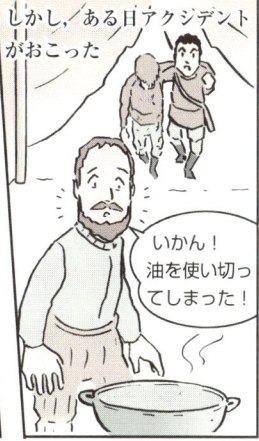

この頃，銃創の治療をもっともやっかいにしていたのは，イタリアで確立された治療理論であった
それによると，銃で撃たれた傷が化膿するのは，傷が火薬の毒に汚染されているためであるとされた

そのため，銃創を負った者には火薬の毒を消し去るためと称して，傷口を煮えたぎった油で消毒したり，焼きゴテで焼いたりする処置が行なわれた

しかしその結果ケガ人は，治るどころかますます重篤な事態におちいっていたのだ

パレもはじめは，こうしたドグマを，忠実に受け入れていた

ドカーン

軍医！ケガ人です！

治療にまず必要としたのは，煮え油であった

ごめんよ…

うぎゃああっ!!

がまんしてくれ…

あうっううっ!!

しかし，ある日アクシデントがおこった

いかん！油を使い切ってしまった！

47

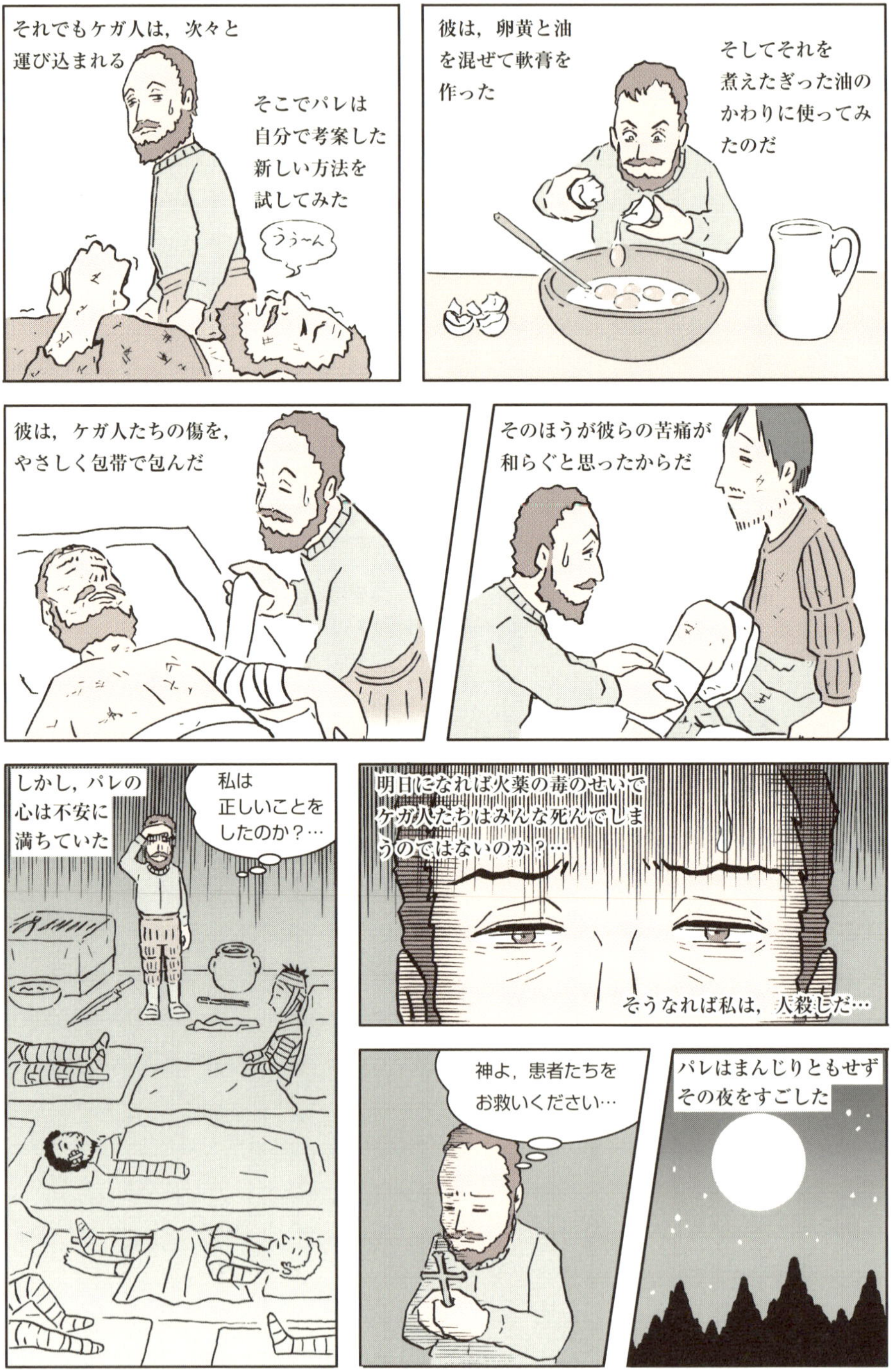
それでもケガ人は，次々と運び込まれる
そこでパレは自分で考案した新しい方法を試してみた
うう～ん
彼は，卵黄と油を混ぜて軟膏を作った
そしてそれを煮えたぎった油のかわりに使ってみたのだ
彼は，ケガ人たちの傷を，やさしく包帯で包んだ
そのほうが彼らの苦痛が和らぐと思ったからだ
しかし，パレの心は不安に満ちていた
私は正しいことをしたのか？…
明日になれば火薬の毒のせいでケガ人たちはみんな死んでしまうのではないのか？…
そうなれば私は，人殺しだ…
神よ，患者たちをお救いください…
パレはまんじりともせずその夜をすごした

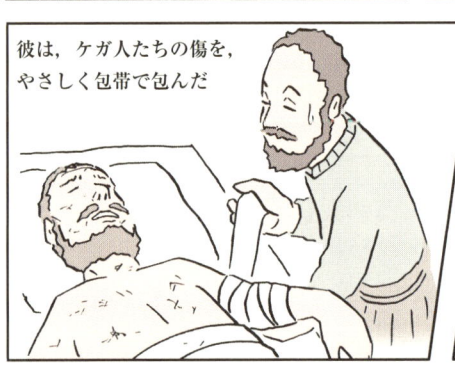

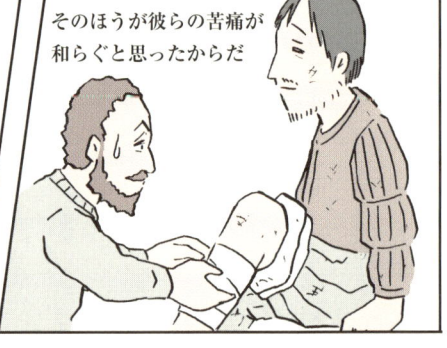

翌朝

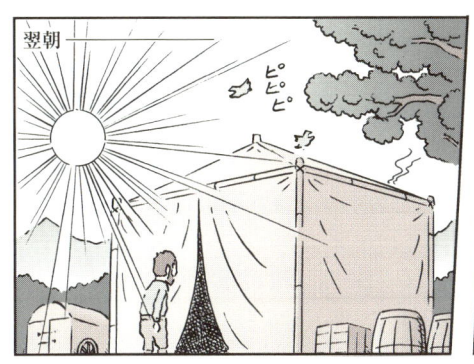

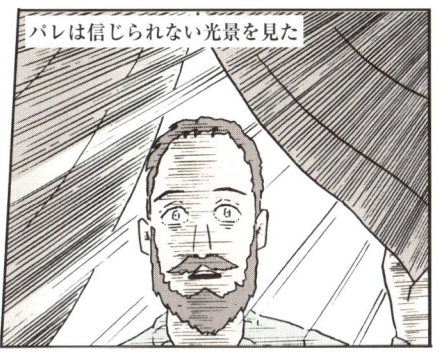

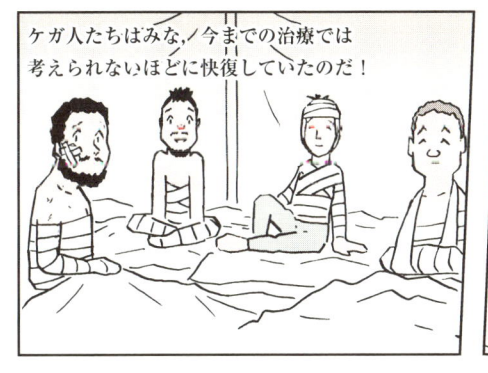

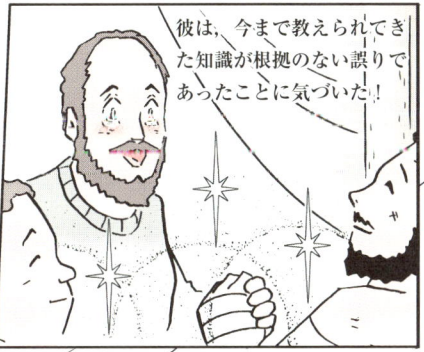

パレは信じられない光景を見た

ケガ人たちはみな,／今までの治療では考えられないほどに快復していたのだ！

彼は,今まで教えられてきた知識が根拠のない誤りであったことに気づいた！

そして,もう二度と,残酷な煮え油を使うことはなかった！

主よ！

ありがとうございます!!

外科学のルネサンスが始まった瞬間である!!

第9話 外科医パレ ②

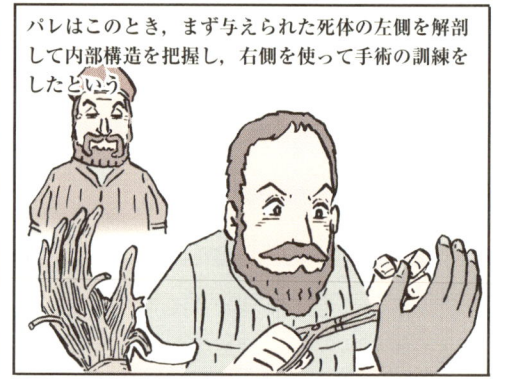

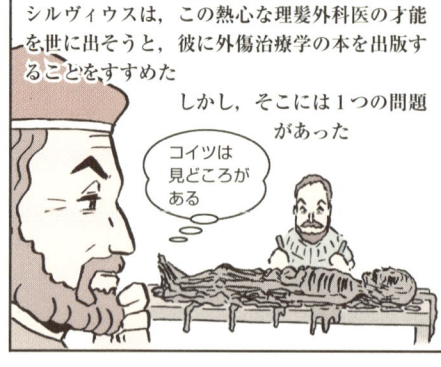

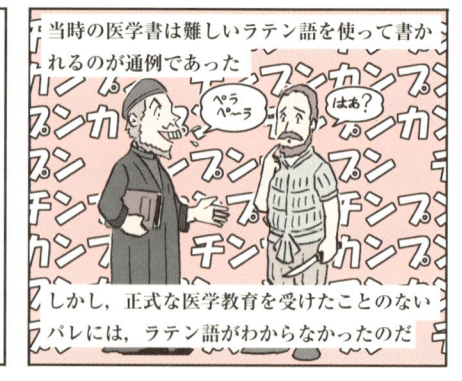

"我，包帯し 神，これを癒したもう"

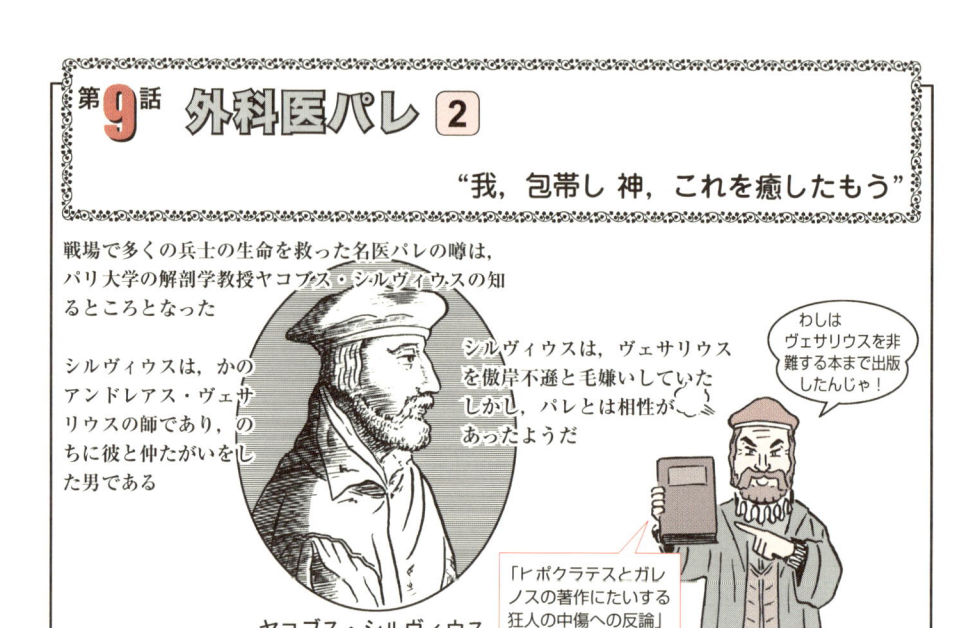

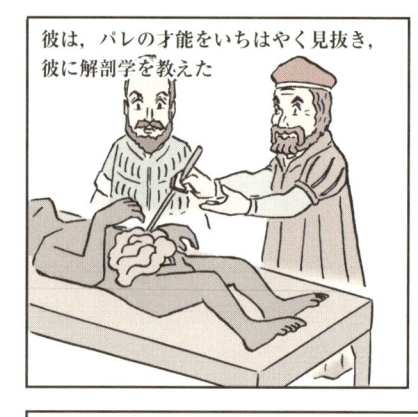

戦場で多くの兵士の生命を救った名医パレの噂は，パリ大学の解剖学教授ヤコブス・シルヴィウスの知るところとなった

シルヴィウスは，かのアンドレアス・ヴェサリウスの師であり，のちに彼と仲たがいをした男である

シルヴィウスは，ヴェサリウスを傲岸不遜と毛嫌いしていた しかし，パレとは相性があったようだ

わしはヴェサリウスを非難する本まで出版したんじゃ！

「ヒポクラテスとガレノスの著作にたいする狂人の中傷への反論」（1551年）

ヤコブス・シルヴィウス（1478～1555）

彼は，パレの才能をいちはやく見抜き，彼に解剖学を教えた

パレはこのとき，まず与えられた死体の左側を解剖して内部構造を把握し，右側を使って手術の訓練をしたという

シルヴィウスは，この熱心な理髪外科医の才能を世に出そうと，彼に外傷治療学の本を出版することをすすめた

しかし，そこには1つの問題があった

コイツは見どころがある

当時の医学書は難しいラテン語を使って書かれるのが通例であった

ぺらぺーら

はあ？

しかし，正式な医学教育を受けたことのないパレには，ラテン語がわからなかったのだ

やむなくパレは，母国語のフランス語で医学書を執筆することにした．そして1545年，戦場における外傷治療の経験をもとに書かれた彼の最初の著書『銃創治療法』が出版されたのだ

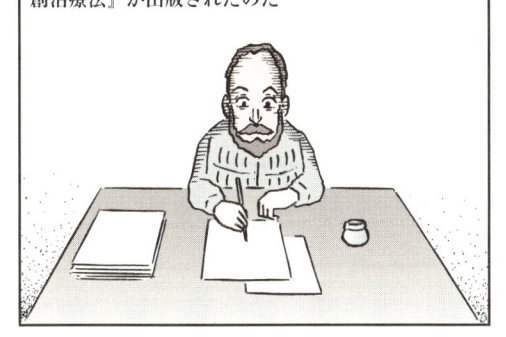

おもしろいことに，パレにとってラテン語が使えなかったことは，かえってメリットとなった
わかりやすいフランスの口語表現を用いて書かれた彼の本は多くの者に読まれ，またたく間にヨーロッパ全土にひろまったのである

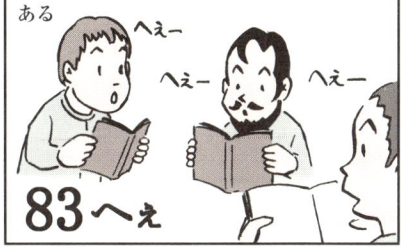

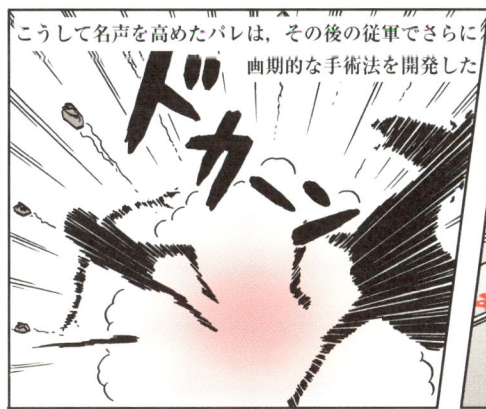

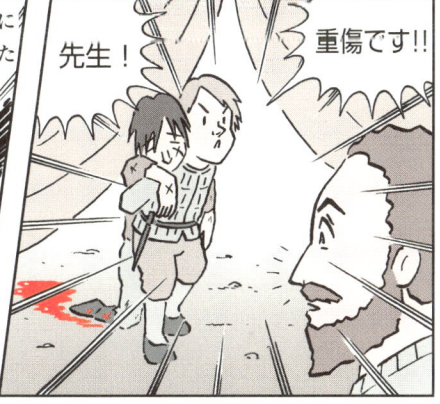

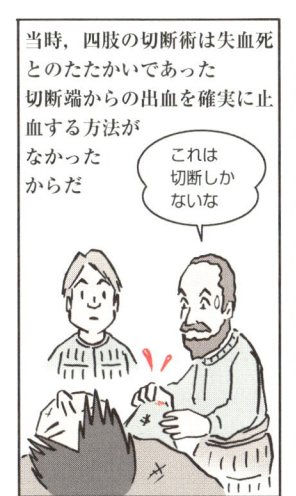

へぇー　へぇー　へぇー

83 へぇ

こうして名声を高めたパレは，その後の従軍でさらに画期的な手術法を開発した

ドカーン

先生！　重傷です！！

当時，四肢の切断術は失血死とのたたかいであった
切断端からの出血を確実に止血する方法がなかったからだ

これは切断しかないな

この頃の止血法は，焼きゴテを用いて，出血が止まるまで断端を焼く方法が中心であった
しかし，これは患者に耐え難い苦痛を与え，しかも火傷による重篤な副障害をもたらすものであった

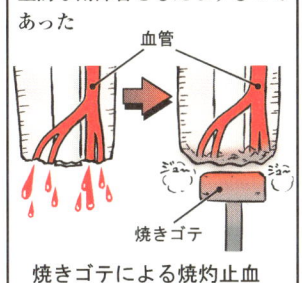

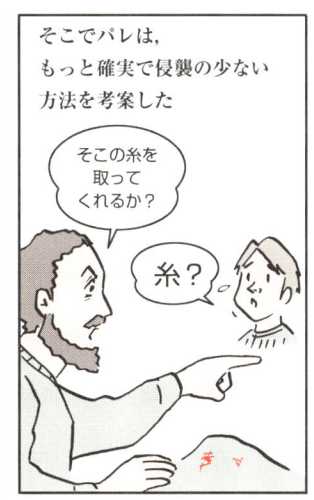

血管

焼きゴテ

焼きゴテによる焼灼止血

そこでパレは，もっと確実で侵襲の少ない方法を考案した

そこの糸を取ってくれるか？

糸？

血管の断端を糸でくくれば確実な止血ができる．このような理屈は現代では常識だ
しかし，16世紀の外科学においては，まったく斬新な考えだった
当時，「血管結紮法」は，一部の外科医が小さな傷の止血にのみ用いていた．パレはこれを四肢の大手術に応用したのだ

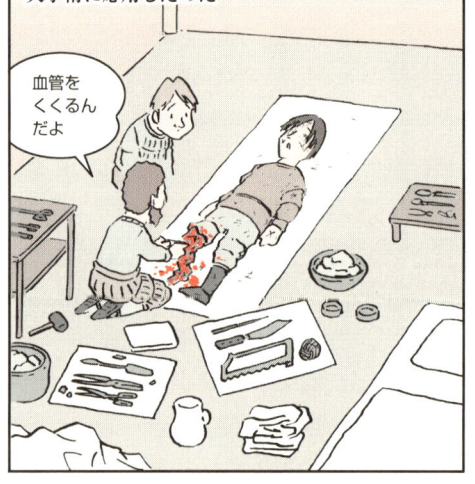

血管をくくるんだよ

実のところ，血管結紮法は，古代ギリシア時代から知られていた方法であった．しかし，中世の暗黒時代に忘れ去られ，パレがそれを再発見したのである

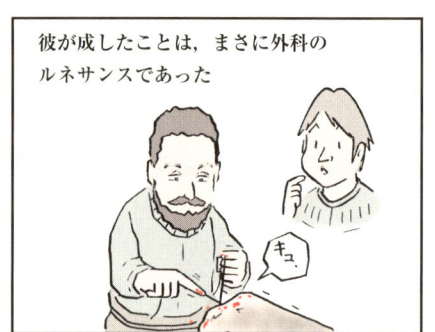

ギコ ギコ ギコ

彼が成したことは，まさに外科のルネサンスであった

キュ

パレは，医学史家から「優しい外科医」と称されている．その理由には2つある
1つは，彼が煮え油や焼きゴテといった根拠のない残酷な処置を否定し，「侵襲を最低限におさえる」という，外科学の鉄則を確立したこと．
もう1つは，彼が1人ひとりの患者に対しても，常に愛護的な精神を忘れなかったことだ

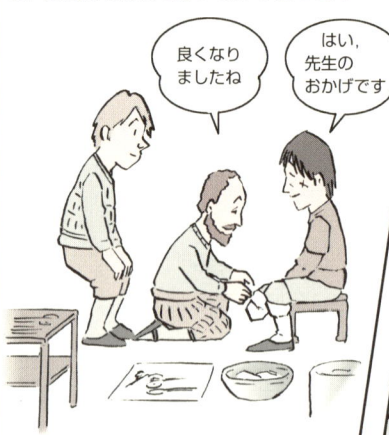

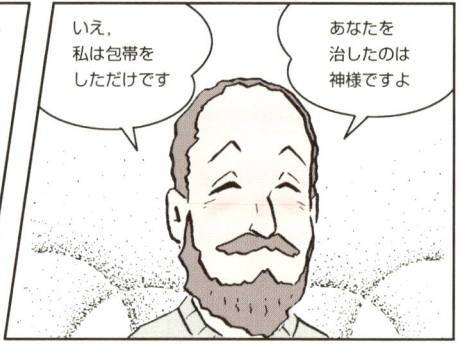

良くなりましたね

はい，先生のおかげです

いえ，私は包帯をしただけです

あなたを治したのは神様ですよ

「我，包帯し　神，これを癒したもう」
これは，パレの残した有名な言葉である

謙虚なヒトだな…

52

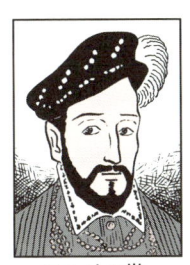

こうして，戦場で数々の奇跡をおこしたパレは，やがて国王アンリ2世の外科侍医という名誉ある職に任命される

そしてその後も，気管切開やヘルニア，口蓋裂などの手術法，義手や義足の開発など，数々の業績を残していく

アンリ2世

こうしてパレは，その後4代にわたる国王の侍医を務めることとなるのだ

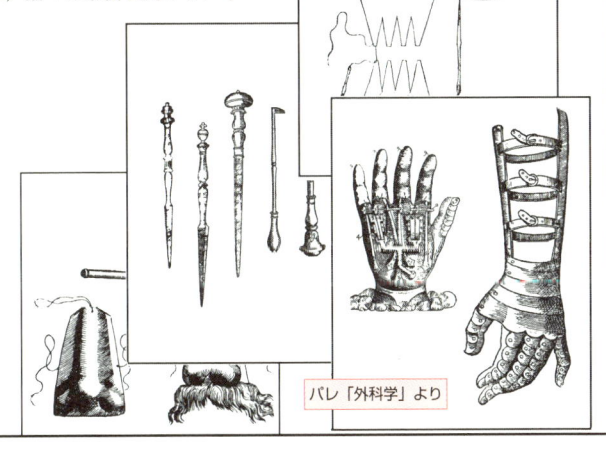

パレ「外科学」より

パレは，その後も次々とフランス語の医学書を出版していった．彼の書物は多くの人々に親しまれ，各国語に翻訳され，世界中にひろまっていった

あのヒポクラテスも母国語で医学書を書いたんだ！

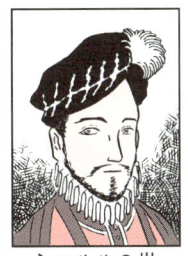

そして1562年，パレはついに，国王シャルル9世の筆頭外科医の職に任命された

これは，彼がフランス最高の医師と認められた瞬間であった

シャルル9世

教養のない理髪外科医のパレは，こうして医学界の頂点に立ったのである

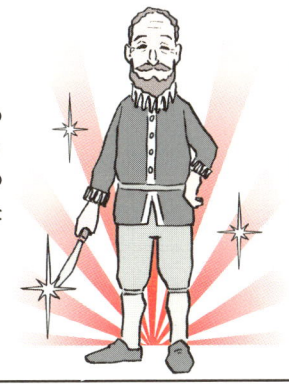

53

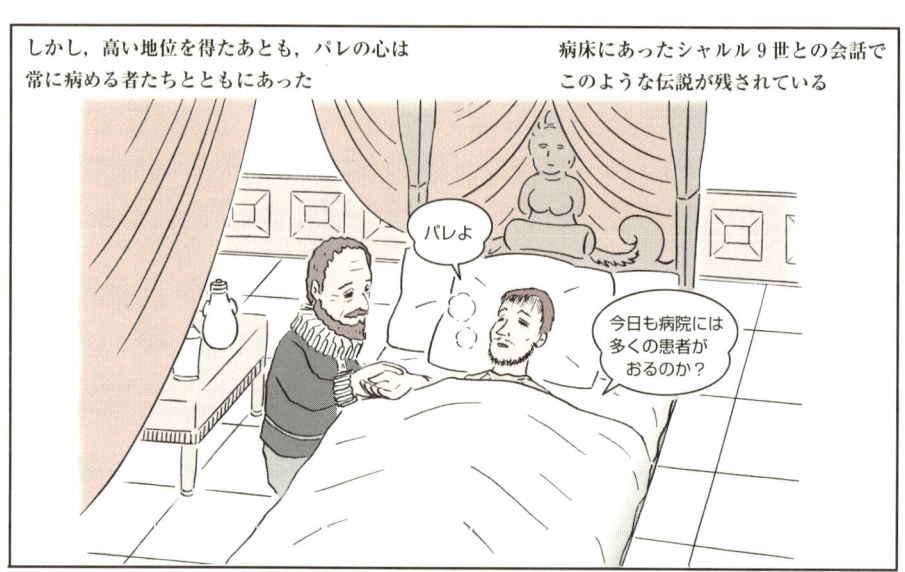

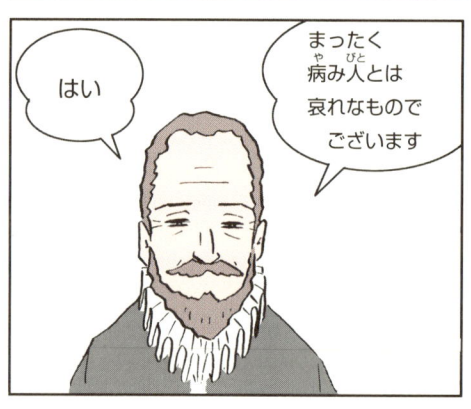

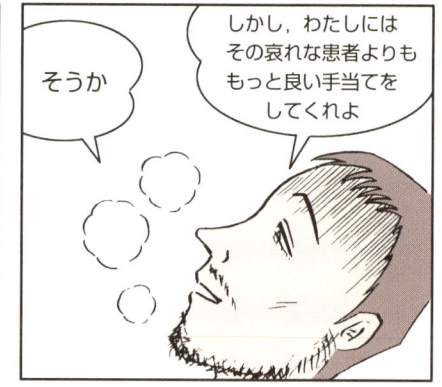

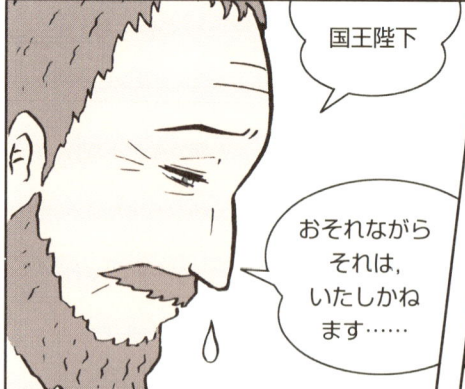

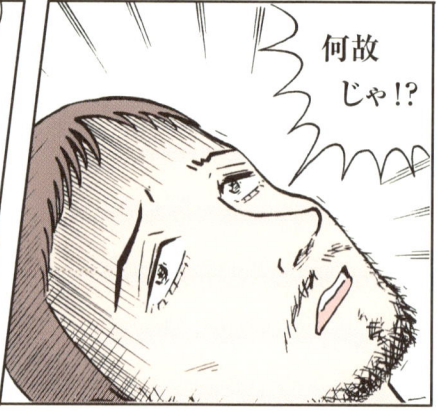

しかし，高い地位を得たあとも，パレの心は常に病める者たちとともにあった

病床にあったシャルル9世との会話でこのような伝説が残されている

パレよ

今日も病院には多くの患者がおるのか？

はい

まったく病み人とは哀れなものでございます

そうか

しかし，わたしにはその哀れな患者よりももっと良い手当てをしてくれよ

国王陛下

おそれながらそれは，いたしかねます……

何故じゃ!?

私は病み人すべてに

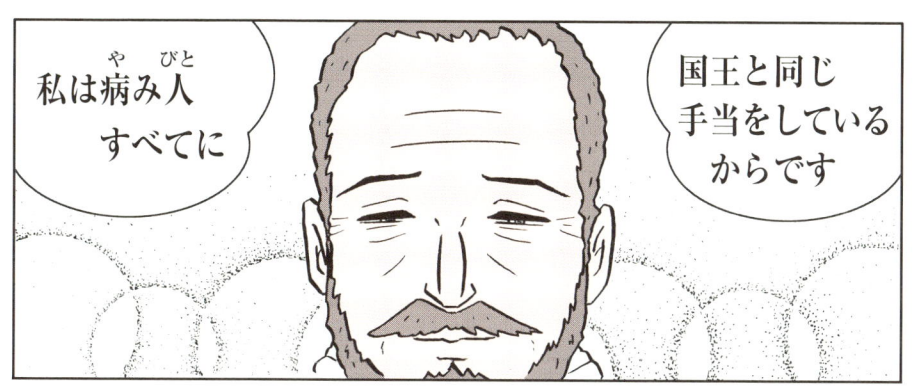

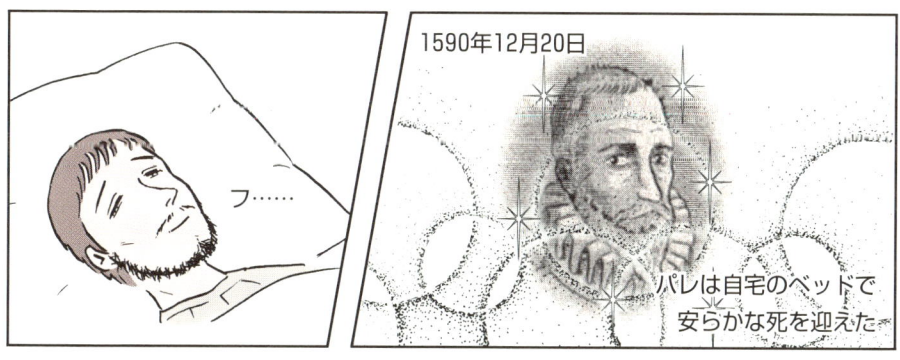

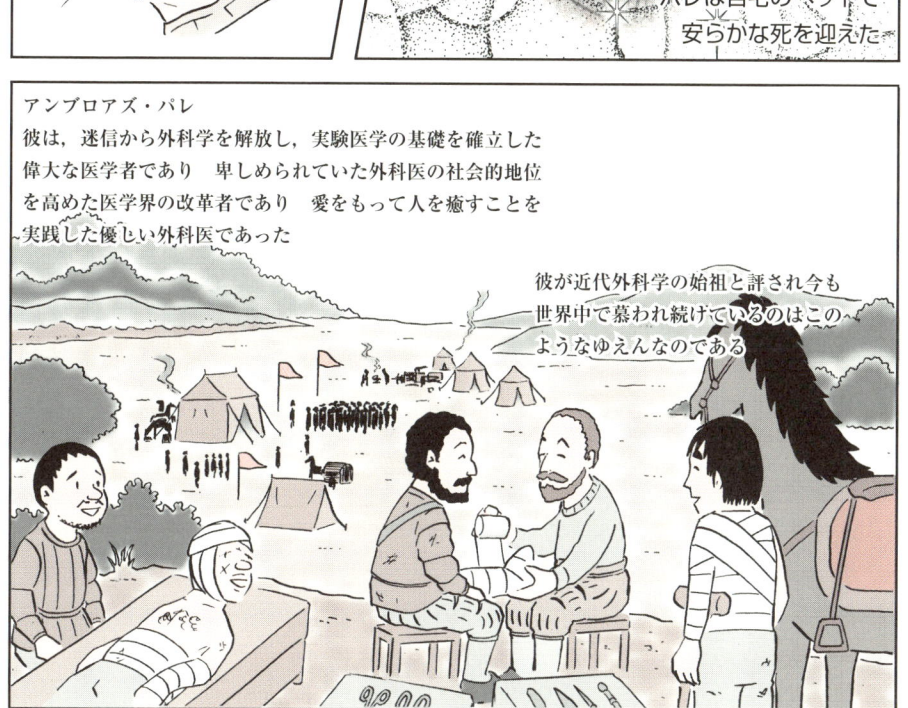

国王と同じ手当をしているからです

1590年12月20日

フ……

パレは自宅のベッドで安らかな死を迎えた

アンブロアズ・パレ
彼は，迷信から外科学を解放し，実験医学の基礎を確立した偉大な医学者であり　卑しめられていた外科医の社会的地位を高めた医学界の改革者であり　愛をもって人を癒すことを実践した優しい外科医であった

彼が近代外科学の始祖と評され今も世界中で慕われ続けているのはこのようなゆえんなのである

第10話 血液循環の発見

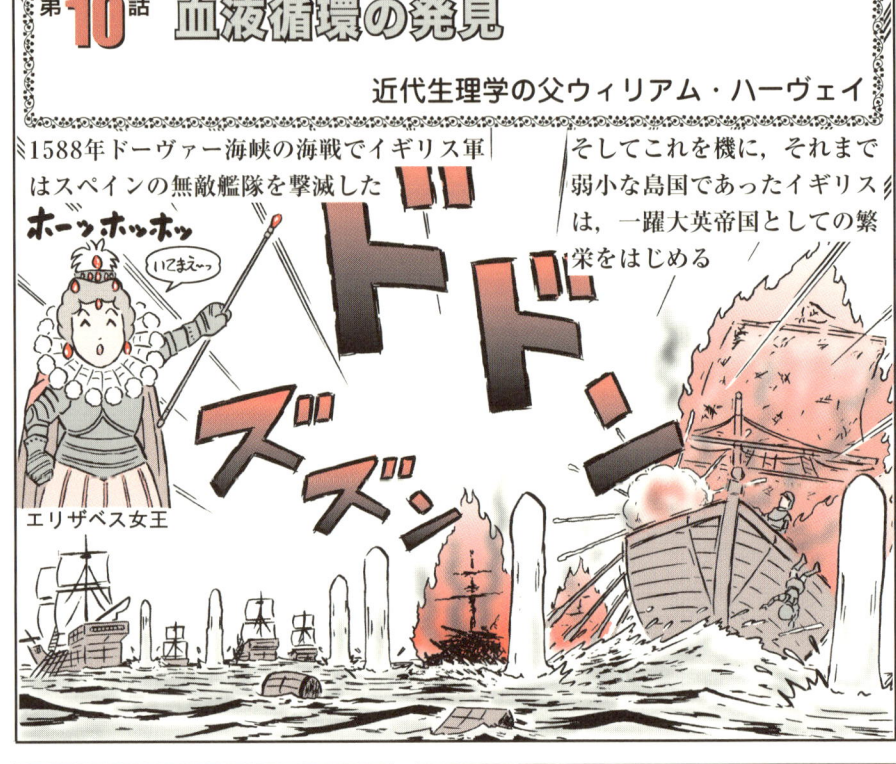

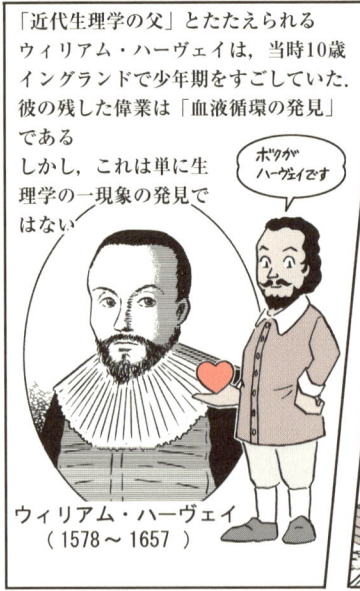

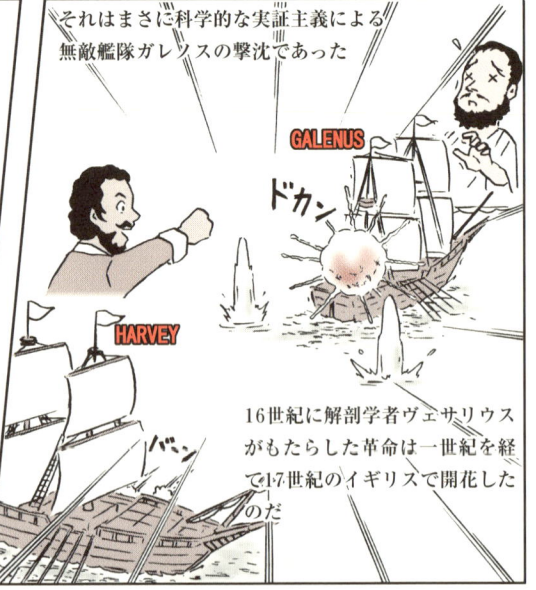

近代生理学の父ウィリアム・ハーヴェイ

1588年ドーヴァー海峡の海戦でイギリス軍はスペインの無敵艦隊を撃滅した

そしてこれを機に，それまで弱小な島国であったイギリスは，一躍大英帝国としての繁栄をはじめる

ホーッホッホッ
いてまえーっ
エリザベス女王

「近代生理学の父」とたたえられるウィリアム・ハーヴェイは，当時10歳イングランドで少年期をすごしていた．彼の残した偉業は「血液循環の発見」である

しかし，これは単に生理学の一現象の発見ではない

ボクがハーヴェイです

ウィリアム・ハーヴェイ
（ 1578〜1657 ）

それはまさに科学的な実証主義による無敵艦隊ガレノスの撃沈であった

GALENUS
HARVEY

16世紀に解剖学者ヴェサリウスがもたらした革命は一世紀を経て17世紀のイギリスで開花したのだ

生理学は，生体の機能を研究する学問である
その開祖といえる人物は2世紀にローマで活躍したギリシア人ガレノスである

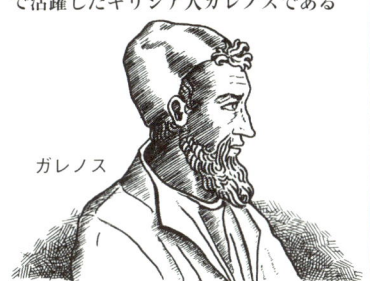

ガレノス

古代人の循環理論

古代エジプト，ギリシアの人々は動脈には血液ではなく空気が流れているのだと信じていた

また，脈拍は大気中から取り込まれたプネウマ（精気）が拍動しているのだと考えていた

こうした考えを否定したのがガレノスである

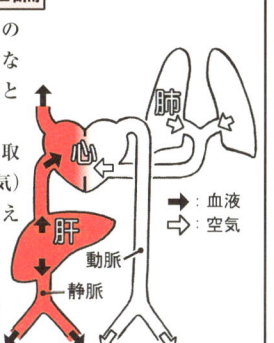

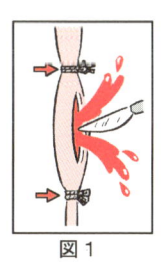

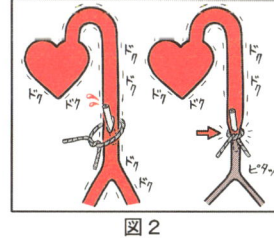

➡：血液
⇨：空気

ガレノスは，動物の動脈を2か所で結紮し，その間を切開する実験によって，動脈内に血液が流れていることを明らかにした（図1）

また，動脈のなかに管を差し込んで血管を結紮することで，動脈の拍動は心臓の動きが末梢に伝わって生じるのだという事実を証明した（図2）

彼は心臓がポンプ作用を持つことには気づいた　しかし残念ながら，血液が体内を絶え間なく循環しているのだという概念までは思いおよばなかった

図1　図2

ガレノスの循環理論

ガレノスは，それまでの常識にならい，血液は食物を元に肝臓で作られ，末梢組織に運ばれて消費されるのだと考えた
血管は，生命現象の源＝精気（プネウマ）の導管である．彼はプネウマが体内で効率よく産生され，全身に運ばれる機構を想定し，心室中隔には血液が往来できる小孔があるのだと説いた
彼は肺循環の存在にも気づいていたが，心臓の右側は肺を養うためだけの部分だと考えたのである

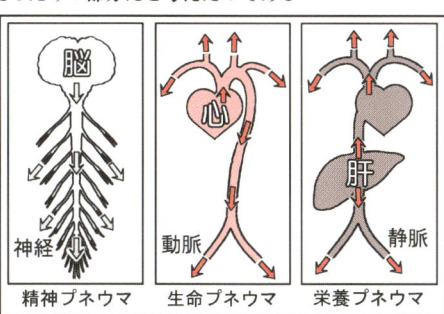

精神プネウマ　生命プネウマ　栄養プネウマ
体内のプネウマの流れ

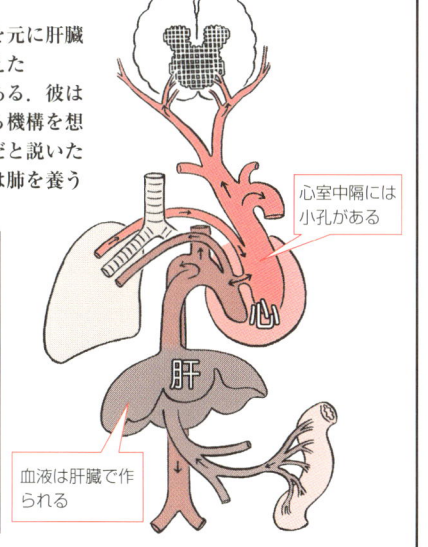

心室中隔には小孔がある

血液は肝臓で作られる

ガレノスの理論は，その後1500年近く金科玉条とされた．パラケルススのように，既存の学説を盲従することなく，権威を疑うことを説いた医学者も現れたが，彼とて実際には，新しい医学理論は何ひとつ見出せなかった

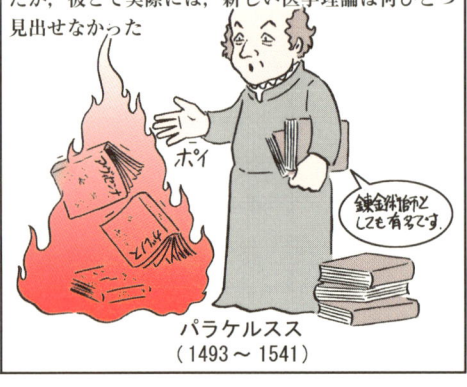

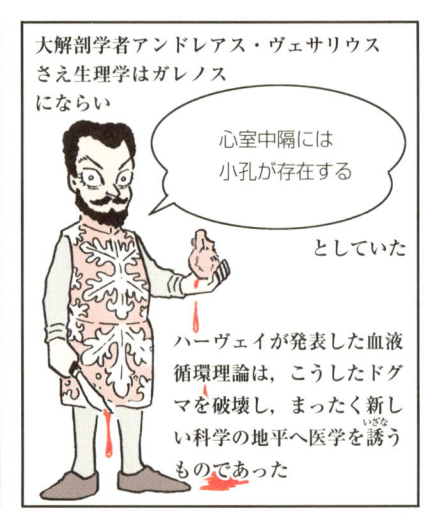

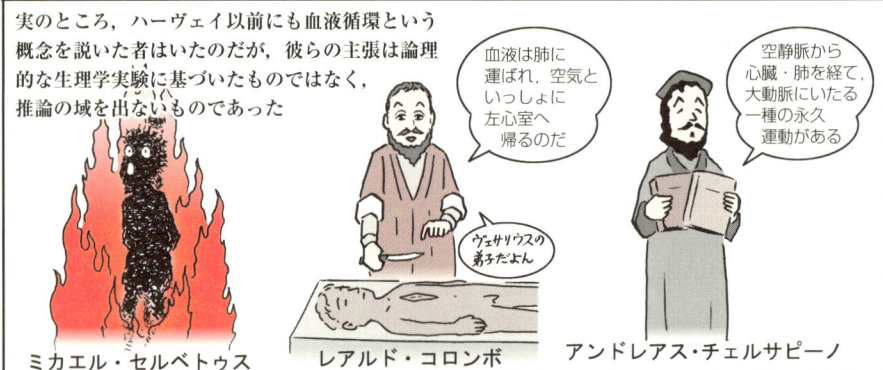

ポイ

錬金術師としても有名です

パラケルスス
（1493〜1541）

大解剖学者アンドレアス・ヴェサリウスさえ生理学はガレノスにならい

「心室中隔には小孔が存在する」

としていた

ハーヴェイが発表した血液循環理論は，こうしたドグマを破壊し，まったく新しい科学の地平へ医学を誘うものであった

実のところ，ハーヴェイ以前にも血液循環という概念を説いた者はいたのだが，彼らの主張は論理的な生理学実験に基づいたものではなく，推論の域を出ないものであった

血液は肺に運ばれ，空気といっしょに左心室へ帰るのだ

空静脈から心臓・肺を経て，大動脈にいたる一種の永久運動がある

ヴェサリウスの弟子だよん

ミカエル・セルベトゥス
1553年の著書のなかで，右心室は全身の血液を肺に運んで血液を作り直していると述べたが，同書の宗教的な見解が異端とされ，焚刑となった

レアルド・コロンボ
1559年，解剖学的観察から肺循環の存在を発見し，自著で発表した

アンドレアス・チェルサピーノ
1571年および1593年の著書で血液循環説を説いたが，静脈での血流方向を逆に考えており，正確な循環理論を構築するにはいたらなかった

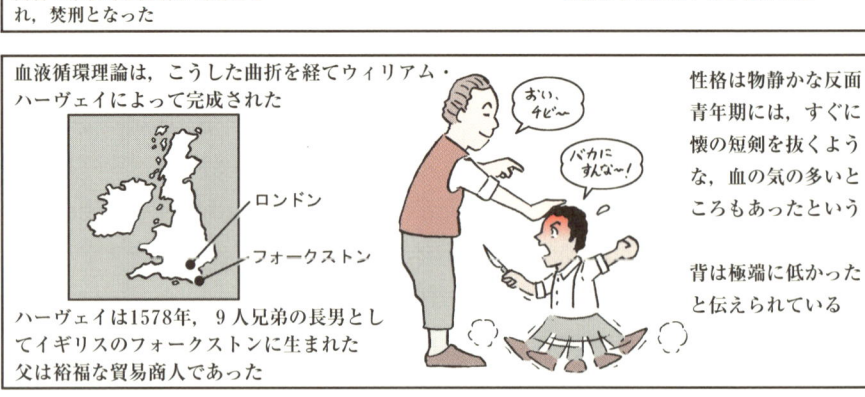

血液循環理論は，こうした曲折を経てウィリアム・ハーヴェイによって完成された

ロンドン
フォークストン

ハーヴェイは1578年，9人兄弟の長男としてイギリスのフォークストンに生まれた．父は裕福な貿易商人であった

おい，チビ〜

バカにすんな〜！

性格は物静かな反面青年期には，すぐに懐の短剣を抜くような，血の気の多いところもあったという

背は極端に低かったと伝えられている

イギリスで4年間医学教育を受けたハーヴェイは，1597年，名門・イタリアのパドヴァ大学に入学し，ここで最先端の医学を学んだ．これが彼が後に研究生活に魅せられるきっかけとなった

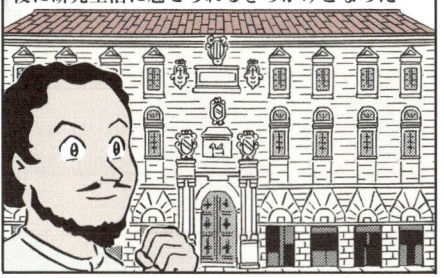

当時のパドヴァ大学の解剖学教授は「ファブリキウス嚢」に名を残すジラロモ・ファブリキウスであった
ハーヴェイは彼に解剖学と外科学を学び1602年に博士号を取得した

ジラロモ・ファブリキウス
（1537～1619）

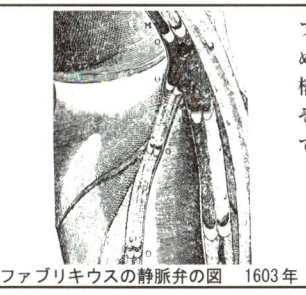

ファブリキウスは，静脈の中に「弁」が存在することをはじめて自著で発表した人物である．しかし彼は，この不思議な構造物の機能について，正確に理解していなかった
そしてのちに彼の弟子・ハーヴェイがそれに解答を与えるのである

もっとも弁をはじめに発見した解剖学者はワシじゃよ

ヤコブス・シルヴィウス

ファブリキウスの静脈弁の図　1603年

パドヴァでの留学を終えてイギリスに戻ったハーヴェイはロンドンで開業医として臨床を続けながら研究を始めた
彼は「心臓」という臓器の不思議にとりつかれていた

「心臓の仕組みと血液の運動の謎を解明したい！」

ハーヴェイは，哺乳類から昆虫にいたるまで実に128種類にものぼる膨大な種類の動物を解剖し，心房と心室の働きを正確に観察した．そして左右の心臓がそれぞれ独立したポンプとして機能していることを解明したのだ

さらに彼は，それまでかたくなに信じられてきた「左右の心室の間の小孔」が，実際には存在しないことを明らかにした

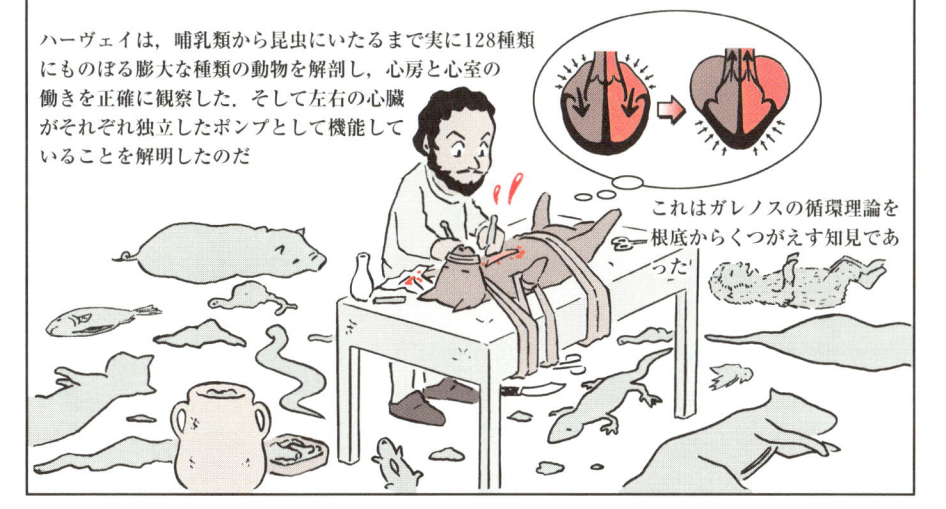

これはガレノスの循環理論を根底からくつがえす知見であった

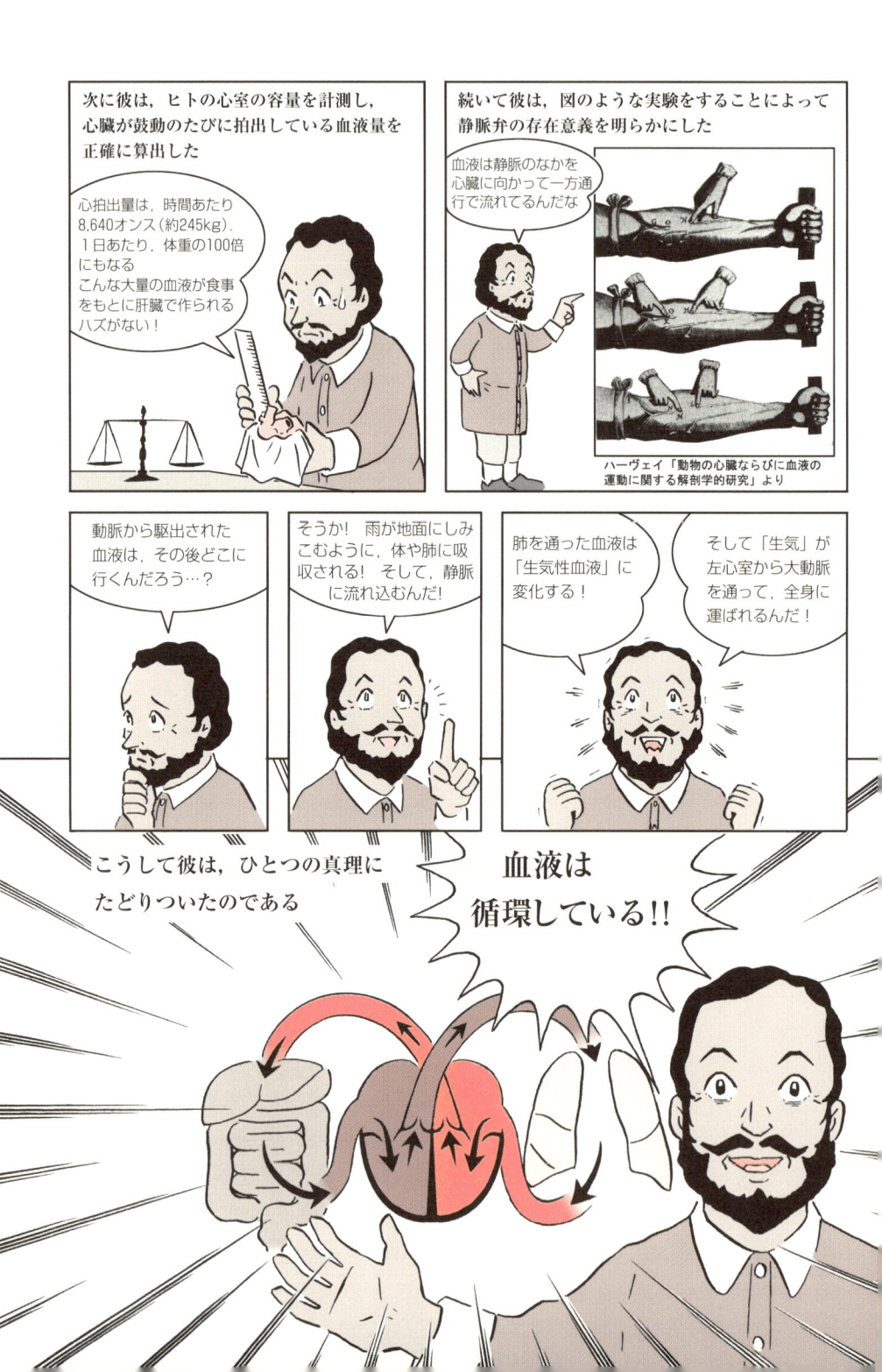

次に彼は，ヒトの心室の容量を計測し，心臓が鼓動のたびに拍出している血液量を正確に算出した

心拍出量は，時間あたり8,640オンス（約245kg）．1日あたり，体重の100倍にもなる
こんな大量の血液が食事をもとに肝臓で作られるハズがない！

続いて彼は，図のような実験をすることによって静脈弁の存在意義を明らかにした

血液は静脈のなかを心臓に向かって一方通行で流れてるんだな

ハーヴェイ「動物の心臓ならびに血液の運動に関する解剖学的研究」より

動脈から駆出された血液は，その後どこに行くんだろう…？

そうか！ 雨が地面にしみこむように，体や肺に吸収される！ そして，静脈に流れ込むんだ！

肺を通った血液は「生気性血液」に変化する！

そして「生気」が左心室から大動脈を通って，全身に運ばれるんだ！

こうして彼は，ひとつの真理にたどりついたのである

血液は循環している！！

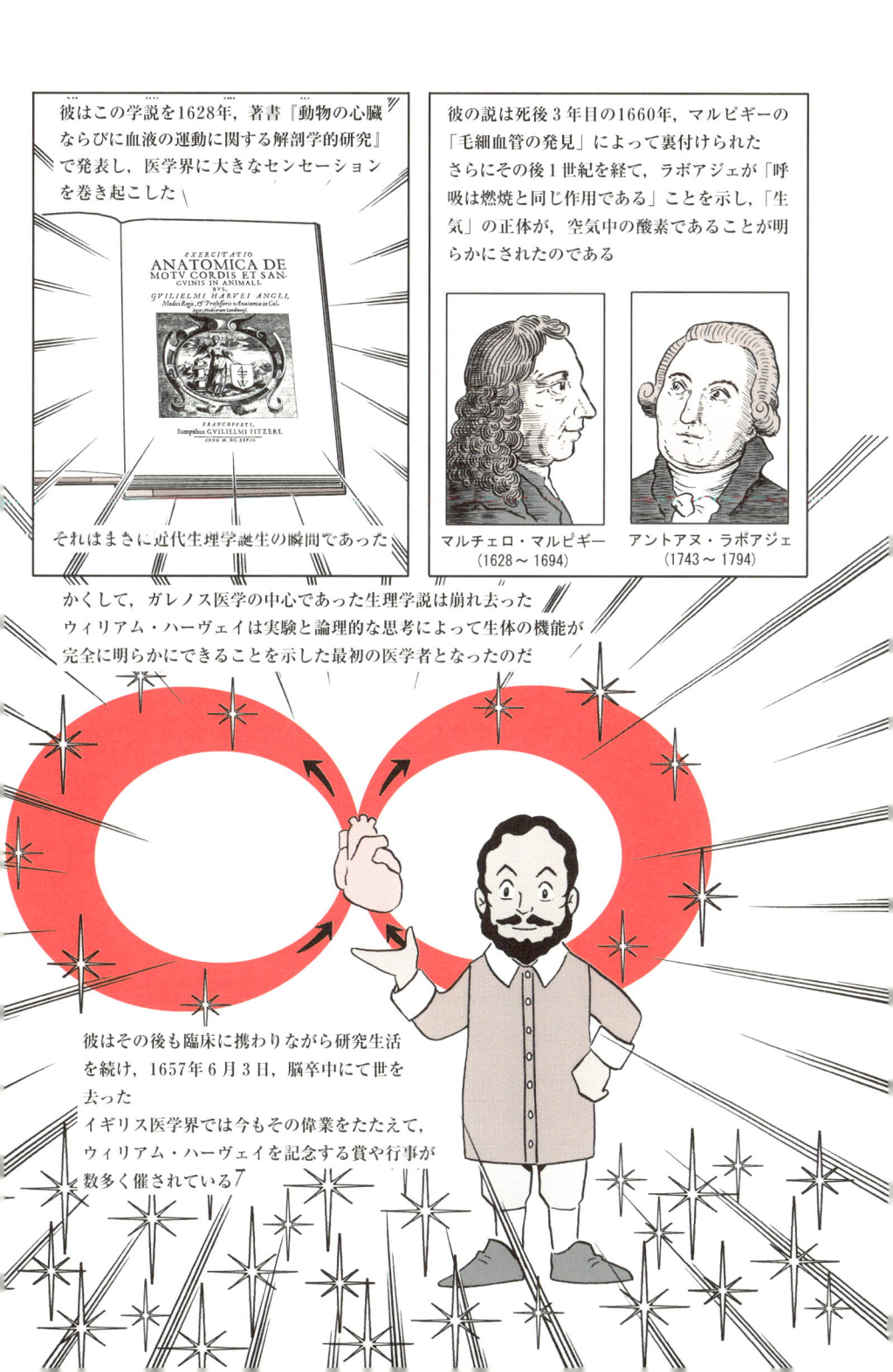

彼はこの学説を1628年，著書『動物の心臓ならびに血液の運動に関する解剖学的研究』で発表し，医学界に大きなセンセーションを巻き起こした

彼の説は死後3年目の1660年，マルピギーの「毛細血管の発見」によって裏付けられた
さらにその後1世紀を経て，ラボアジェが「呼吸は燃焼と同じ作用である」ことを示し，「生気」の正体が，空気中の酸素であることが明らかにされたのである

マルチェロ・マルピギー
(1628〜1694)

アントアヌ・ラボアジェ
(1743〜1794)

それはまさに近代生理学誕生の瞬間であった

かくして，ガレノス医学の中心であった生理学説は崩れ去った
ウィリアム・ハーヴェイは実験と論理的な思考によって生体の機能が完全に明らかにできることを示した最初の医学者となったのだ

彼はその後も臨床に携わりながら研究生活を続け，1657年6月3日，脳卒中にて世を去った
イギリス医学界では今もその偉業をたたえて，ウィリアム・ハーヴェイを記念する賞や行事が数多く催されている7

第11話 17世紀

物理・化学と医学との融合

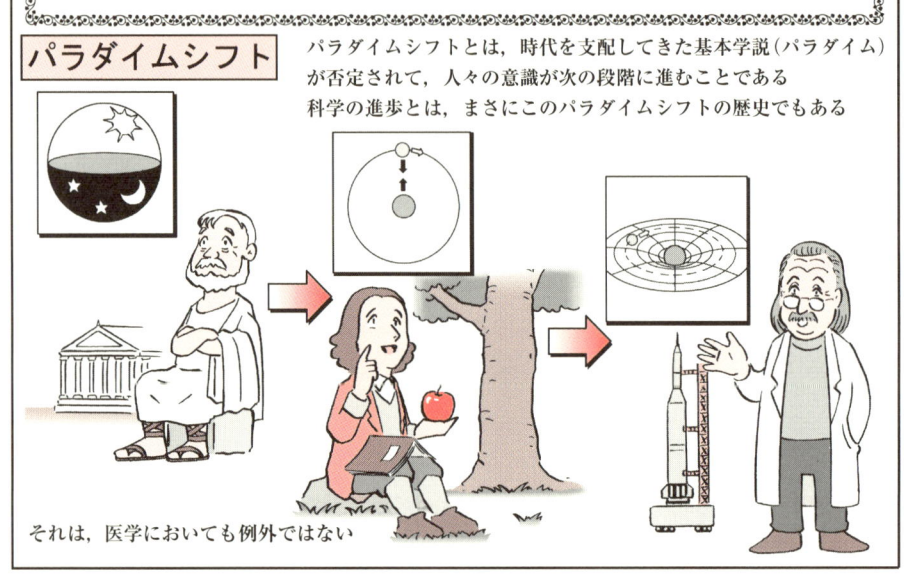

パラダイムシフト

パラダイムシフトとは，時代を支配してきた基本学説（パラダイム）が否定されて，人々の意識が次の段階に進むことである
科学の進歩とは，まさにこのパラダイムシフトの歴史でもある

それは，医学においても例外ではない

医学が「自然科学」の一分野として確立する前には，神秘主義や哲学などに支配される「形而上科学的医療」とでもよばれる時代が長く続いた

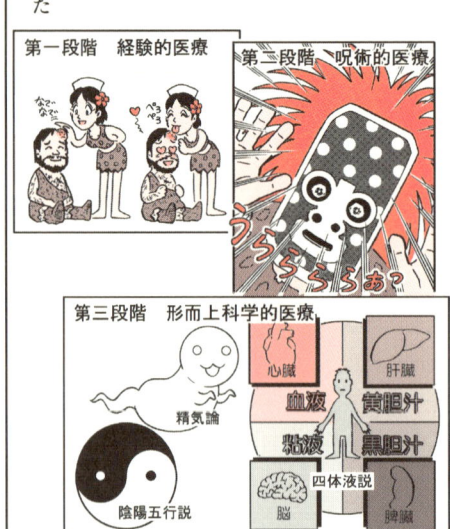

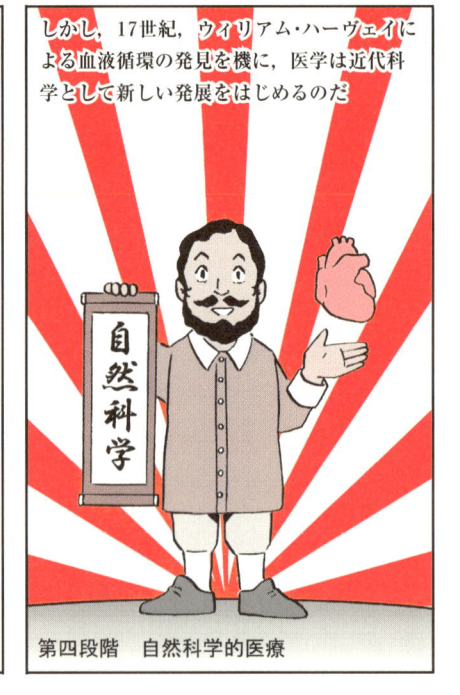

第一段階　経験的医療

第二段階　呪術的医療

第三段階　形而上科学的医療
精気論
陰陽五行説
四体液説

しかし，17世紀，ウィリアム・ハーヴェイによる血液循環の発見を機に，医学は近代科学として新しい発展をはじめるのだ

自然科学

第四段階　自然科学的医療

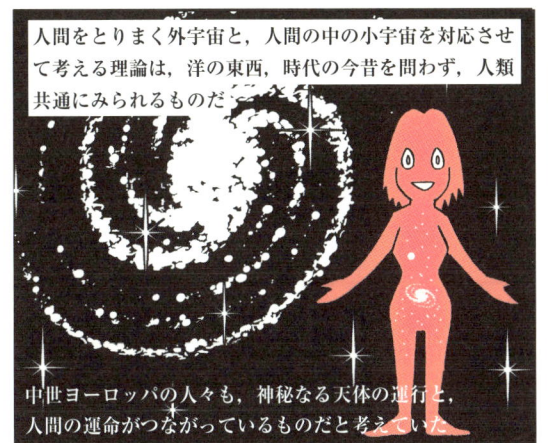

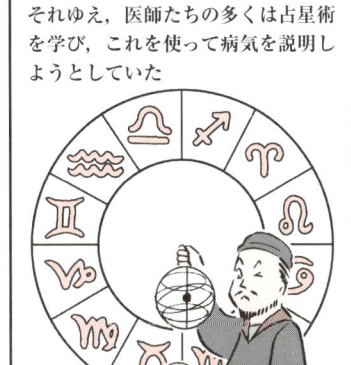

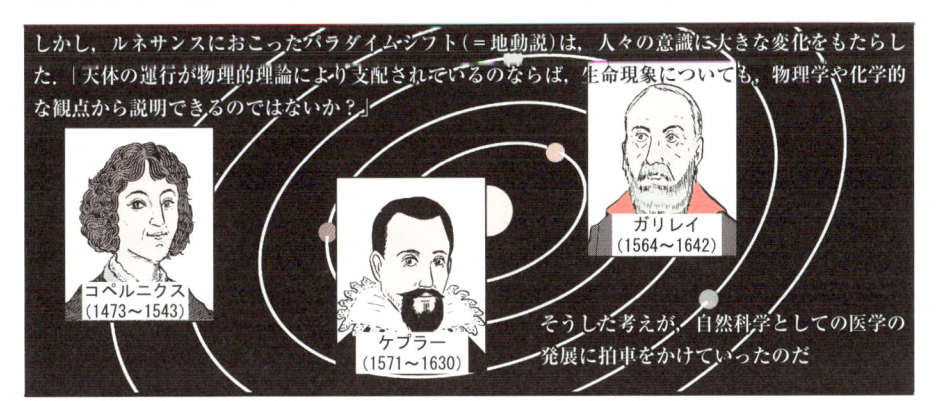

人間をとりまく外宇宙と、人間の中の小宇宙を対応させて考える理論は、洋の東西、時代の今昔を問わず、人類共通にみられるものだ

中世ヨーロッパの人々も、神秘なる天体の運行と、人間の運命がつながっているものだと考えていた

それゆえ、医師たちの多くは占星術を学び、これを使って病気を説明しようとしていた

しかし、ルネサンスにおこったパラダイム・シフト（＝地動説）は、人々の意識に大きな変化をもたらした。「天体の運行が物理的理論により支配されているのならば、生命現象についても、物理学や化学的な観点から説明できるのではないか？」

コペルニクス（1473〜1543）
ケプラー（1571〜1630）
ガリレイ（1564〜1642）

そうした考えが、自然科学としての医学の発展に拍車をかけていったのだ

医化学の誕生

現代医学は化学と不可分の関係にあるが、その最初の接点は、中世の「錬金術」である

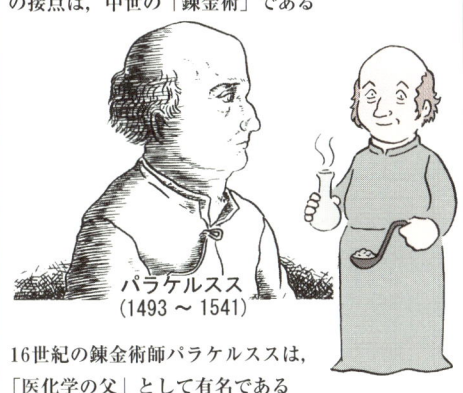

パラケルスス（1493〜1541）

16世紀の錬金術師パラケルススは、「医化学の父」として有名である

彼はギリシア医学の四元素説を否定し、錬金術の三原質論にならって、世界を構成する主要素は、硫黄と塩と水銀の3つであるとした。また、血管内の化学反応の結果生じた沈殿物が病気を発生させるのだと説き、四体液説（体液病理学説）を否定した

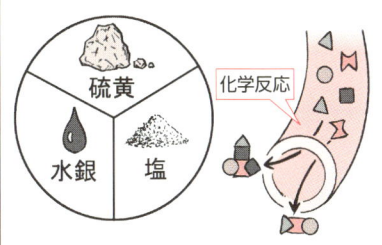

硫黄／水銀／塩　化学反応

このように病変の主体を局所にもとめる固体病理学の考え方は、現代の病理観に近いものがある

一方，こうした化学的な側面に加えて，パラケルススの医学をささえていたのは，独自の精気論であった

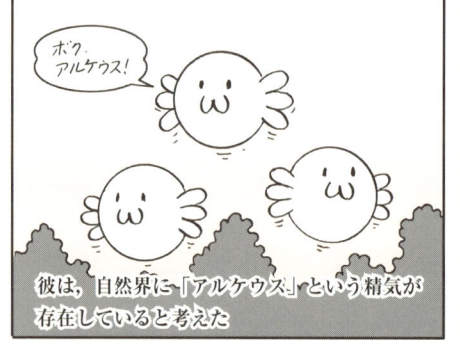

ボク，アルケウス！

彼は，自然界に「アルケウス」という精気が存在していると考えた

体内のアルケウスが衰弱すると，臓器の機能も衰える．そして，アルケウスを衰弱させる原因には，天体因，毒因，自然因，精神因，神因の5つがあるとした

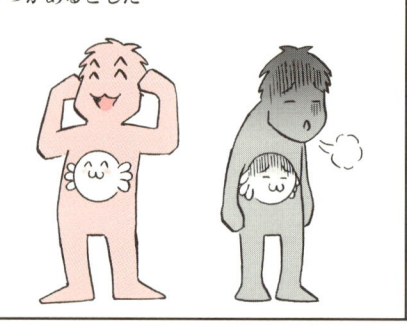

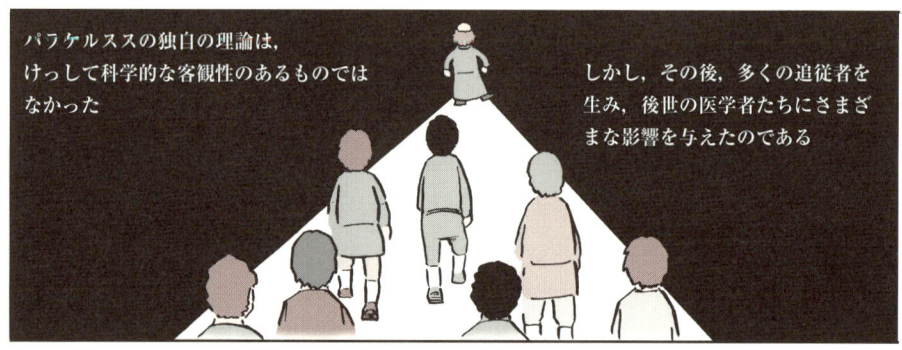

パラケルススの独自の理論は，けっして科学的な客観性のあるものではなかった

しかし，その後，多くの追従者を生み，後世の医学者たちにさまざまな影響を与えたのである

彼に影響を受けて，生体の営みを化学現象で説明しようとした学者が，ファン・ヘルモントである

四元素説も三原質論も，まちがっている

ファン・ヘルモント
（1577〜1644）

彼は，物質の燃焼や発酵などの現象を観察し，気体化学の基礎を築いた学者である

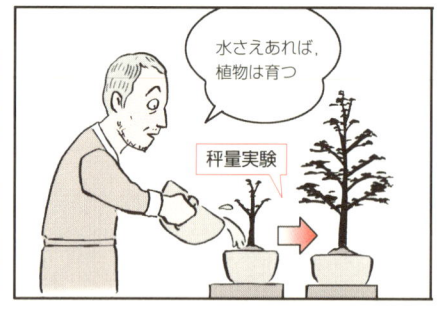

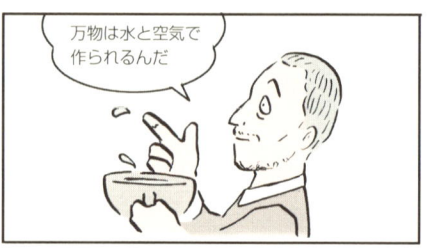

水さえあれば，植物は育つ

秤量実験

万物は水と空気で作られるんだ

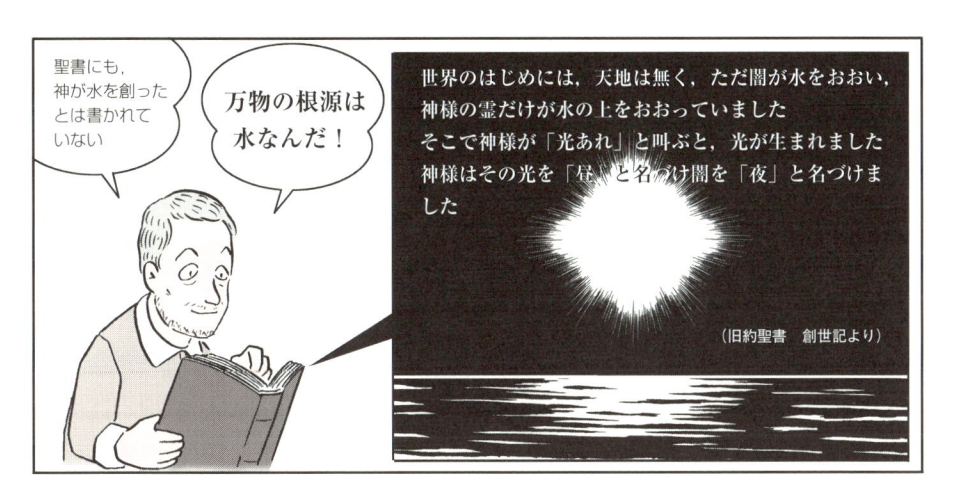

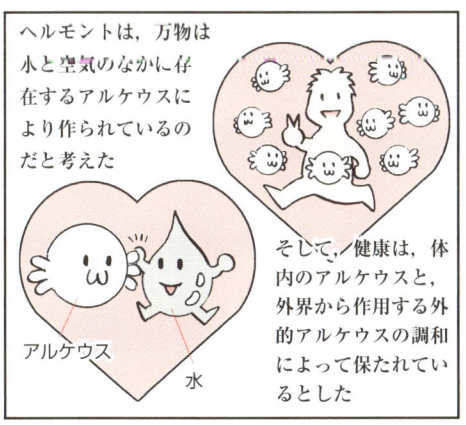

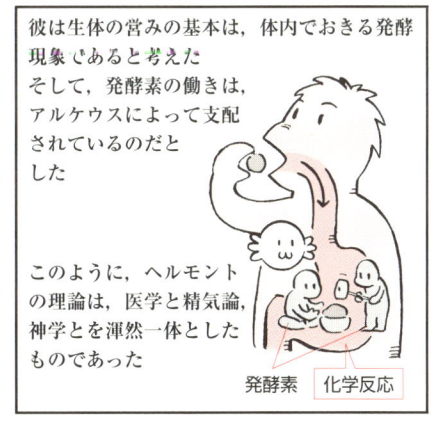

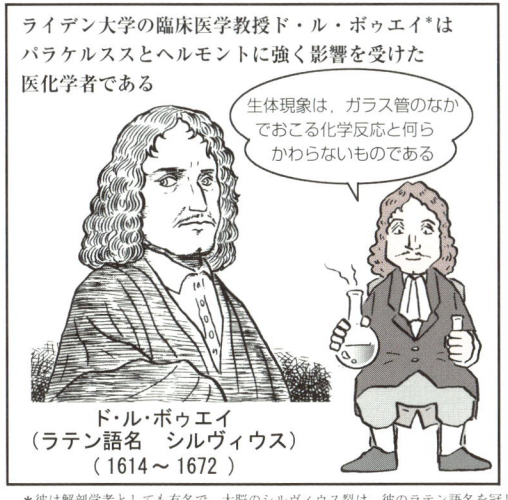

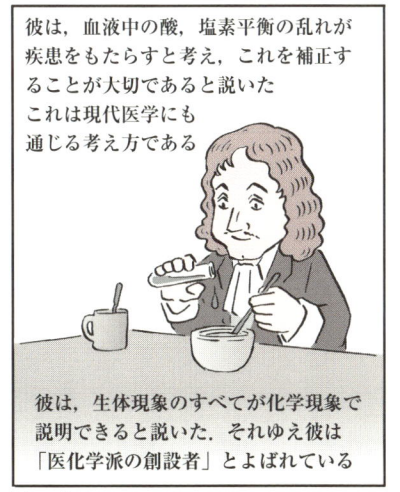

聖書にも，神が水を創ったとは書かれていない

万物の根源は水なんだ！

世界のはじめには，天地は無く，ただ闇が水をおおい，神様の霊だけが水の上をおおっていました
そこで神様が「光あれ」と叫ぶと，光が生まれました
神様はその光を「昼」と名づけ闇を「夜」と名づけました

（旧約聖書　創世記より）

ヘルモントは，万物は水と空気のなかに存在するアルケウスにより作られているのだと考えた

そして，健康は，体内のアルケウスと，外界から作用する外的アルケウスの調和によって保たれているとした

アルケウス　水

彼は生体の営みの基本は，体内でおきる発酵現象であると考えた
そして，発酵素の働きは，アルケウスによって支配されているのだとした

このように，ヘルモントの理論は，医学と精気論，神学とを渾然一体としたものであった

発酵素　化学反応

ライデン大学の臨床医学教授ド・ル・ボゥエイ*はパラケルススとヘルモントに強く影響を受けた医化学者である

生体現象は，ガラス管のなかでおこる化学反応と何らかわらないものである

ド・ル・ボゥエイ
（ラテン語名　シルヴィウス）
（1614〜1672）

彼は，血液中の酸，塩素平衡の乱れが疾患をもたらすと考え，これを補正することが大切であると説いた
これは現代医学にも通じる考え方である

彼は，生体現象のすべてが化学現象で説明できると説いた．それゆえ彼は「医化学派の創設者」とよばれている

*彼は解剖学者としても有名で，大脳のシルヴィウス裂は，彼のラテン語名を冠したものである

65

医物理学の誕生

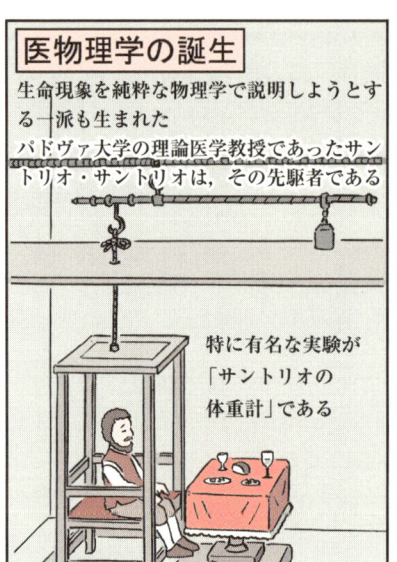

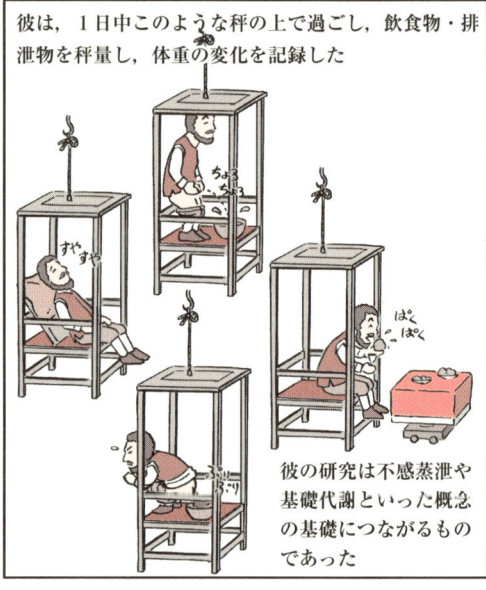

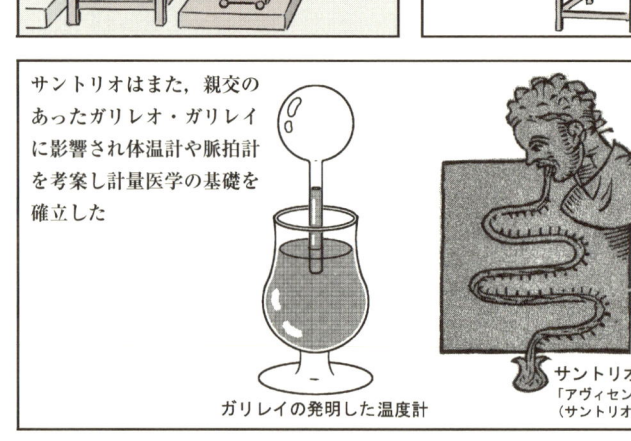

生命現象を純粋な物理学で説明しようとする一派も生まれた
パドヴァ大学の理論医学教授であったサントリオ・サントリオは、その先駆者である

特に有名な実験が「サントリオの体重計」である

彼は、1日中このような秤の上で過ごし、飲食物・排泄物を秤量し、体重の変化を記録した

彼の研究は不感蒸泄や基礎代謝といった概念の基礎につながるものであった

サントリオはまた、親交のあったガリレオ・ガリレイに影響され体温計や脈拍計を考案し計量医学の基礎を確立した

彼はこうして、生命現象を温度、脈拍、体重など数値化できるものとして換算する概念を築いたのである

ガリレイの発明した温度計

サントリオの発明した体温計
「アヴィセンナの正典第一章の注釈」
（サントリオ）より

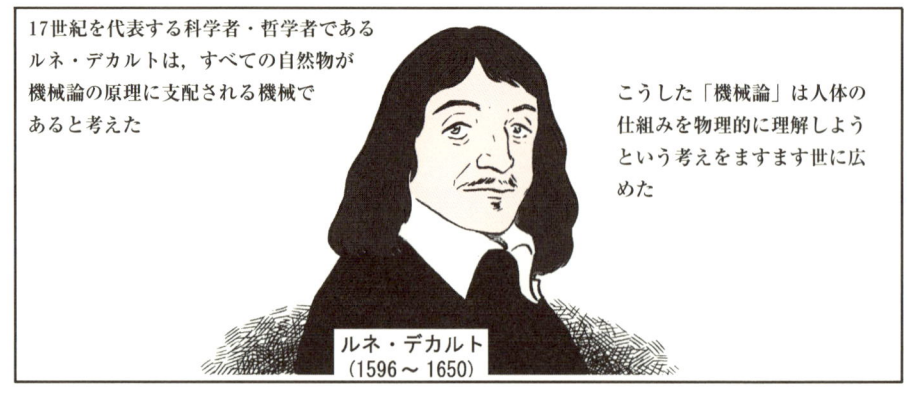

17世紀を代表する科学者・哲学者であるルネ・デカルトは、すべての自然物が機械論の原理に支配される機械であると考えた

こうした「機械論」は人体の仕組みを物理的に理解しようという考えをますます世に広めた

ルネ・デカルト
（1596～1650）

やがて人間の臓器を機械にたとえる考えも広まっていった．ガリレイの弟子であるジョバンニ・アルフォンソ・ボレリ（1608〜1679）や，ローマ大学教授のジョルジョ・バリヴィなどが有名である

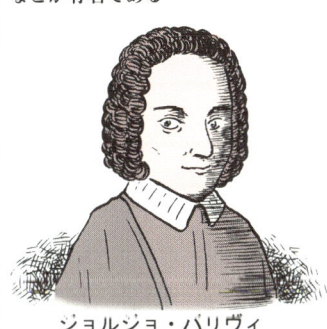

ジョルジョ・バリヴィ
（1668〜1707）
特にバリヴィは，この考えを極端におしすすめた

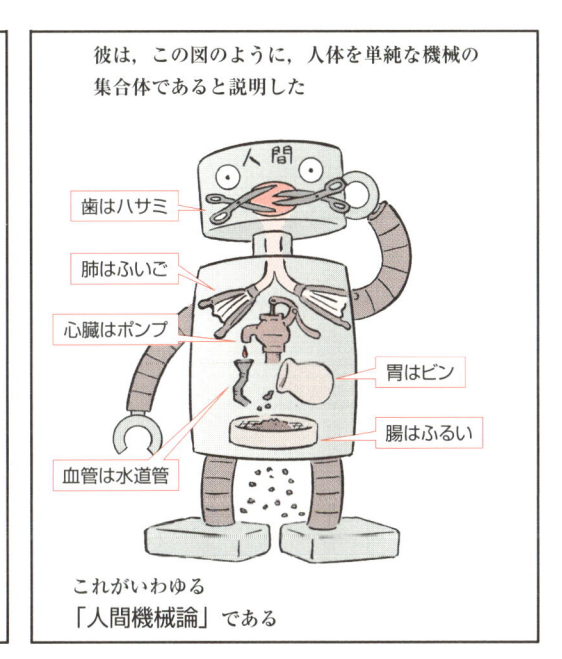

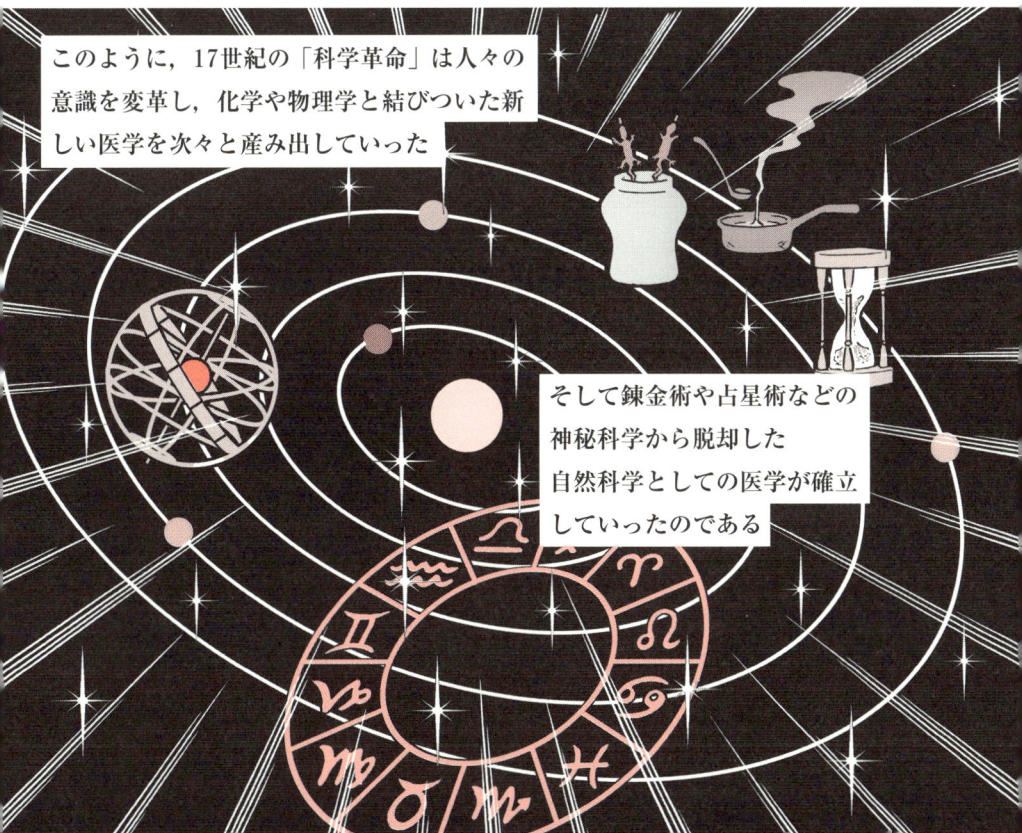

彼は，この図のように，人体を単純な機械の集合体であると説明した

- 歯はハサミ
- 肺はふいご
- 心臓はポンプ
- 胃はビン
- 腸はふるい
- 血管は水道管

これがいわゆる「人間機械論」である

このように，17世紀の「科学革命」は人々の意識を変革し，化学や物理学と結びついた新しい医学を次々と産み出していった

そして錬金術や占星術などの神秘科学から脱却した自然科学としての医学が確立していったのである

第12話 顕微鏡の発明

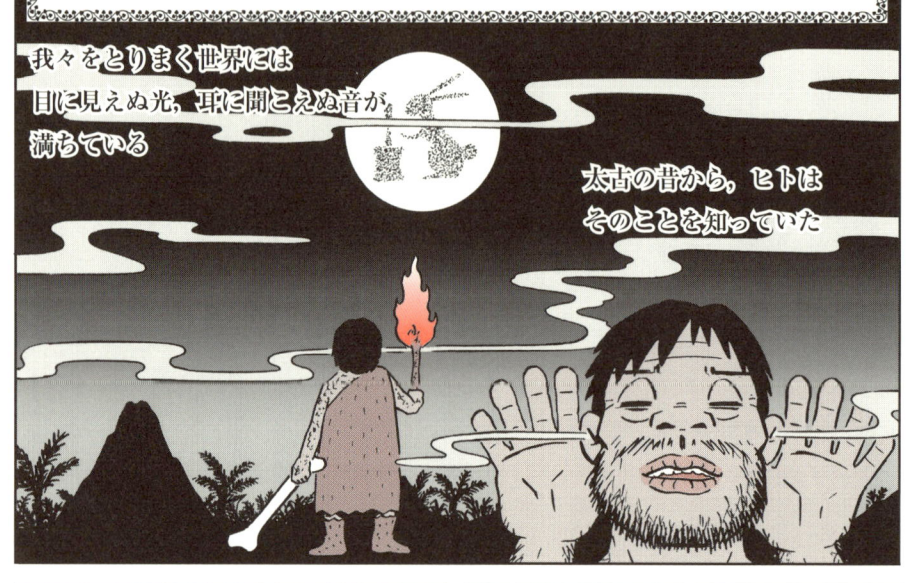

我々をとりまく世界には目に見えぬ光，耳に聞こえぬ音が満ちている

太古の昔から，ヒトはそのことを知っていた

17世紀，ヒトはようやく目に見えぬ世界をのぞき見る術を手に入れた
それを可能にした道具が望遠鏡と顕微鏡である

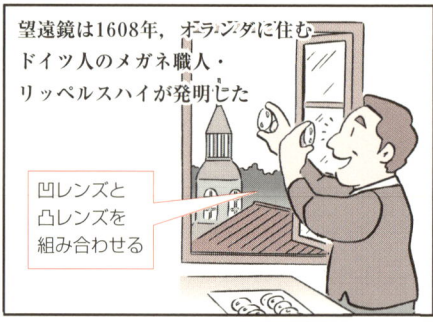

望遠鏡は1608年，オランダに住むドイツ人のメガネ職人・リッペルスハイが発明した

凹レンズと凸レンズを組み合わせる

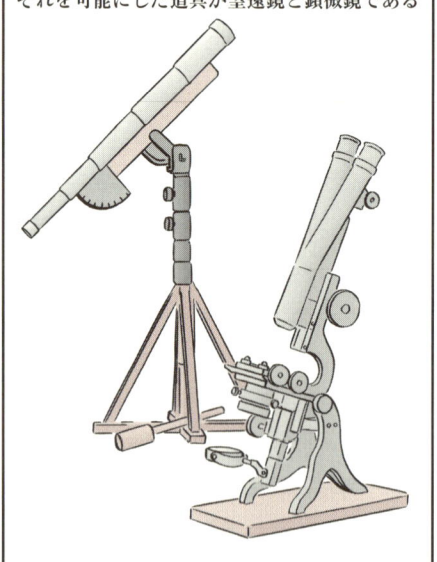

顕微鏡は1590年頃，オランダのガラス磨き職人であったヤンセン父子が発明した

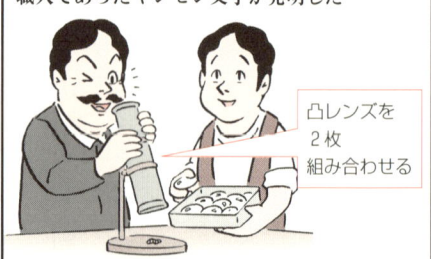

凸レンズを2枚組み合わせる

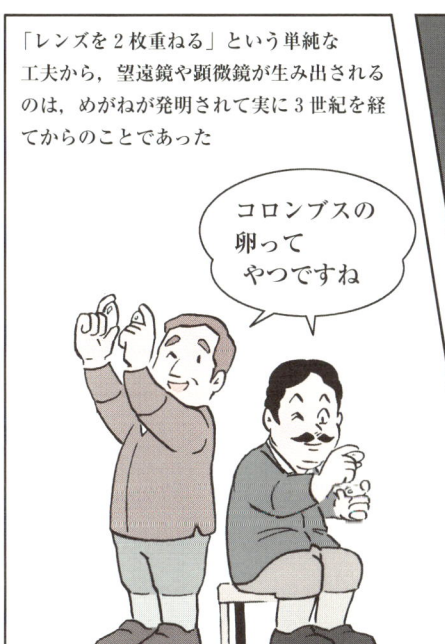

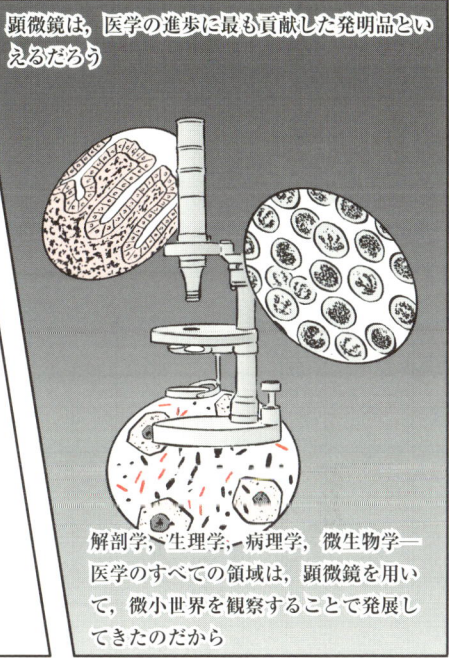

「レンズを2枚重ねる」という単純な工夫から，望遠鏡や顕微鏡が生み出されるのは，めがねが発明されて実に3世紀を経てからのことであった

コロンブスの卵ってやつですね

顕微鏡は，医学の進歩に最も貢献した発明品といえるだろう

解剖学，生理学，病理学，微生物学—医学のすべての領域は，顕微鏡を用いて，微小世界を観察することで発展してきたのだから

顕微鏡をはじめて重要な科学的業績に結びつけた学者は，イタリアのマルピギーである
彼は1660年に顕微鏡を用いて毛細血管を発見し，これによりハーヴェイの血液循環理論に裏づけを与えたのだ

その後，2人の学者により顕微鏡は科学研究の道具として確立する．その1人は「フックの法則」に名をとどめるイギリスの物理学者ロバート・フック，もう1人は，オランダの服地屋アントニー・レーウェンフックである

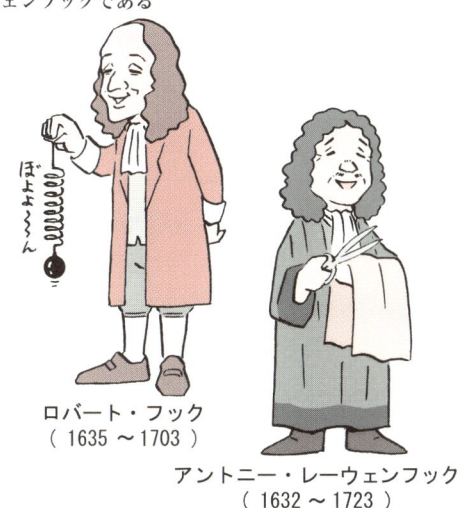

マルチェロ・マルピギー

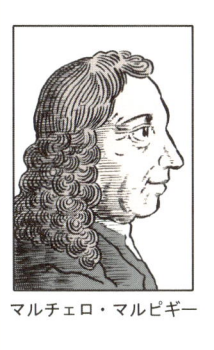

マルピギーの顕微鏡

ぼよょ～ん

ロバート・フック
（1635～1703）

アントニー・レーウェンフック
（1632～1723）

ロバート・フックの生涯

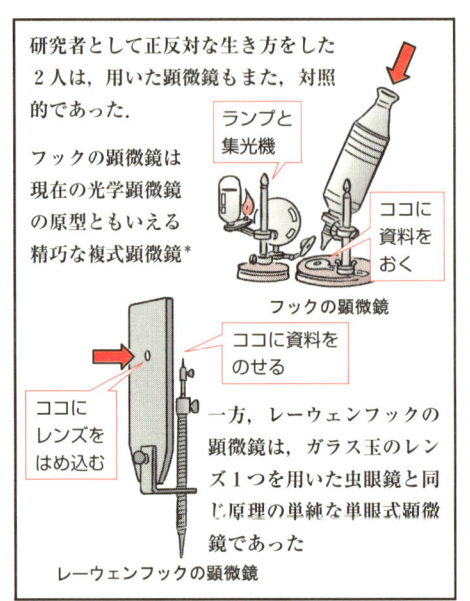

顕微鏡学の開祖の1人であるロバート・フックは，1635年イギリスのワイト島に生まれた

子どもの頃の彼は，体が弱く絵が得意な工作好きの少年だったという

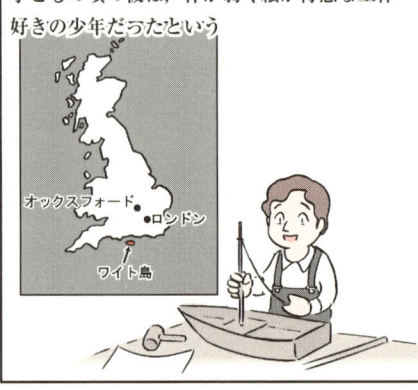

研究者として正反対な生き方をした2人は，用いた顕微鏡もまた，対照的であった．

フックの顕微鏡は現在の光学顕微鏡の原型ともいえる精巧な複式顕微鏡*

- ランプと集光機
- ココに資料をおく

フックの顕微鏡

- ココに資料をのせる
- ココにレンズをはめ込む

レーウェンフックの顕微鏡

一方，レーウェンフックの顕微鏡は，ガラス玉のレンズ1つを用いた虫眼鏡と同じ原理の単純な単眼式顕微鏡であった

*対物レンズと接眼レンズを組み合わせたタイプの顕微鏡

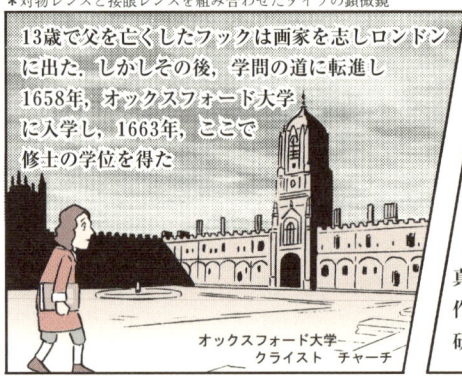

13歳で父を亡くしたフックは画家を志しロンドンに出た．しかしその後，学問の道に転進し1658年，オックスフォード大学に入学し，1663年，ここで修士の学位を得た

オックスフォード大学クライストチャーチ

その後，彼は「ボイルの法則」で有名なロバート・ボイルの助手として研究活動に入った

そして，精巧な真空ポンプなどを作成し，ボイルの研究を助けた

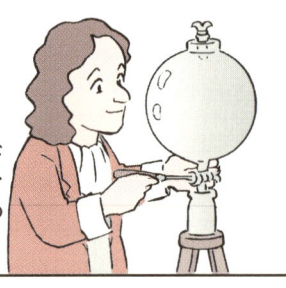

彼はこの頃すでに，有名な「フックの法則」の基礎理論を完成していたという

たしかに「バネの伸びが錘の重さと正比例する」というフックの法則は，「気体に加える圧力と体積が反比例する」というボイルの法則と，類似性がある

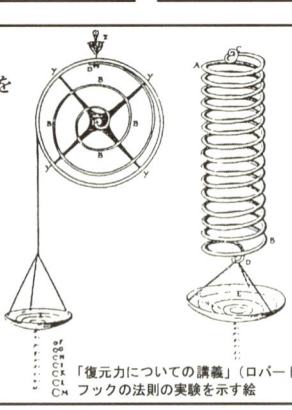

フックは，ボイルの気体研究をヒントにして，弾性体共通の物理学的特性を思いついたのかもしれない

「復元力についての講義」（ロバート・フック）よりフックの法則の実験を示す絵

その後，フックは26歳のときに出版した著作が認められ，ロンドン王立協会の会員に選出された

王立協会とは，1663年にイギリス国王公認のもとに創立された世界で最も権威のある学術団体の1つである

彼はここで，多くの優れた科学者と交わり次第に科学界での地位を固めていった

フックの名声を一躍高めたのは，顕微鏡を用いた研究であった．彼は精巧な顕微鏡を作り*，動物や植物，鉱物など，さまざまなものを観察し，みずから下絵を描き精巧な図版を作った

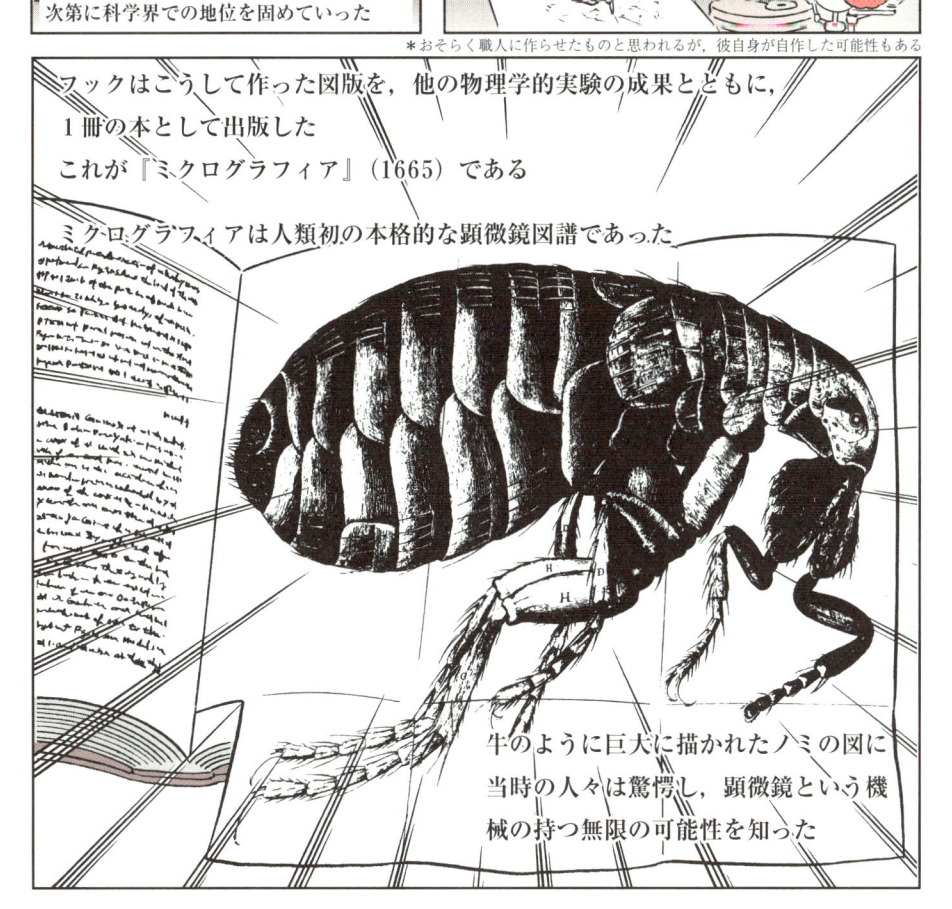

*おそらく職人に作らせたものと思われるが，彼自身が自作した可能性もある

フックはこうして作った図版を，他の物理学的実験の成果とともに，1冊の本として出版した

これが『ミクログラフィア』(1665)である

ミクログラフィアは人類初の本格的な顕微鏡図譜であった

牛のように巨大に描かれたノミの図に当時の人々は驚愕し，顕微鏡という機械の持つ無限の可能性を知った

ミクログラフィアは，視覚効果を巧みにねらった本であった
折込グラビアのような体裁の特大のシラミや，見開きいっぱいに描かれた
ハエの頭部など，圧倒的な迫力を持つ画面構成は，かつて
画家を目指したフックの芸術的感性のなせるわざであろう

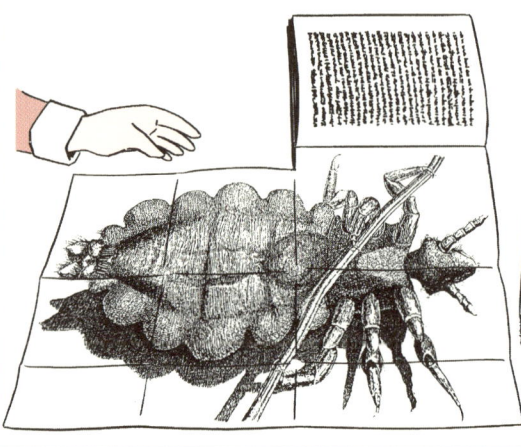

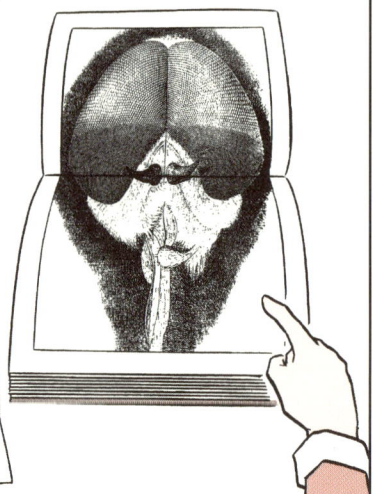

そのなかでも，最も重要な報告は，コルクの切片の観察である
彼は，ペンナイフで薄くそいだコルクの切片を観察し，
そこに蜂巣状の構造を見出した
彼が発見した「小部屋」はまさに細胞壁で仕切られた
コルクの「細胞」だったのだ

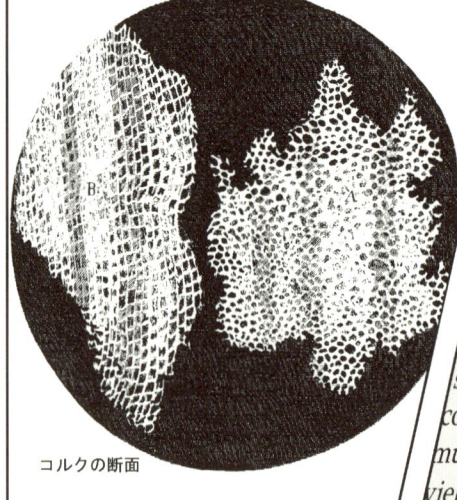

コルクの断面

フックは，この構造物を「小部屋
＝Cell」と表現した
彼はこの正体を正確に理解してい
たわけではないのだが＊後にCell
という言葉は，細胞そのものを指
す言葉となったのである

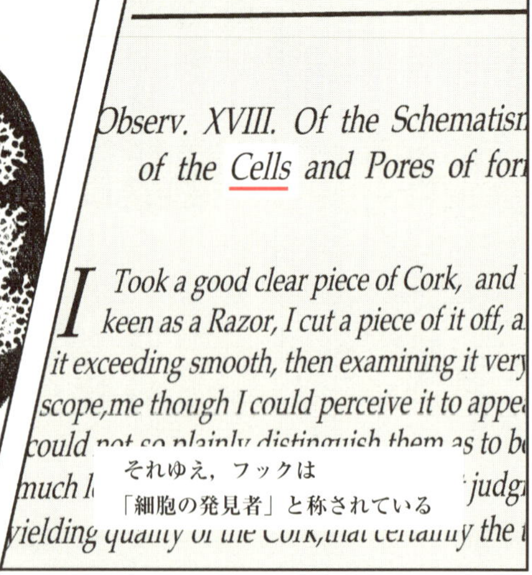

Observ. XVIII. Of the Schematism
of the Cells and Pores of for

I Took a good clear piece of Cork, and
keen as a Razor, I cut a piece of it off, a
it exceeding smooth, then examining it very
scope, me though I could perceive it to appe
could not so plainly distinguish them as to b
much l   judg
yielding quality of the Cork, that certainly the t

それゆえ，フックは
「細胞の発見者」と称されている

＊フックはCellを「栄養液の通る脈管構造」と考え，「こうした
空洞があるからコルクは軽いのだろう」と単純に考えていた

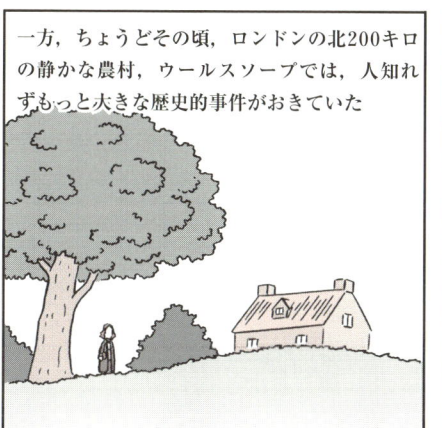

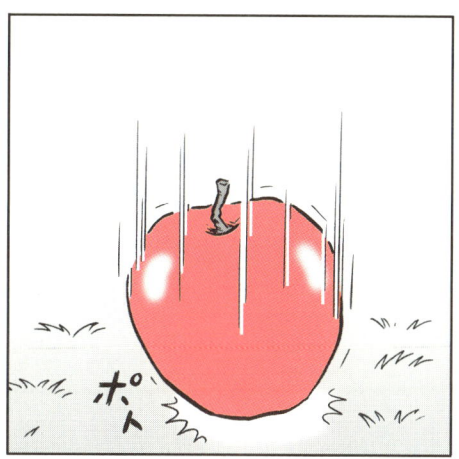

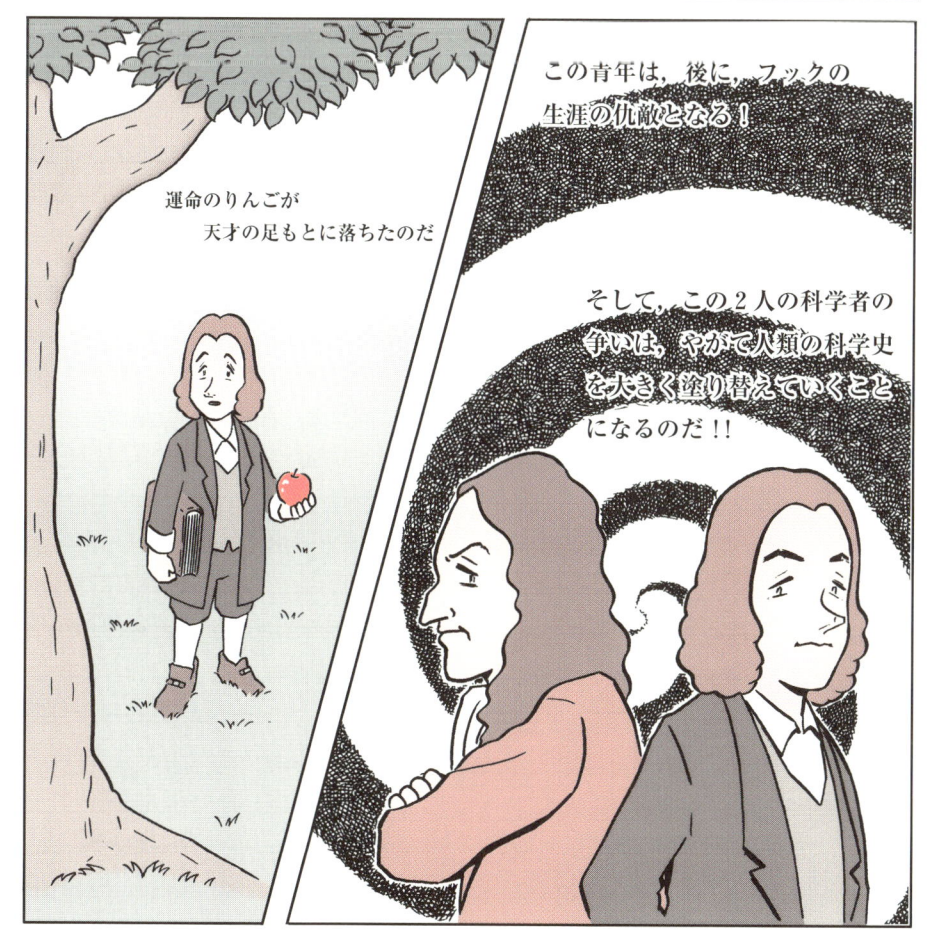

一方，ちょうどその頃，ロンドンの北200キロの静かな農村，ウールスソープでは，人知れずもっと大きな歴史的事件がおきていた

運命のりんごが天才の足もとに落ちたのだ

この青年は，後に，フックの生涯の仇敵となる！

そして，この2人の科学者の争いは，やがて人類の科学史を大きく塗り替えていくことになるのだ！！

第13話 フックとニュートン
科学史を変えた闘い

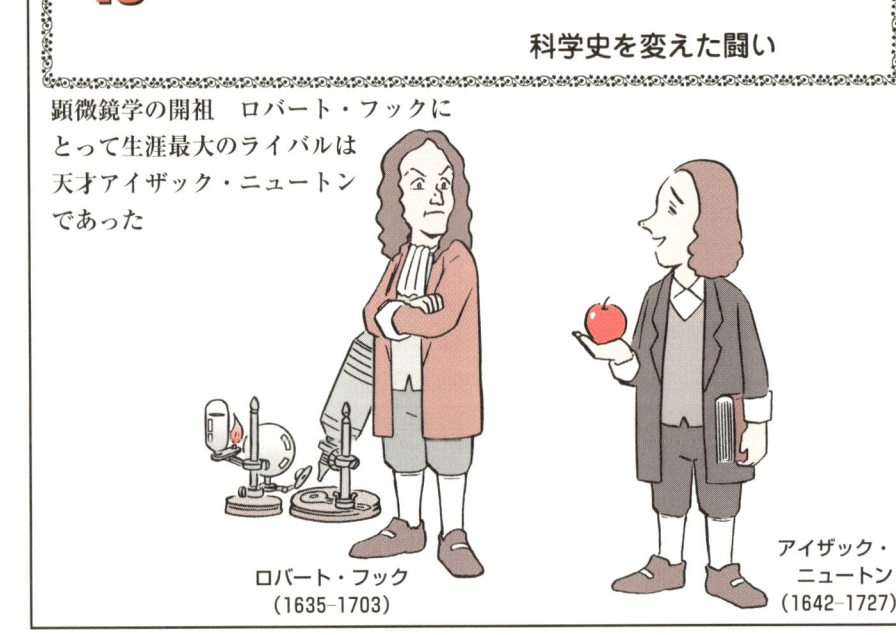

顕微鏡学の開祖 ロバート・フックにとって生涯最大のライバルは天才アイザック・ニュートンであった

ロバート・フック
(1635-1703)

アイザック・ニュートン
(1642-1727)

フックがミクログラフィアを出版し、ロンドンで脚光をあびている頃、ニュートンはウールスソープの片田舎でひそかに「万有引力の法則」「光のスペクトル分析」「微分積分学」といった物理・数学での革命的理論の基礎を次々に完成していった

しかし、ニュートンは、こうした発見をすぐに論文にすることはなかった

彼にとっていちばん大切なことは真理の探究であり、それを世に知らしめるということはあまり重要ではなかったのだ

そんなニュートンがはじめて科学界の表舞台に登場するのは、1672年、自作した反射望遠鏡が王立協会員の目に止まったときである

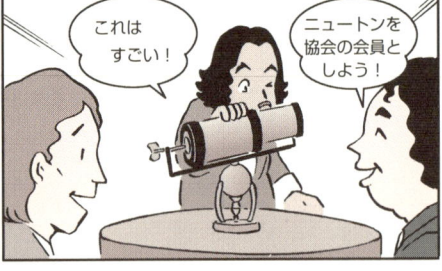

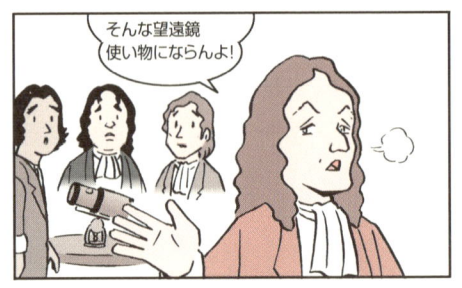

これはすごい！

ニュートンを協会の会員としよう！

そんな望遠鏡使い物にならんよ！

ニュートンは，自分が有名な学者たちに評価されたことに気をよくして，それまでの光学研究の成果を論文にまとめ，王立協会に送ることにした

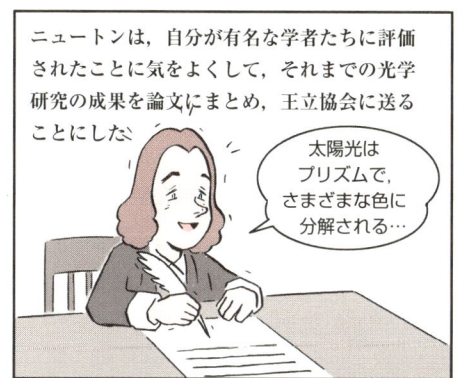

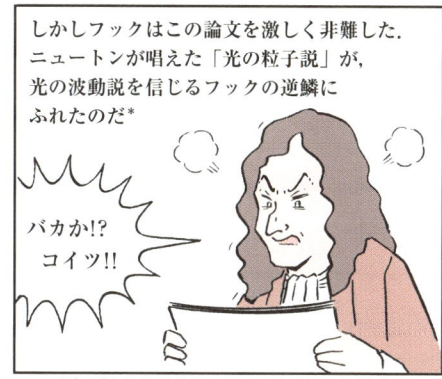

太陽光はプリズムで，さまざまな色に分解される…

しかしフックはこの論文を激しく非難した．ニュートンが唱えた「光の粒子説」が，光の波動説を信じるフックの逆鱗にふれたのだ*

バカか!?コイツ!!

*現在，光には粒子と波動，両方の性質があることがわかっている

当時，王立協会で活躍していた大科学者フックの批判に，田舎学者のニュートンはしょげかえった

そして，ただでさえ，ディベートの嫌いな性格だったニュートンはこの後，学会活動を避けるようになってしまったのだ

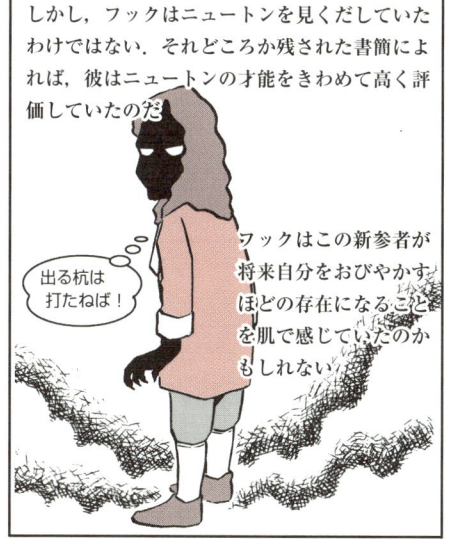

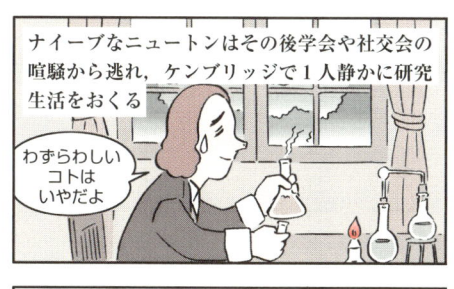

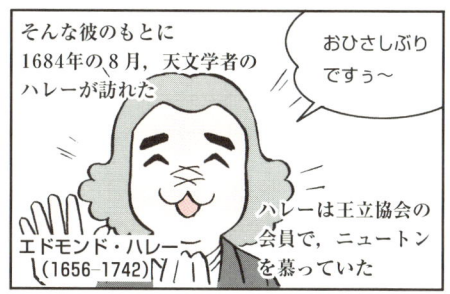

フックはその後もことあるごとにニュートンに論争をいどみ，2人は犬猿の仲になる

しょぼ〜ん

しかし，フックはニュートンを見くだしていたわけではない．それどころか残された書簡によれば，彼はニュートンの才能をきわめて高く評価していたのだ

出る杭は打たねば！

フックはこの新参者が将来自分をおびやかすほどの存在になることを肌で感じていたのかもしれない

ナイーブなニュートンはその後学会や社交会の喧騒から逃れ，ケンブリッジで1人静かに研究生活をおくる

わずらわしいコトはいやだよ

そんな彼のもとに1684年の8月，天文学者のハレーが訪れた

おひさしぶりですぅ〜

エドモンド・ハレー（1656-1742）

ハレーは王立協会の会員で，ニュートンを慕っていた

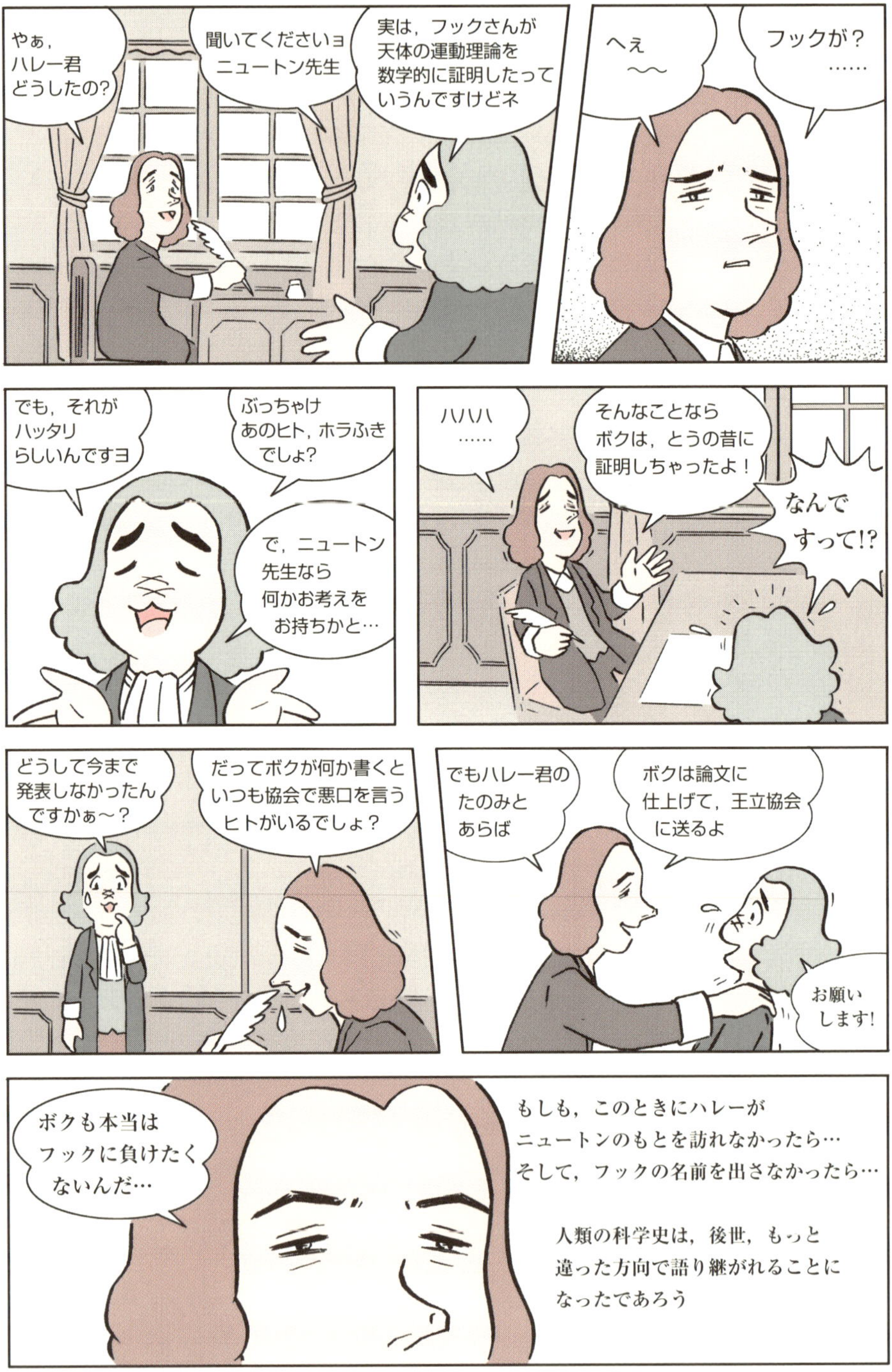
やぁ，ハレー君どうしたの?
聞いてくださいョニュートン先生
実は，フックさんが天体の運動理論を数学的に証明したっていうんですけどネ
へぇ〜〜
フックが？……
でも，それがハッタリらしいんですヨ
ぶっちゃけあのヒト，ホラふきでしょ?
で，ニュートン先生なら何かお考えをお持ちかと…
ハハハ……
そんなことならボクは，とうの昔に証明しちゃったよ！
なんですって!?
どうして今まで発表しなかったんですかぁ〜？
だってボクが何か書くといつも協会で悪口を言うヒトがいるでしょ？
でもハレー君のたのみとあらば
ボクは論文に仕上げて，王立協会に送るよ
お願いします!
ボクも本当はフックに負けたくないんだ…
もしも，このときにハレーがニュートンのもとを訪れなかったら…そして，フックの名前を出さなかったら…
人類の科学史は，後世，もっと違った方向で語り継がれることになったであろう

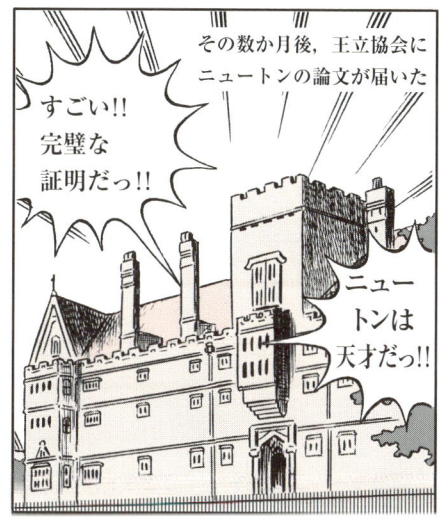

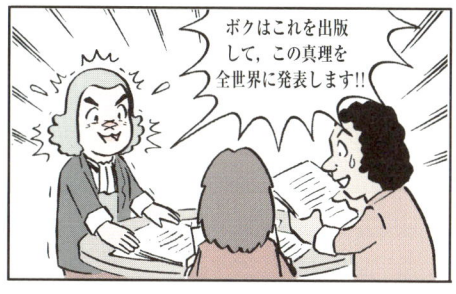

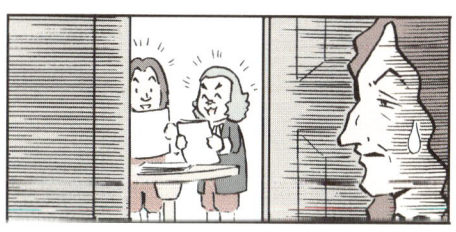

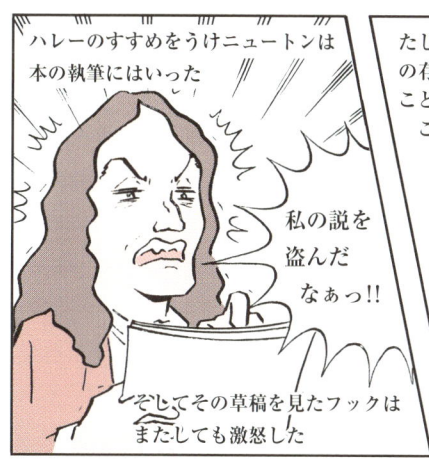

すごい!!
完璧な
証明だっ!!
ニュートンは天才だっ!!

その数か月後，王立協会にニュートンの論文が届いた

ボクはこれを出版して，この真理を全世界に発表します!!

ハレーのすすめをうけニュートンは本の執筆にはいった

私の説を盗んだなぁっ!!

そしてその草稿を見たフックはまたしても激怒した

たしかにフックはこの頃までに，独自に「天体間の引力の存在」を想定し，「この力が距離の2乗に反比例すること」を発見していた
これはニュートン力学の根幹を成す理論である

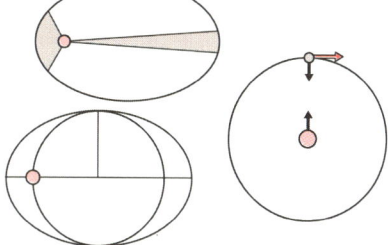

しかし，フックの学説はいまだに未完成であり数学的証明には成功していなかったのだ

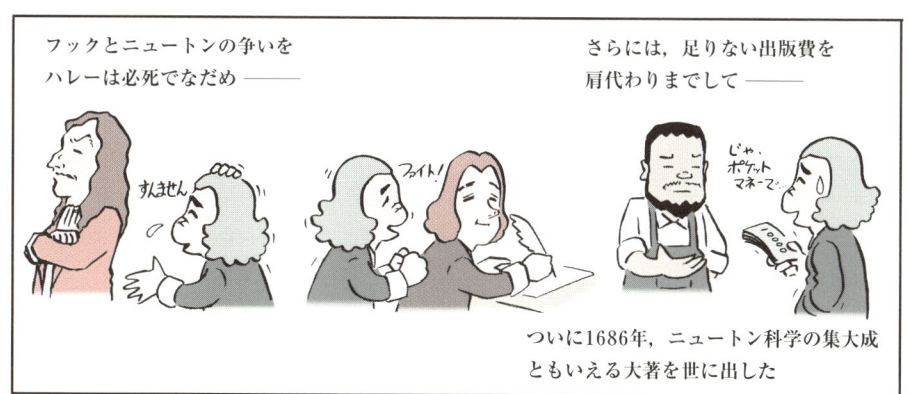

フックとニュートンの争いをハレーは必死でなだめ――

すんません

ファイト!

さらには，足りない出版費を肩代わりまでして――

じゃ，ポケットマネーで

ついに1686年，ニュートン科学の集大成ともいえる大著を世に出した

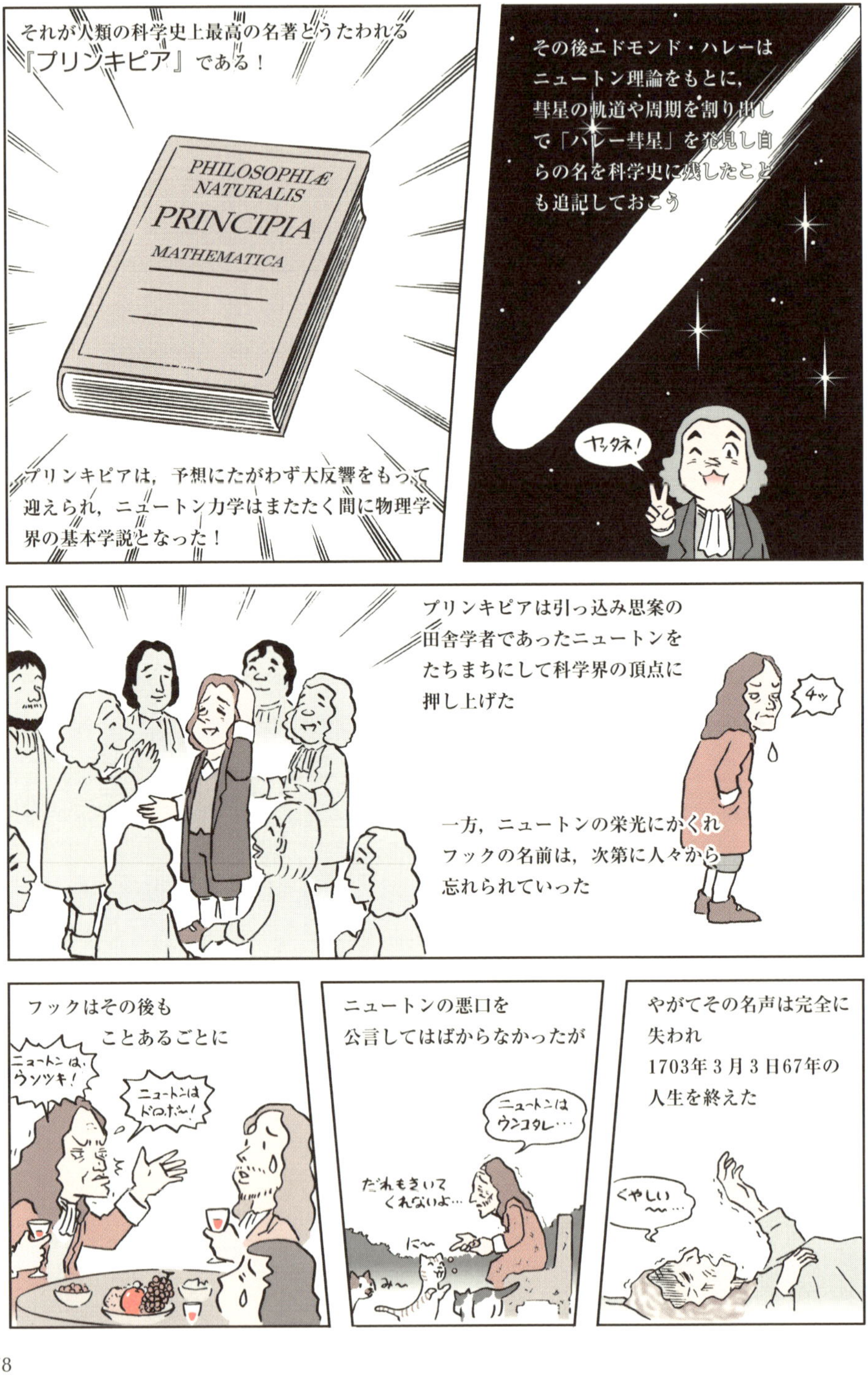
それが人類の科学史上最高の名著とうたわれる
『プリンキピア』である！
PHILOSOPHIÆ NATURALIS PRINCIPIA MATHEMATICA
プリンキピアは，予想にたがわず大反響をもって迎えられ，ニュートン力学はまたたく間に物理学界の基本学説となった！
その後エドモンド・ハレーはニュートン理論をもとに，彗星の軌道や周期を割り出しで「ハレー彗星」を発見し自らの名を科学史に残したことも追記しておこう
ヤッタネ！
プリンキピアは引っ込み思案の田舎学者であったニュートンをたちまちにして科学界の頂点に押し上げた
ムッ
一方，ニュートンの栄光にかくれフックの名前は，次第に人々から忘れられていった
フックはその後も
ことあるごとに
ニュートンは，ウソツキ！
ニュートンは ドロボー！
ニュートンの悪口を
公言してはばからなかったが
ニュートンは ウンコタレ…
だれもきいてくれないよ…
に〜
み〜
やがてその名声は完全に失われ
1703年3月3日67年の人生を終えた
くやしい〜…

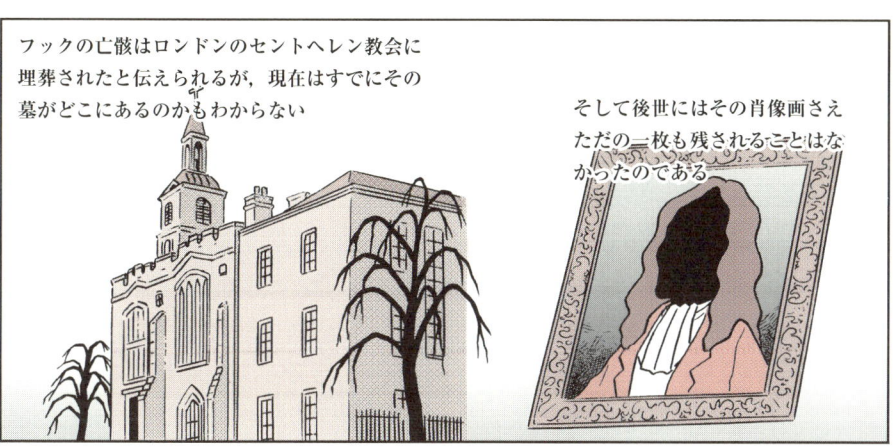

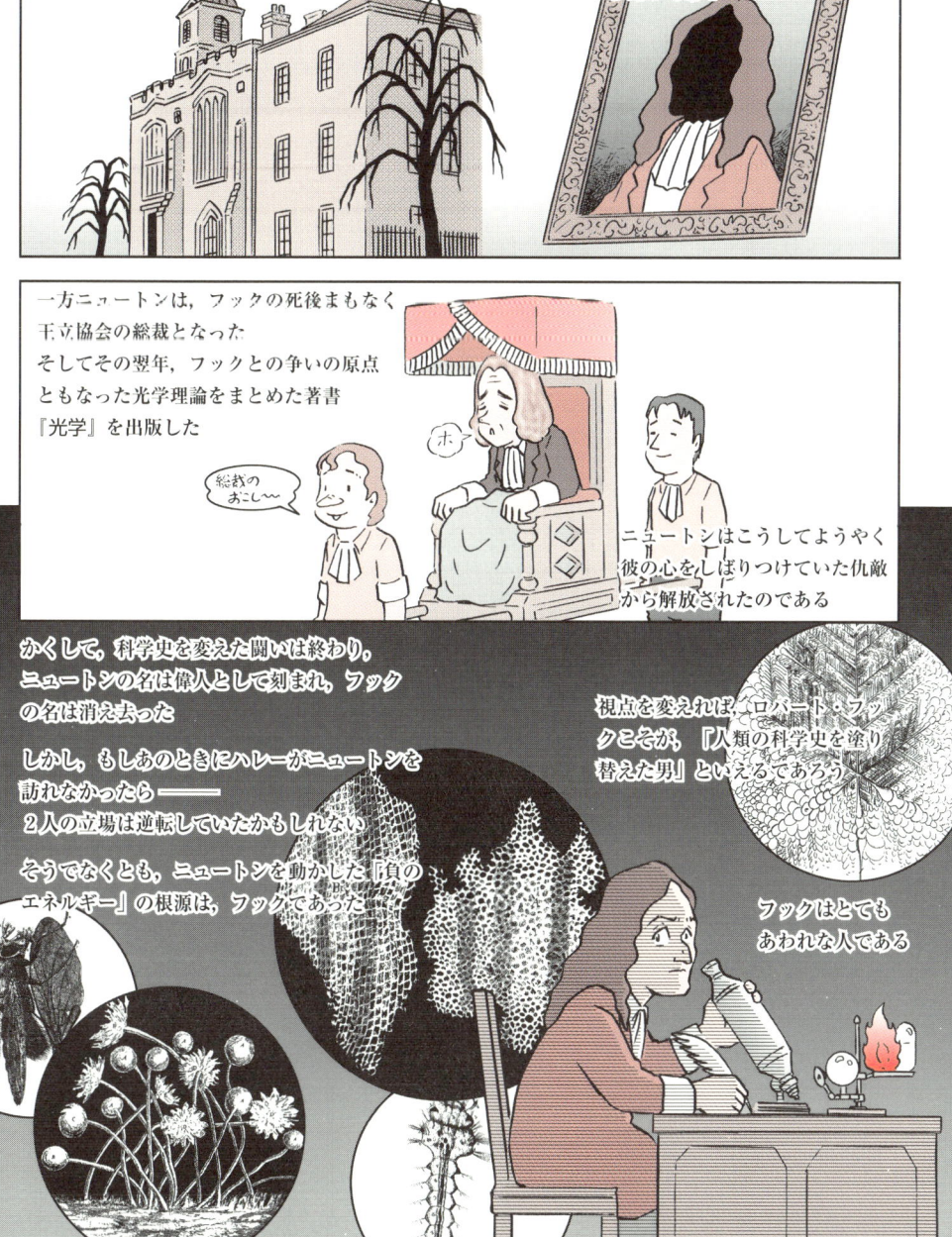

フックの亡骸はロンドンのセントヘレン教会に埋葬されたと伝えられるが，現在はすでにその墓がどこにあるのかもわからない

そして後世にはその肖像画さえただの一枚も残されることはなかったのである

一方ニュートンは，フックの死後まもなく王立協会の総裁となった
そしてその翌年，フックとの争いの原点ともなった光学理論をまとめた著書『光学』を出版した

総裁のおこし〜

ホー

ニュートンはこうしてようやく彼の心をしばりつけていた仇敵から解放されたのである

かくして，科学史を変えた闘いは終わり，ニュートンの名は偉人として刻まれ，フックの名は消え去った

しかし，もしあのときにハレーがニュートンを訪れなかったら——
2人の立場は逆転していたかもしれない

そうでなくとも，ニュートンを動かした『負のエネルギー』の根源は，フックであった

視点を変えれば，ロバート・フックこそが，『人類の科学史を塗り替えた男』といえるであろう

フックはとてもあわれな人である

第14話 レーウェンフックの虫眼鏡

ロバート・フックと並んで
顕微鏡学の開祖と称されている人物は
17世紀のオランダ人
アントニー・レーウェンフック
である

アントニー・レーウェンフック
(1632～1723)

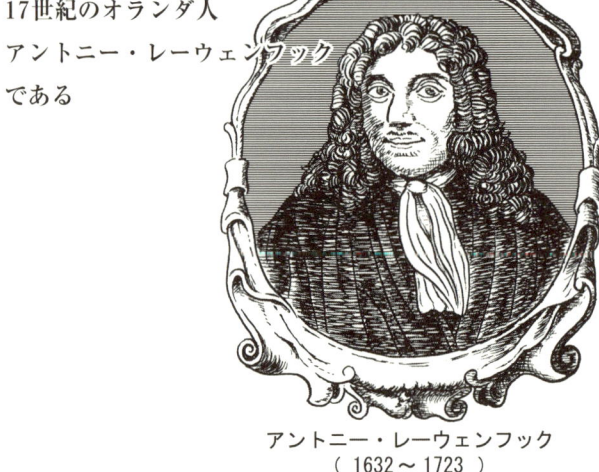

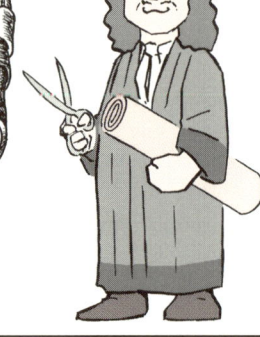

「出る杭」は打たれる
しかし、「出すぎた杭」や「横に出た杭」は
打ちようがない

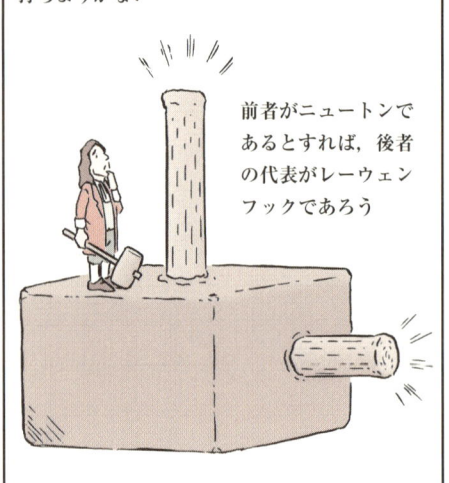

前者がニュートンであるとすれば、後者の代表がレーウェンフックであろう

レーウェンフックはロバート・フックと同時代に王立協会で活躍した学者である

しかしフックが正統派の研究者としてアカデミズムの世界に生きたのに対し、レーウェンフックは素人学者として趣味の研究生活を送った

レーウェンフックの生涯

アントニー・レーウェンフックは1632年, オランダのデルフトに生まれた. そして90年と10か月の生涯をこの地で暮らし, 一歩も外に出ることはなかったという

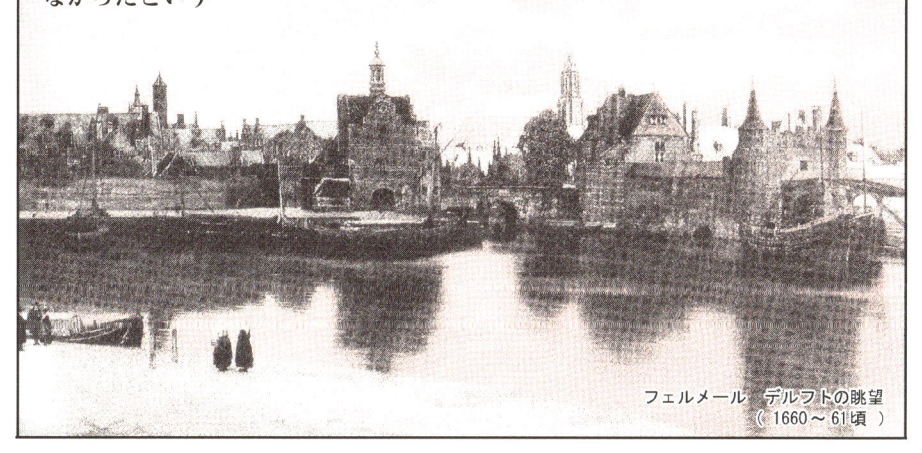

フェルメール デルフトの眺望
(1660〜61頃)

レーウェンフックの生業(なりわい)は呉服や洋裁小物を販売する商人であった
学はなかったが, 誠実な人柄は人々から尊敬されていた
そんな彼には1つの趣味があった

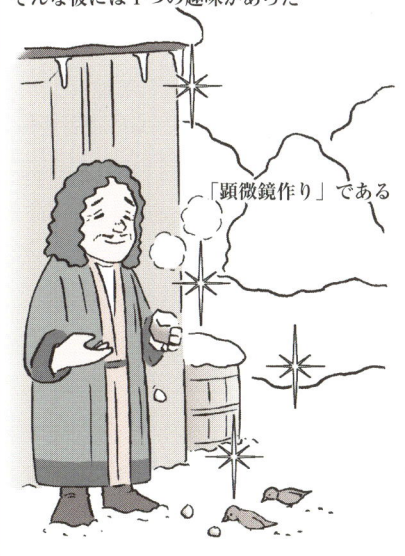

「顕微鏡作り」である

顕微鏡といってもその構造は磨いたガラス玉をレンズとして用いる単純なものであった
しかし, それはきわめて性能が良く同時代のフックの顕微鏡より高い解像度をもっていた

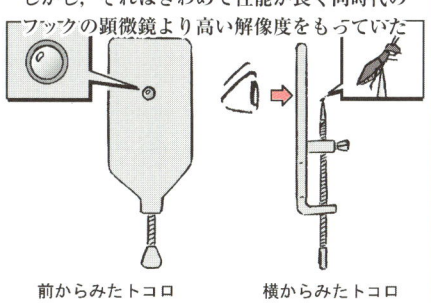

前からみたトコロ　　横からみたトコロ

ガラス玉を通すと物が大きく見えることは古代エジプト時代から知られていた
しかし, それを顕微鏡にまで進化させた学者がレーウェンフックであった

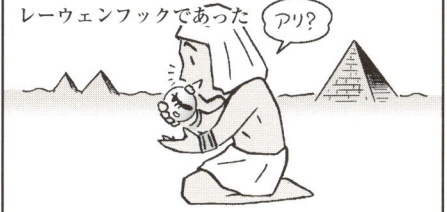

アリ?

彼の顕微鏡が科学者たちの間で知られるきっかけとなったのは1673年，デルフトに住む医学者グラーフ*が王立協会の事務長に書いた紹介状である

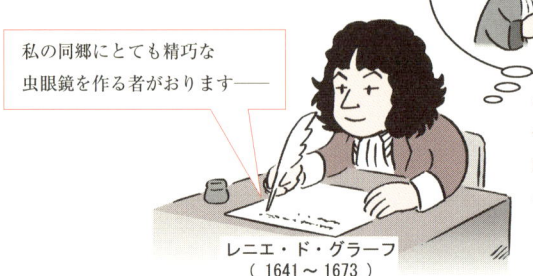

私の同郷にとても精巧な虫眼鏡を作る者がおります——

レニエ・ド・グラーフ
（1641〜1673）

これを機に，レーウェンフックはその後つぎつぎと王立協会に革新的な発見を伝える手紙を送り続けることとなる

*グラーフは，生殖医学の研究者として有名で，グラーフ卵胞（成熟卵胞）は，彼の名前を冠した用語である

1674−75年にかけて，レーウェンフックは湖水や雨水，井戸水のなかに，小さな脚や尾をもった多くの目に見えない生物が泳ぎまわっていることを見出し，報告した
それは「原生動物」であった

1676年にはコショウ水を観察し，そこに「細菌」と思われる生物を発見し報告した

彼は「われわれの住む世界は人間の目に見えない微小な生物で満ちあふれている」という事実を人類で初めて明らかにしたのだ
これは生物学の歴史において最も重要な発見の1つである

しかし，その内容はあまりに突飛すぎて当時の王立協会の学者にもにわかには信じがたいものであった

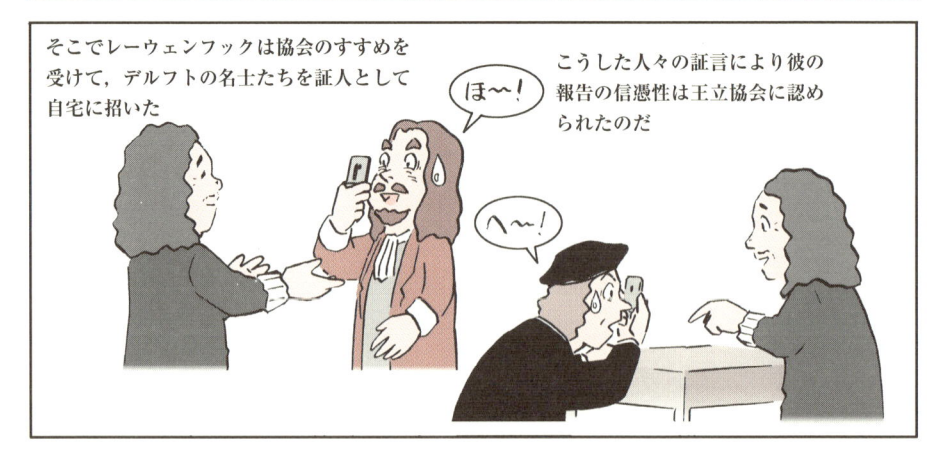

そこでレーウェンフックは協会のすすめを受けて，デルフトの名士たちを証人として自宅に招いた

ほ〜！

ヘ〜！

こうした人々の証言により彼の報告の信憑性は王立協会に認められたのだ

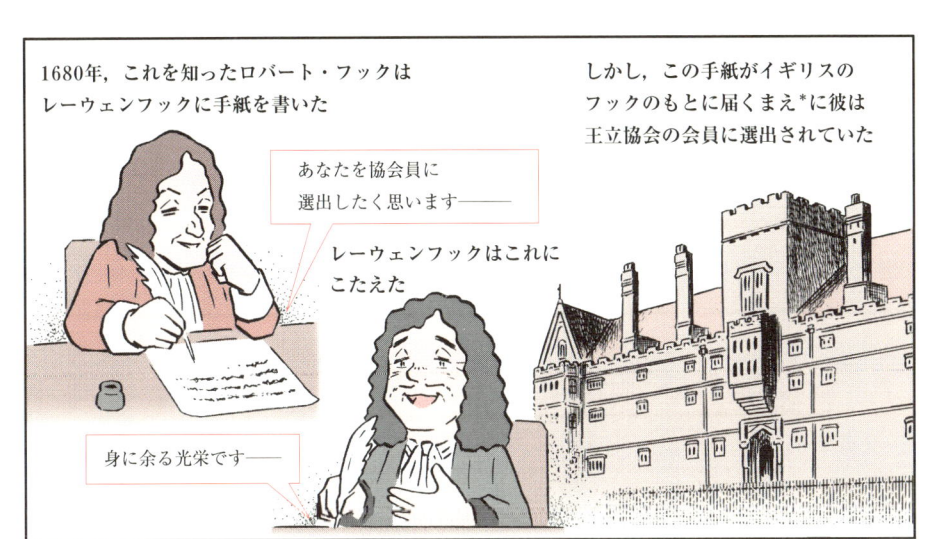

1680年，これを知ったロバート・フックはレーウェンフックに手紙を書いた

あなたを協会員に選出したく思います——

レーウェンフックはこれにこたえた

身に余る光栄です——

しかし，この手紙がイギリスのフックのもとに届くまえ*に彼は王立協会の会員に選出されていた

*レーウェンフックはフック以外の協会員の推薦を受け，満場一致で正会員に選出されたという

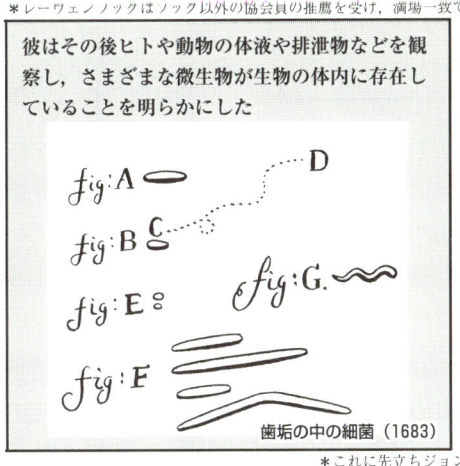

彼はその後ヒトや動物の体液や排泄物などを観察し，さまざまな微生物が生物の体内に存在していることを明らかにした

歯垢の中の細菌（1683）

さらに彼は「筋肉の横紋」や「赤白球の形状」を明らかにし，1680年には自分の精液のなかに「精子」*さえも発見した

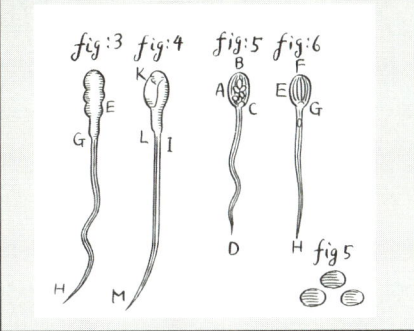

*これに先立ちジョン・ハムが1677年，精子を発見しているが，不完全な報告であった

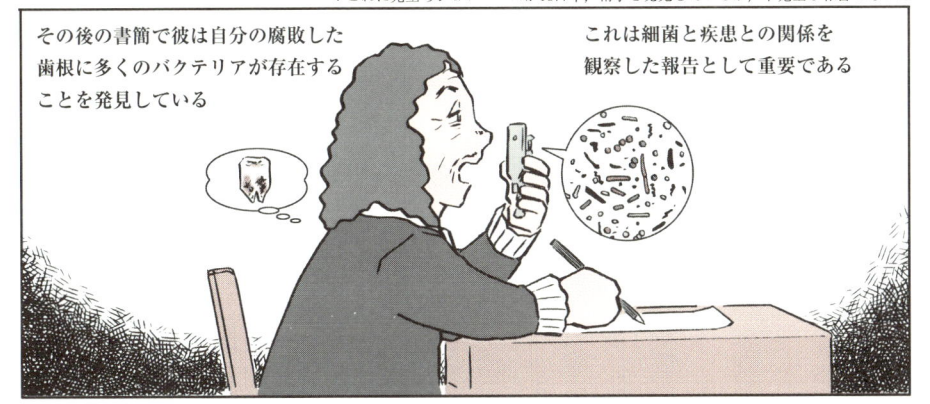

その後の書簡で彼は自分の腐敗した歯根に多くのバクテリアが存在することを発見している

これは細菌と疾患との関係を観察した報告として重要である

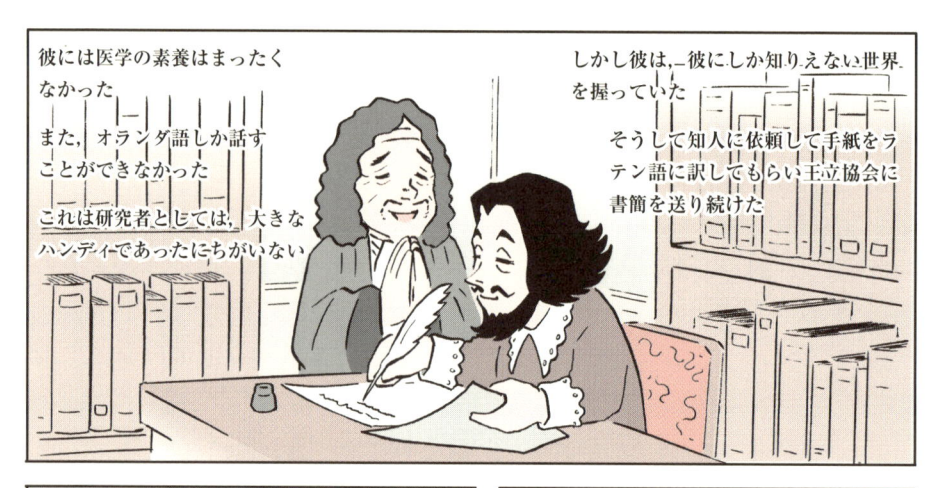

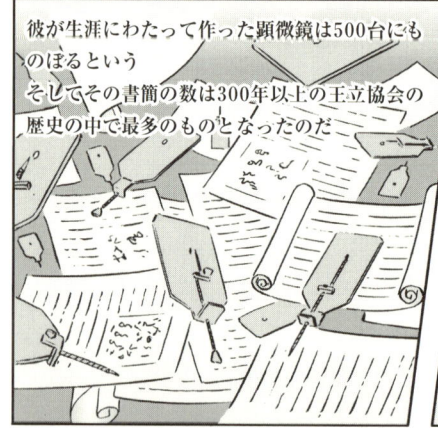

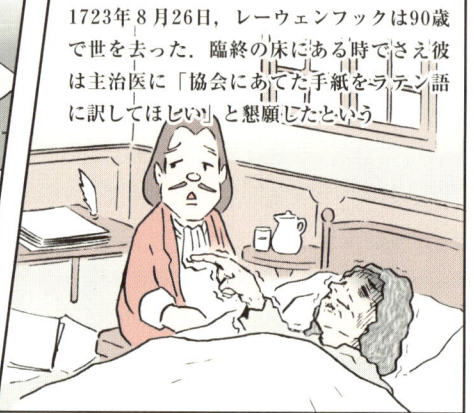

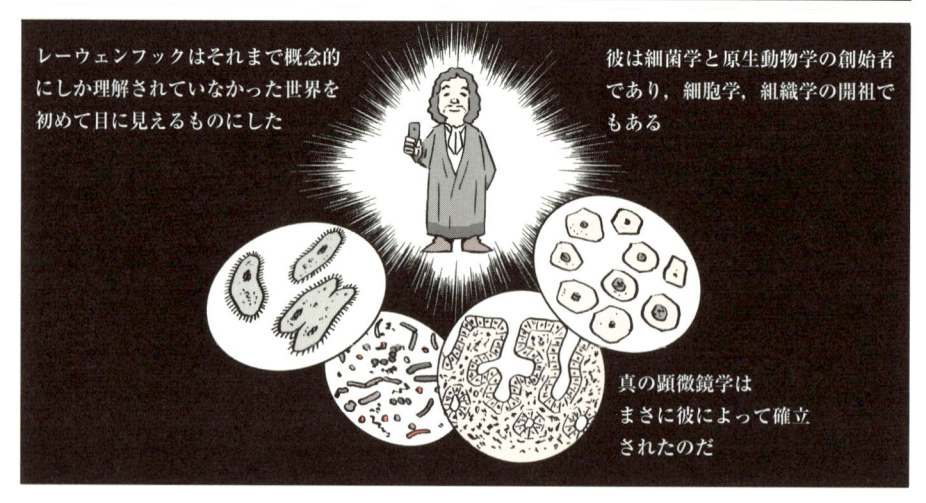

彼には医学の素養はまったくなかった

また，オランダ語しか話すことができなかった

これは研究者としては，大きなハンディであったにちがいない

しかし彼は，彼にしか知りえない世界を握っていた

そうして知人に依頼して手紙をラテン語に訳してもらい王立協会に書簡を送り続けた

彼が生涯にわたって作った顕微鏡は500台にものぼるという

そしてその書簡の数は300年以上の王立協会の歴史の中で最多のものとなったのだ

1723年8月26日，レーウェンフックは90歳で世を去った．臨終の床にある時でさえ彼は主治医に「協会にあてた手紙をラテン語に訳してほしい」と懇願したという

レーウェンフックはそれまで概念的にしか理解されていなかった世界を初めて目に見えるものにした

彼は細菌学と原生動物学の創始者であり，細胞学，組織学の開祖でもある

真の顕微鏡学はまさに彼によって確立されたのだ

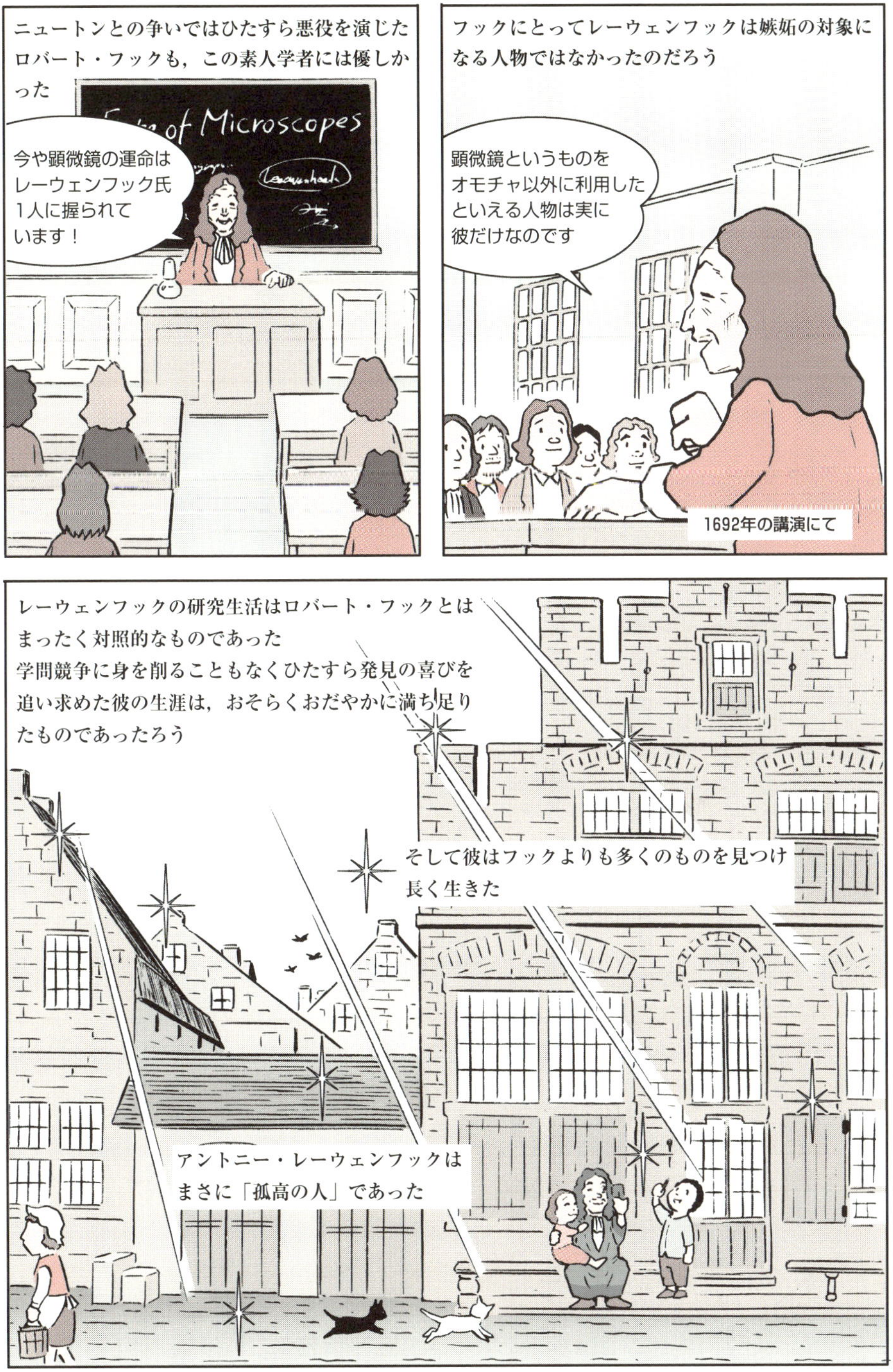
ニュートンとの争いではひたすら悪役を演じたロバート・フックも，この素人学者には優しかった
of Microscopes
今や顕微鏡の運命はレーウェンフック氏1人に握られています！
フックにとってレーウェンフックは嫉妬の対象になる人物ではなかったのだろう
顕微鏡というものをオモチャ以外に利用したといえる人物は実に彼だけなのです
1692年の講演にて
レーウェンフックの研究生活はロバート・フックとはまったく対照的なものであった
学問競争に身を削ることもなくひたすら発見の喜びを追い求めた彼の生涯は，おそらくおだやかに満ち足りたものであったろう
そして彼はフックよりも多くのものを見つけ長く生きた
アントニー・レーウェンフックはまさに「孤高の人」であった

第15話 近代病理学の誕生

病理解剖学の父モルガーニ

「病気を見ずに，病人を見ろ」と現代人はよく口にする

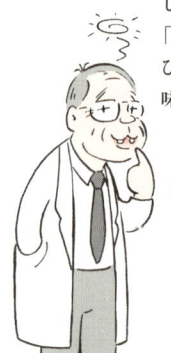

しかし，本来この言葉は，「病気を見る能力のあるひと」が言うからこそ意味があるのだ

わし，名医じゃから病気のコトは，わからんのよ〜

古代ギリシアの医師ヒポクラテスは，「病人を見る全人的医療」によって成功をおさめた．しかし，これは当然である

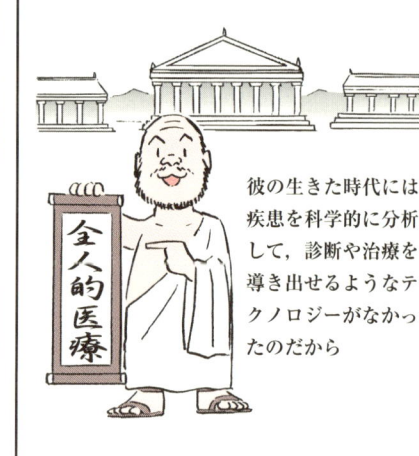

全人的医療

彼の生きた時代には疾患を科学的に分析して，診断や治療を導き出せるようなテクノロジーがなかったのだから

では人間が「病気を見る」ことができるようになったのは，いつの時代からのことだろうか？
それは，ひとつの学問の誕生をきっかけにしているといってよかろう
「病気を見る学問＝病理学」である．

ジョヴァンニ・モルガーニ
（1682 〜 1771）

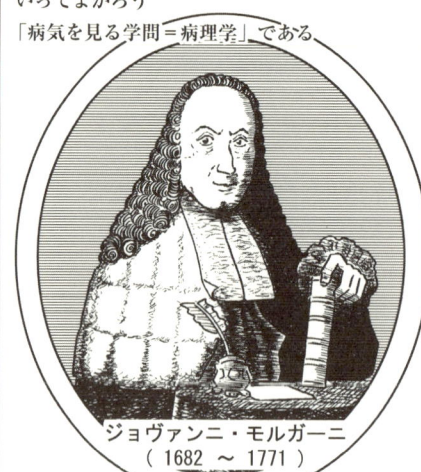

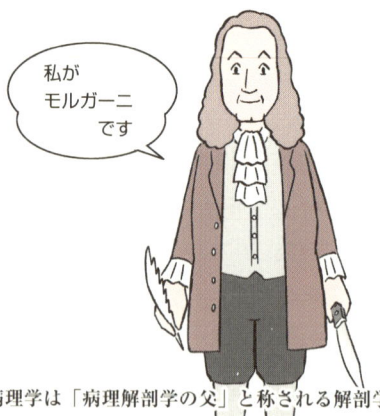

私がモルガーニです

病理学は「病理解剖学の父」と称される解剖学者，ジョヴァンニ・モルガーニによって確立された

ウィリアム・ハーヴェイによって，ガレノス生理学が駆逐されたあとも，人々は古代ギリシアの病理観を完全に抜け出すことはできなかった

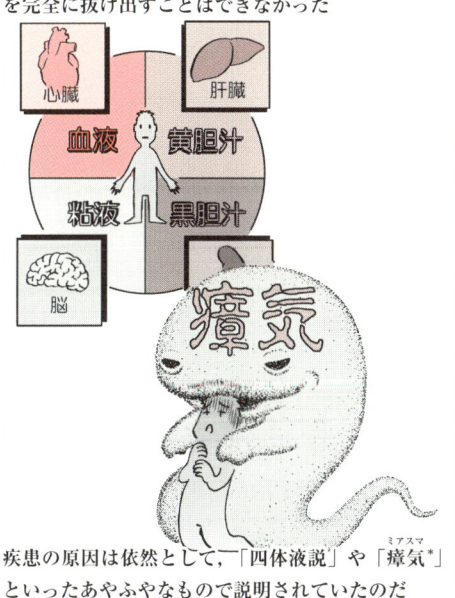

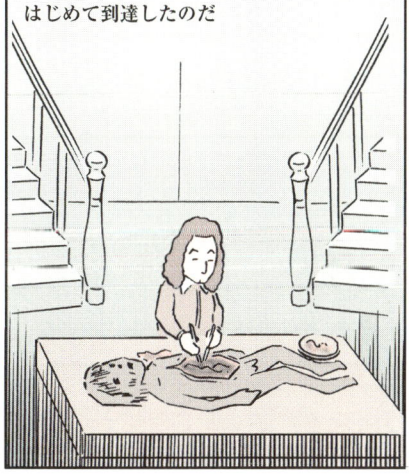

心臓　肝臓
血液　黄胆汁
粘液　黒胆汁
脳
瘴気

疾患の原因は依然として，「四体液説」や「瘴気*（ミアスマ）」といったあやふやなもので説明されていたのだ

＊ミアスマ：大気中に存在する毒素のようなもの

そんななか，モルガーニは「病死体を解剖する」という手法で医学を新しい次元に導いた

彼が確立した「病理解剖学」によって，人類は「病気は臓器に特徴的な変化をもたらすため，それを調べることによって，病気の原因を知ることができる」という概念にはじめて到達したのだ

ジョヴァンニ・モルガーニは，1682年，北イタリアのフォルリに生まれた．16歳のときからボローニャで医学と哲学を学び，その後，ボローニャ大学解剖学教授アントニオ・ヴァルサルヴァの助手となった

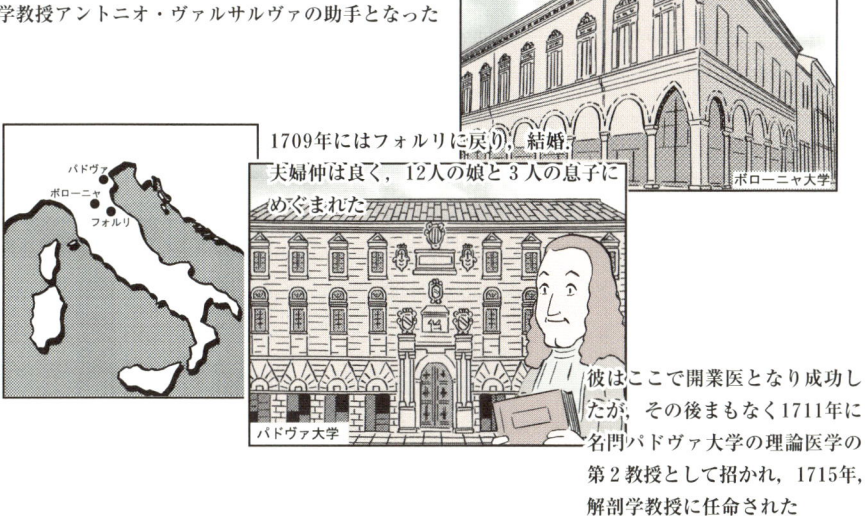

ボローニャ大学

1709年にはフォルリに戻り，結婚．夫婦仲は良く，12人の娘と3人の息子にめぐまれた

パドヴァ大学

彼はここで開業医となり成功したが，その後まもなく1711年に名門パドヴァ大学の理論医学の第2教授として招かれ，1715年，解剖学教授に任命された

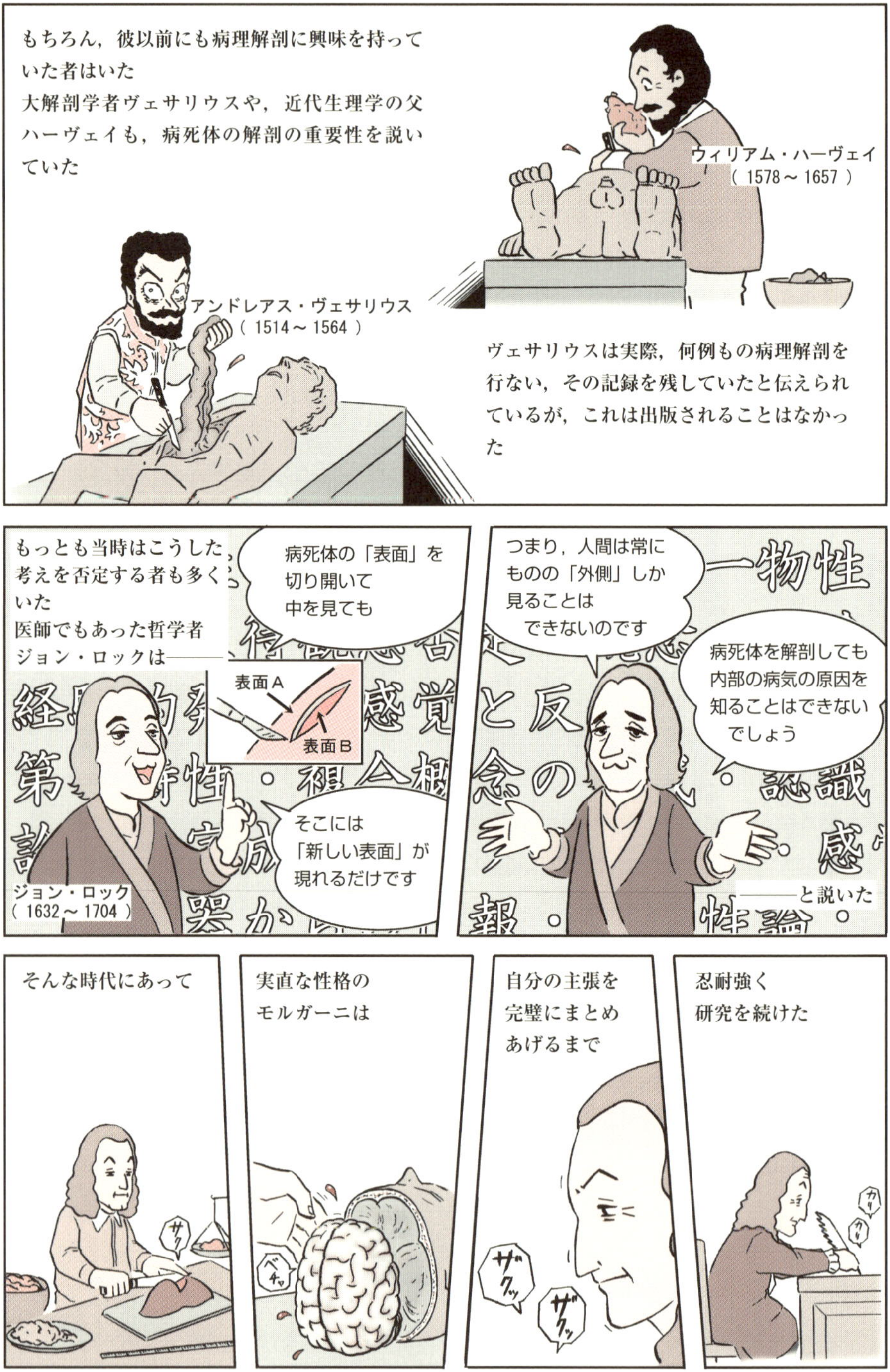

もちろん，彼以前にも病理解剖に興味を持っていた者はいた

大解剖学者ヴェサリウスや，近代生理学の父ハーヴェイも，病死体の解剖の重要性を説いていた

ウィリアム・ハーヴェイ
（1578〜1657）

アンドレアス・ヴェサリウス
（1514〜1564）

ヴェサリウスは実際，何例もの病理解剖を行ない，その記録を残していたと伝えられているが，これは出版されることはなかった

もっとも当時はこうした考えを否定する者も多くいた

医師でもあった哲学者ジョン・ロックは――

病死体の「表面」を切り開いて中を見ても

表面A
表面B

そこには「新しい表面」が現れるだけです

ジョン・ロック
（1632〜1704）

つまり，人間は常にものの「外側」しか見ることはできないのです

病死体を解剖しても内部の病気の原因を知ることはできないでしょう

――と説いた

そんな時代にあって

実直な性格のモルガーニは

自分の主張を完璧にまとめあげるまで

忍耐強く研究を続けた

そして1761年，79歳になってようやく自分と恩師ヴァルサルヴァが行なった膨大な剖検の記録を1冊の医学書として出版した

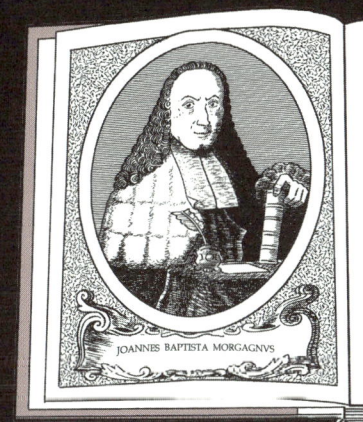

これが，人類史上初の本格的な病理解剖学書「解剖により明らかにされた病気の座と原因」である

そこには700例にものぼる剖検症例の臨床経過と解剖所見が克明に語られていた

それではここでその症例を紹介しよう

症例1　74歳男性．1か月前より右足をひきずるような歩き方をはじめ，腹痛を訴えていた．やがて右下腹部に「犬にかまれたような」激痛が出現

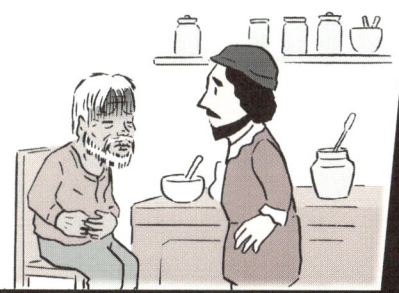

診察した医師は，右下腹部にしこりを触知．老人は脈が速く，目はおちくぼみ，舌が乾いていた

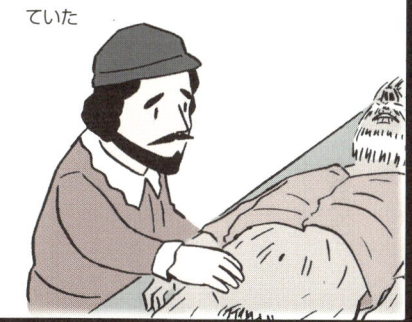

やがて痛みとしこりは腹部全体に広がり，老人は臭い嘔吐をして悶絶して死亡

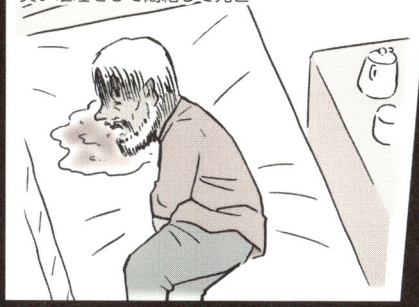

解剖所見では，盲腸の基部に広汎な壊疽がみられ，足に通じる筋肉に接して大きな膿瘍が形成されていた

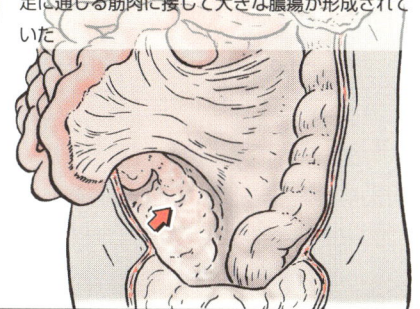

症例2　酒飲みの乞食．酔っ払って仲間とケンカし左こめかみを棒で殴られる．受傷直後は左耳から出血がみられた

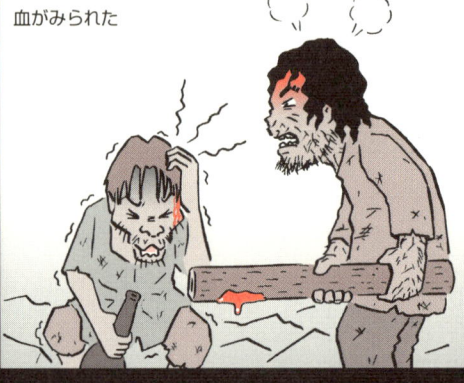

その後ケンカはおさまり仲間と仲直りのワインを飲んでいたが

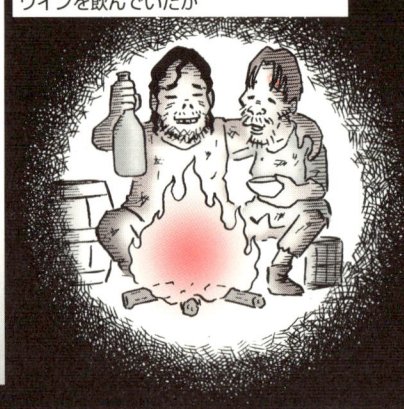

その夜しばらくしてから乞食は急死

解剖所見では，頭蓋と脳を包む膜の間に血塊が生じ，大脳皮質が圧迫されていた

現代の医学知識と照らし合わせると，前者は「虫垂炎」，後者は「急性硬膜外血腫」であることがわかるであろう

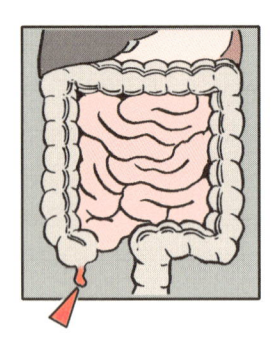

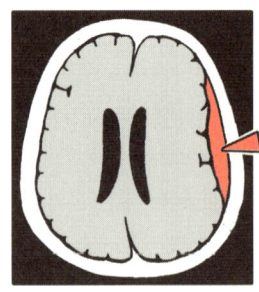

モルガーニは，このような症例を積み重ねることによって「病気の症状は，特定の臓器の障害によっておこる」という事実を明らかにしたのだ

そこにはすでに，「四体液」も「ミアスマ」も「プネウマ」もなかった

彼は有名な言葉を残している

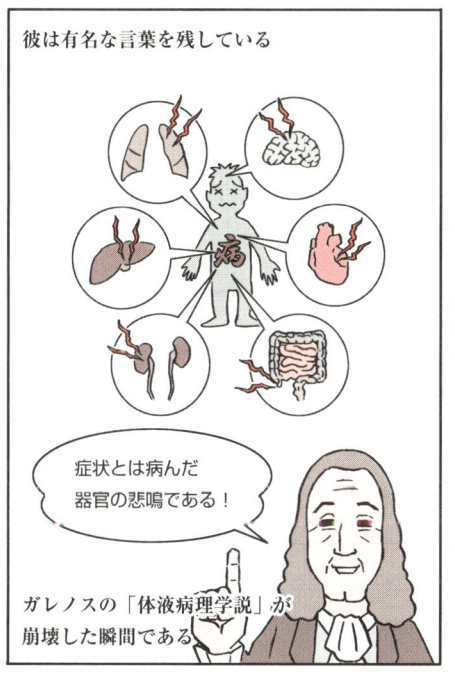

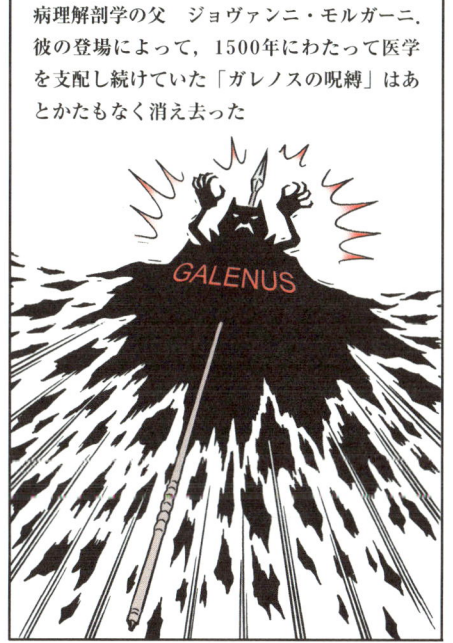

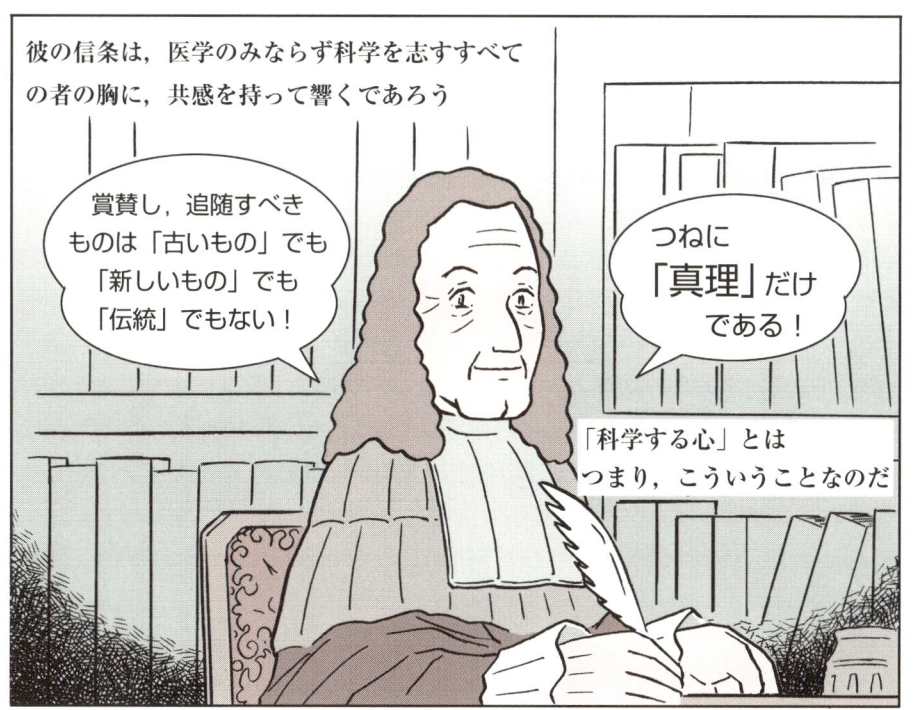

症状とは病んだ器官の悲鳴である！

ガレノスの「体液病理学説」が崩壊した瞬間である

病理解剖学の父 ジョヴァンニ・モルガーニ．彼の登場によって，1500年にわたって医学を支配し続けていた「ガレノスの呪縛」はあとかたもなく消え去った

GALENUS

彼の信条は，医学のみならず科学を志すすべての者の胸に，共感を持って響くであろう

賞賛し，追随すべきものは「古いもの」でも「新しいもの」でも「伝統」でもない！

つねに「真理」だけである！

「科学する心」とはつまり，こういうことなのだ

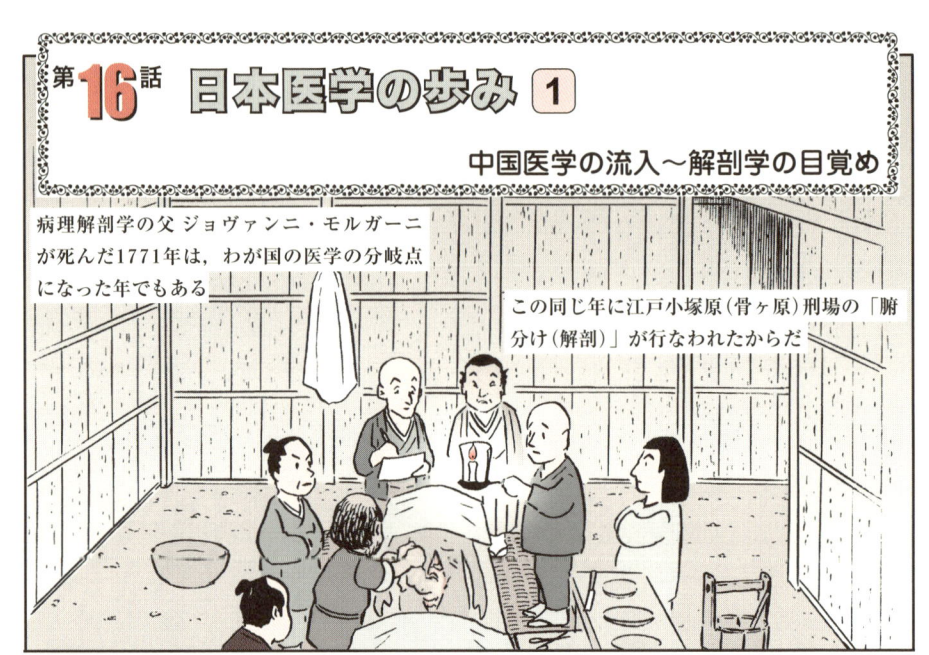

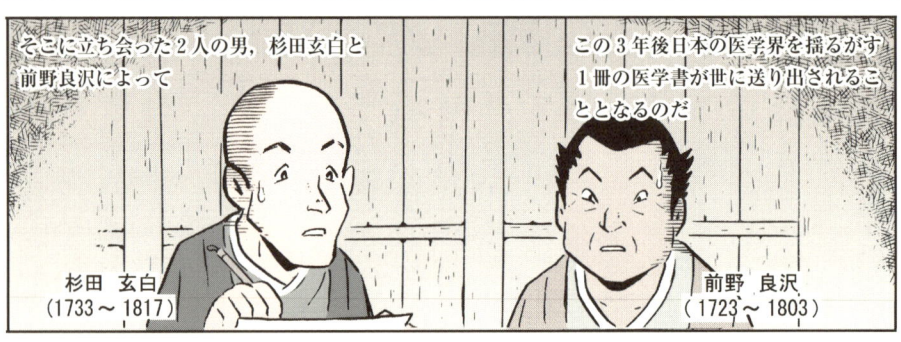

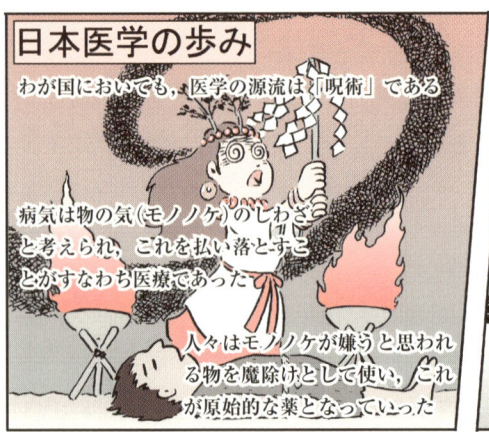

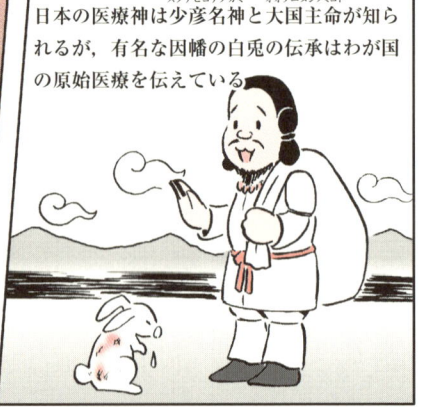

第16話 日本医学の歩み 1
中国医学の流入〜解剖学の目覚め

病理解剖学の父 ジョヴァンニ・モルガーニが死んだ1771年は，わが国の医学の分岐点になった年でもある

この同じ年に江戸小塚原（骨ヶ原）刑場の「腑分け（解剖）」が行なわれたからだ

そこに立ち会った2人の男，杉田玄白と前野良沢によって

この3年後日本の医学界を揺るがす1冊の医学書が世に送り出されることとなるのだ

杉田 玄白
(1733〜1817)

前野 良沢
(1723〜1803)

日本医学の歩み

わが国においても，医学の源流は「呪術」である

病気は物の気（モノノケ）のしわざと考えられ，これを払い落とすことがすなわち医療であった

人々はモノノケが嫌うと思われる物を魔除けとして使い，これが原始的な薬となっていった

日本の医療神は少彦名神（スクナヒコナノカミ）と大国主命（オオクニヌシノミコト）が知られるが，有名な因幡の白兎の伝承はわが国の原始医療を伝えている

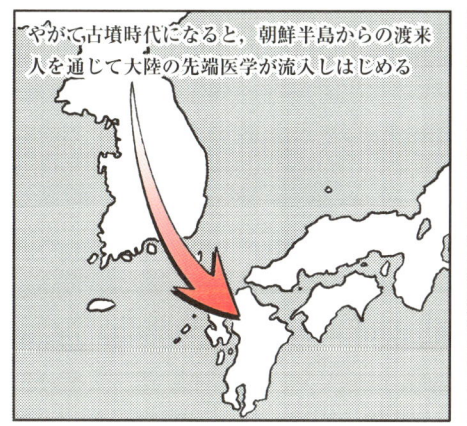

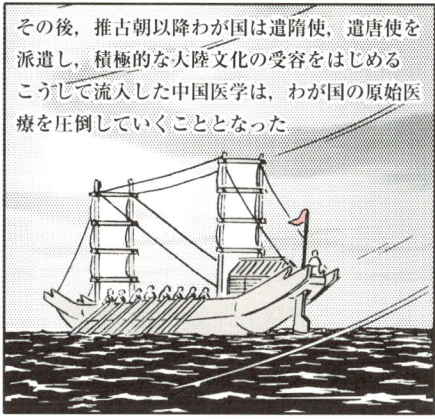

やがて古墳時代になると，朝鮮半島からの渡来人を通じて大陸の先端医学が流入しはじめる

その後，推古朝以降わが国は遣隋使，遣唐使を派遣し，積極的な大陸文化の受容をはじめる
こうして流入した中国医学は，わが国の原始医療を圧倒していくこととなった

以後長きにわたり，わが国にもっとも大きな影響を与えた中国の古典医学は「内経（黄帝内経）」と「傷寒論」である

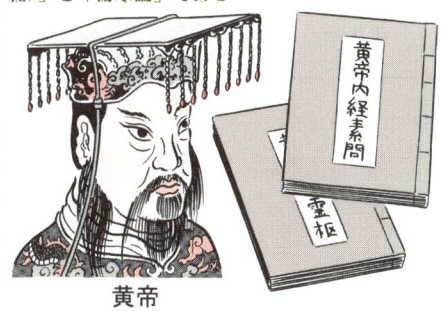

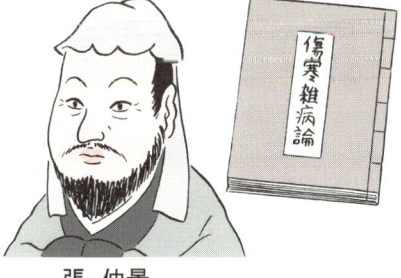

黄帝

張 仲景

「内経」は紀元前2600年頃の皇帝，黄帝が作ったと伝えられている*．「傷寒論」は2世紀から3世紀にかけて活躍した学者張仲景によってまとめられたとされる

治療に関しては「内経」が鍼灸を中心とするのに対して，「傷寒論」は薬草などを組み合わせた湯液によるものが中心であった
後者が狭い意味での「漢方療法」である

*黄帝は伝説上の人物である．内経の原本は，実際は紀元前5世紀から1世紀頃に伝承を基にまとめられたと考えられている

平安時代の天元5年（982年），渡来人の子孫である医家 丹波康頼は，中国医学をベースとして当時の医学知識を集大成した医書「医心方」を著し，2年後に上皇に献上した
「医心方」は全50巻にも及ぶ大著で，現存する日本最古の医学書として有名である

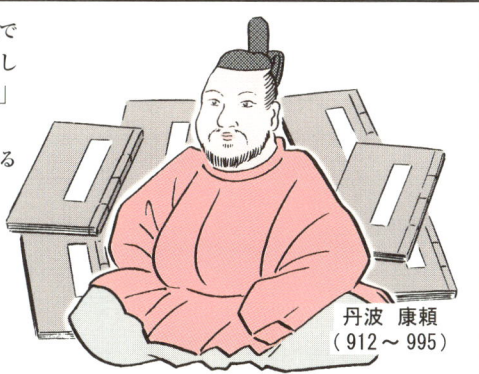

丹波 康頼
（912～995）

宋代になって中国医学には儒教の影響が加わり，さらに金元の時代に金元四大家と称される劉完素，張従正，李杲，朱震亨らによって金元医学が発展した
室町時代の僧医田代三喜は明に12年間留学し，わが国にこの金元医学（李朱医学）を伝えた

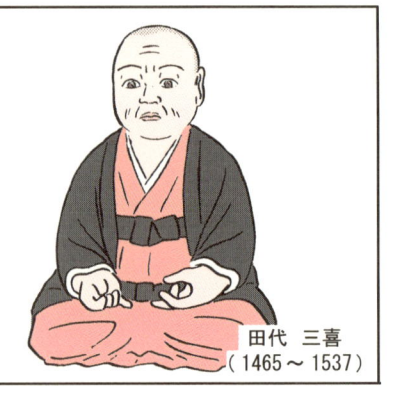

田代 三喜
（1465〜1537）

田代三喜の弟子曲直瀬道三は師の伝えた李朱医学のみならず，中国の古今の医学を研究して「道三流」医学を確立した
道三は3,000人をこえる弟子を持ち，道三流は当時日本医学の主流となった

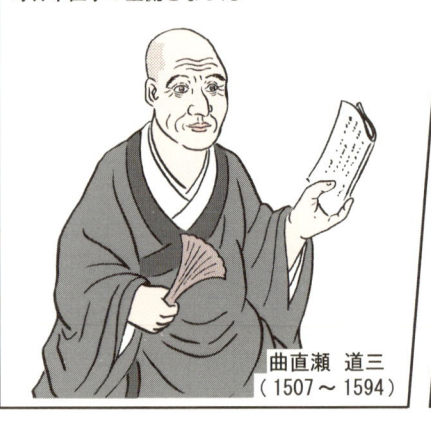

曲直瀬 道三
（1507〜1594）

これに対して「金元以前の『古方』のなかにこそ医学の真髄がある」とする学派も生まれた．彼らは金元医学を信奉する「後世派」に対して「古方派」とよばれる
後藤艮山は古方派の開祖といわれる医師である

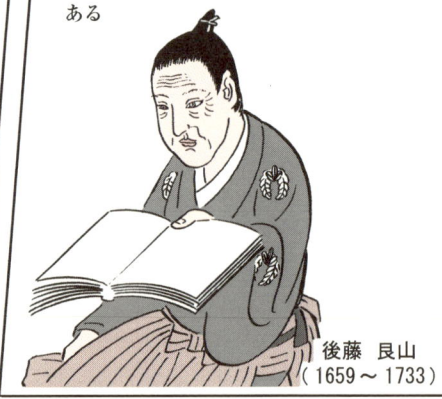

後藤 艮山
（1659〜1733）

古方派の医師たちは，医学を観念論や儒教から脱却させようとした
その中心理論は内経や傷寒論などの中国の古典医学であったが，けっしてそれのみにとらわれることなく，治療に有用なものであればなんでも積極的に取り入れるという実証的な立場を重んじた

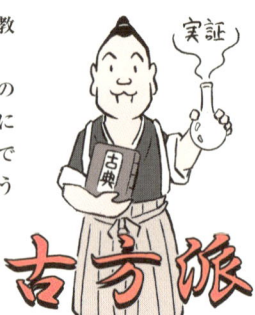

実証

古方派

そして，その後日本医学の近代化に大きく貢献したのは，こうした古方派の医師たちであった

山脇東洋と蔵志

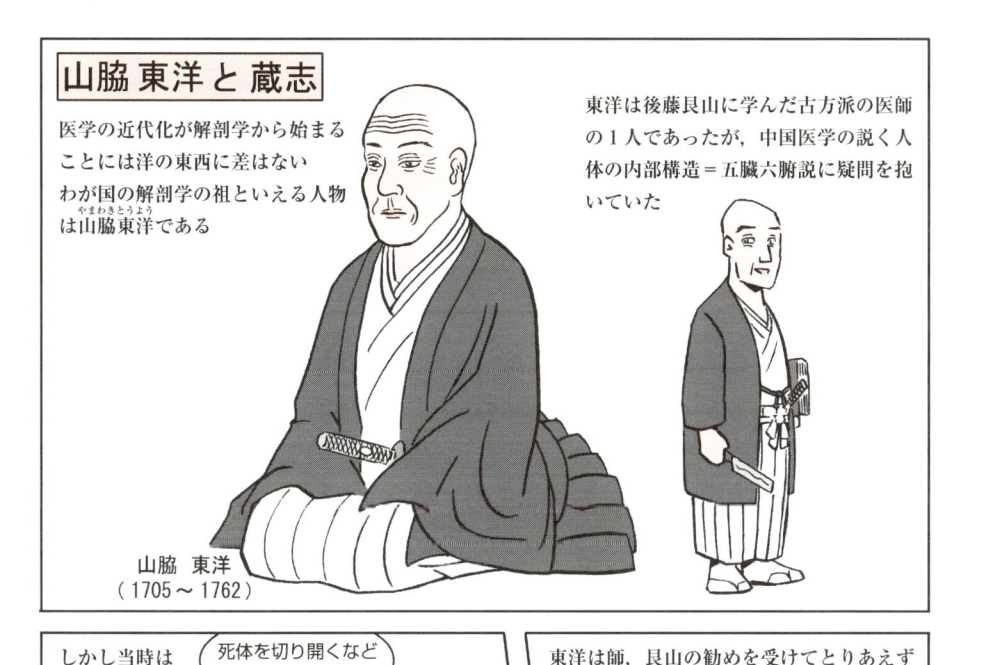

医学の近代化が解剖学から始まることには洋の東西に差はない
わが国の解剖学の祖といえる人物は山脇東洋である

山脇 東洋
（1705〜1762）

東洋は後藤艮山に学んだ古方派の医師の1人であったが，中国医学の説く人体の内部構造＝五臓六腑説に疑問を抱いていた

しかし当時は進歩的な医師の間でも

「死体を切り開くなどということは無慈悲なことだ」

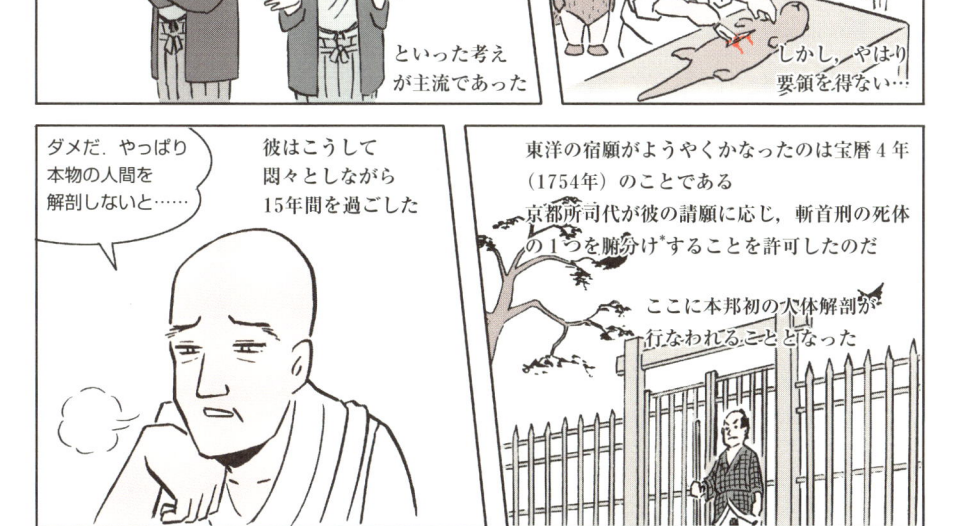

「病気を治すだけなら人体の内部構造など知らなくてよい」

といった考えが主流であった

東洋は師，艮山の勧めを受けてとりあえずカワウソの解剖を試みた
カワウソは当時「人間に内臓が似ている」と考えられていたのだ

しかし，やはり要領を得ない…

ダメだ．やっぱり本物の人間を解剖しないと……

彼はこうして悶々としながら15年間を過ごした

東洋の宿願がようやくかなったのは宝暦4年（1754年）のことである
京都所司代が彼の請願に応じ，斬首刑の死体の1つを腑分け*することを許可したのだ

ここに本邦初の人体解剖が行なわれることとなった

＊当時の解剖は，医師自らが死体を切ることは許されず，獣の皮を剥ぐことを業とする屠者が死体を解体するのを見るもので，「観臓」とよばれた

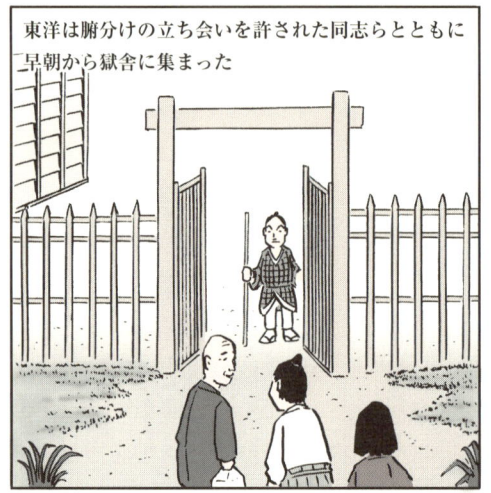

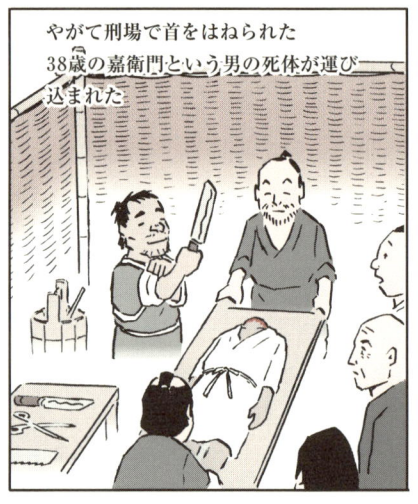

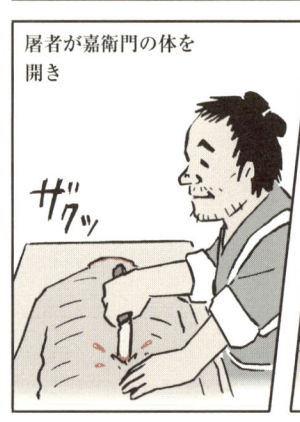

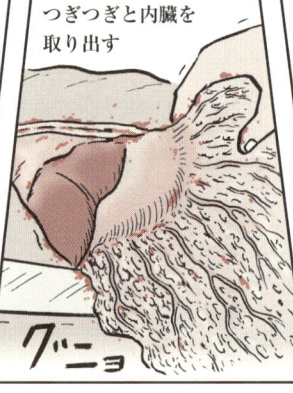

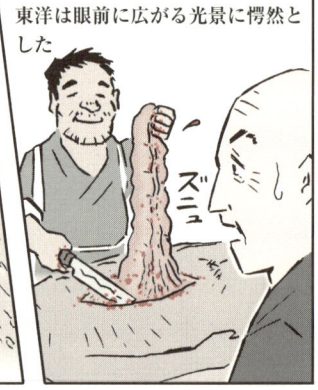

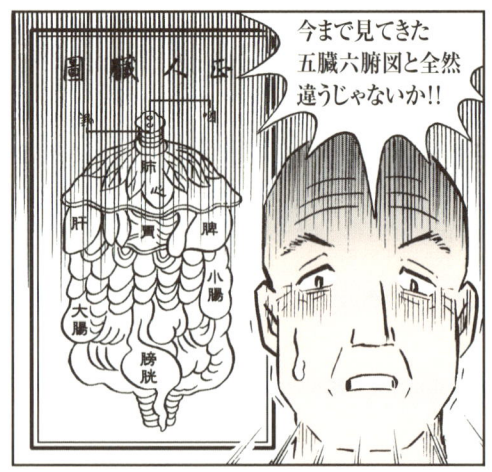

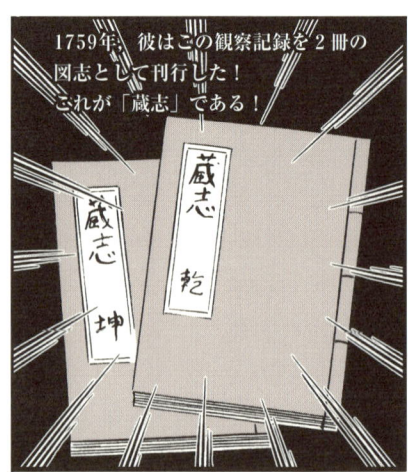

東洋は腑分けの立ち会いを許された同志らとともに早朝から獄舎に集まった	やがて刑場で首をはねられた38歳の嘉衛門という男の死体が運び込まれた
屠者が嘉衛門の体を開き	つぎつぎと内臓を取り出す
	東洋は眼前に広がる光景に愕然とした

今まで見てきた五臓六腑図と全然違うじゃないか!!

1759年、彼はこの観察記録を2冊の図志として刊行した! これが「蔵志」である!

「蔵志」は，日本人がはじめて実際に人間の内臓を見て描いた解剖学書である

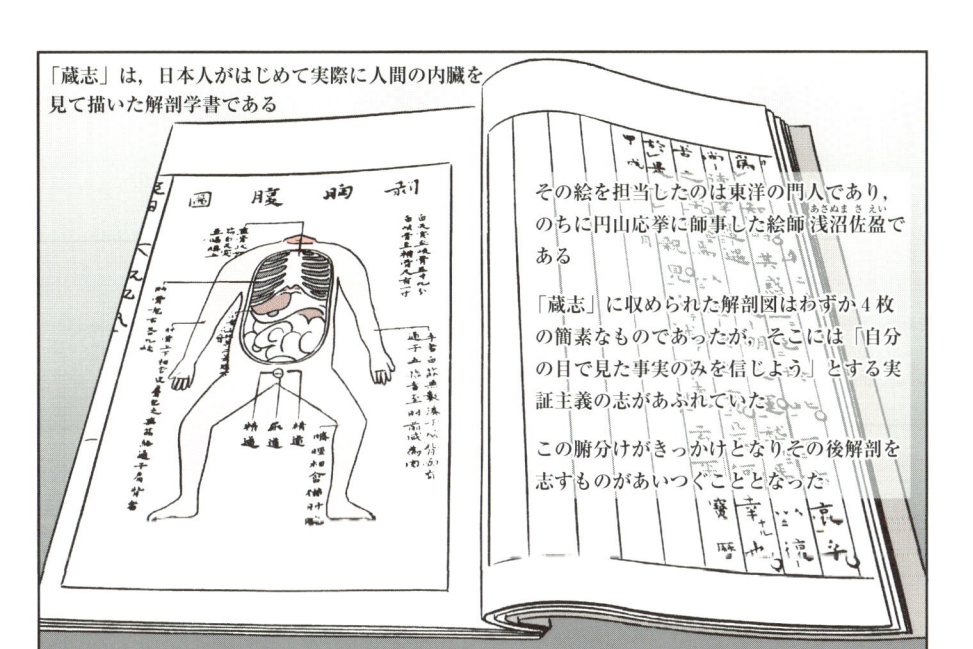

その絵を担当したのは東洋の門人であり，のちに円山応挙に師事した絵師浅沼佐盈である

「蔵志」に収められた解剖図はわずか4枚の簡素なものであったが，そこには「自分の目で見た事実のみを信じよう」とする実証主義の志があふれていた

この腑分けがきっかけとなりその後解剖を志すものがあいつぐこととなった

しかし官許を得ての解剖はそうたびたびめぐってくるものではない．そこで医学者たちはその1例1例の観察記録を書物として世にとどめていった
こうした1例ごとの死体解剖書は「蔵志」以降さかんに作られたが，これは西洋にはみられないわが国独特のものである

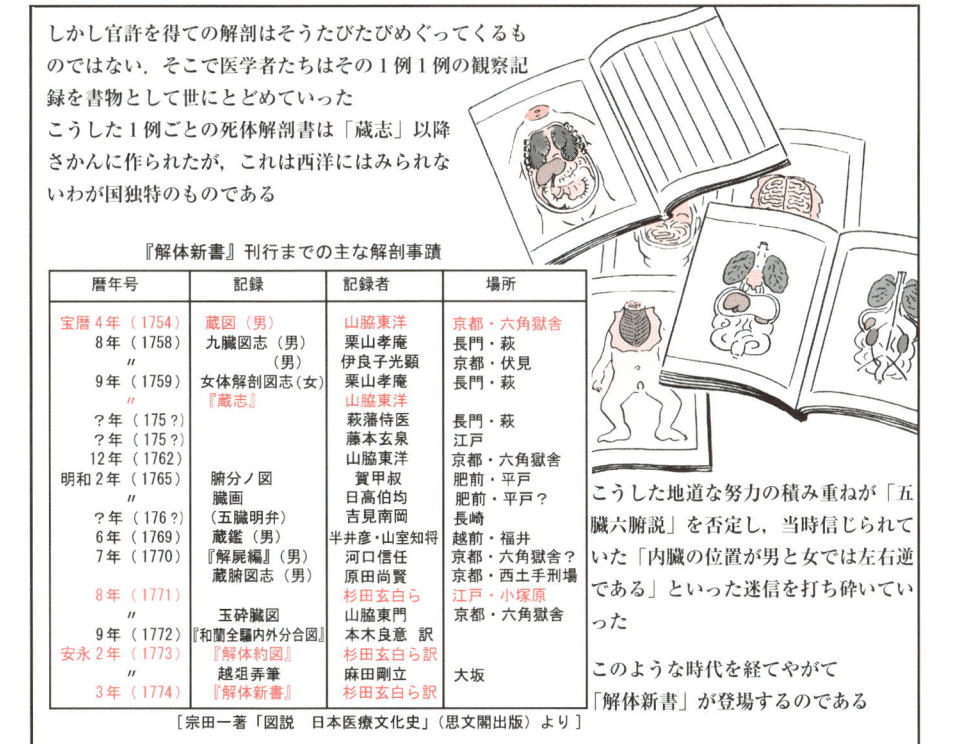

『解体新書』刊行までの主な解剖事蹟

暦年号	記録	記録者	場所
宝暦4年（1754）	蔵図（男）	山脇東洋	京都・六角獄舎
8年（1758）	九臓図志（男）	栗山孝庵	長門・萩
〃	（男）	伊良子光顕	京都・伏見
9年（1759）	女体解剖図志（女）	栗山孝庵	長門・萩
〃	『蔵志』	山脇東洋	
?年（175?）		萩藩侍医	長門・萩
?年（175?）		藤本玄泉	江戸
12年（1762）		山脇東洋	京都・六角獄舎
明和2年（1765）	腑分ノ図	賀甲叔	肥前・平戸
〃	臓画	日高伯均	肥前・平戸?
?年（176?）	（五臓明弁）	吉見南岡	長崎
6年（1769）	蔵鑑（男）	半井彦・山室知将	越前・福井
7年（1770）	『解屍編』（男）	河口信任	京都・六角獄舎?
〃	蔵腑図志（男）	原田尚賢	京都・西土手刑場
8年（1771）		杉田玄白ら	江戸・小塚原
〃	玉砕臓図	山脇東門	京都・六角獄舎
9年（1772）	『和蘭全軀内外分合図』	本木良意 訳	
安永2年（1773）	『解体約図』	杉田玄白ら訳	
〃	越俎弄筆	麻田剛立	大坂
3年（1774）	『解体新書』	杉田玄白ら訳	

［宗田一著「図説　日本医療文化史」（思文閣出版）より］

こうした地道な努力の積み重ねが「五臓六腑説」を否定し，当時信じられていた「内臓の位置が男と女では左右逆である」といった迷信を打ち砕いていった

このような時代を経てやがて「解体新書」が登場するのである

97

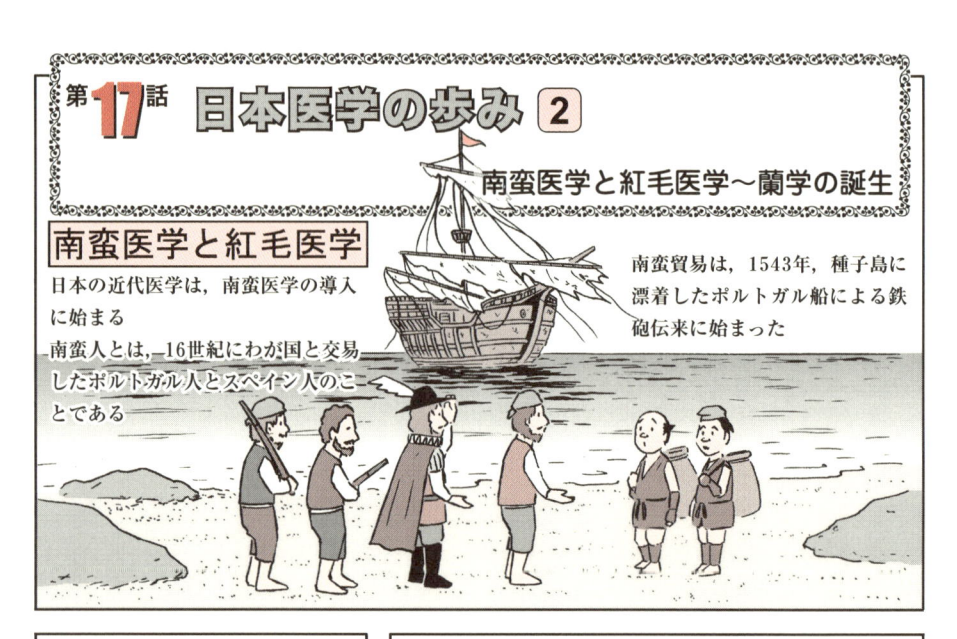

第17話 日本医学の歩み 2
南蛮医学と紅毛医学〜蘭学の誕生

南蛮医学と紅毛医学

日本の近代医学は，南蛮医学の導入に始まる

南蛮人とは，16世紀にわが国と交易したポルトガル人とスペイン人のことである

南蛮貿易は，1543年，種子島に漂着したポルトガル船による鉄砲伝来に始まった

南蛮人は，貿易と同時にカトリック教の布教を目的とし，その後日本各地に来訪した

西洋医学は，はじめ，こうした宣教師たちによってもたらされた

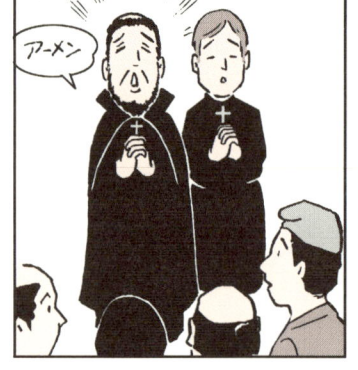

1555年に来日したルイス・デ・アルメイダ（1525〜1583）は，わが国にはじめて西洋医学を紹介した宣教師である

母国ポルトガルで医学教育を受け，外科の知識を持っていた彼は，豊後府内（大分県）の間引きの風習を嘆き，ここに乳児院を建て，乳牛を飼い，西洋式の育児法を導入した．さらにこの地に病院を建て，西洋式の医学教育を行なった

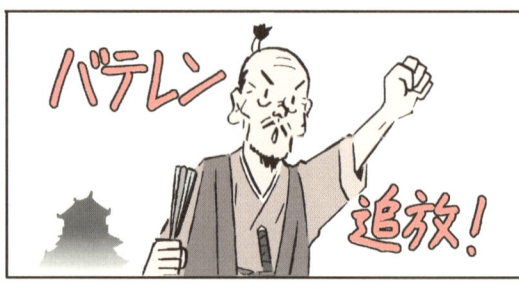

医学知識を持った宣教師たちはその後もたびたび来日したが，16世紀末の秀吉によるバテレン追放のあとは，こうした活動は表だって行なわれなくなっていった

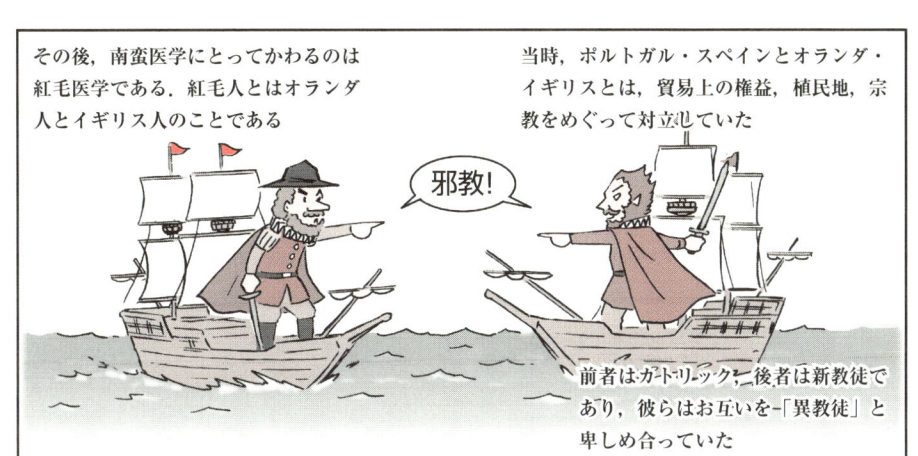

その後，南蛮医学にとってかわるのは紅毛医学である．紅毛人とはオランダ人とイギリス人のことである

当時，ポルトガル・スペインとオランダ・イギリスとは，貿易上の権益，植民地，宗教をめぐって対立していた

邪教！

前者はカトリック，後者は新教徒であり，彼らはお互いを「異教徒」と卑しめ合っていた

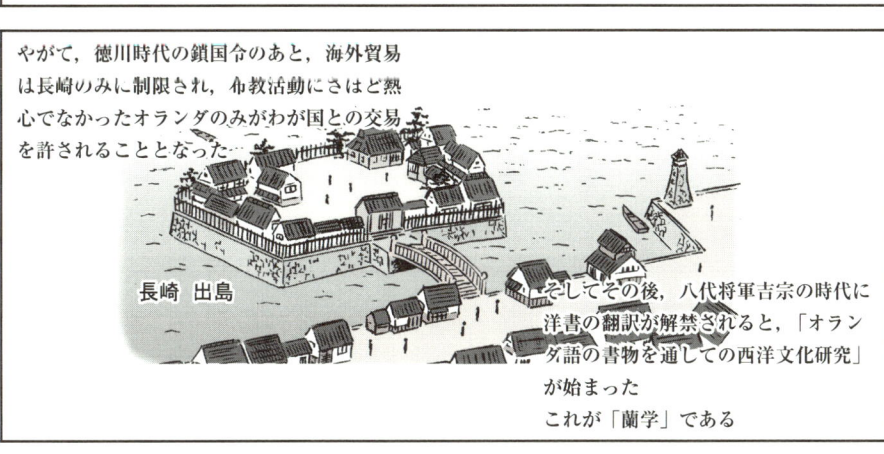

やがて，徳川時代の鎖国令のあと，海外貿易は長崎のみに制限され，布教活動にさほど熱心でなかったオランダのみがわが国との交易を許されることとなった

長崎 出島

そしてその後，八代将軍吉宗の時代に洋書の翻訳が解禁されると，「オランダ語の書物を通しての西洋文化研究」が始まった
これが「蘭学」である

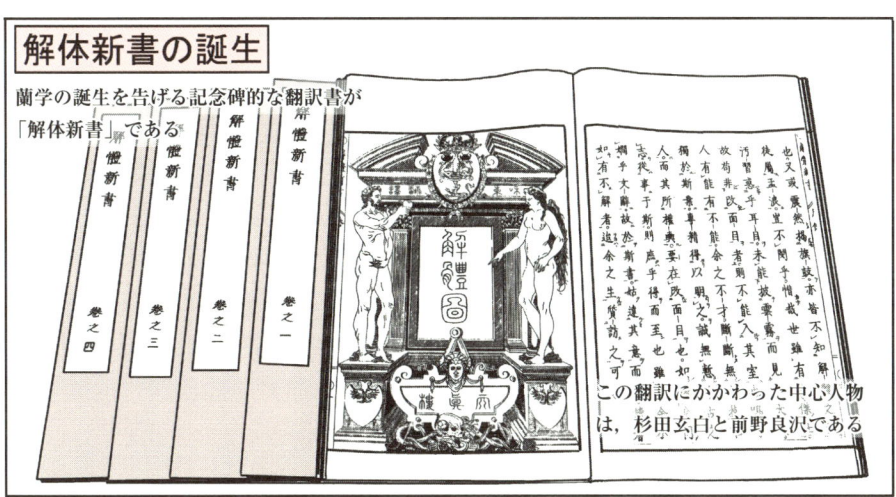

解体新書の誕生

蘭学の誕生を告げる記念碑的な翻訳書が「解体新書」である

この翻訳にかかわった中心人物は，杉田玄白と前野良沢である

杉田玄白は，若狭小浜藩の藩医の三男として生まれ，1753年，自身も小浜藩の藩医となった

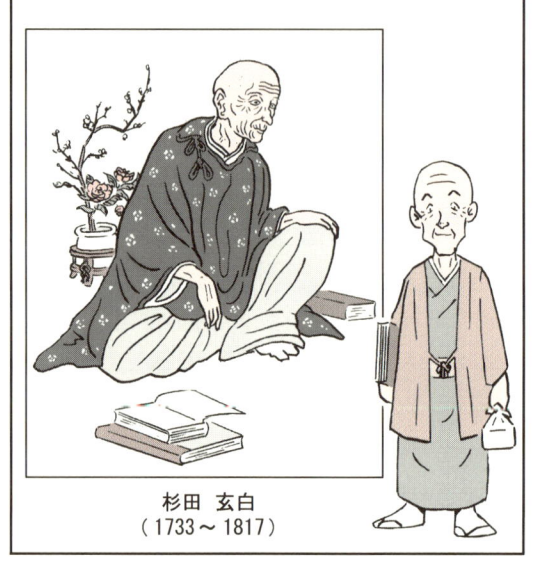

杉田　玄白
（1733〜1817）

幕府の御殿医に師事してオランダ流外科も学んだ玄白は，西洋の医学書に描かれている解剖図が和漢の五臓六腑図とまったく異なることを不思議に思っていた

「西洋人と日本人では体の構造が違うのかなぁ？」

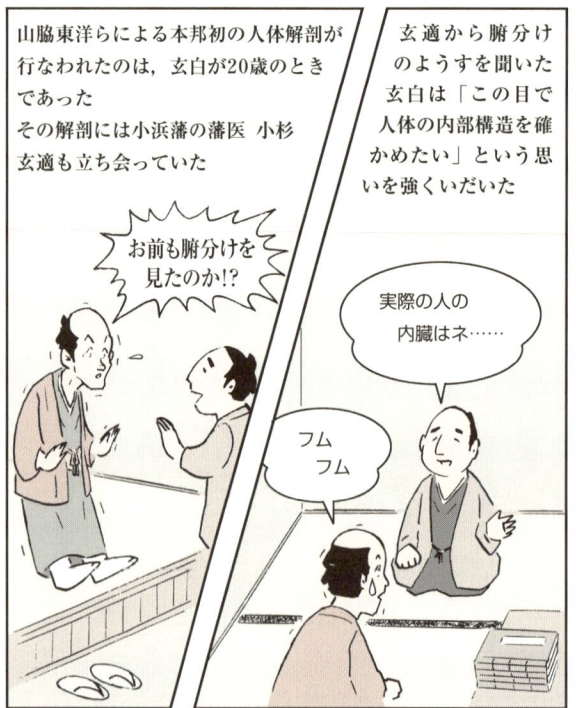

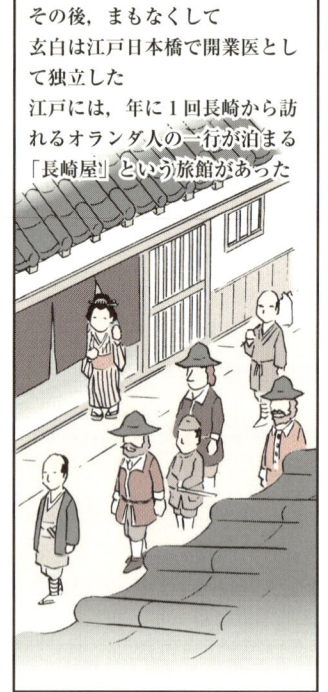

山脇東洋らによる本邦初の人体解剖が行なわれたのは，玄白が20歳のときであった
その解剖には小浜藩の藩医 小杉玄適も立ち会っていた

「お前も腑分けを見たのか!?」

玄適から腑分けのようすを聞いた玄白は「この目で人体の内部構造を確かめたい」という思いを強くいだいた

「実際の人の内臓はネ……」

「フムフム」

その後，まもなくして玄白は江戸日本橋で開業医として独立した
江戸には，年に1回長崎から訪れるオランダ人の一行が泊まる「長崎屋」という旅館があった

100

1765年，玄白は発明家として有名な平賀源内，同僚の小浜藩医 中川淳庵らと連れ立って長崎屋を訪れた

←頭は剃ったよ〜ん

中川 淳庵　平賀 源内

オランダ語の通詞（通訳）に出会い異国の話を聞いた玄白は，西洋医学への憧れをますますつのらせていった

大通詞
吉雄 幸左衛門
（外科医としても活躍）

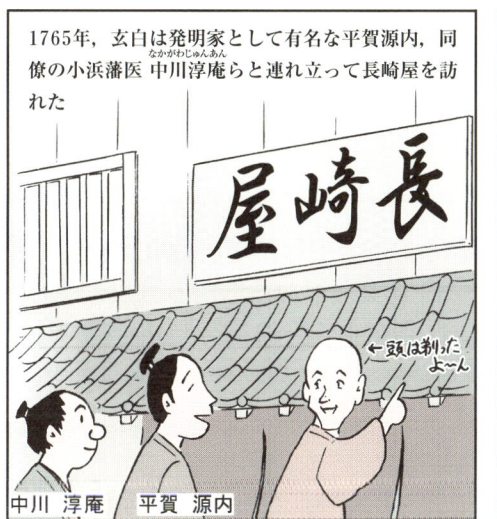

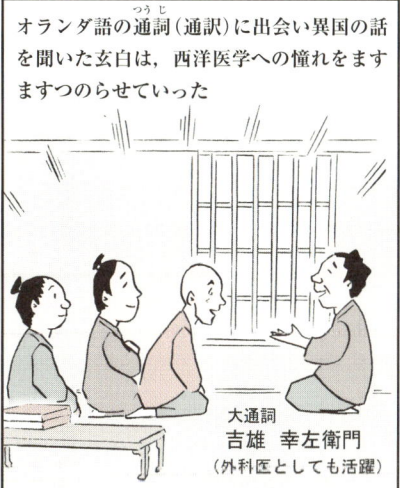

玄白は，翌1766年，豊前中津藩の藩医であった前野良沢に誘われて，再び長崎屋を訪れた

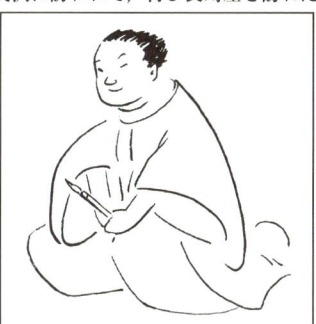

前野 良沢
（1723〜1803）

前野良沢は幕府の儒官であった青木昆陽にオランダ語を学び，オランダ語の習得に高い志を持っていた

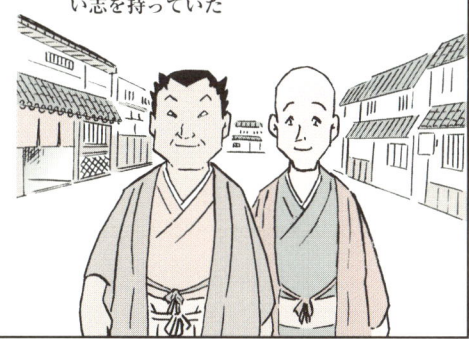

良沢は幼いころにみなし子となり，医師であった伯父に育てられた．

伯父は——

人は，他人が見向きもしなくなった物こそ大切にして，これを後世に伝えねばならん！お前は他人のやらないことをやれ！

と，良沢を教育した
これが後に，彼の蘭学に結実することとなる

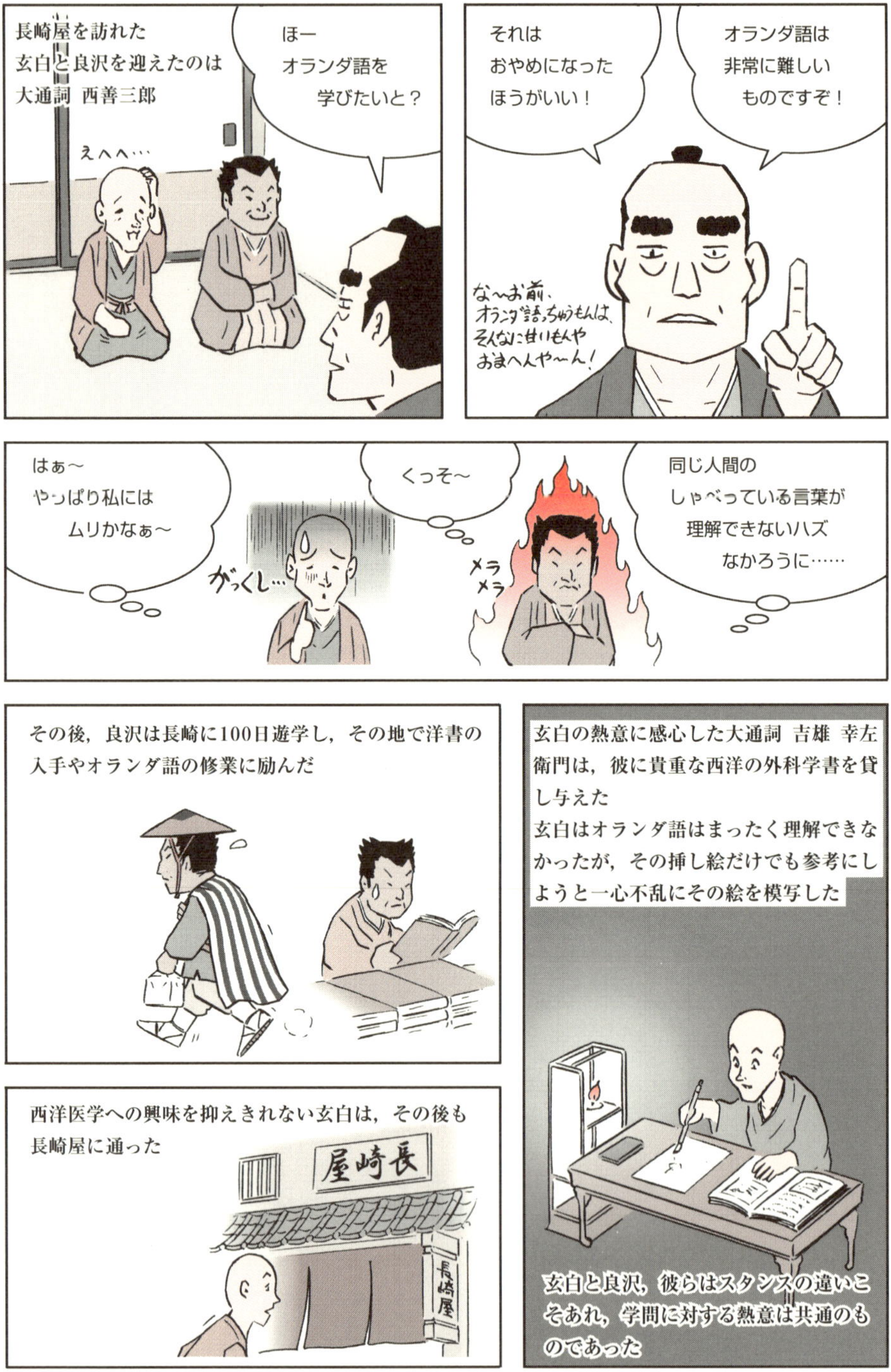
長崎屋を訪れた
玄白と良沢を迎えたのは
大通詞 西善三郎
ほー
オランダ語を
学びたいと？
えへへ…
オランダ語は
非常に難しい
ものですぞ！
それは
おやめになった
ほうがいい！
な〜お前、
オランダ語っちゅうもんは、
そんなに甘いもんや
おまへんや〜ん！
はぁ〜
やっぱり私には
ムリかなぁ〜
がっくし…
くっそ〜
メラ
メラ
同じ人間の
しゃべっている言葉が
理解できないハズ
なかろうに……
その後，良沢は長崎に100日遊学し，その地で洋書の
入手やオランダ語の修業に励んだ
西洋医学への興味を抑えきれない玄白は，その後も
長崎屋に通った
長崎屋
長崎屋
玄白の熱意に感心した大通詞 吉雄 幸左
衛門は，彼に貴重な西洋の外科学書を貸
し与えた
玄白はオランダ語はまったく理解できな
かったが，その挿し絵だけでも参考にし
ようと一心不乱にその絵を模写した
玄白と良沢，彼らはスタンスの違いこ
そあれ，学問に対する熱意は共通のも
のであった

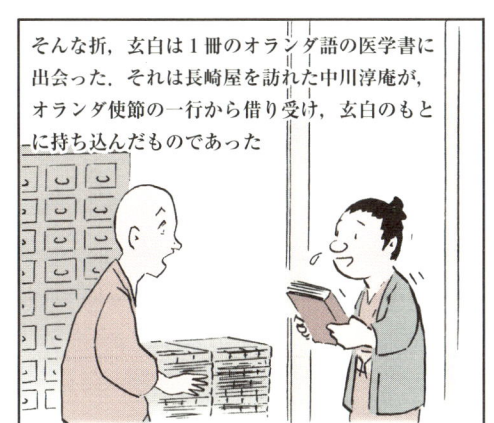

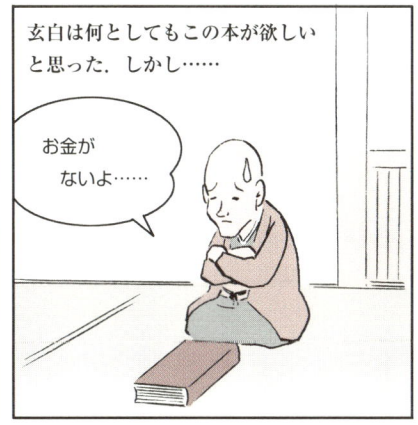

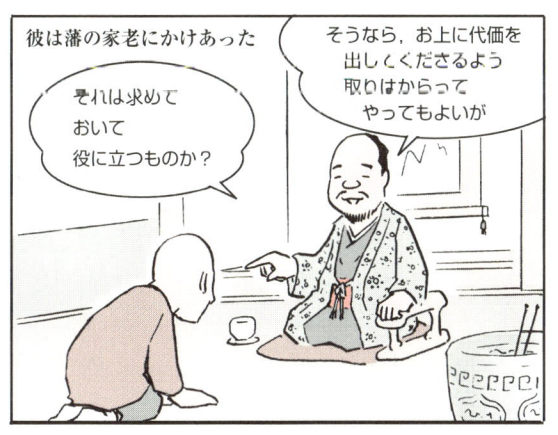

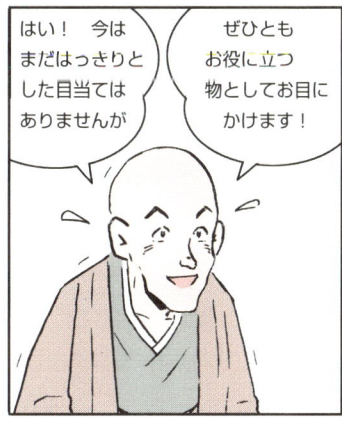

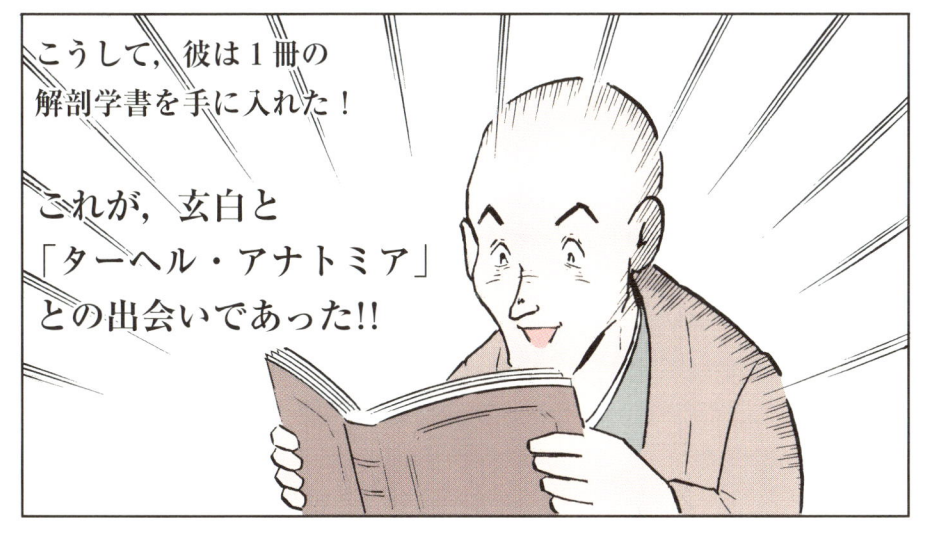

そんな折，玄白は1冊のオランダ語の医学書に出会った．それは長崎屋を訪れた中川淳庵が，オランダ使節の一行から借り受け，玄白のもとに持ち込んだものであった

玄白は何としてもこの本が欲しいと思った．しかし……

お金が
ないよ……

彼は藩の家老にかけあった

それは求めて
おいて
役に立つものか？

そうなら，お上に代価を
出してくださるよう
取りはからって
やってもよいが

はい！ 今は
まだはっきりと
した目当ては
ありませんが

ぜひとも
お役に立つ
物としてお目に
かけます！

こうして，彼は1冊の
解剖学書を手に入れた！

これが，玄白と
「ターヘル・アナトミア」
との出会いであった!!

第18話 日本医学の歩み 3

杉田玄白と『解体新書』

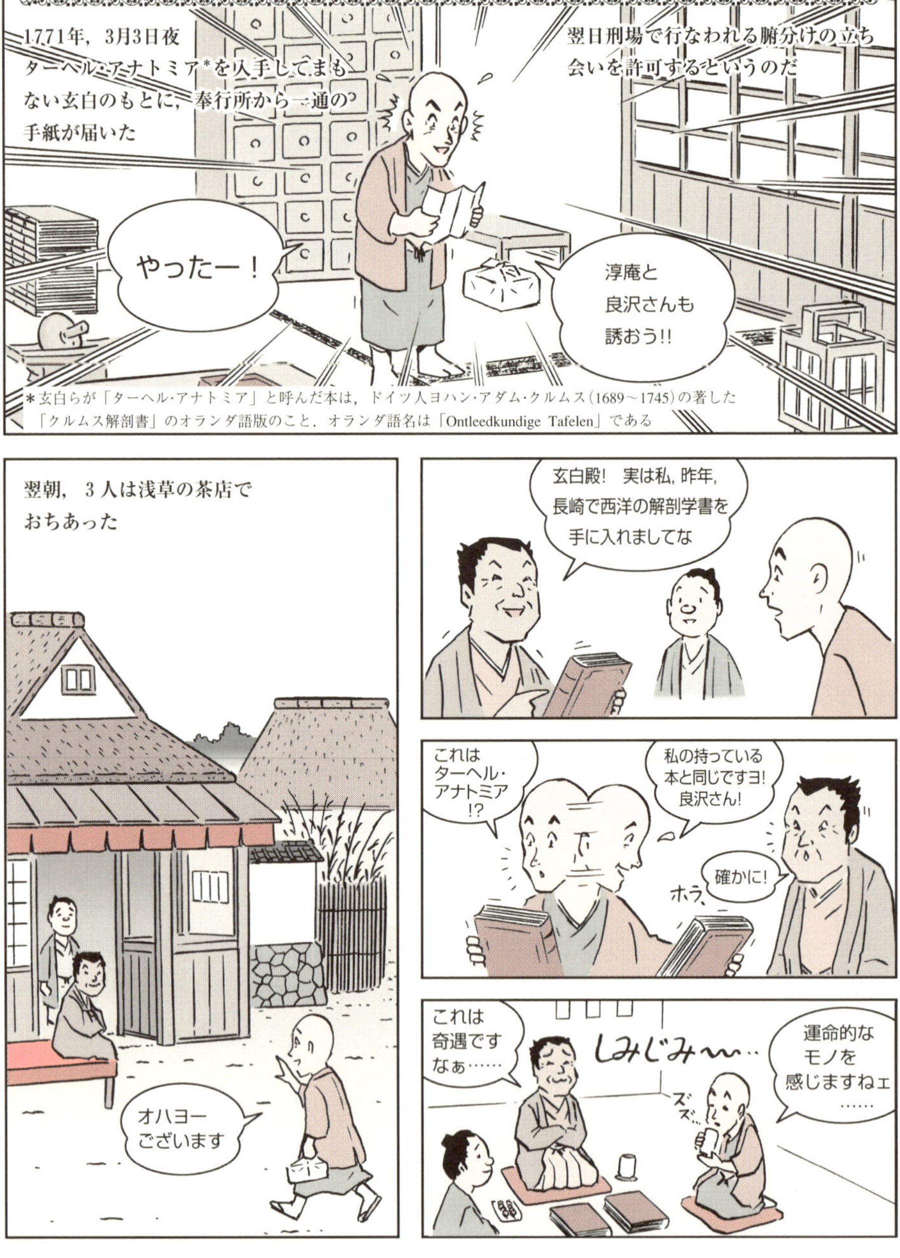

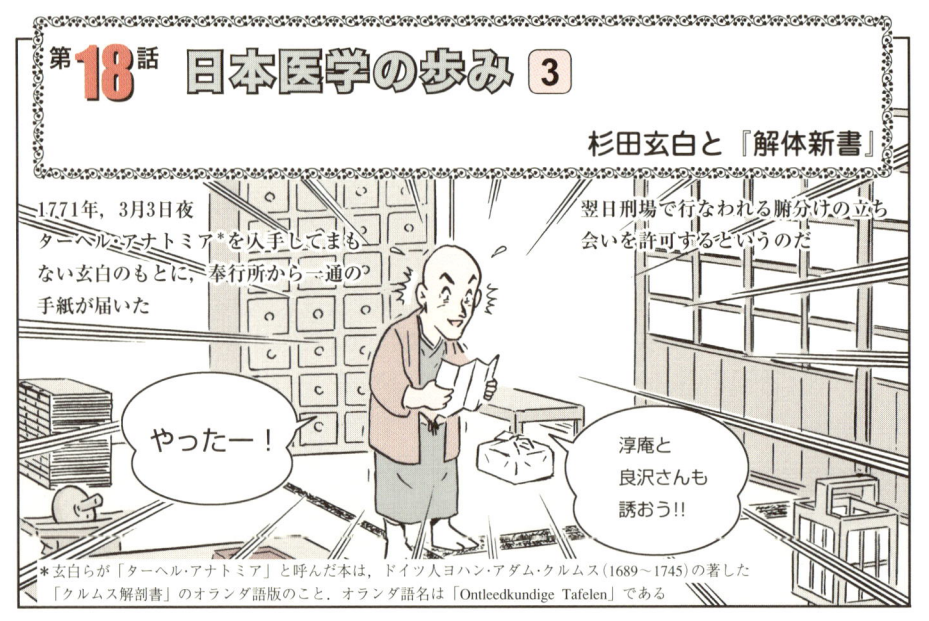

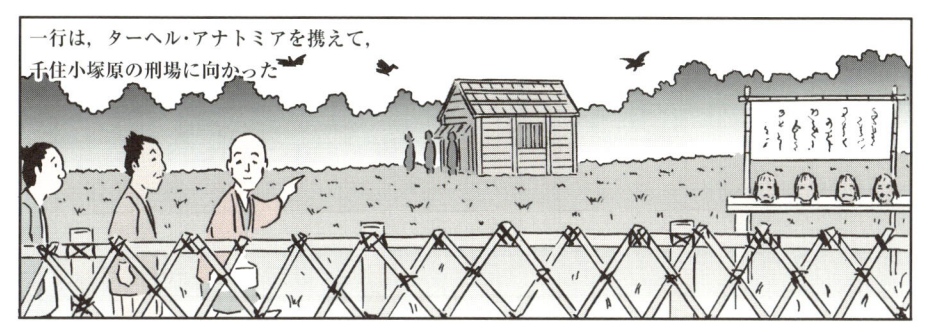

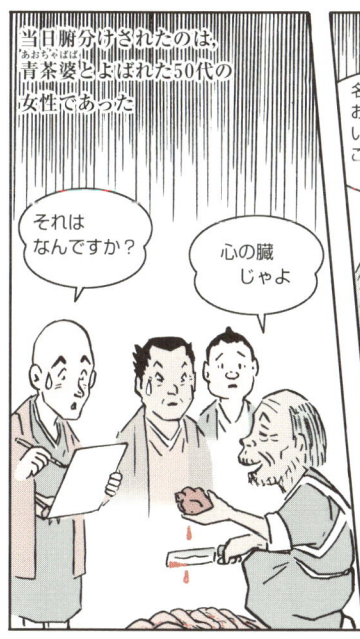

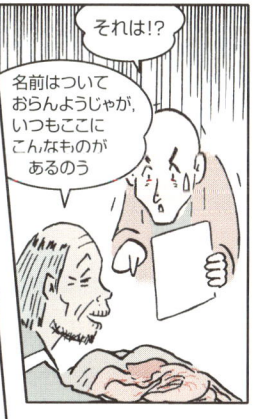

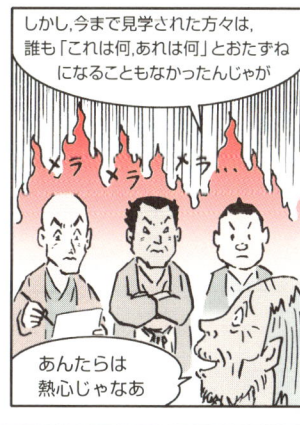

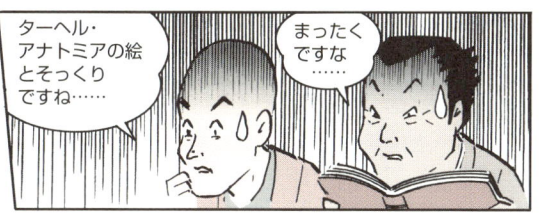

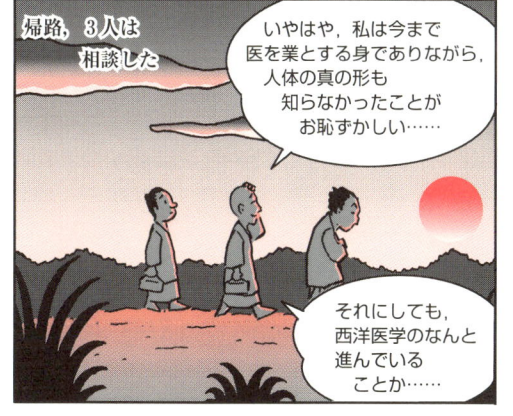

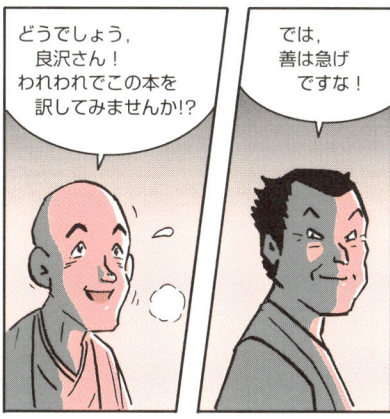

一行は、ターヘル・アナトミアを携えて、千住小塚原の刑場に向かった

当日腑分けされたのは、青茶婆とよばれた50代の女性であった

それはなんですか？

心の臓じゃよ

それは！?

名前はついておらんようじゃが、いつもここにこんなものがあるのう

しかし、今まで見学された方々は、誰も「これは何,あれは何」とおたずねになることもなかったんじゃが

あんたらは熱心じゃなあ

ターヘル・アナトミアの絵とそっくりですね……

まったくですな……

帰路、3人は相談した

いやはや、私は今まで医を業とする身でありながら、人体の真の形も知らなかったことがお恥ずかしい……

それにしても、西洋医学のなんと進んでいることか……

どうでしょう、良沢さん！われわれでこの本を訳してみませんか!?

では、善は急げですな！

105

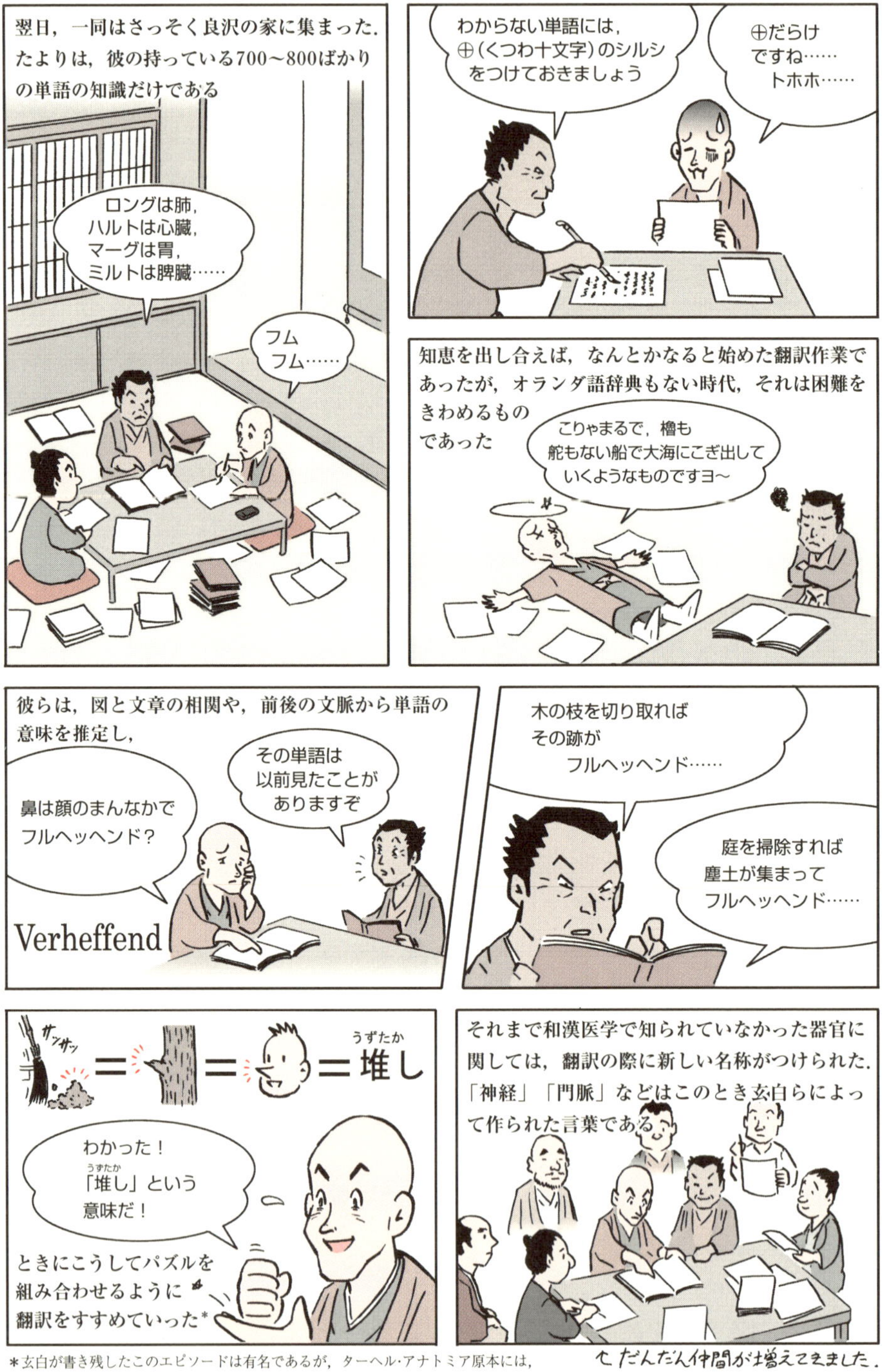

＊玄白が書き残したこのエピソードは有名であるが，ターヘル・アナトミア原本には，「乳」の箇所を除いてこの単語は使われていない．彼の思い違いかもしれない

↖だんだん仲間が増えてきました．

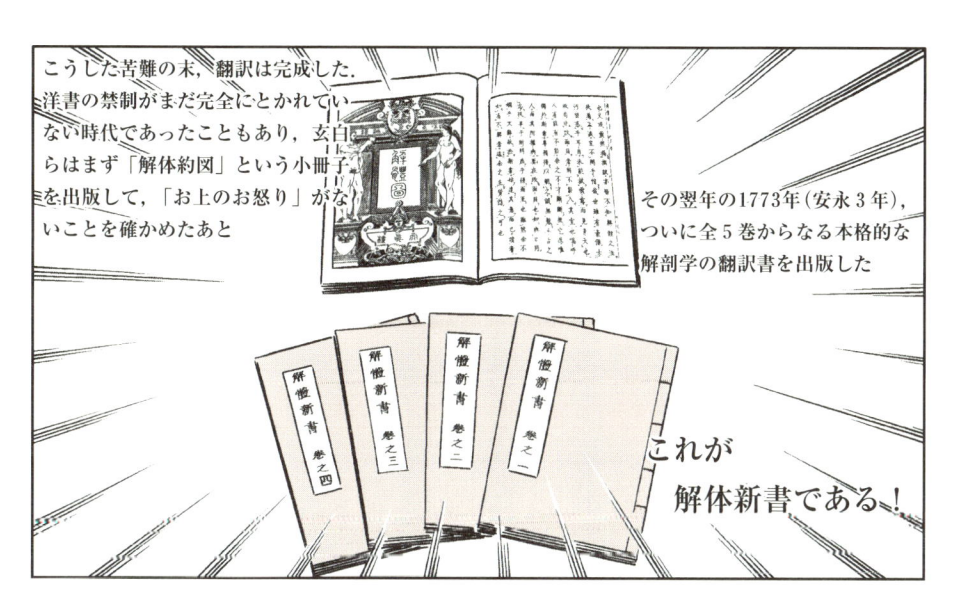

こうした苦難の末，翻訳は完成した．
洋書の禁制がまだ完全にとかれてい
ない時代であったこともあり，玄白
らはまず「解体約図」という小冊子
を出版して，「お上のお怒り」がな
いことを確かめたあと

その翌年の1773年（安永3年），
ついに全5巻からなる本格的な
解剖学の翻訳書を出版した

これが
解体新書である…！

その付図を担当した絵師は，秋田藩の武士
小田野直武 (1749～1780) である
直武は，平賀源内に遠近法や陰影法などの洋
画の手法を学び，源内の紹介で玄白を知り，
解体新書に参加したといわれている

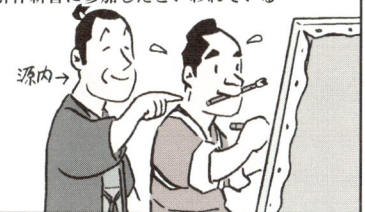

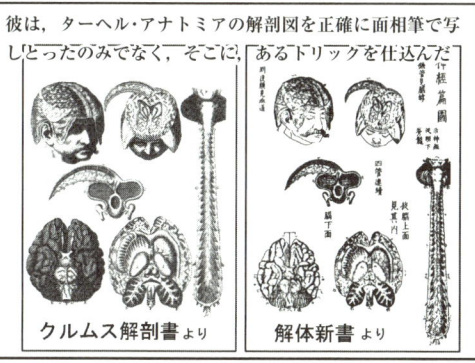

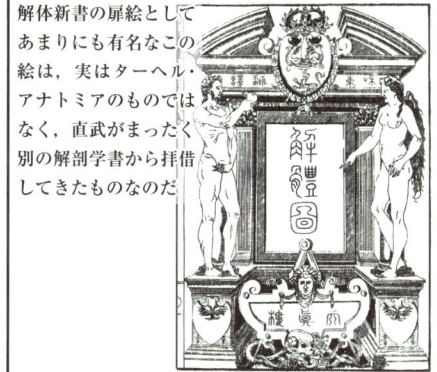

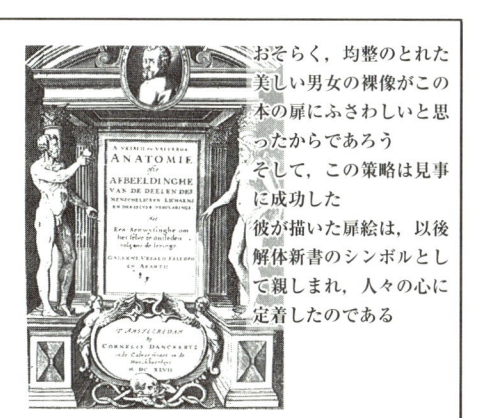

←源内

彼は，ターヘル・アナトミアの解剖図を正確に面相筆で写
しとったのみでなく，そこに，　ある卜リックを仕込んだ

クルムス解剖書より　　解体新書より

解体新書の扉絵として
あまりにも有名なこの
絵は，実はターヘル・
アナトミアのものでは
なく，直武がまったく
別の解剖学書から拝借
してきたものなのだ

おそらく，均整のとれた
美しい男女の裸像がこの
本の扉にふさわしいと思
ったからであろう
そして，この策略は見事
に成功した
彼が描いた扉絵は，以後
解体新書のシンボルとし
て親しまれ，人々の心に
定着したのである

解体新書 扉絵　　ワルエルダ著 人体解剖学

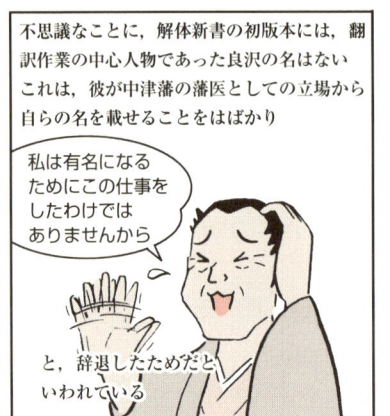

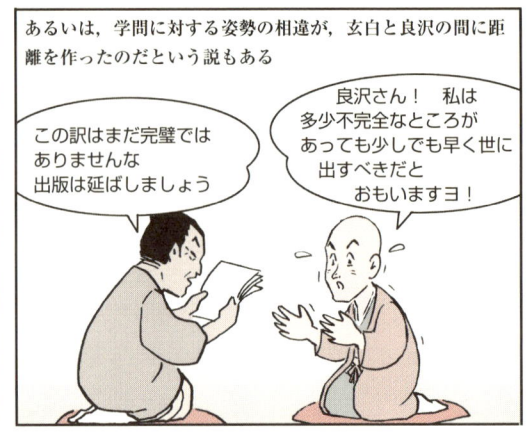

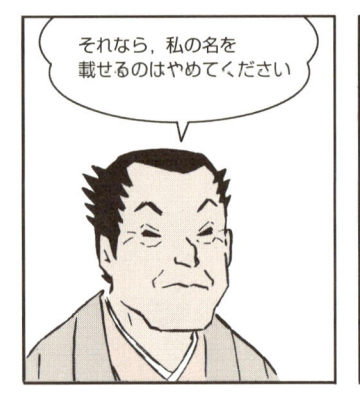

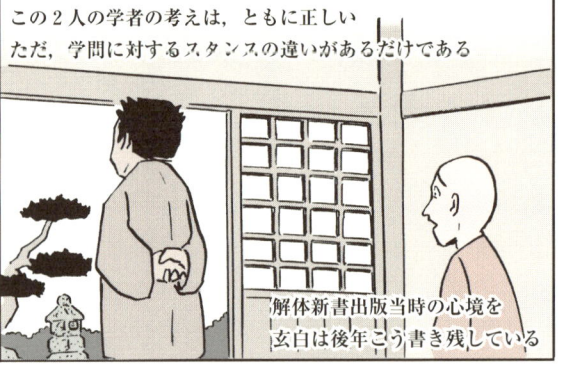

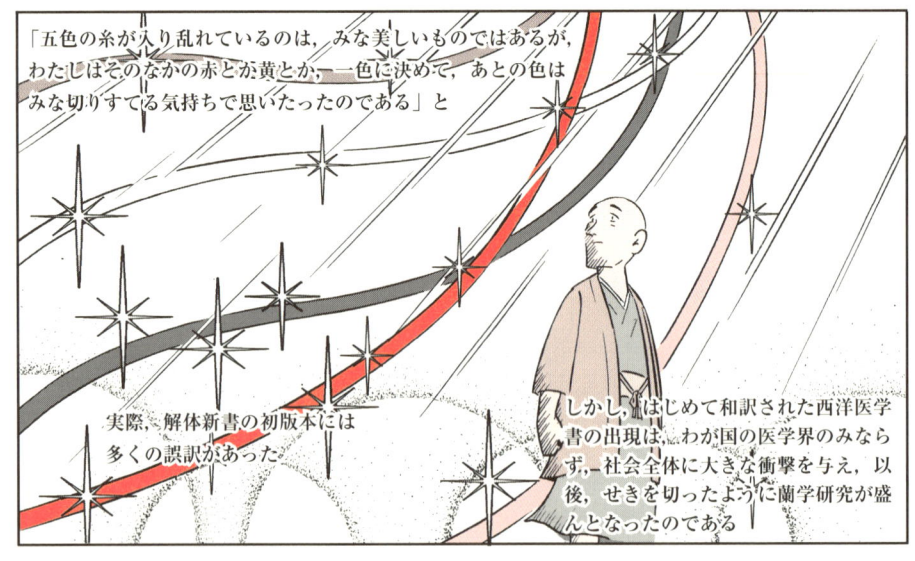

不思議なことに，解体新書の初版本には，翻訳作業の中心人物であった良沢の名はない
これは，彼が中津藩の藩医としての立場から自らの名を載せることをはばかり

私は有名になるためにこの仕事をしたわけではありませんから

と，辞退したためだといわれている

あるいは，学問に対する姿勢の相違が，玄白と良沢の間に距離を作ったのだという説もある

この訳はまだ完璧ではありませんな
出版は延ばしましょう

良沢さん！　私は多少不完全なところがあっても少しでも早く世に出すべきだとおもいますヨ！

それなら，私の名を載せるのはやめてください

この2人の学者の考えは，ともに正しい
ただ，学問に対するスタンスの違いがあるだけである

解体新書出版当時の心境を玄白は後年こう書き残している

「五色の糸が入り乱れているのは，みな美しいものではあるが，わたしはそのなかの赤とか黄とか，一色に決めて，あとの色はみな切りすてる気持ちで思いたったのである」と

実際，解体新書の初版本には多くの誤訳があった

しかし，はじめて和訳された西洋医学書の出現は，わが国の医学界のみならず，社会全体に大きな衝撃を与え，以後，せきを切ったように蘭学研究が盛んとなったのである

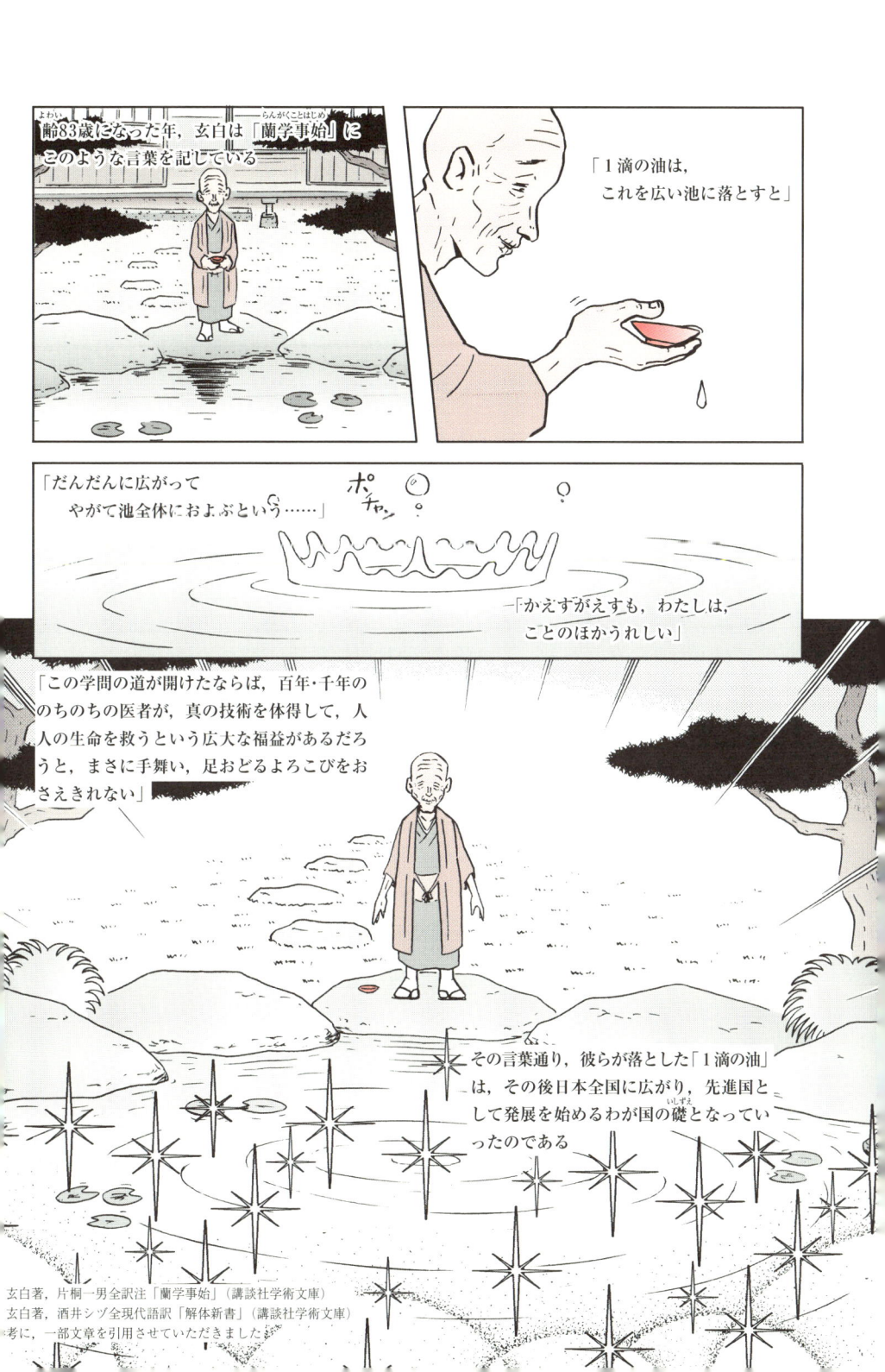

齢83歳になった年，玄白は「蘭学事始」にこのような言葉を記している

「1滴の油は，これを広い池に落とすと」

「だんだんに広がってやがて池全体におよぶという……」

ポチャン

「かえすがえすも，わたしは，ことのほかうれしい」

「この学問の道が開けたならば，百年・千年ののちのちの医者が，真の技術を体得して，人人の生命を救うという広大な福益があるだろうと，まさに手舞い，足おどるよろこびをおさえきれない」

その言葉通り，彼らが落とした「1滴の油」は，その後日本全国に広がり，先進国として発展を始めるわが国の礎となっていったのである

玄白著，片桐一男全訳注「蘭学事始」（講談社学術文庫）
玄白著，酒井シヅ全現代語訳「解体新書」（講談社学術文庫）
考に，一部文章を引用させていただきました

第19話 華岡青洲 1

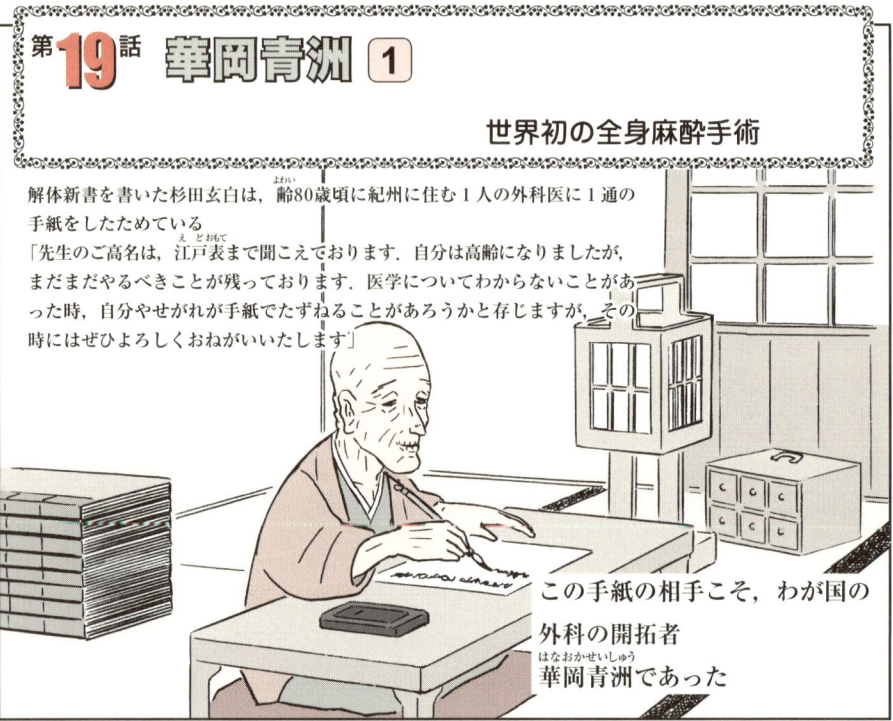

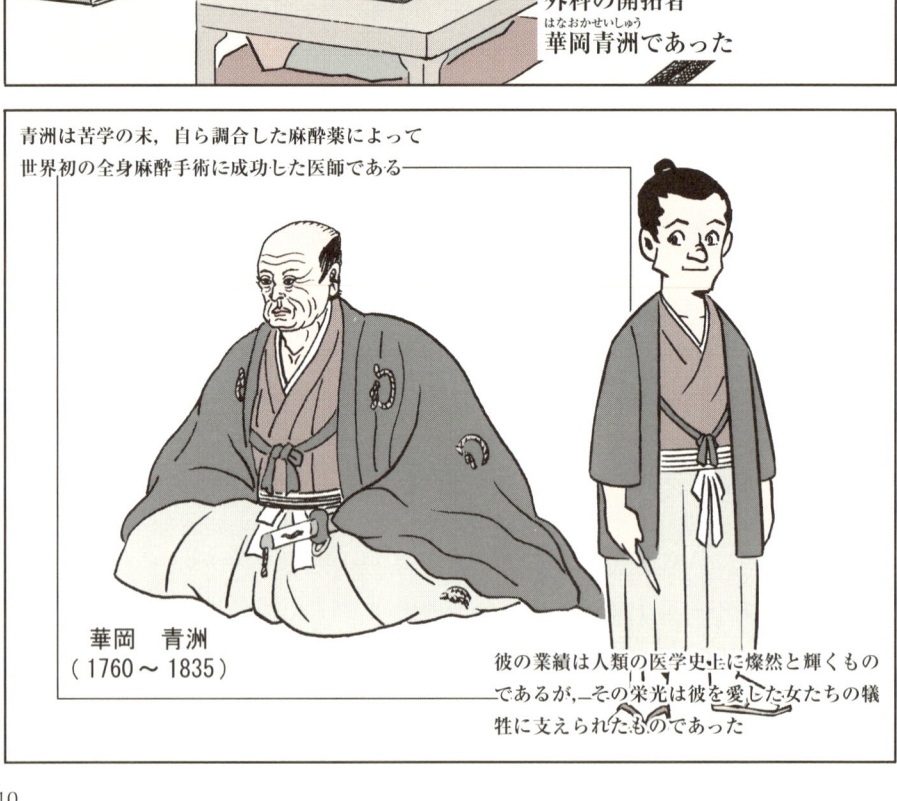

世界初の全身麻酔手術

解体新書を書いた杉田玄白は，齢80歳頃に紀州に住む1人の外科医に1通の手紙をしたためている
「先生のご高名は，江戸表まで聞こえております．自分は高齢になりましたが，まだまだやるべきことが残っております．医学についてわからないことがあった時，自分やせがれが手紙でたずねることがあろうかと存じますが，その時にはぜひよろしくおねがいいたします」

この手紙の相手こそ，わが国の外科の開拓者 華岡青洲（はなおかせいしゅう）であった

青洲は苦学の末，自ら調合した麻酔薬によって世界初の全身麻酔手術に成功した医師である——

華岡　青洲
（1760〜1835）

彼の業績は人類の医学史上に燦然と輝くものであるが，その栄光は彼を愛した女たちの犠牲に支えられたものであった

華岡青洲は1760年（宝暦10年）紀州 那賀郡 平山に貧しい医師の長男として生まれた

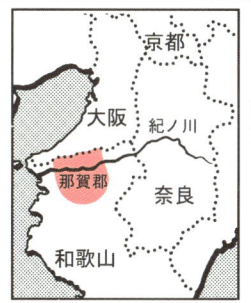

幼い頃から生真面目な性格であった青洲には少年時代を伝える，次のようなエピソードがある

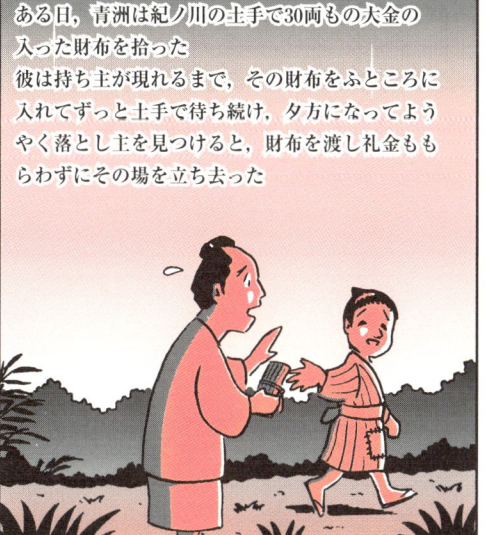

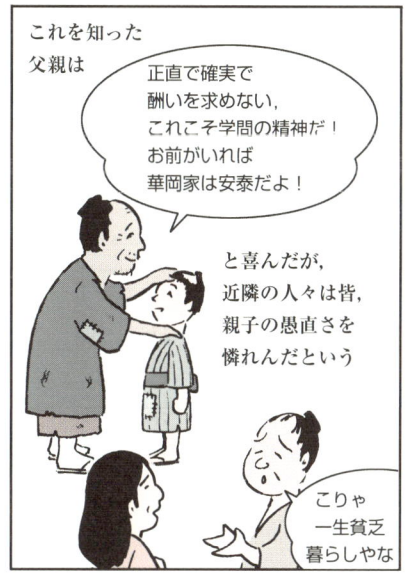

ある日，青洲は紀ノ川の土手で30両もの大金の入った財布を拾った
彼は持ち主が現れるまで，その財布をふところに入れてずっと土手で待ち続け，夕方になってようやく落とし主を見つけると，財布を渡し礼金ももらわずにその場を立ち去った

これを知った父親は

「正直で確実で酬いを求めない，これこそ学問の精神だ！お前がいれば華岡家は安泰だよ！」

と喜んだが，近隣の人々は皆，親子の愚直さを憐れんだという

「こりゃ一生貧乏暮らしやな」

やがて青洲は，医学の勉強のため京都遊学を決意する．しかし家には金が無い．青洲の2人の妹は，兄のために機を織って働き，母は食べ物も切り詰め彼に学資を送った

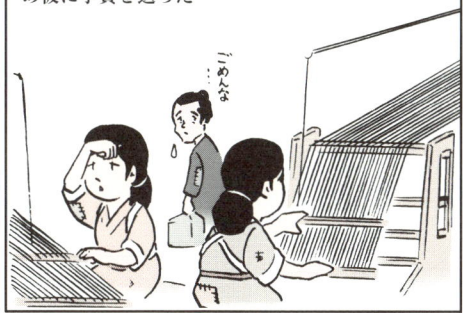

ごめんな…

こうして青洲は一家の期待を背負って，1782年（天明2年）から3年間京の都で古方医学と蘭方外科の修練を積んだ

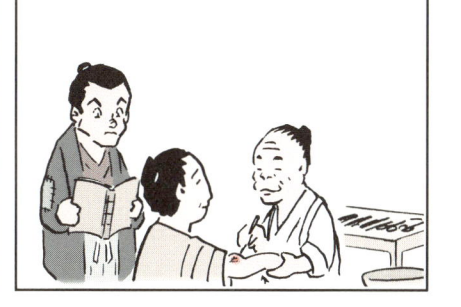

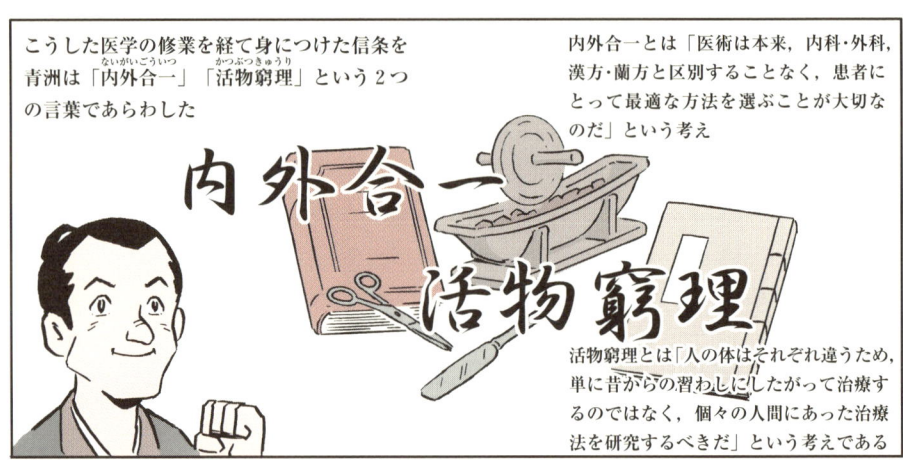

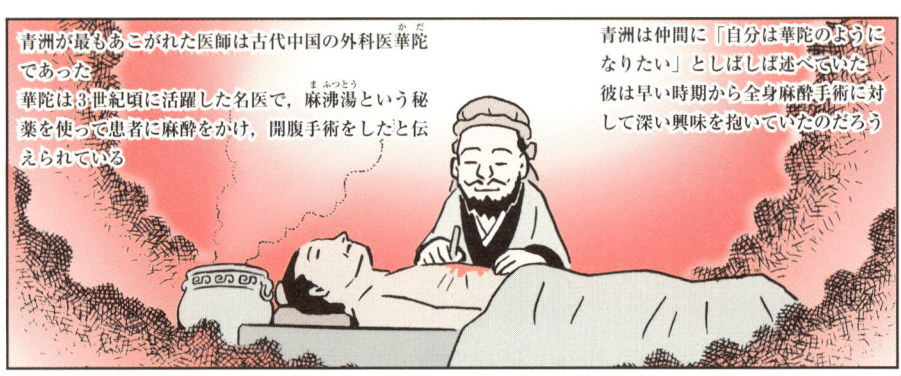

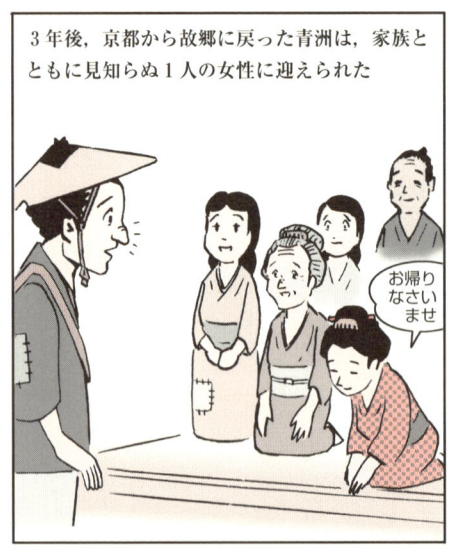

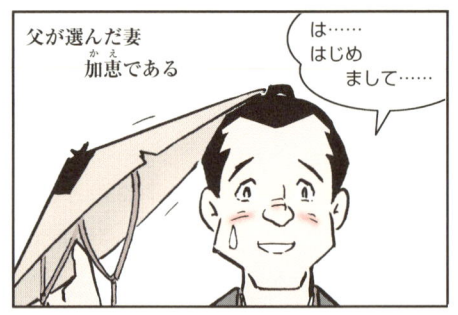

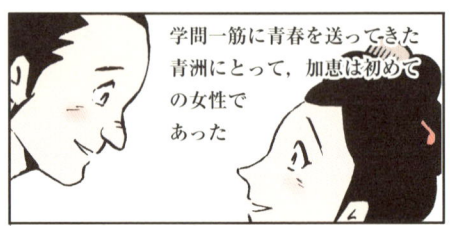

こうした医学の修業を経て身につけた信条を青洲は「内外合一」「活物窮理」という2つの言葉であらわした

内外合一とは「医術は本来，内科・外科，漢方・蘭方と区別することなく，患者にとって最適な方法を選ぶことが大切なのだ」という考え

内外合一
活物窮理

活物窮理とは「人の体はそれぞれ違うため，単に昔からの習わしにしたがって治療するのではなく，個々の人間にあった治療法を研究するべきだ」という考えである

青洲が最もあこがれた医師は古代中国の外科医華陀であった
華陀は3世紀頃に活躍した名医で，麻沸湯という秘薬を使って患者に麻酔をかけ，開腹手術をしたと伝えられている

青洲は仲間に「自分は華陀のようになりたい」としばしば述べていた
彼は早い時期から全身麻酔手術に対して深い興味を抱いていたのだろう

3年後，京都から故郷に戻った青洲は，家族とともに見知らぬ1人の女性に迎えられた

お帰りなさいませ

父が選んだ妻
加恵である

は……
はじめ
まして……

学問一筋に青春を送ってきた青洲にとって，加恵は初めての女性であった

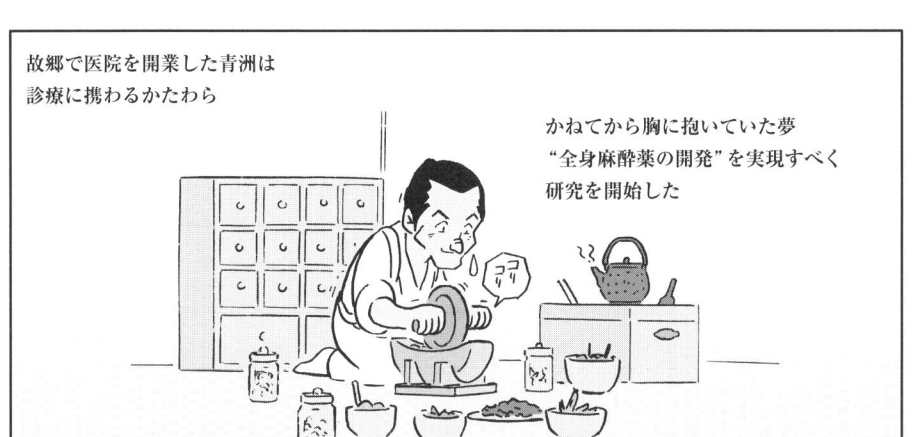

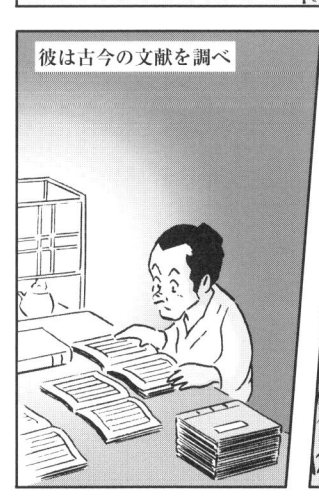

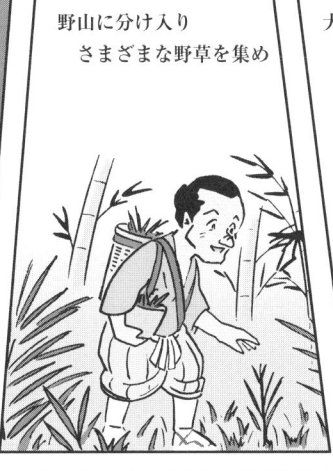

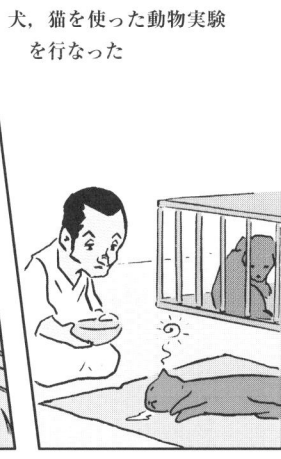

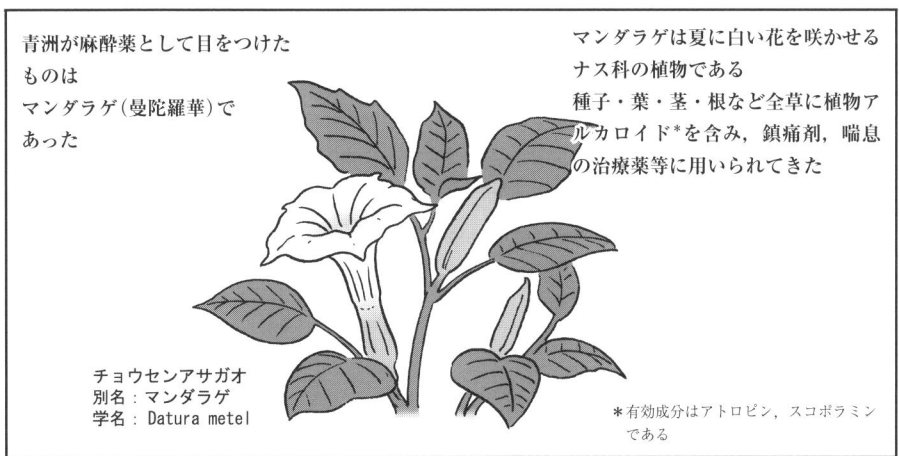

故郷で医院を開業した青洲は
診療に携わるかたわら

かねてから胸に抱いていた夢
"全身麻酔薬の開発"を実現すべく
研究を開始した

彼は古今の文献を調べ

野山に分け入り
さまざまな野草を集め

犬，猫を使った動物実験
を行なった

青洲が麻酔薬として目をつけた
ものは
マンダラゲ（曼陀羅華）で
あった

マンダラゲは夏に白い花を咲かせる
ナス科の植物である
種子・葉・茎・根など全草に植物アルカロイド*を含み，鎮痛剤，喘息の治療薬等に用いられてきた

チョウセンアサガオ
別名：マンダラゲ
学名：Datura metel

*有効成分はアトロピン，スコポラミンである

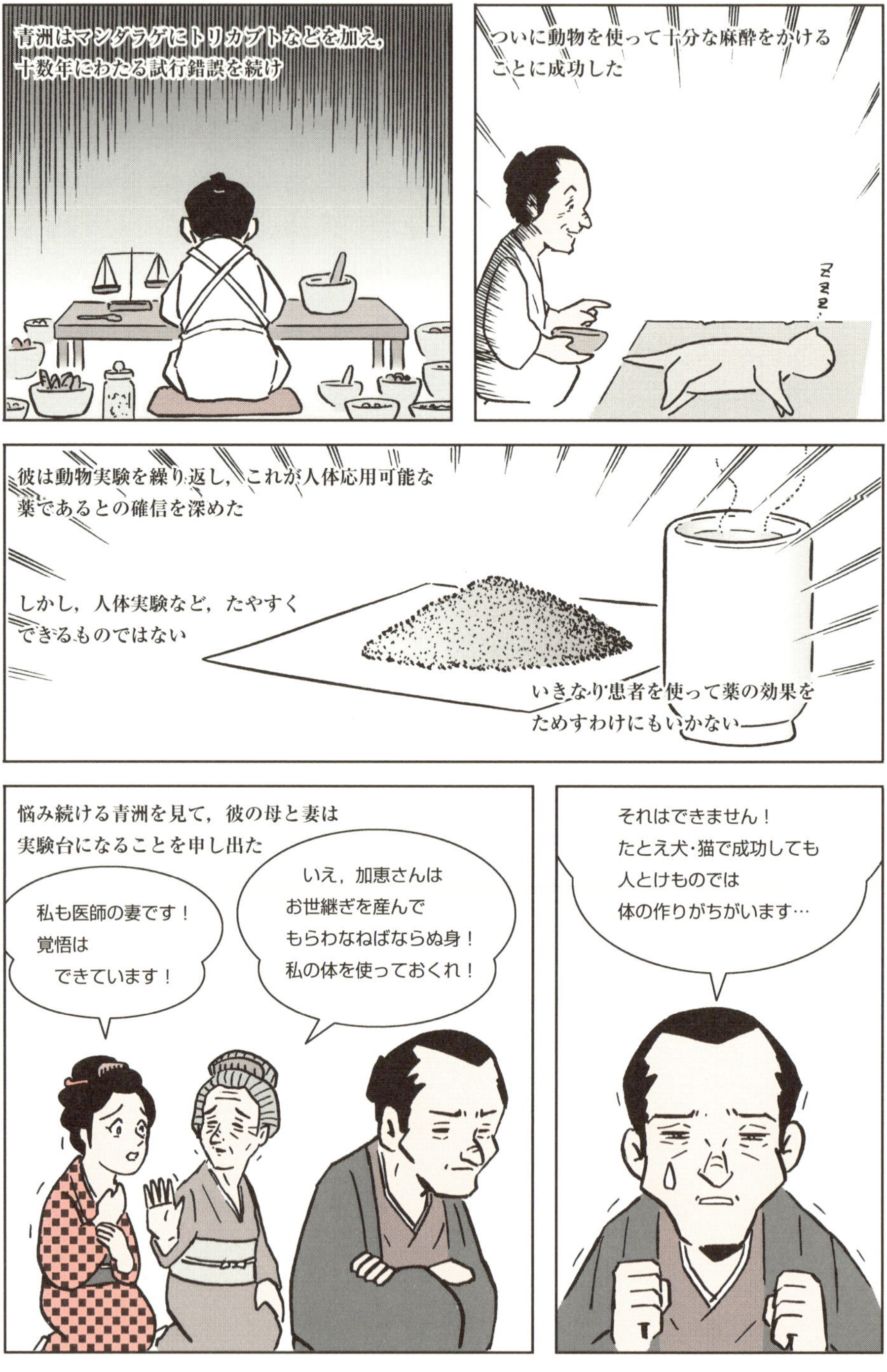
青洲はマンダラゲにトリカブトなどを加え，
十数年にわたる試行錯誤を続け
ついに動物を使って十分な麻酔をかける
ことに成功した
彼は動物実験を繰り返し，これが人体応用可能な
薬であるとの確信を深めた
しかし，人体実験など，たやすく
できるものではない
いきなり患者を使って薬の効果を
ためすわけにもいかない
悩み続ける青洲を見て，彼の母と妻は
実験台になることを申し出た
私も医師の妻です！
覚悟は
できています！
いえ，加恵さんは
お世継ぎを産んで
もらわなねばならぬ身！
私の体を使っておくれ！
それはできません！
たとえ犬・猫で成功しても
人とけものでは
体の作りがちがいます…

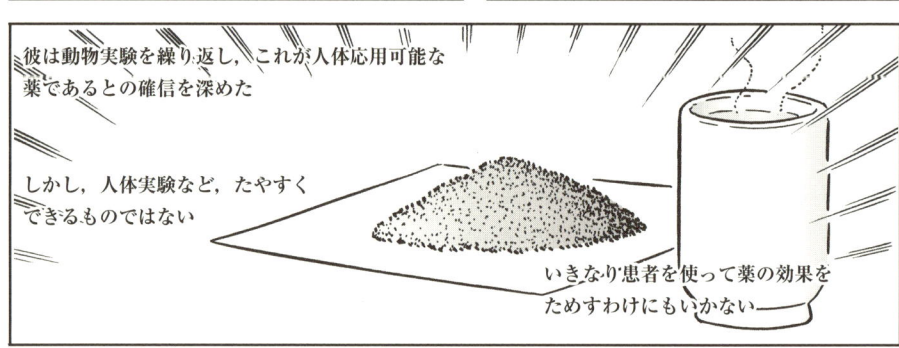

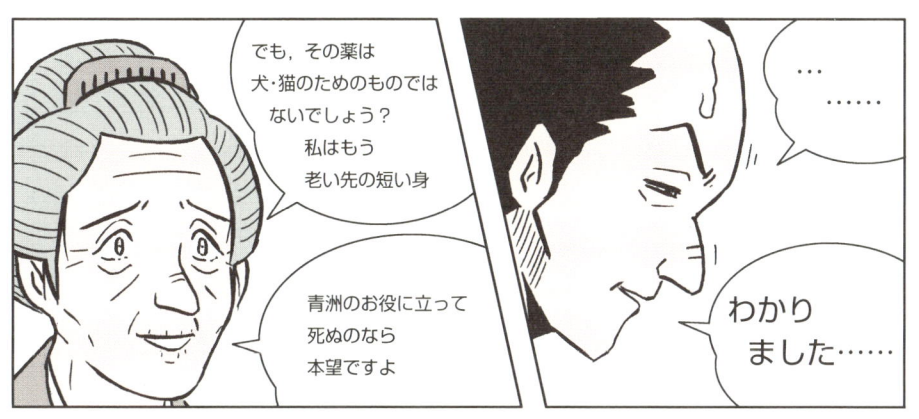

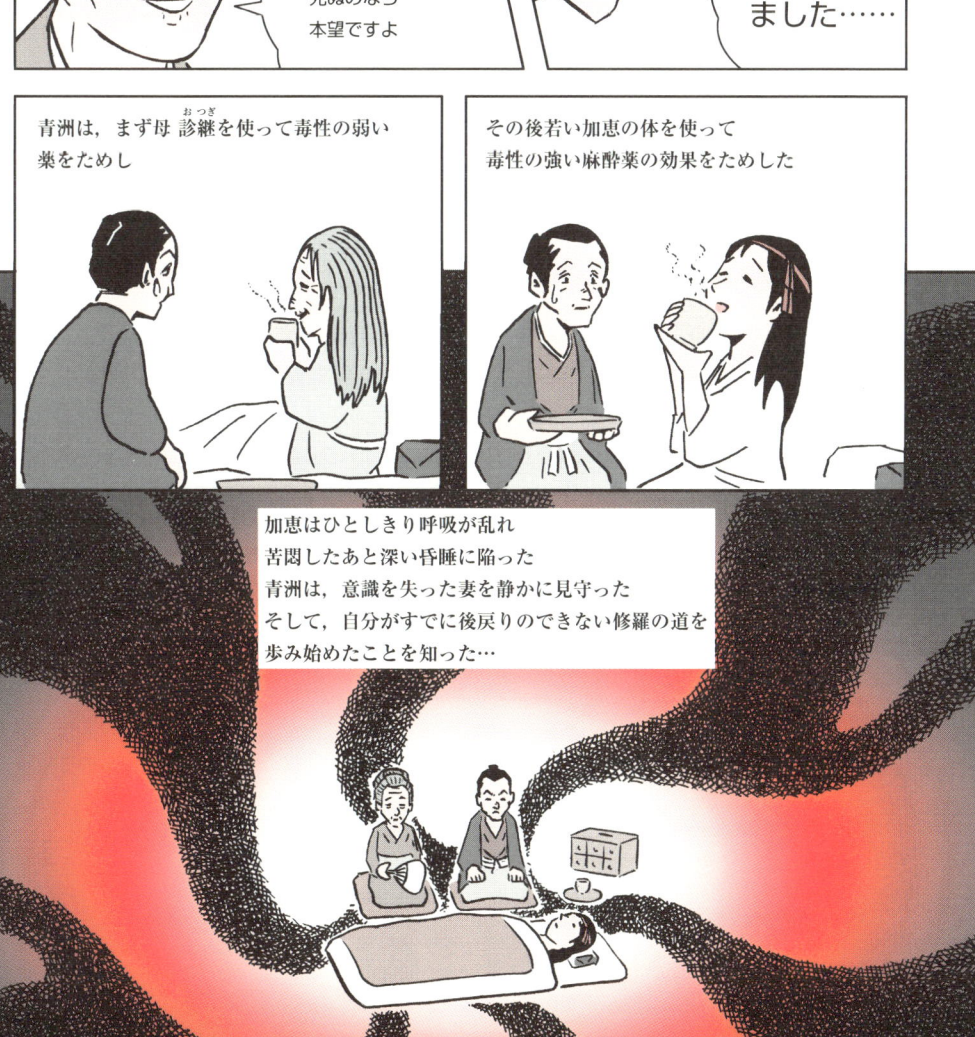

でも，その薬は犬・猫のためのものではないでしょう？私はもう老い先の短い身

青洲のお役に立って死ぬのなら本望ですよ

………

わかりました……

青洲は，まず母 診継(おつぎ)を使って毒性の弱い薬をためし

その後若い加恵の体を使って毒性の強い麻酔薬の効果をためした

加恵はひとしきり呼吸が乱れ苦悶したあと深い昏睡に陥った
青洲は，意識を失った妻を静かに見守った
そして，自分がすでに後戻りのできない修羅の道を歩み始めたことを知った…

第20話 華岡青洲 ②

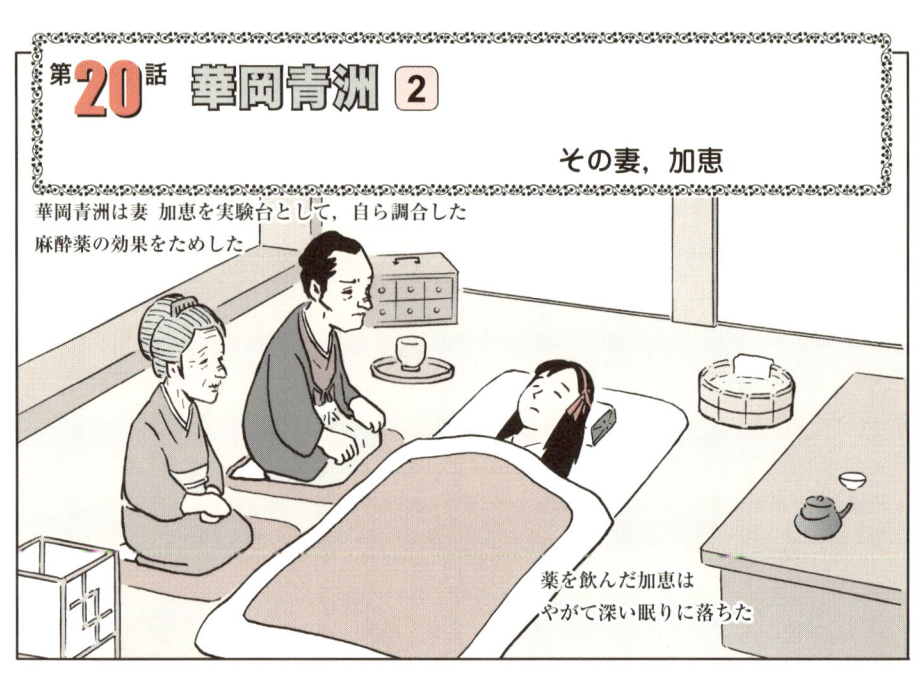

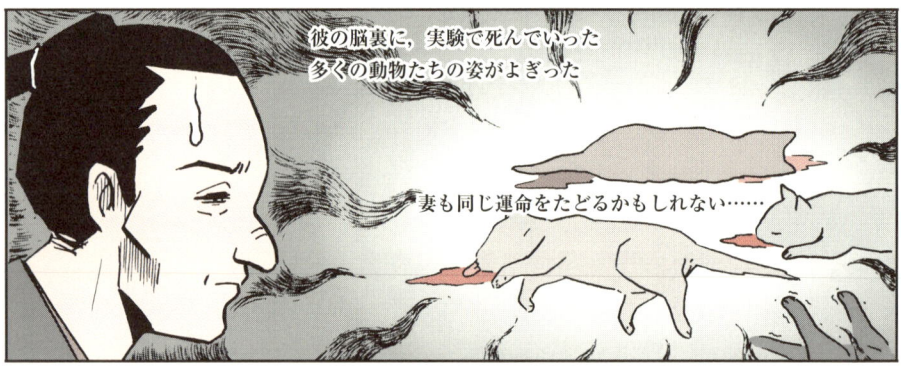

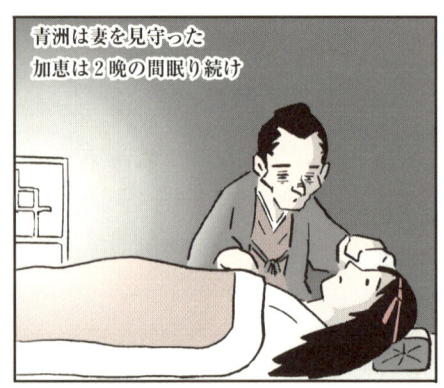

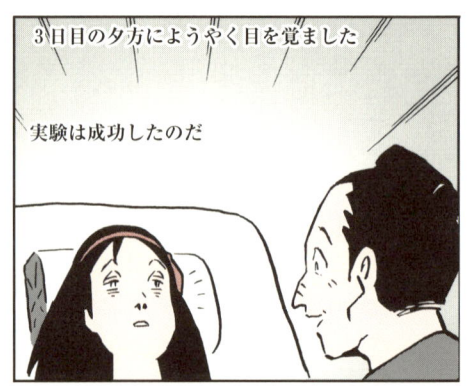

その妻，加恵

華岡青洲は妻 加恵を実験台として，自ら調合した麻酔薬の効果をためした．

薬を飲んだ加恵はやがて深い眠りに落ちた

彼の脳裏に，実験で死んでいった多くの動物たちの姿がよぎった

妻も同じ運命をたどるかもしれない……

青洲は妻を見守った
加恵は2晩の間眠り続け

3日目の夕方にようやく目を覚ました

実験は成功したのだ

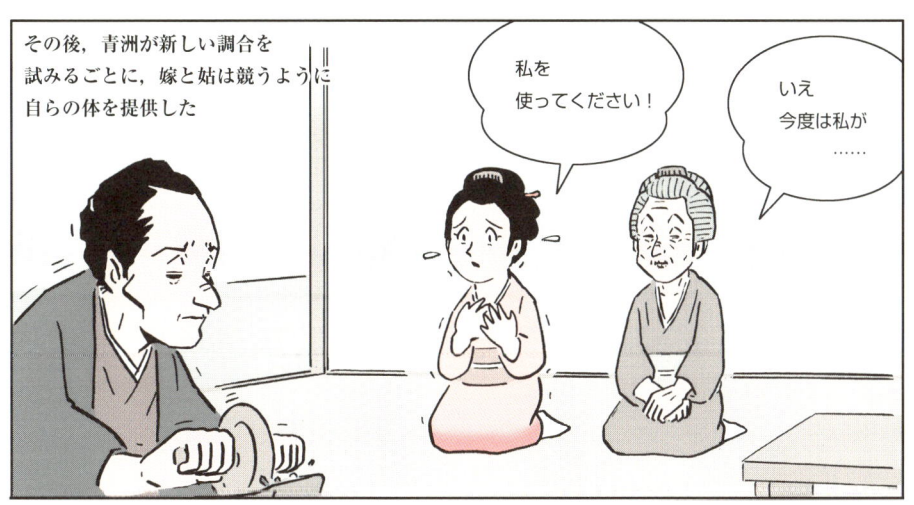

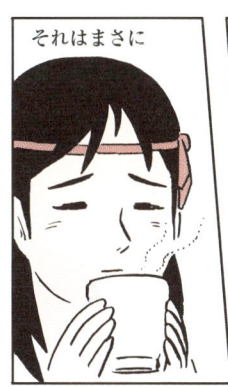

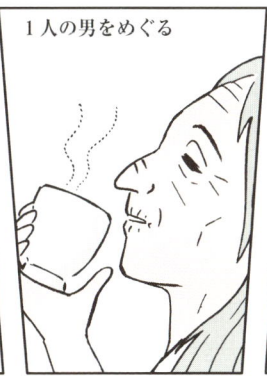

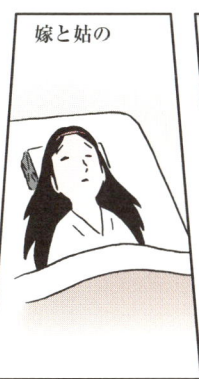

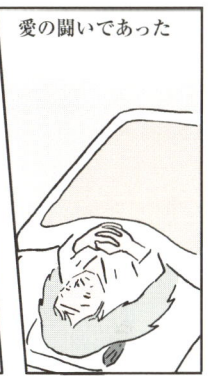

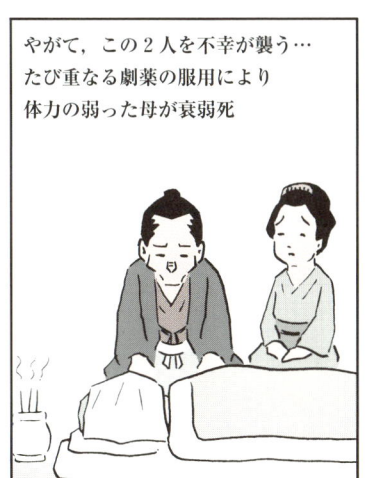

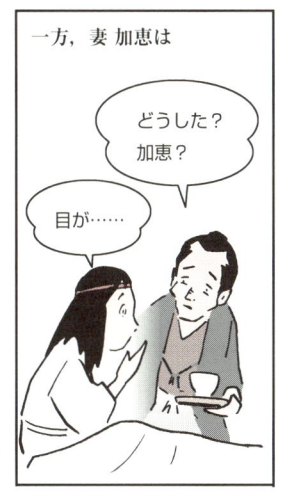

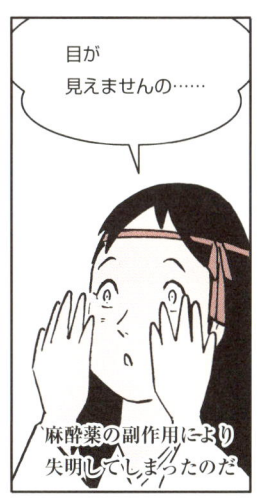

その後，青洲が新しい調合を試みるごとに，嫁と姑は競うように自らの体を提供した

「私を使ってください！」

「いえ 今度は私が……」

それはまさに　1人の男をめぐる　嫁と姑の　愛の闘いであった

やがて，この2人を不幸が襲う…たび重なる劇薬の服用により体力の弱った母が衰弱死

一方，妻 加恵は

「どうした？加恵？」

「目が……」

「目が見えませんの……」

麻酔薬の副作用により失明してしまったのだ

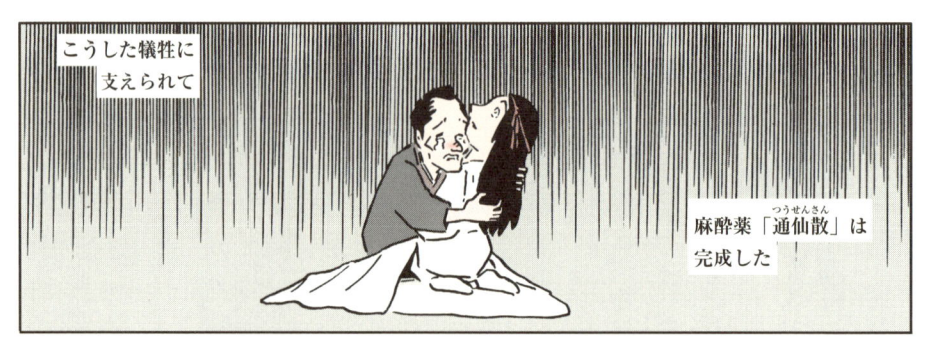

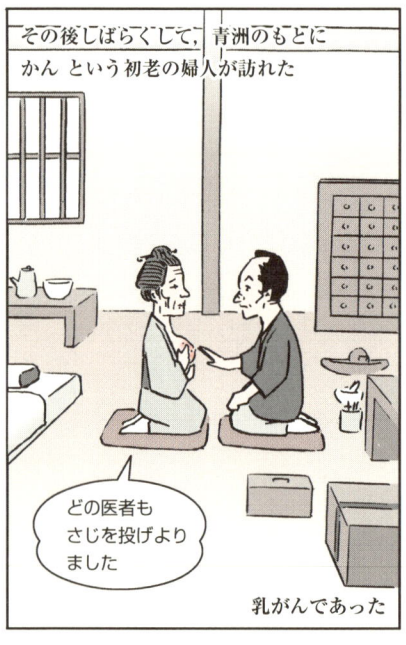

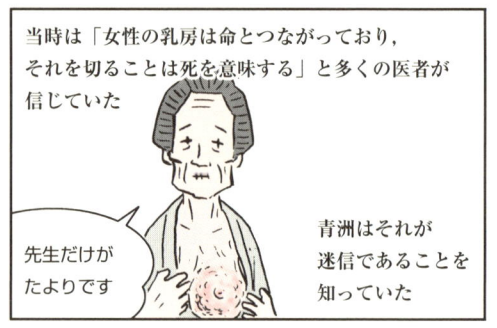

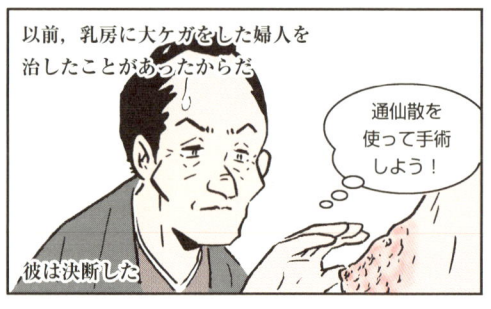

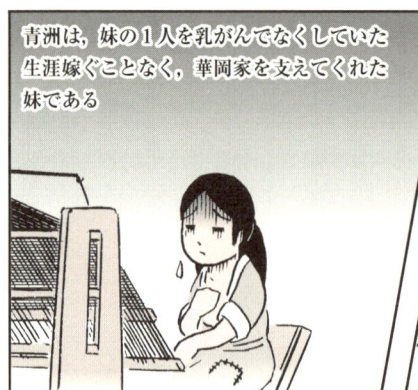

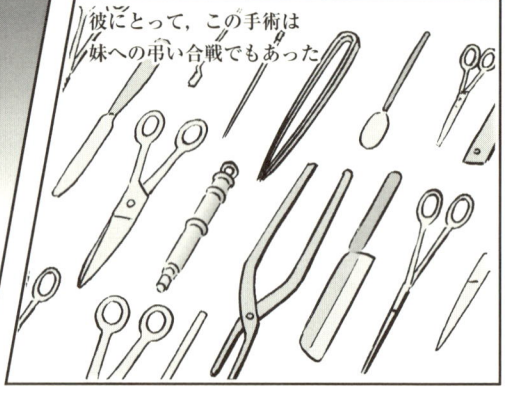

こうした犠牲に支えられて麻酔薬「通仙散（つうせんさん）」は完成した

その後しばらくして、青洲のもとにかんという初老の婦人が訪れた

どの医者もさじを投げよりました

先生だけがたよりです

乳がんであった

当時は「女性の乳房は命とつながっており、それを切ることは死を意味する」と多くの医者が信じていた

青洲はそれが迷信であることを知っていた

以前、乳房に大ケガをした婦人を治したことがあったからだ

通仙散を使って手術しよう！

彼は決断した

青洲は、妹の1人を乳がんでなくしていた　生涯嫁ぐことなく、華岡家を支えてくれた妹である

彼にとって、この手術は妹への弔い合戦でもあった

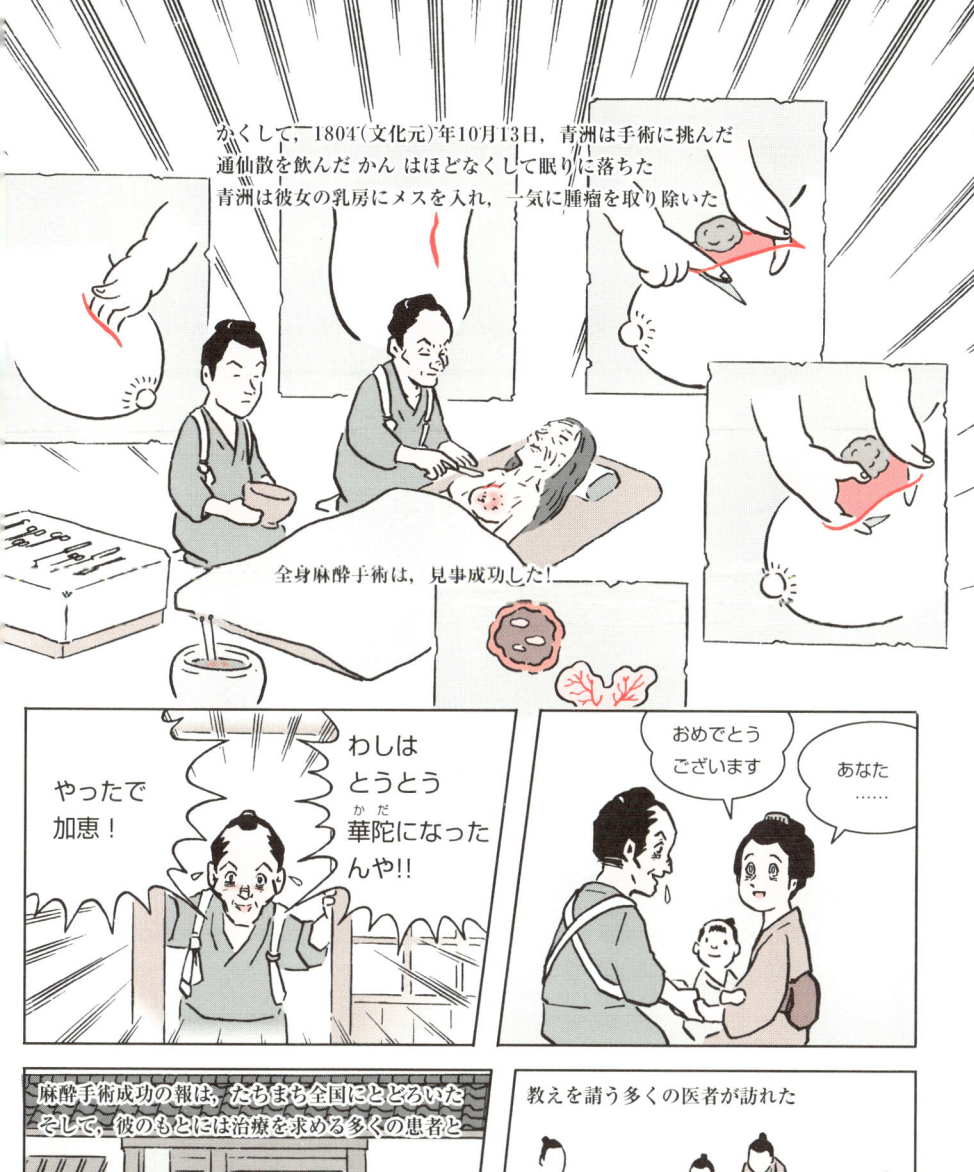

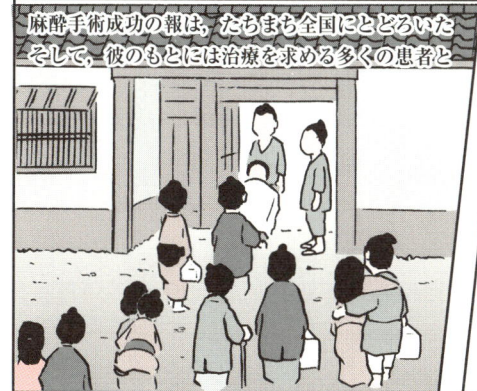

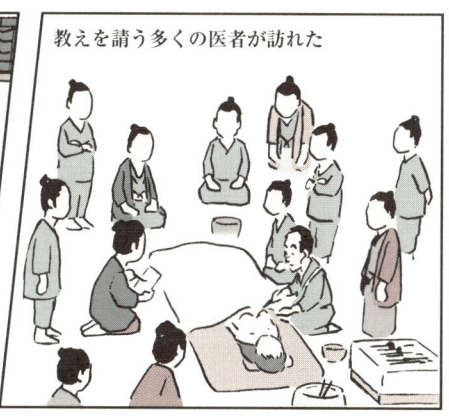

かくして，1804（文化元）年10月13日，青洲は手術に挑んだ
通仙散を飲んだかんはほどなくして眠りに落ちた
青洲は彼女の乳房にメスを入れ，一気に腫瘍を取り除いた

全身麻酔手術は，見事成功した！

やったで加恵！

わしはとうとう華陀（かだ）になったんや!!

おめでとうございます

あなた……

麻酔手術成功の報は，たちまち全国にとどろいた
そして，彼のもとには治療を求める多くの患者と

教えを請う多くの医者が訪れた

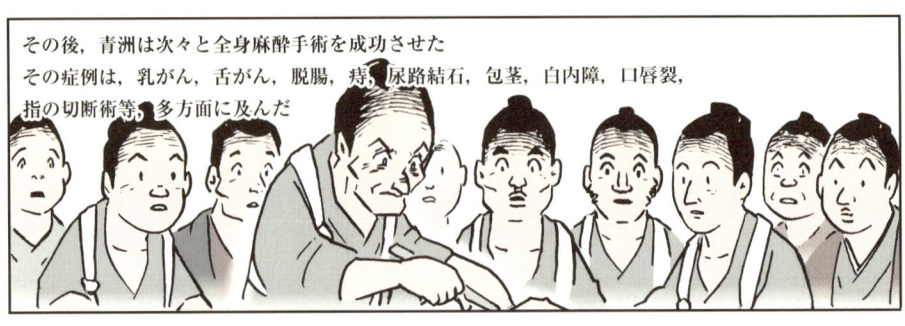

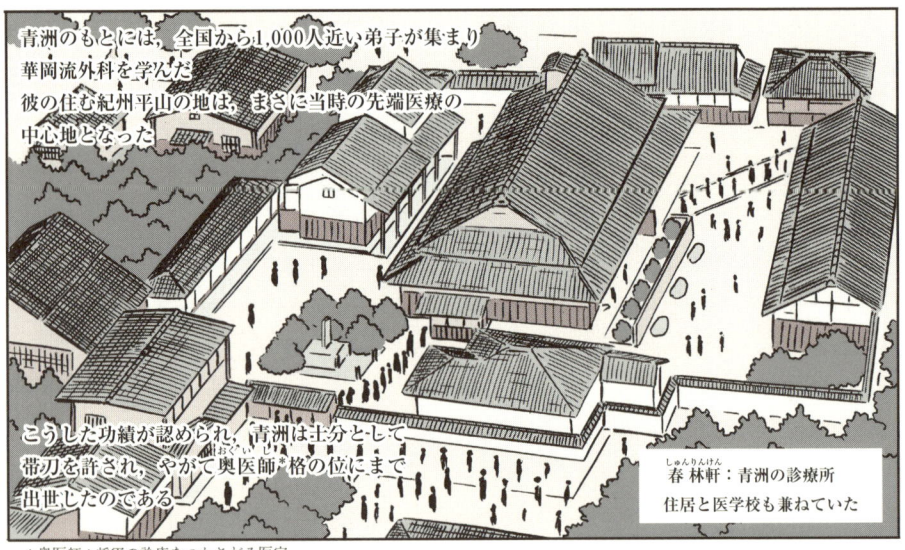

その後，青洲は次々と全身麻酔手術を成功させた
その症例は，乳がん，舌がん，脱腸，痔，尿路結石，包茎，白内障，口唇裂，指の切断術等，多方面に及んだ

青洲のもとには，全国から1,000人近い弟子が集まり華岡流外科を学んだ
彼の住む紀州平山の地は，まさに当時の先端医療の中心地となった

こうした功績が認められ，青洲は士分として帯刀を許され，やがて奥医師*格の位にまで出世したのである

春林軒（しゅんりんけん）：青洲の診療所
住居と医学校も兼ねていた

*奥医師：将軍の診療をつかさどる医官

しかし，華やかな名声に包まれながらも，青洲の心は常に加恵のもとにあった
彼は，診療の暇をみては加恵に草双紙（くさぞうし）などを読み聞かせ，盲いた妻の心をいやすことにつとめたという

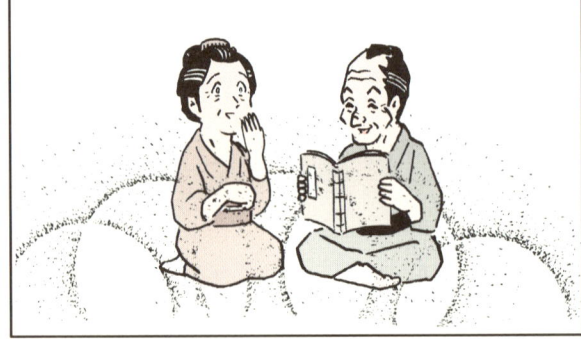

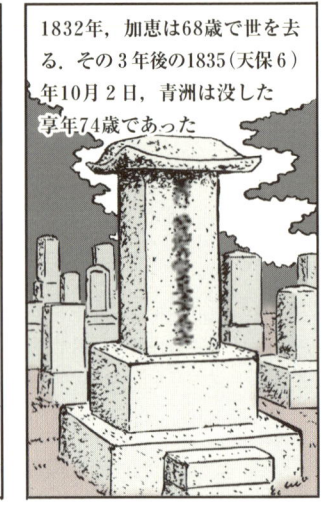

1832年，加恵は68歳で世を去る．その3年後の1835（天保6）年10月2日，青洲は没した．享年74歳であった

華岡青洲が麻酔手術に成功したのは，米国の医学者らによって「吸入麻酔法」が発見される40年も前のことであった

通仙散は，その毒性と効果の不安定さから，その後広く臨床応用されることはなかった

しかし，世界初の全身麻酔手術を成功させた彼の業績は，国際的に高く評価されるものである

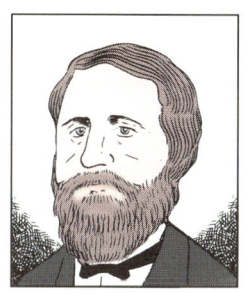

クロフォード・ロング
(1815〜1878)
1842年　エーテルによる無痛手術に成功

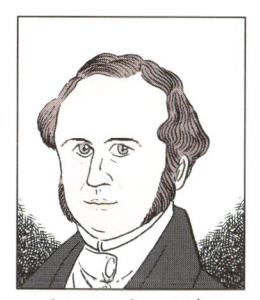

ホレス・ウェルズ
(1815〜1848)
1844年　笑気麻酔を発見

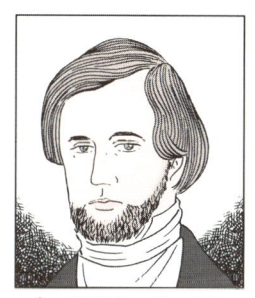

ウィリアム・モートン
(1822〜1868)
1846年　エーテル麻酔の公開実験に成功．吸入麻酔法を確立

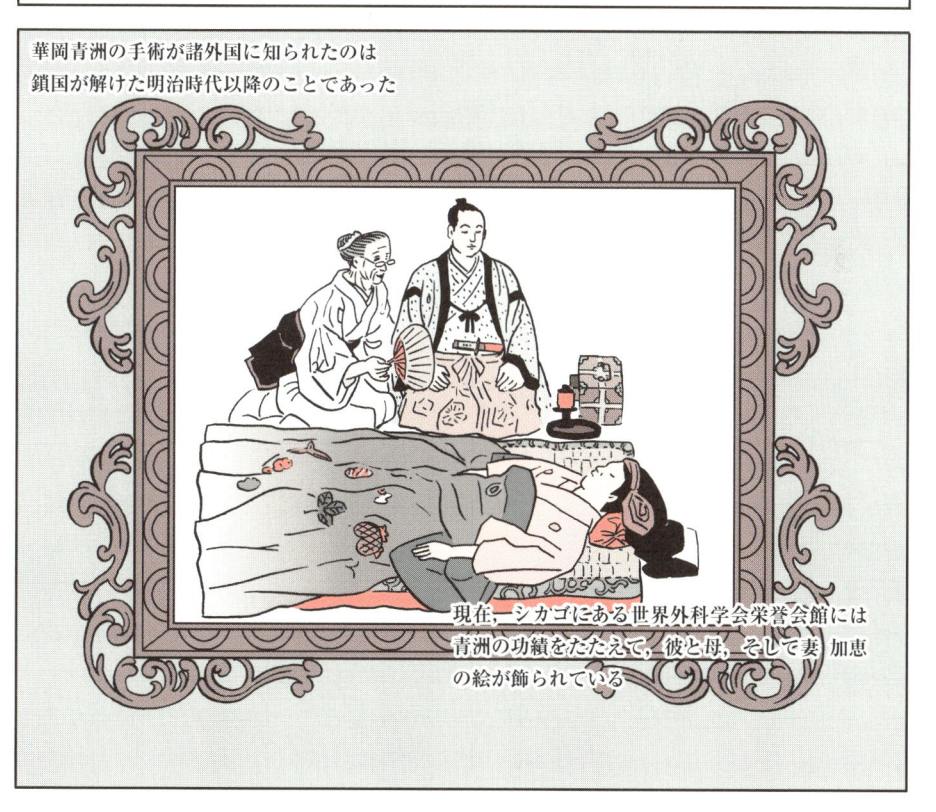

華岡青洲の手術が諸外国に知られたのは
鎖国が解けた明治時代以降のことであった

現在，シカゴにある世界外科学会栄誉会館には青洲の功績をたたえて，彼と母，そして妻 加恵の絵が飾られている

第21話 打診法と聴診器の発明

視診・触診・打診・聴診の4つの診察法は，身体所見を得る方法の基本である

視診・触診・聴診は古代から行なわれており，ヒポクラテス全集にもその詳細な記述がみられる

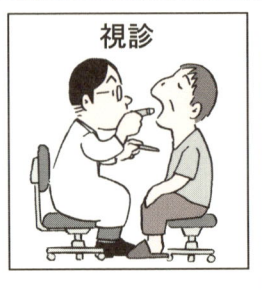

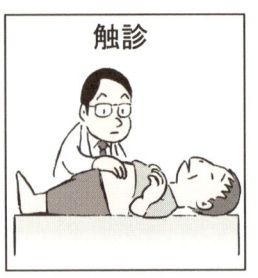

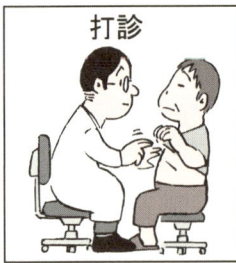

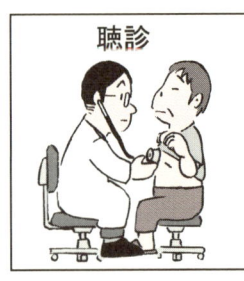

一方，打診法の歴史は浅く，それが発明されたのは18世紀の中頃である

その半世紀後に聴診器が発明され，近代的な聴診法（＝間接聴診法）が確立された

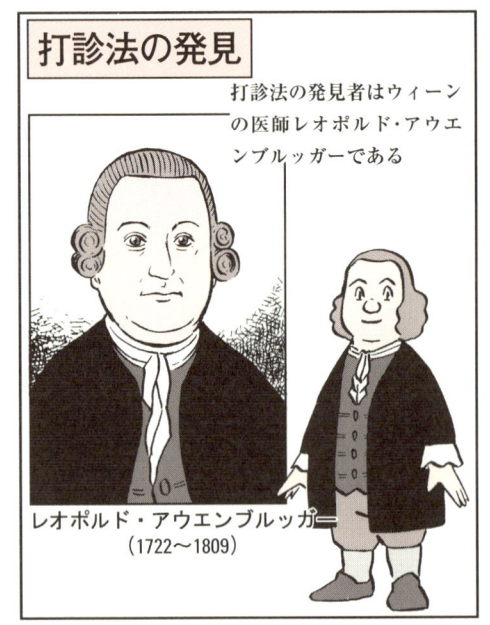

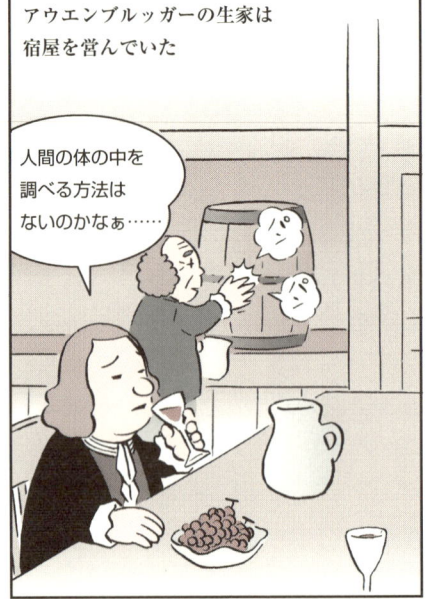

打診法の発見

打診法の発見者はウィーンの医師レオポルド・アウエンブルッガーである

レオポルド・アウエンブルッガー
（1722〜1809）

アウエンブルッガーの生家は宿屋を営んでいた

人間の体の中を調べる方法はないのかなぁ……

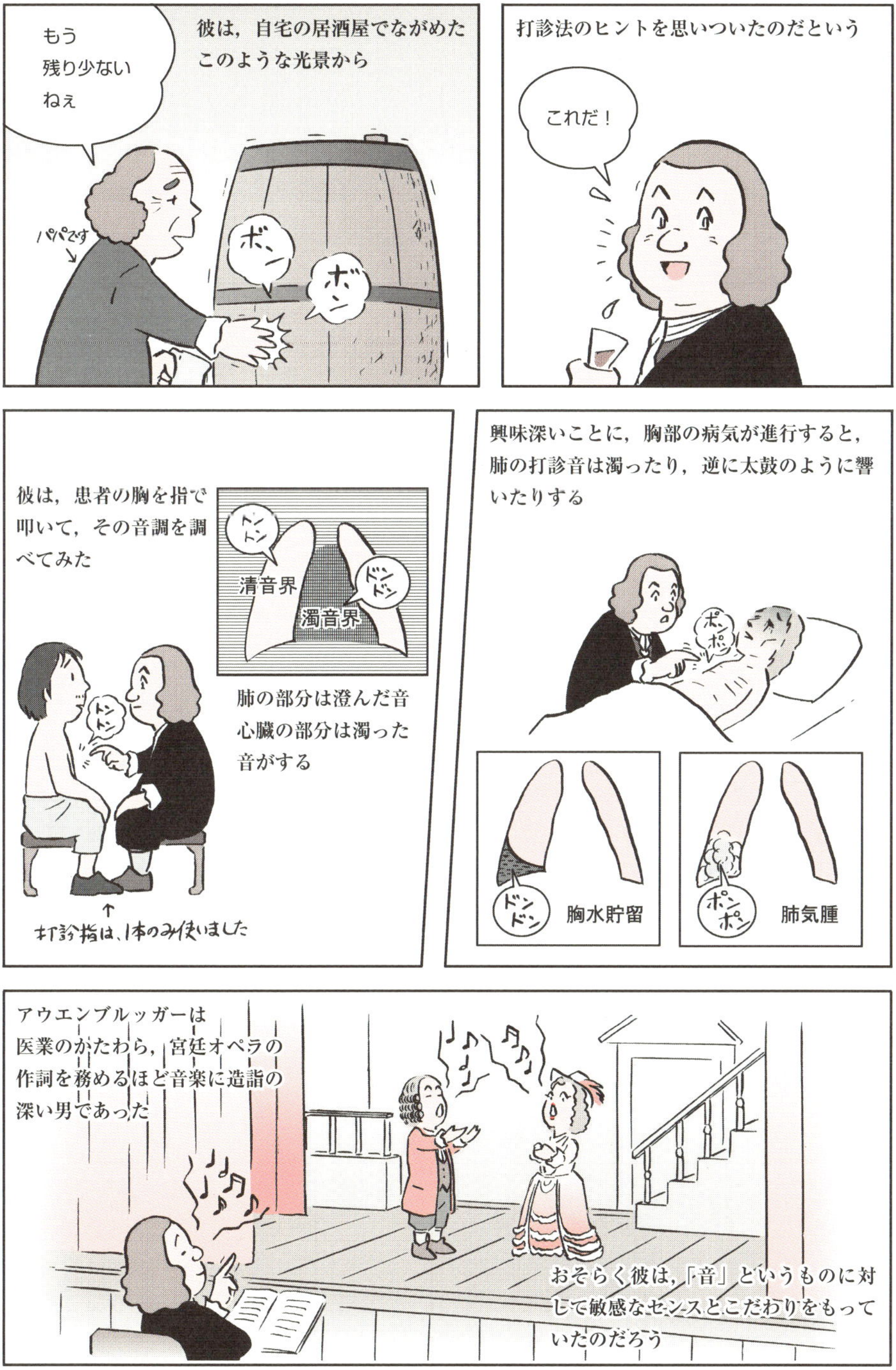
彼は，自宅の居酒屋でながめた
このような光景から
もう
残り少ない
ねぇ
パパです
ボン
ボン
打診法のヒントを思いついたのだという
これだ！
彼は，患者の胸を指で
叩いて，その音調を調
べてみた
トントン
清音界
ドンドン
濁音界
肺の部分は澄んだ音
心臓の部分は濁った
音がする
トントン
打診指は、1本のみ使いました
興味深いことに，胸部の病気が進行すると，
肺の打診音は濁ったり，逆に太鼓のように響
いたりする
ポンポン
ドンドン
胸水貯留
ポンポン
肺気腫
アウエンブルッガーは
医業のかたわら，宮廷オペラの
作詞を務めるほど音楽に造詣の
深い男であった
おそらく彼は，「音」というものに対
して敏感なセンスとこだわりをもって
いたのだろう

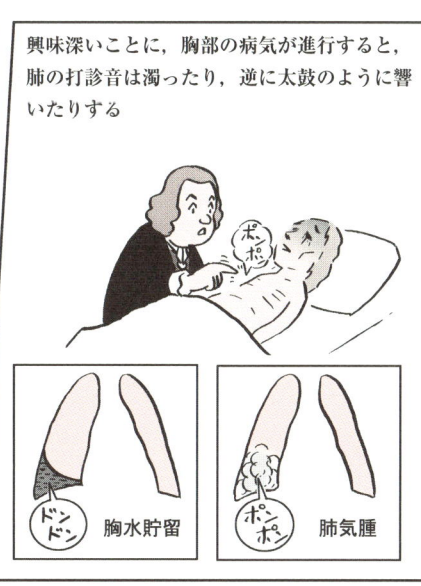

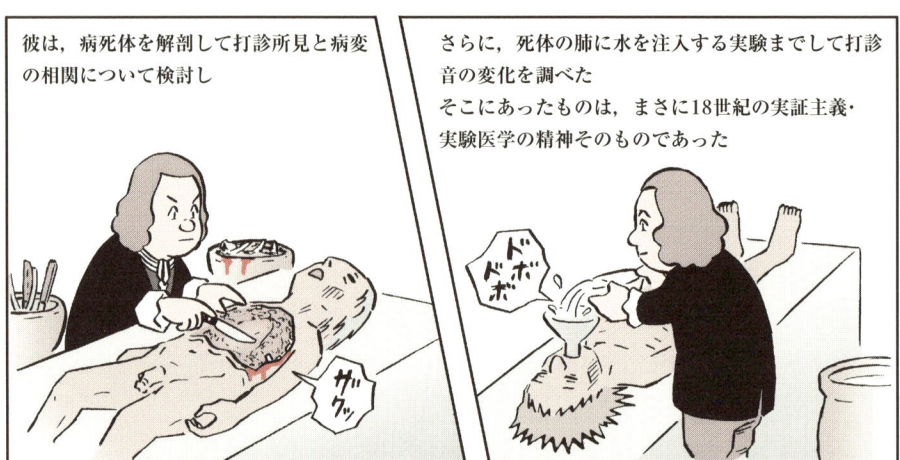

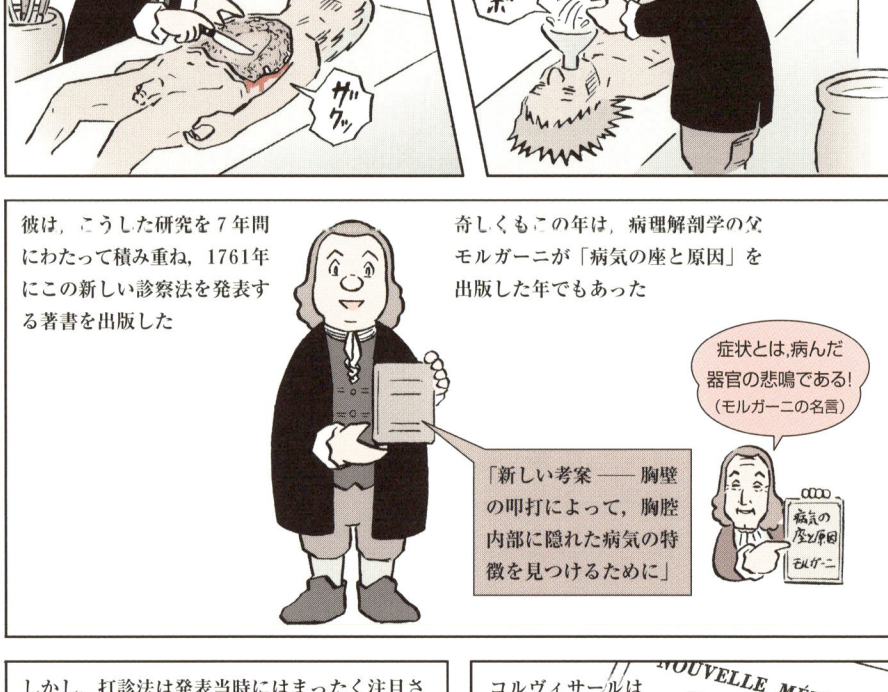

彼は，病死体を解剖して打診所見と病変の相関について検討し

さらに，死体の肺に水を注入する実験までして打診音の変化を調べた
そこにあったものは，まさに18世紀の実証主義・実験医学の精神そのものであった

彼は，こうした研究を7年間にわたって積み重ね，1761年にこの新しい診察法を発表する著書を出版した

奇しくもこの年は，病理解剖学の父モルガーニが「病気の座と原因」を出版した年でもあった

症状とは，病んだ器官の悲鳴である！
（モルガーニの名言）

「新しい考案――胸壁の叩打によって，胸腔内部に隠れた病気の特徴を見つけるために」

しかし，打診法は発表当時にはまったく注目されなかった
それが医学界に広く知られるようになったのは1808年，ナポレオンの侍医長であった医師ジャン・コルヴィサールがアウエンブルッガーの独語の著書を仏訳して出版したのがきっかけだった

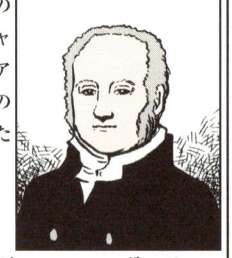

ジャン・コルヴィサール
（1755 ～ 1822）

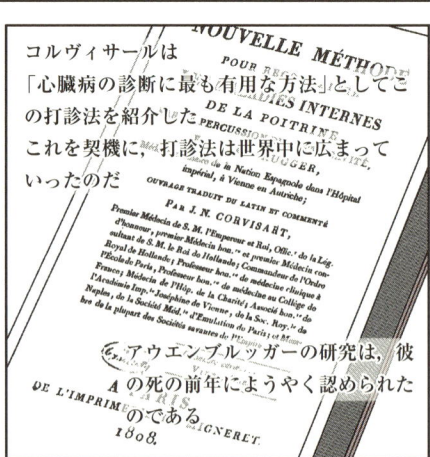

コルヴィサールは「心臓病の診断に最も有用な方法」としてこの打診法を紹介した
これを契機に，打診法は世界中に広まっていったのだ

アウエンブルッガーの研究は，彼の死の前年にようやく認められたのである

聴診器の発明

患者の体に直接耳をつける聴診法（直接聴診法）は，古代ギリシアの時代からすでに行なわれていた
しかし，聴診器を用いる方法（間接聴診法）が開発されたのは19世紀のことである
聴診器は，コルヴィサールの弟子の1人であるフランス人医師ルネ・ラエンネックによって発明された

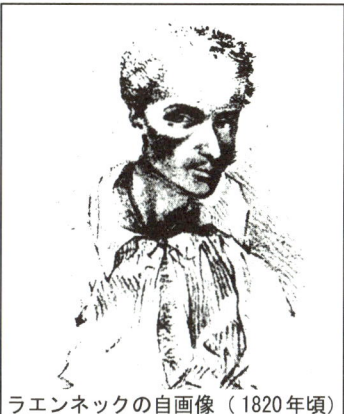

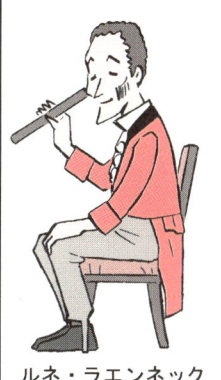

ラエンネックの自画像（1820年頃）

ルネ・ラエンネック
（1781〜1826）

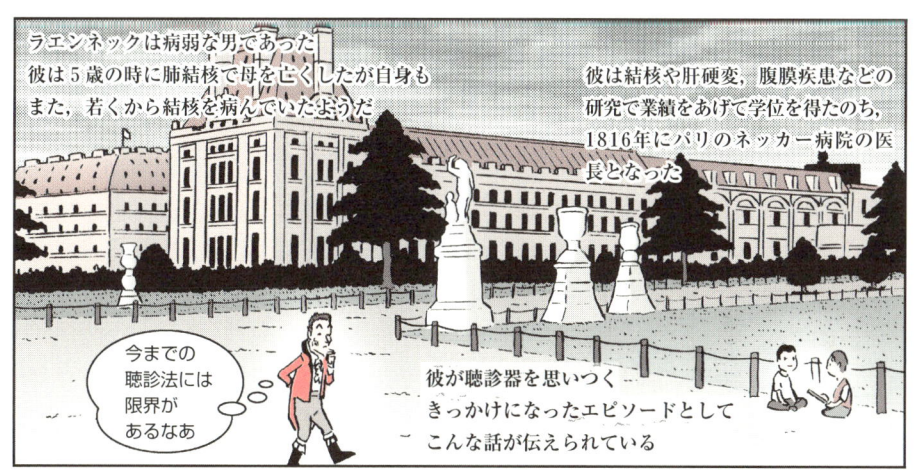

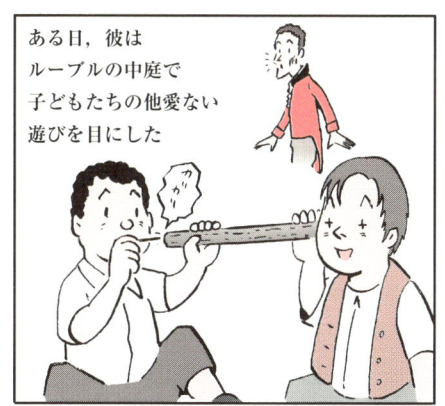

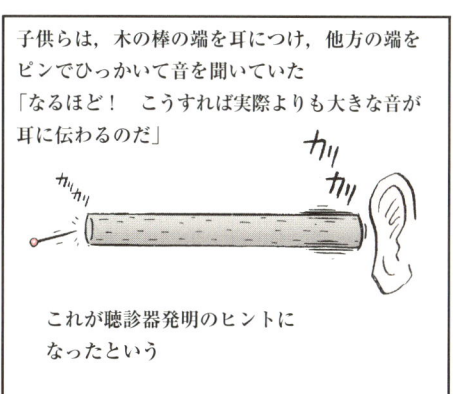

ラエンネックは病弱な男であった
彼は5歳の時に肺結核で母を亡くしたが自身もまた，若くから結核を病んでいたようだ

彼は結核や肝硬変，腹膜疾患などの研究で業績をあげて学位を得たのち，1816年にパリのネッカー病院の医長となった

今までの聴診法には限界があるなあ

彼が聴診器を思いつくきっかけになったエピソードとしてこんな話が伝えられている

ある日，彼はルーブルの中庭で子どもたちの他愛ない遊びを目にした

子供らは，木の棒の端を耳につけ，他方の端をピンでひっかいて音を聞いていた
「なるほど！ こうすれば実際よりも大きな音が耳に伝わるのだ」

これが聴診器発明のヒントになったという

医長に就任して間もない9月のある日のこと ラエンネックは，太った若い女性の心臓病患者を診察した
しかし，皮下脂肪が分厚くて触診でも打診でもよい所見が得られなかった

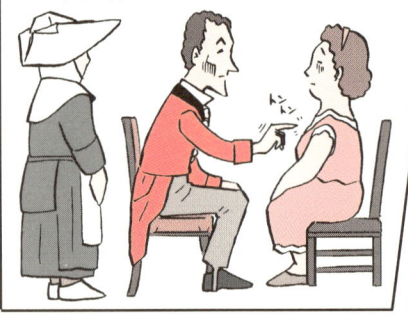

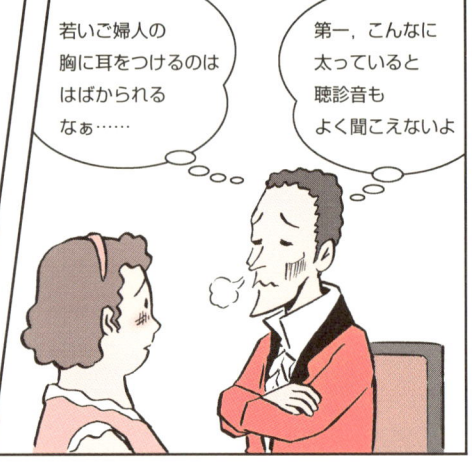

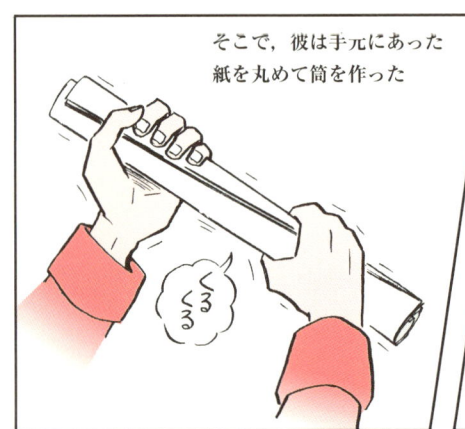

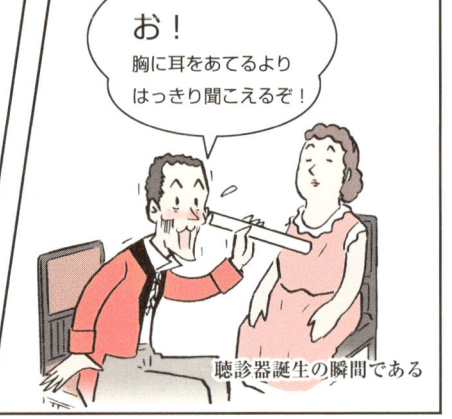

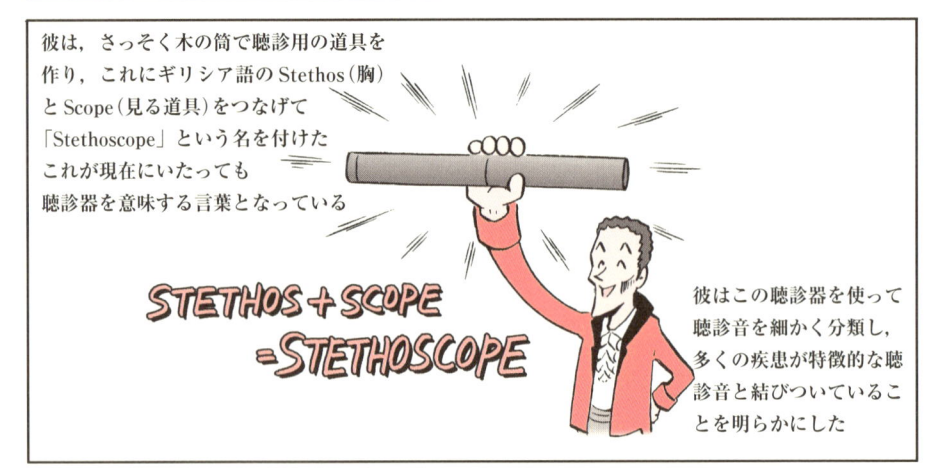

若いご婦人の胸に耳をつけるのははばかられるなぁ……

第一，こんなに太っていると聴診音もよく聞こえないよ

そこで，彼は手元にあった紙を丸めて筒を作った

くるくる

お！
胸に耳をあてるよりはっきり聞こえるぞ！

聴診器誕生の瞬間である

彼は，さっそく木の筒で聴診用の道具を作り，これにギリシア語のStethos（胸）とScope（見る道具）をつなげて「Stethoscope」という名を付けた
これが現在にいたっても聴診器を意味する言葉となっている

STETHOS + SCOPE
= STETHOSCOPE

彼はこの聴診器を使って聴診音を細かく分類し，多くの疾患が特徴的な聴診音と結びついていることを明らかにした

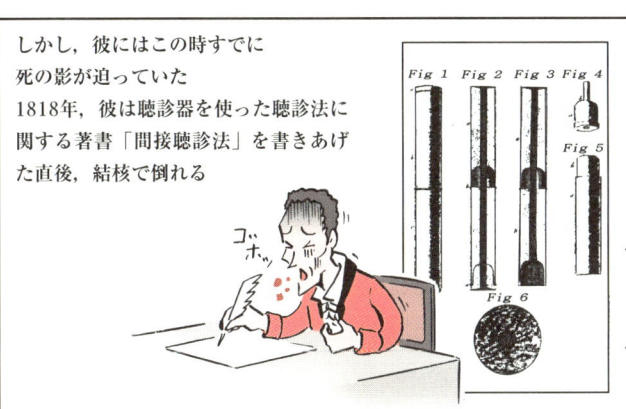

しかし，彼にはこの時すでに
死の影が迫っていた
1818年，彼は聴診器を使った聴診法に
関する著書「間接聴診法」を書きあげ
た直後，結核で倒れる

そして，一進一退の闘病の末
1826年に世を去った

45歳であった

ラエンネックの発明した聴診器は，その後さまざまに改良された
はじめは単純な筒形であったが，その後ラッパ形のものが登場し，
1850年代にはアメリカで両耳型の聴診器が作られた．そして
これが現在の聴診器の原型となって
全世界に普及していったのである

バトン型聴診器
（ラエンネック型）

両耳型聴診器
（キャマン型）

打診法と聴診器の発明は，まさに臨床診断学の革命であった
これによって臨床医は，病理学者モルガーニの言葉通り，「病んだ器官の悲鳴」を耳にすることに
なったのだ

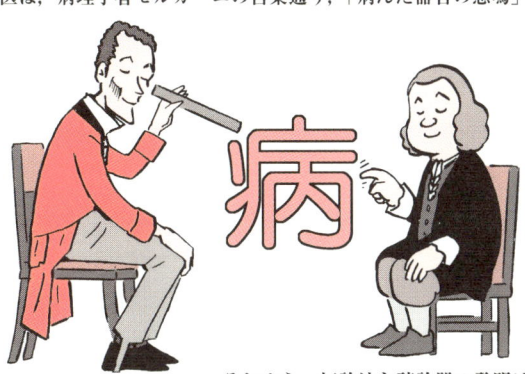

病

それゆえ，打診法と聴診器の発明は「近代臨床医学誕生
の瞬間」と称されているのである

第22話 18世紀

二大革命の時代〜実験医学の誕生

18世紀のヨーロッパは
「二大革命の時代」とよばれている
モンテスキューやルソーらの啓蒙思想は,
人々の意識を変革させ,「市民革命」をもたらした

三権分立!　主権在民!

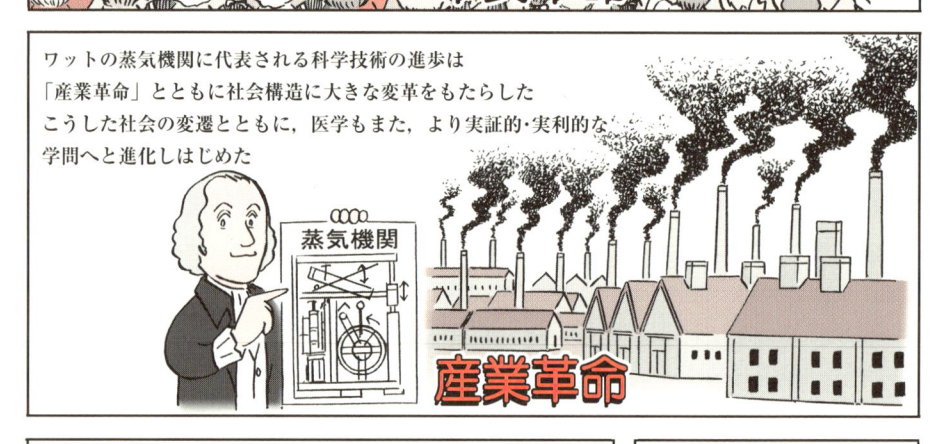

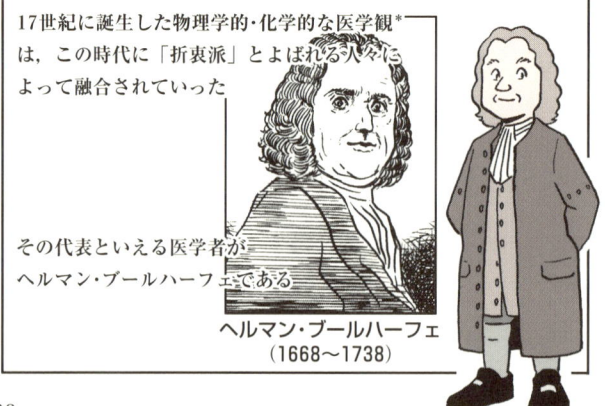

法の精神　モンテスキュー
社会契約論　ルソー

市民革命

ワットの蒸気機関に代表される科学技術の進歩は
「産業革命」とともに社会構造に大きな変革をもたらした
こうした社会の変遷とともに,医学もまた,より実証的・実利的な
学問へと進化しはじめた

蒸気機関

産業革命

17世紀に誕生した物理学的・化学的な医学観*
は,この時代に「折衷派」とよばれる人々に
よって融合されていった

その代表といえる医学者が
ヘルマン・ブールハーフェである

ヘルマン・ブールハーフェ
(1668〜1738)

ブールハーフェは1668年
オランダのライデンに近い村
フォールホートに牧師の子と
して生まれた

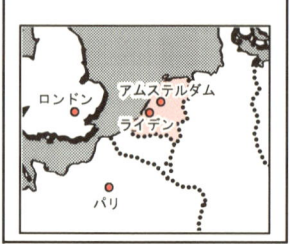

ロンドン　アムステルダム　ライデン　パリ

彼は父の影響で，はじめは神学と哲学を学んだがのちに医学に転向し，やがてオランダの名門ライデン大学の教授となった
そしてここで，医学・化学・植物学・解剖学の分野において幅広い研究を行なった

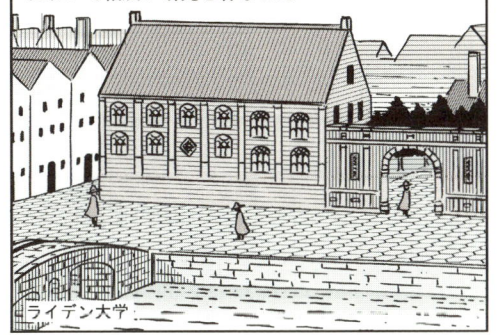

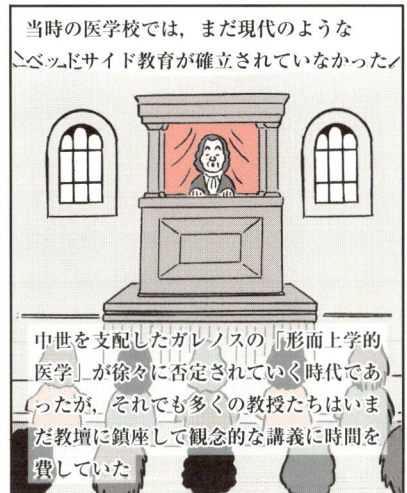

ライデン大学

当時の医学校では，まだ現代のようなベッドサイド教育が確立されていなかった

中世を支配したガレノスの「形而上学的医学」が徐々に否定されていく時代であったが，それでも多くの教授たちはいまだ教壇に鎮座して観念的な講義に時間を費していた

ブールハーフェは，ベッドサイド教育の重要性を知っていた
彼は医学生とともに1人ひとりの患者を回診し，診療録を調べ，患者の症状についてディスカッションをし

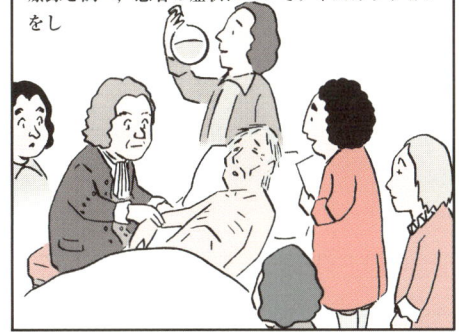

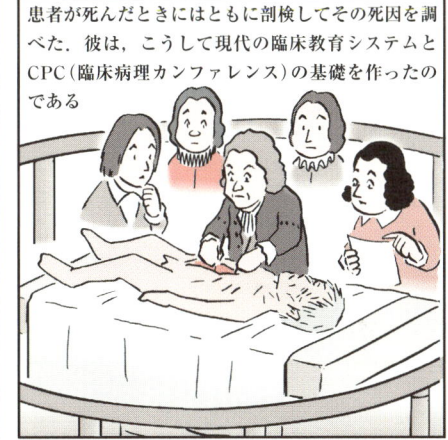

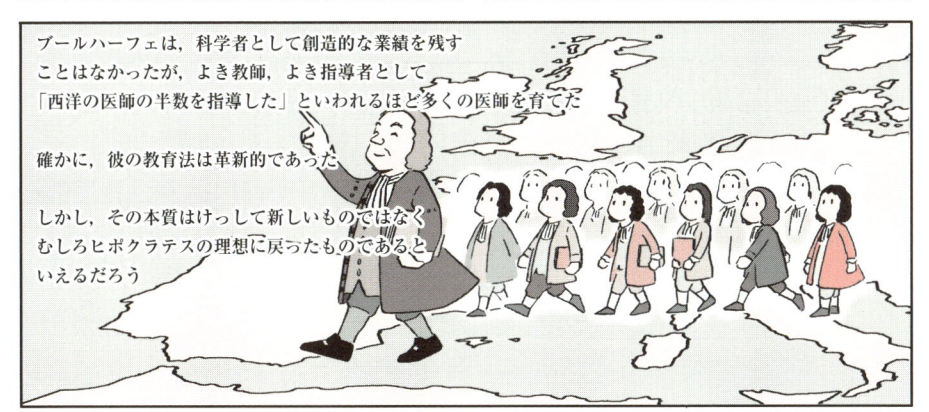

患者が死んだときにはともに剖検してその死因を調べた．彼は，こうして現代の臨床教育システムとCPC（臨床病理カンファレンス）の基礎を作ったのである

ブールハーフェは，科学者として創造的な業績を残すことはなかったが，よき教師，よき指導者として「西洋の医師の半数を指導した」といわれるほど多くの医師を育てた

確かに，彼の教育法は革新的であった

しかし，その本質はけっして新しいものではなくむしろヒポクラテスの理想に戻ったものであるといえるだろう

18世紀の医学者には,「直接目に見えるもの実験によって再現できるものだけを信じようとする考え」がますます強くなった.こうして生まれたのが「実験医学」である

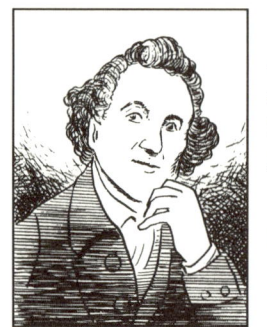

イギリスの外科医ジョン・ハンターは「実験医学の父」とよばれる人物である

わしがハンターやで

ジョン・ハンター
(1728〜1793)

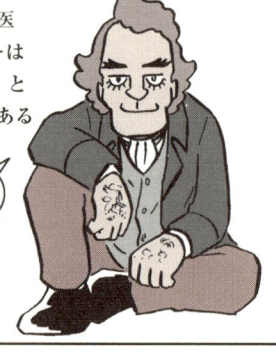

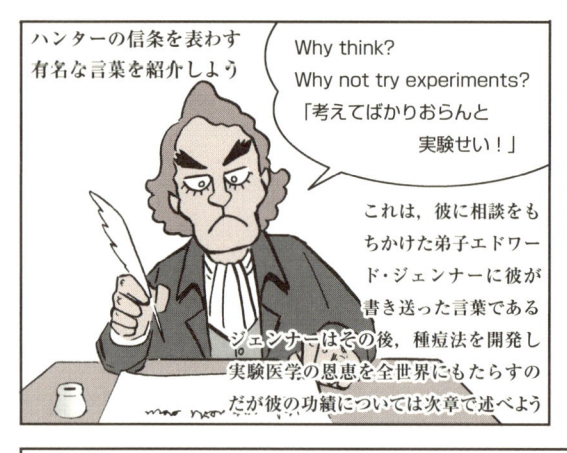

ハンターの信条を表わす有名な言葉を紹介しよう

Why think?
Why not try experiments?
「考えてばかりおらんと実験せい!」

これは,彼に相談をもちかけた弟子エドワード・ジェンナーに彼が書き送った言葉であるジェンナーはその後,種痘法を開発し実験医学の恩恵を全世界にもたらすのだが彼の功績については次章で述べよう

ハンターは1728年,グラスゴー近くの小さな農園に地主の子として生まれた
少年期の彼は,学校が嫌いで野山をかけまわってばかりの野生児であった

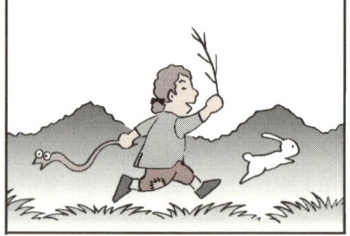

彼が医学研究の道に入ったのは,20歳の頃ロンドンで開業を営む産科医の兄ウィリアムのもとに身を寄せたのがきっかけだった
ウィリアムは,外科医,解剖学者としても有名で,王家の分娩も取り扱う優秀な医師であった

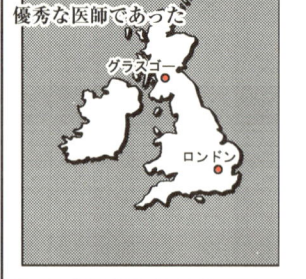

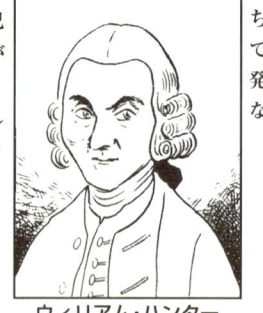

ウィリアム・ハンター
(1718〜1783)
医学校が未整備であった時代,自宅で解剖学・産科学・外科学の教育を行ない,のちにロンドン最初の医学校を設立した.ヒトの妊娠子宮に関する研究を発表し,産科学を中世の曖昧さから脱却させた.

ウィリアムははじめ,この「やんちゃな弟」に手を焼いたが,やがて弟は,兄をしのぐほどの才能を発揮することとなるのだ

兄ちゃんめんどうみてえな

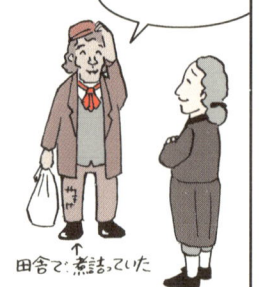

田舎で煮詰っていた

ハンターの研究テーマは,「外科学」,「比較解剖学」「病理学」,「生殖医学」など多岐に及んだ
若い頃に正式な教育を受けなかったことは逆に興味の垣根を取り払うのには好都合だったのだろう
「人工授精法」を世界ではじめて成功させたのも彼である*

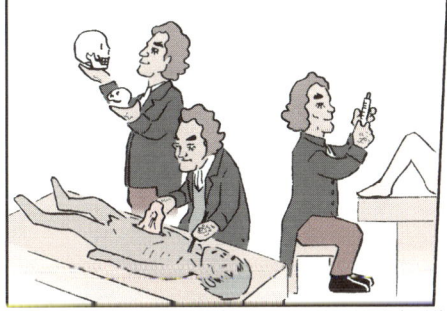

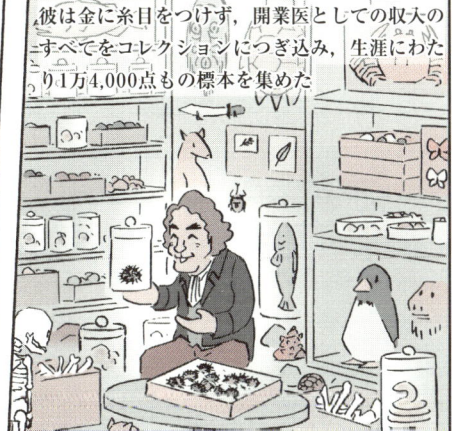

ハンターの自宅は,世界中の珍しい生物標本であふれかえり,まさに博物館のようであった
彼は金に糸目をつけず,開業医としての収入のすべてをコレクションにつぎ込み,生涯にわたり1万4,000点もの標本を集めた

*1776年,尿道下裂の患者の精液を妻の子宮に注入する方法で妊娠を成功させた

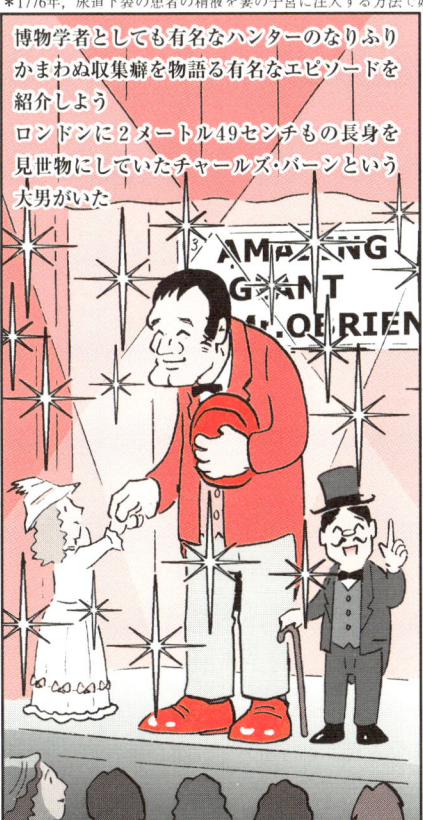

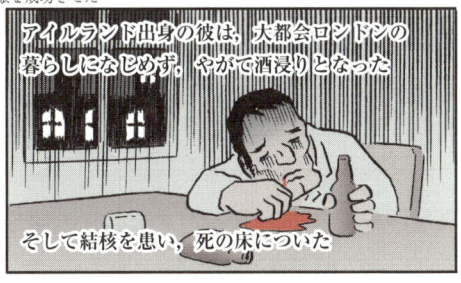

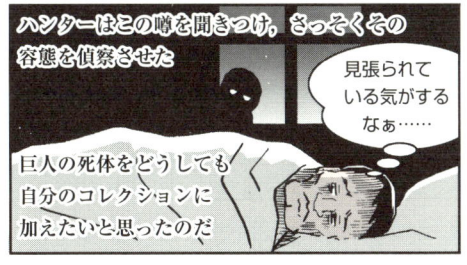

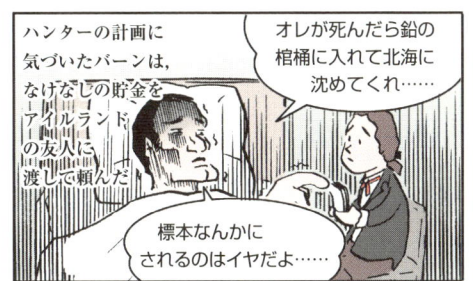

博物学者としても有名なハンターのなりふりかまわぬ収集癖を物語る有名なエピソードを紹介しよう
ロンドンに2メートル49センチもの長身を見世物にしていたチャールズ・バーンという大男がいた

AMAZING GIANT O'BRIEN

アイルランド出身の彼は,大都会ロンドンの暮らしになじめず,やがて酒浸りとなった

そして結核を患い,死の床についた

ハンターはこの噂を聞きつけ,さっそくその容態を偵察させた

見張られている気がするなぁ……

巨人の死体をどうしても自分のコレクションに加えたいと思ったのだ

ハンターの計画に気づいたバーンは,なけなしの貯金をアイルランドの友人に渡して頼んだ

オレが死んだら鉛の棺桶に入れて北海に沈めてくれ……

標本なんかにされるのはイヤだよ……

やがてバーンは息をひきとった
彼の遺言通り，その体は鉛の棺に納められ，友人たちにかつがれて波止場を目指し，運ばれた

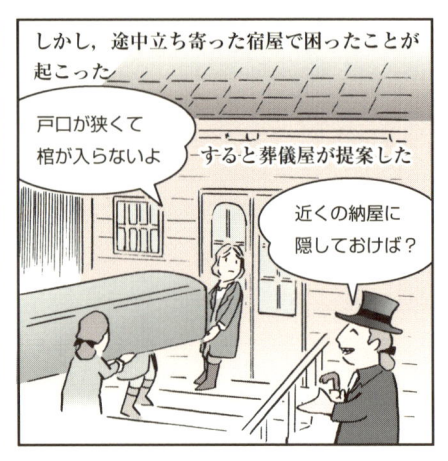

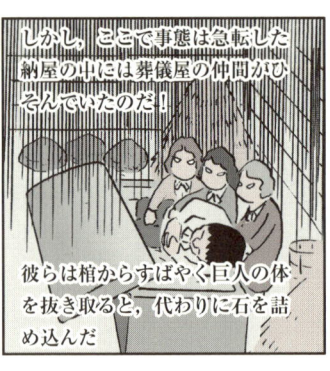

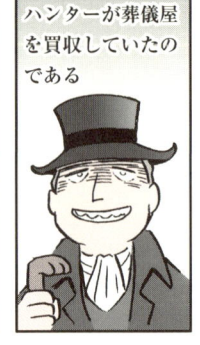

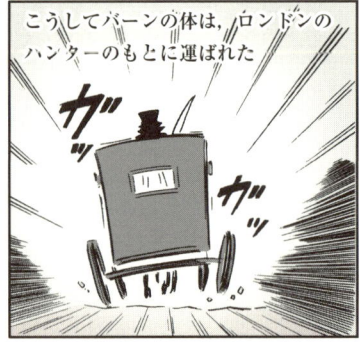

しかし，途中立ち寄った宿屋で困ったことが起こった

「戸口が狭くて棺が入らないよ」

すると葬儀屋が提案した

「近くの納屋に隠しておけば？」

しかし，ここで事態は急転した
納屋の中には葬儀屋の仲間がひそんでいたのだ！
彼らは棺からすばやく巨人の体を抜き取ると，代わりに石を詰め込んだ

ハンターが葬儀屋を買収していたのである

こうしてバーンの体は，ロンドンのハンターのもとに運ばれた

ハンターは彼の死体をただちに解体し，この日のためにあつらえた特注の大ナベで煮て，骨格標本を作り上げた

ハンターの行動は，現代の常識からすると医師の倫理に反した犯罪である
しかし当時は，解剖用の死体に窮した学者が墓泥棒を雇うこともめずらしくない時代であった

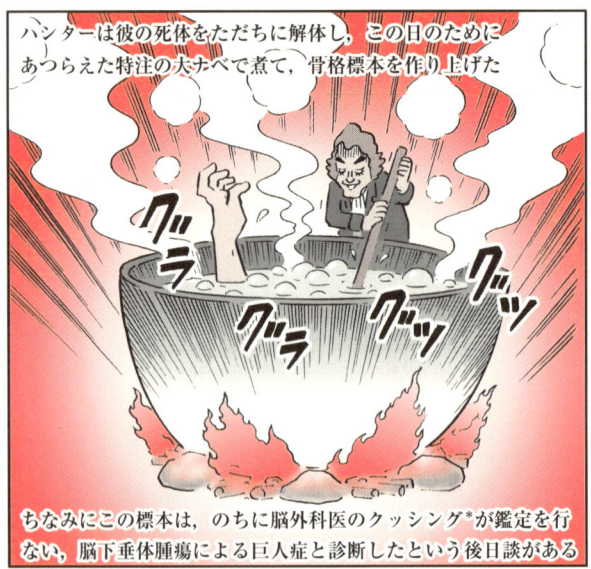

ハンターもその1人であったというわけだ

ちなみにこの標本は，のちに脳外科医のクッシング*が鑑定を行ない，脳下垂体腫瘍による巨人症と診断したという後日談がある

*ハーヴェイ・クッシング（1869～1939）：「脳外科の父」とよばれるアメリカの著名な脳外科医．クッシング症候群は，彼の名を冠したもの．

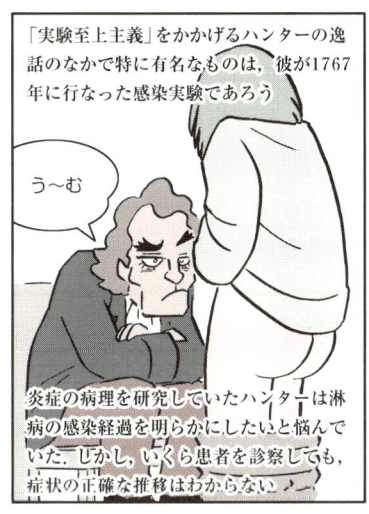

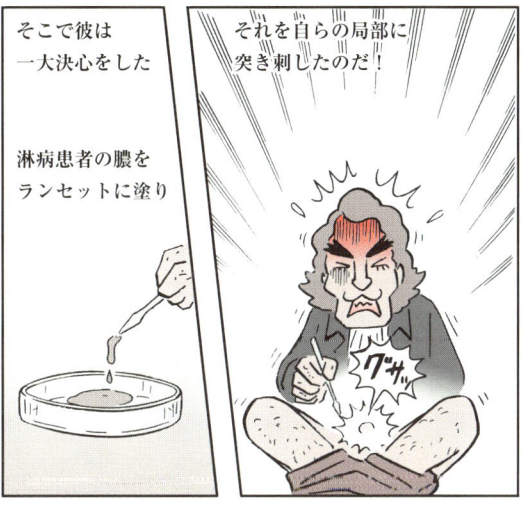

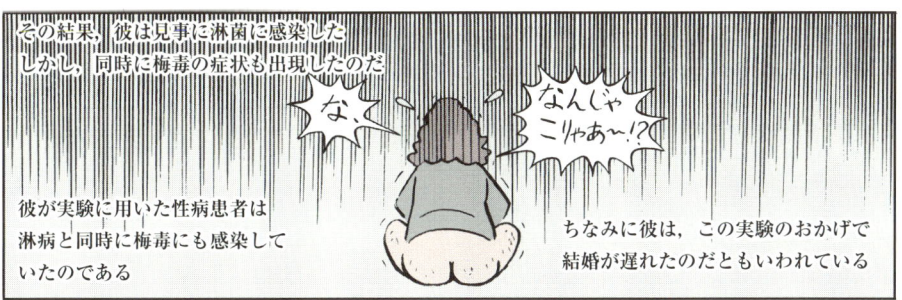

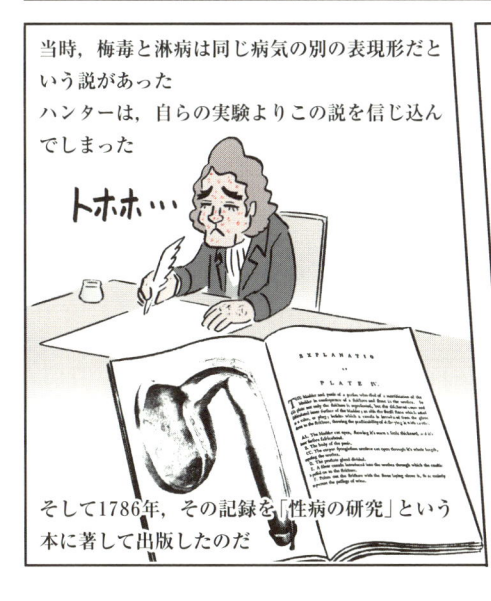

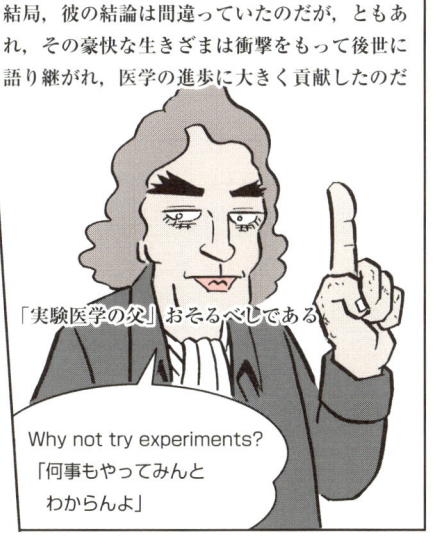

「実験至上主義」をかかげるハンターの逸話のなかで特に有名なものは，彼が1767年に行なった感染実験であろう

う〜む

炎症の病理を研究していたハンターは淋病の感染経過を明らかにしたいと悩んでいた．しかし，いくら患者を診察しても，症状の正確な推移はわからない

そこで彼は一大決心をした

淋病患者の膿をランセットに塗り

それを自らの局部に突き刺したのだ！

その結果，彼は見事に淋菌に感染した．しかし，同時に梅毒の症状も出現したのだ

な，なんじゃこりゃあ〜！？

彼が実験に用いた性病患者は淋病と同時に梅毒にも感染していたのである

ちなみに彼は，この実験のおかげで結婚が遅れたのだともいわれている

当時，梅毒と淋病は同じ病気の別の表現形だという説があった
ハンターは，自らの実験よりこの説を信じ込んでしまった

トホホぃ

そして1786年，その記録を「性病の研究」という本に著して出版したのだ

結局，彼の結論は間違っていたのだが，ともあれ，その豪快な生きざまは衝撃をもって後世に語り継がれ，医学の進歩に大きく貢献したのだ

「実験医学の父」おそるべしである

Why not try experiments?
「何事もやってみんとわからんよ」

第23話 ジェンナー ①
実験医学の父ハンターとの出会い

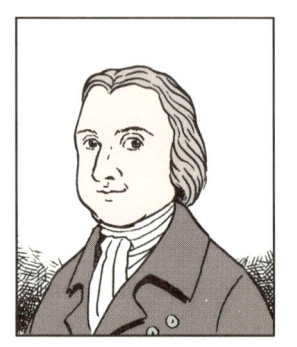

18世紀の「実験医学」がもたらした最も大きな成果はイギリス人 エドワード・ジェンナーによる種痘法の開発であろう

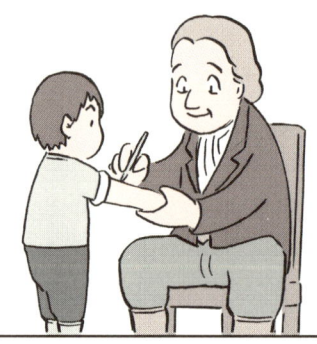

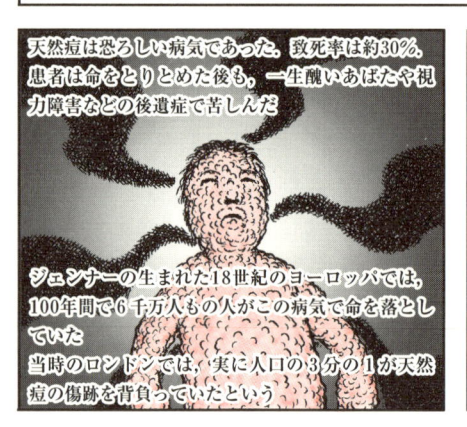

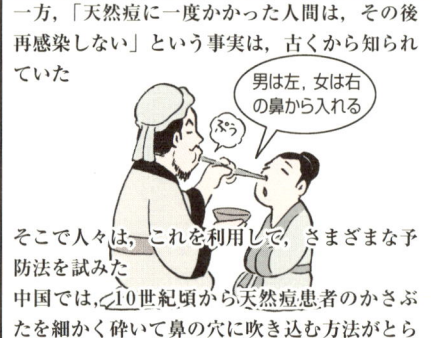

エドワード・ジェンナー
（1749〜1823）

天然痘は恐ろしい病気であった。致死率は約30％。患者は命をとりとめた後も，一生醜いあばたや視力障害などの後遺症で苦しんだ

ジェンナーの生まれた18世紀のヨーロッパでは，100年間で6千万人もの人がこの病気で命を落としていた
当時のロンドンでは，実に人口の3分の1が天然痘の傷跡を背負っていたという

一方，「天然痘に一度かかった人間は，その後再感染しない」という事実は，古くから知られていた

「男は左，女は右の鼻から入れる」

そこで人々は，これを利用して，さまざまな予防法を試みた
中国では，10世紀頃から天然痘患者のかさぶたを細かく砕いて鼻の穴に吹き込む方法がとられていた

アラブでは，手に傷を作り，そこに天然痘の水疱液をすりこむ方法が行なわれていた

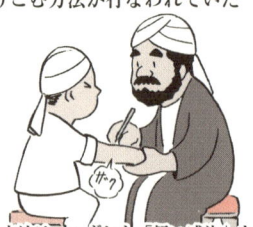

この「アラブの種痘法」は，18世紀初頭イギリスに導入されたが，その死亡率は約1割にものぼったという

こうした方法は，いずれも「軽い感染」を起こして「重い天然痘」の発症を予防しようというものだが，しばしば接種後に重篤な天然痘を引き起こした

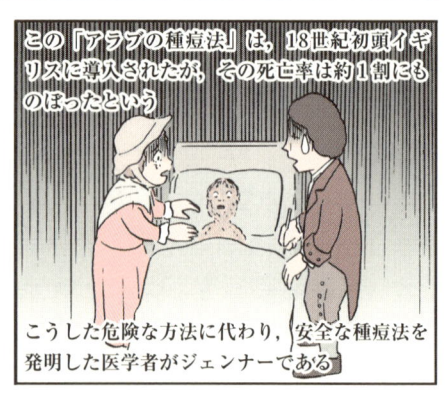

こうした危険な方法に代わり，安全な種痘法を発明した医学者がジェンナーである

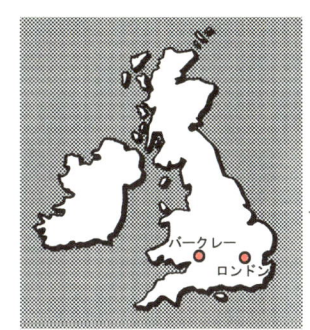

エドワード・ジェンナーは1749年5月17日，イギリス・グロスターシャー州の田舎町 バークレーに，6人兄弟の末っ子として生まれた．父は牧師であった
ジェンナーは5歳の時に父母を亡くし，孤児となったが，その後兄姉の庇護のもとで育った

子供の頃の彼は，化石の収集やヤマネの飼育に没頭する自然が好きな少年であったという

生物学や自然科学に興味のあった彼は，外科医になるため13歳から地元の外科医のもとに身を寄せて修業をすることとなった
ジェンナーが種痘法開発のヒントを得たのはこの修業時代の終わり頃であった

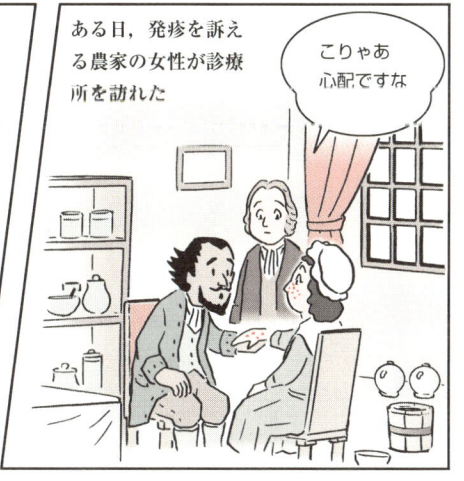

ある日，発疹を訴える農家の女性が診療所を訪れた

こりゃあ心配ですな

大丈夫 いずれにせよ天然痘ではありませんから

なんで？

私は以前牛痘*にかかったことがあるんです

牛痘になった人で天然痘にかかる人はいませんわ

この話はジェンナーの心にとどまり，その後の種痘法開発に結びついていく

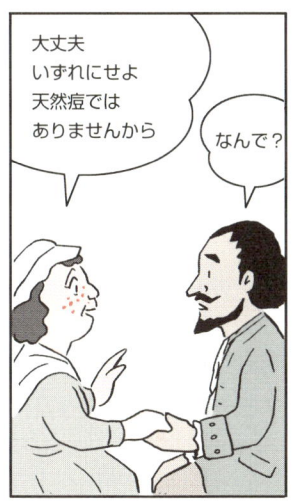

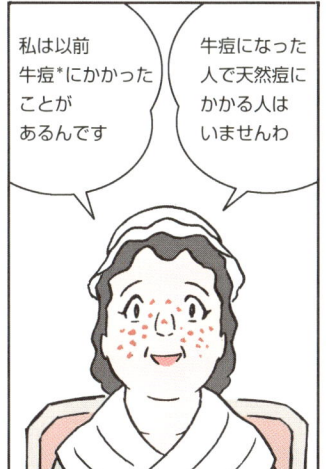

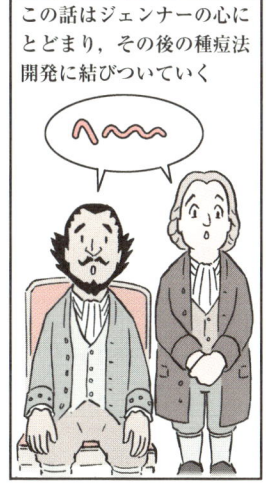

＊牛痘：ウシなどの動物の皮膚に天然痘に似た丘疹を作るウイルス感染症．天然痘ウイルス（痘瘡ウイルス）と同じポックスウイルスに属する「牛痘ウイルス」によって起こる．牛の乳房から乳搾りをしている人の手に感染する．数週間で治り，人に後遺症を残すことはない．

136

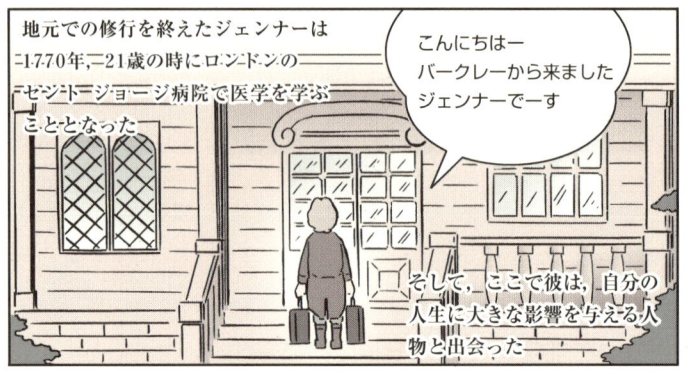

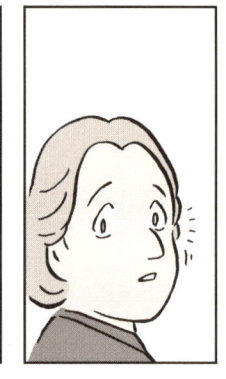

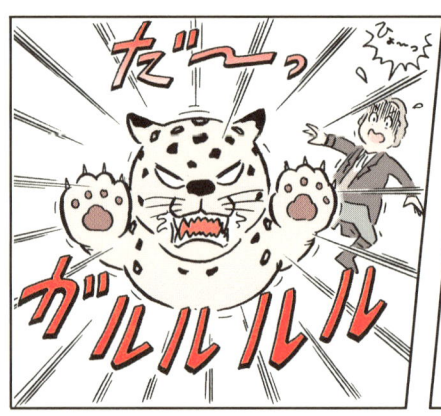

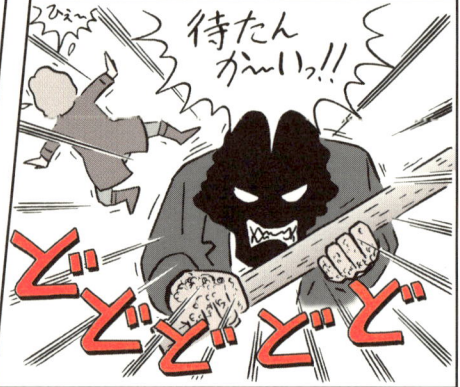

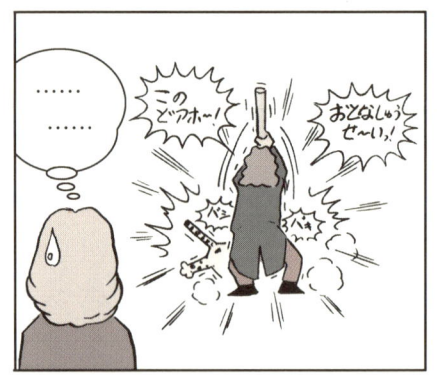

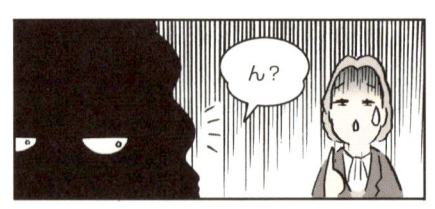

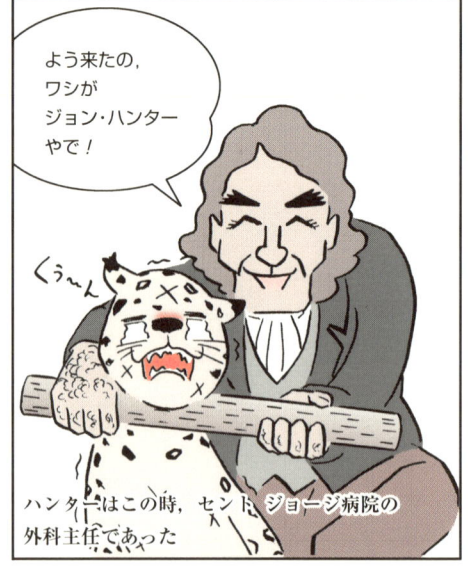

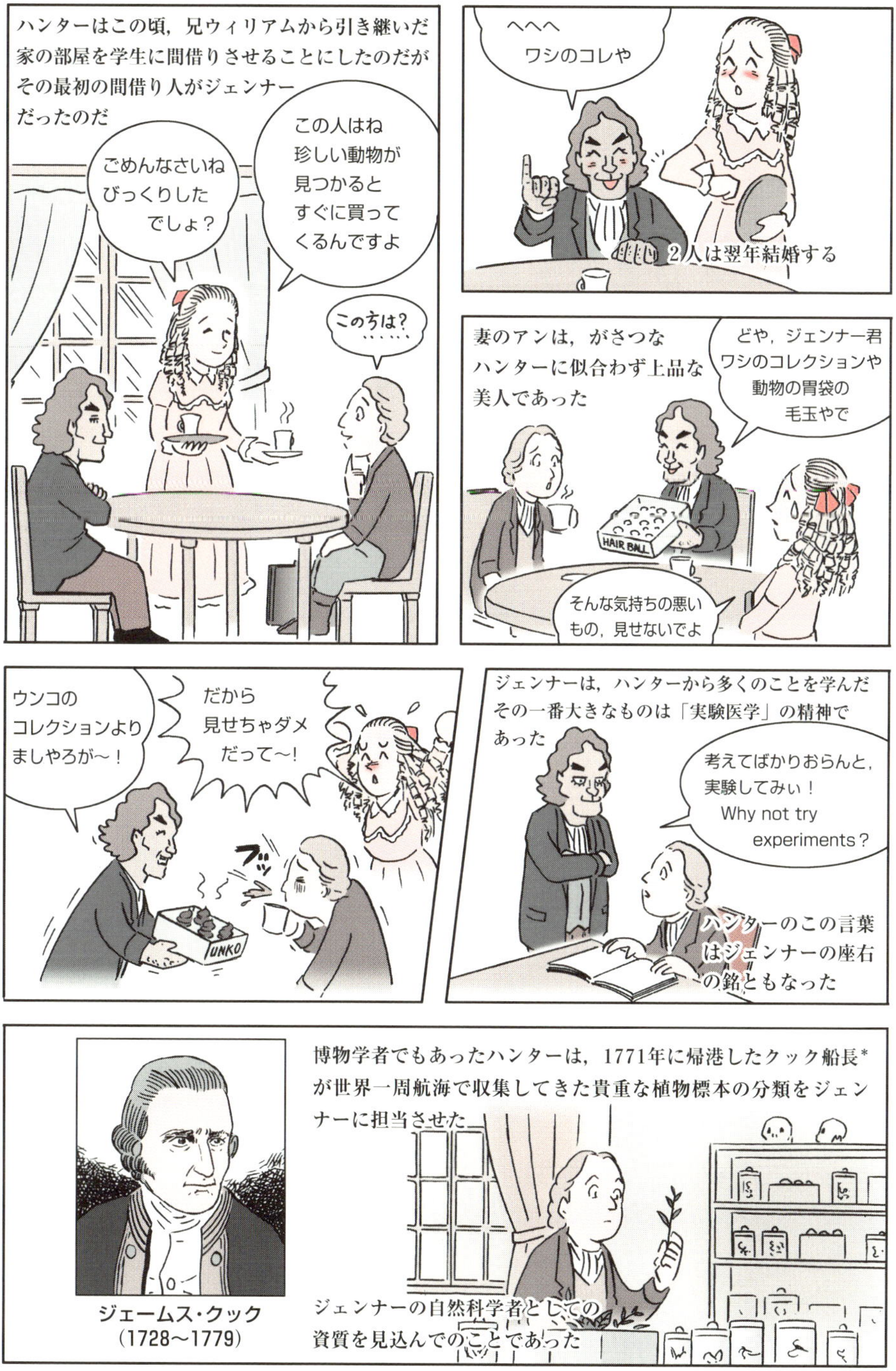

＊ジェームス・クック：イギリス海軍の探検家．太平洋の探検航海を3度にわたって行ない，多くの島や航路を発見した．船に野菜や果物を積み込み，ビタミンC不足による壊血病の予防に成功したことでも知られる．

ジェンナーの真面目な仕事ぶりを見たクック船長の主任植物員 ジョセフ・バンクスは, 彼に次の航海への同行を持ちかけた

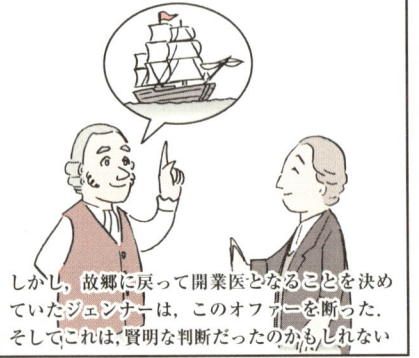

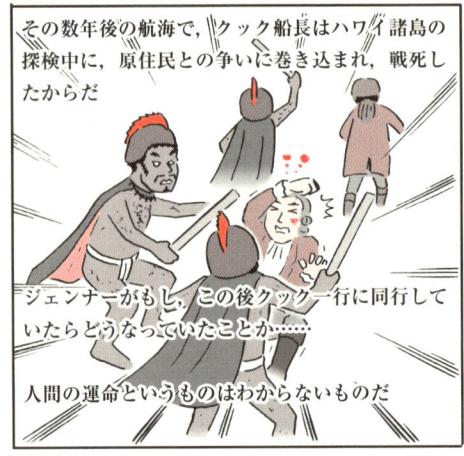

しかし, 故郷に戻って開業医となることを決めていたジェンナーは, このオファーを断った. そしてこれは, 賢明な判断だったのかもしれない

その数年後の航海で, クック船長はハワイ諸島の探検中に, 原住民との争いに巻き込まれ, 戦死したからだ

ジェンナーがもし, この後クック一行に同行していたらどうなっていたことか……

人間の運命というものはわからないものだ

ロンドンでの留学中, ジェンナーは乳搾りの女から聞いた話について, 師ハンターと何度もディスカッションを行なった

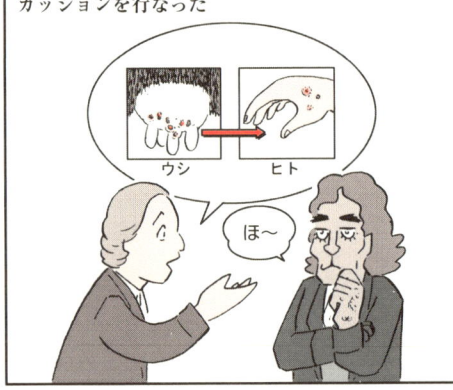

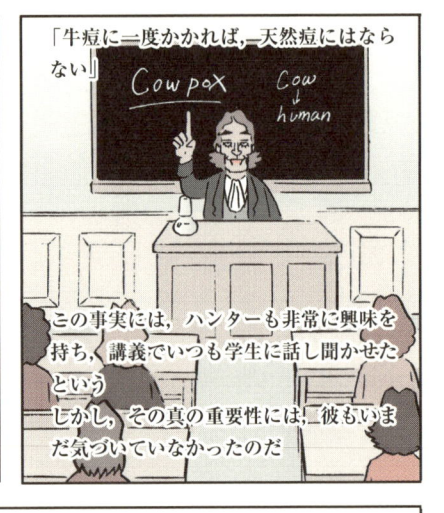

ほ〜

「牛痘に一度かかれば, 天然痘にはならない」

Cowpox　Cow↓human

この事実には, ハンターも非常に興味を持ち, 講義でいつも学生に話し聞かせたという
しかし, その真の重要性には, 彼もいまだ気づいていなかったのだ

1773年, ジェンナーはロンドンでの勉強を終え, バークレーに戻った. しかし, ハンターとの親交はその後も続いた
故郷に戻ったジェンナーは, 開業医として働くかたわら, カッコウの生態を研究して成果をあげた
そして, 王立協会員であったハンターの推薦で論文を発表し, 1788年王立協会に入会を認められた

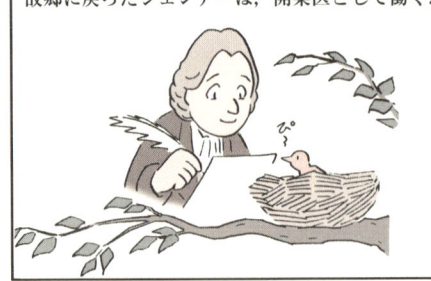

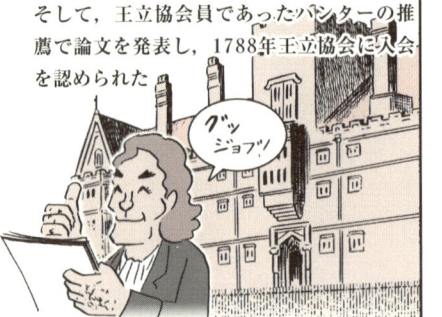

グッジョブ！

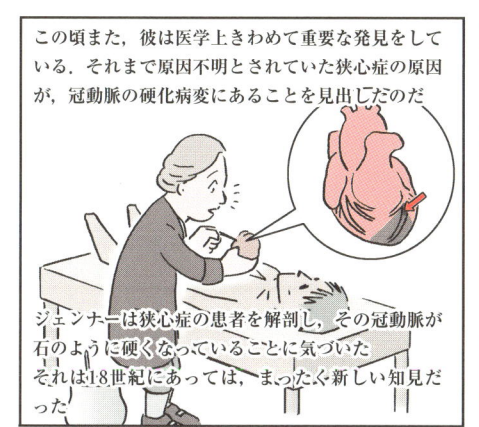

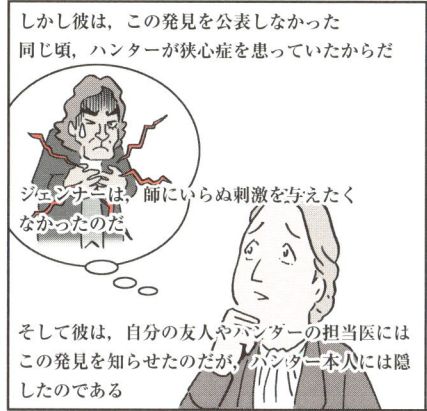

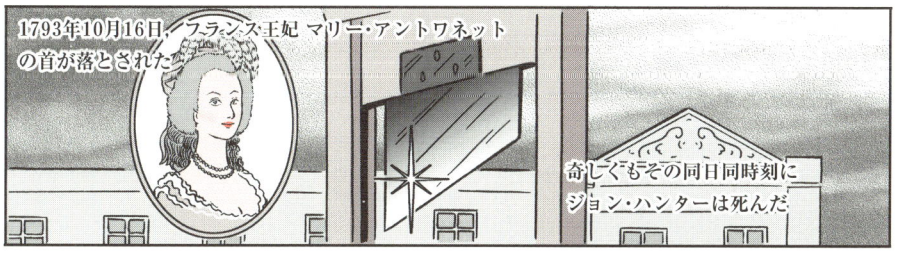

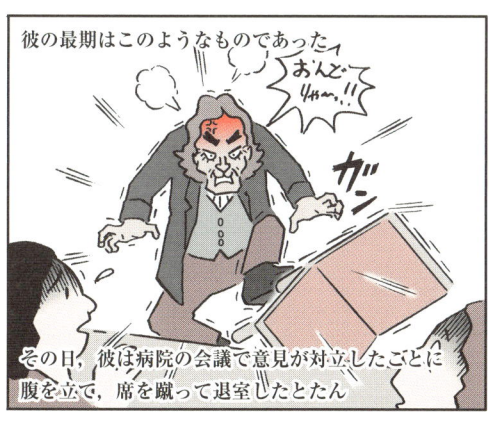

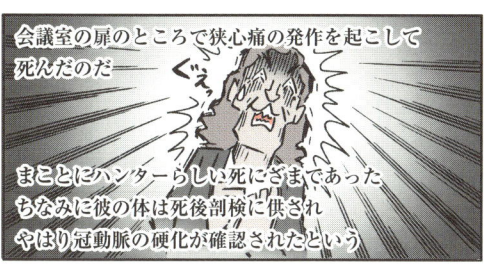

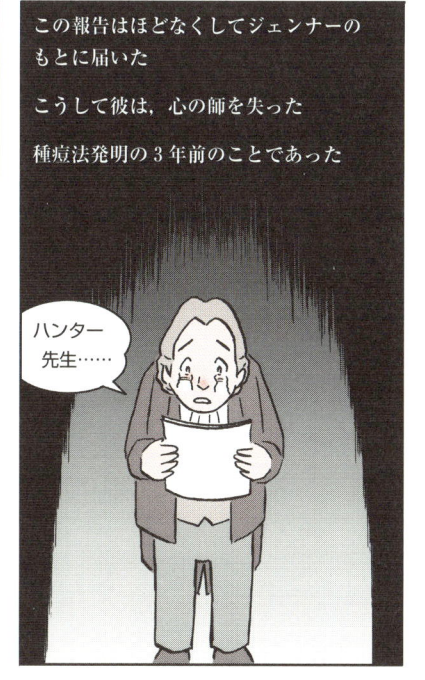

この頃また，彼は医学上きわめて重要な発見をしている．それまで原因不明とされていた狭心症の原因が，冠動脈の硬化病変にあることを見出したのだ

ジェンナーは狭心症の患者を解剖し，その冠動脈が石のように硬くなっていることに気づいた
それは18世紀にあっては，まったく新しい知見だった

しかし彼は，この発見を公表しなかった
同じ頃，ハンターが狭心症を患っていたからだ

ジェンナーは，師にいらぬ刺激を与えたくなかったのだ

そして彼は，自分の友人やハンターの担当医にはこの発見を知らせたのだが，ハンター本人には隠したのである

1793年10月16日，フランス王妃 マリー・アントワネットの首が落とされた

奇しくもその同日同時刻にジョン・ハンターは死んだ

彼の最期はこのようなものであった

おんどれ ゴルァ！！

その日，彼は病院の会議で意見が対立したごとに腹を立て，席を蹴って退室したとたん

会議室の扉のところで狭心痛の発作を起こして死んだのだ

まことにハンターらしい死にざまであった
ちなみに彼の体は死後剖検に供され
やはり冠動脈の硬化が確認されたという

この報告はほどなくしてジェンナーのもとに届いた

こうして彼は，心の師を失った

種痘法発明の3年前のことであった

ハンター先生……

第24話 ジェンナー ② "種痘の父"

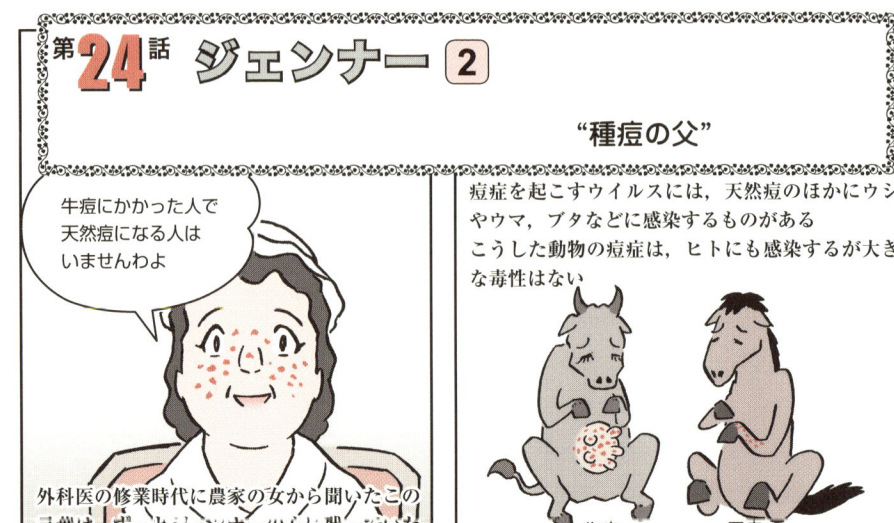

牛痘にかかった人で天然痘になる人はいませんわよ

外科医の修業時代に農家の女から聞いたこの言葉は，ずっとジェンナーの心に残っていた

痘症を起こすウイルスには，天然痘のほかにウシやウマ，ブタなどに感染するものがある
こうした動物の痘症は，ヒトにも感染するが大きな毒性はない

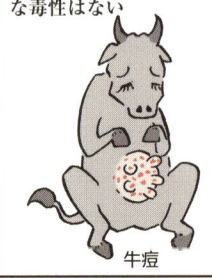

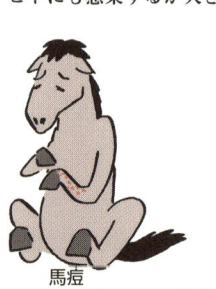

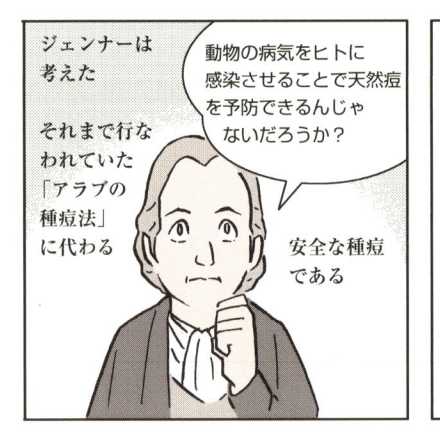

牛痘　　馬痘

ジェンナーは考えた

動物の病気をヒトに感染させることで天然痘を予防できるんじゃないだろうか？

それまで行なわれていた「アラブの種痘法」に代わる安全な種痘である

実はジェンナー以前にも，同じことを考え，実践した者がいた．ベンジャミン・ジェスティー（1737〜1816）というイギリスの農夫である

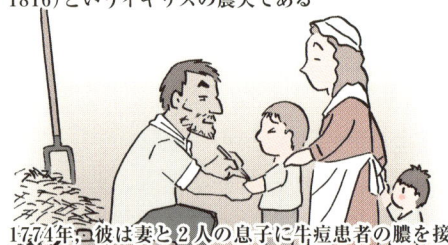

1774年，彼は妻と2人の息子に牛痘患者の膿を接種した．接種後，妻は強い炎症に苦しんだがなんとか快復し，彼の家族は天然痘を免れたのである

ジェスティーはこうした種痘を他の数名にも行なったようだが，積極的に世に広めることはなかった
彼は農夫であり，その目的は家族を守るためだけだったのだから

ジェンナーは，自分の仮説を確かめるため，牛痘に感染したことのある農民を探し出してはアラブの種痘法と同様に「天然痘の接種」を行なった

すると，たしかに，誰も接種後に天然痘を発症することはなかった

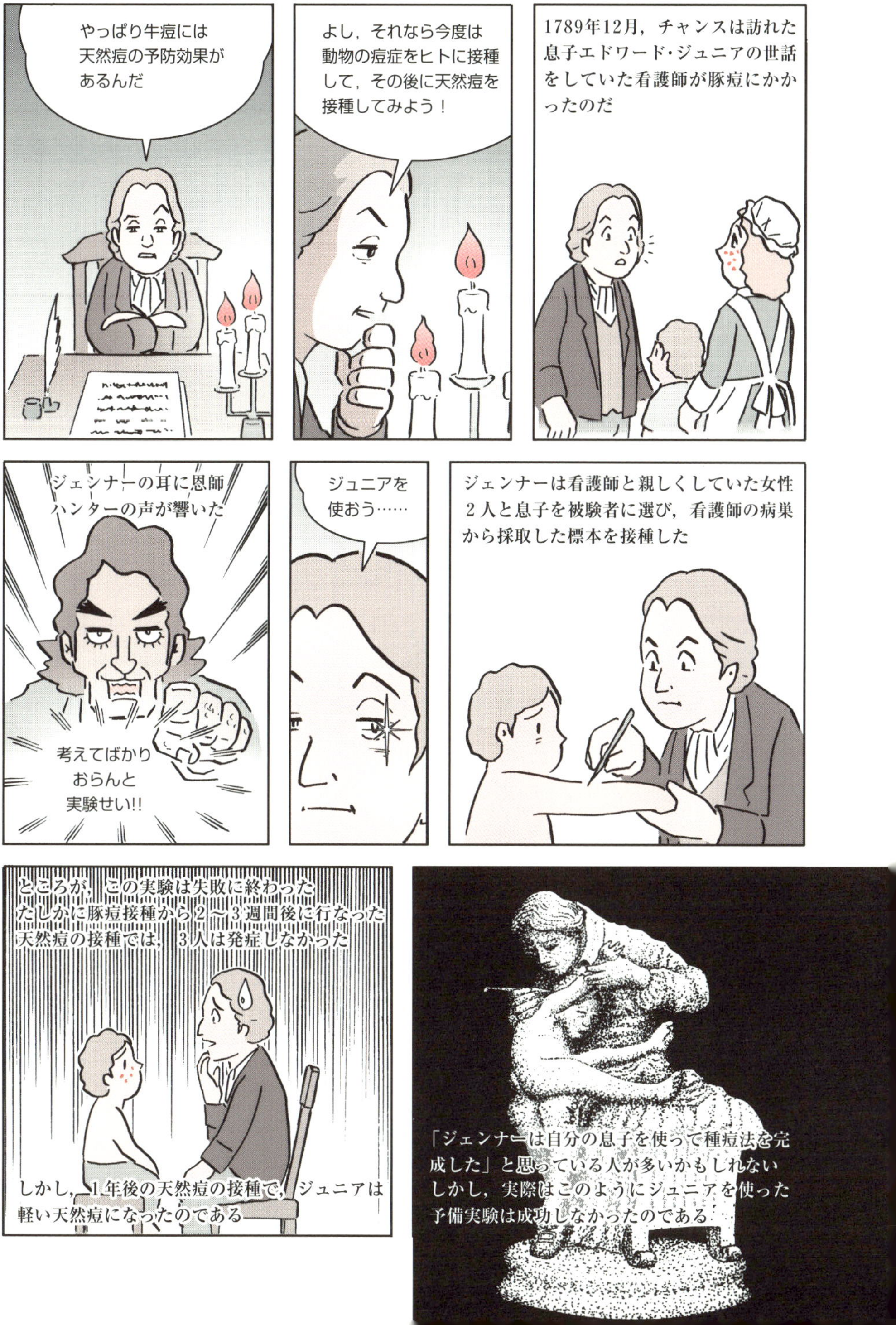

やっぱり牛痘には天然痘の予防効果があるんだ
よし，それなら今度は動物の痘症をヒトに接種して，その後に天然痘を接種してみよう！
1789年12月，チャンスは訪れた 息子エドワード・ジュニアの世話をしていた看護師が豚痘にかかったのだ
ジェンナーの耳に恩師ハンターの声が響いた
考えてばかりおらんと実験せい!!
ジュニアを使おう……
ジェンナーは看護師と親しくしていた女性2人と息子を被験者に選び，看護師の病巣から採取した標本を接種した
ところが，この実験は失敗に終わった たしかに豚痘接種から2～3週間後に行なった天然痘の接種では，3人は発症しなかった
しかし，1年後の天然痘の接種で，ジュニアは軽い天然痘になったのである
「ジェンナーは自分の息子を使って種痘法を完成した」と思っている人が多いかもしれない しかし，実際はこのようにジュニアを使った予備実験は成功しなかったのである

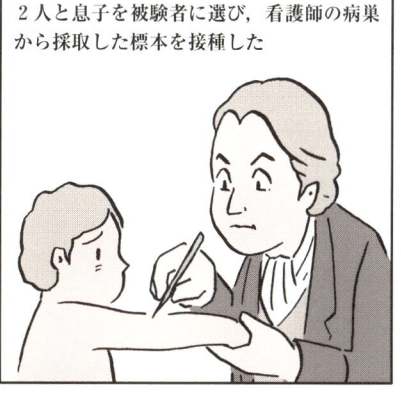

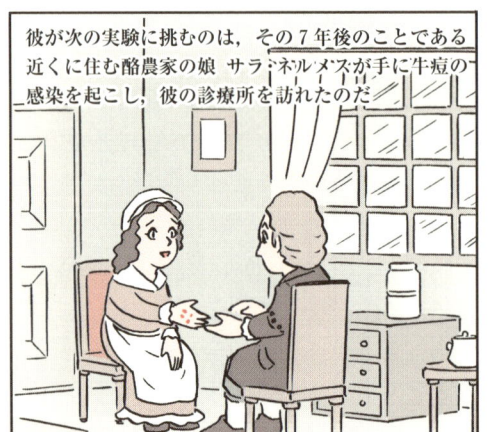

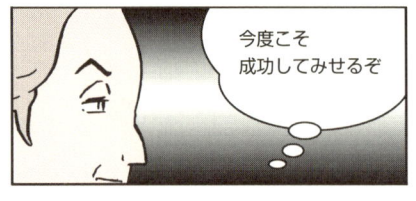

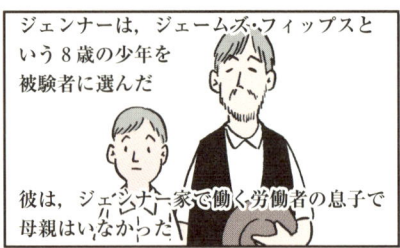

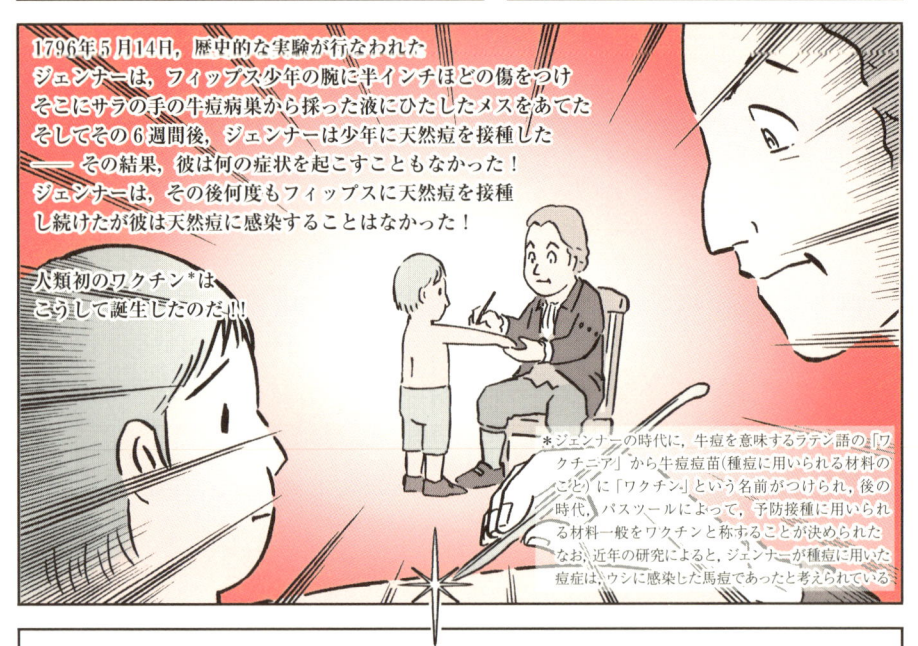

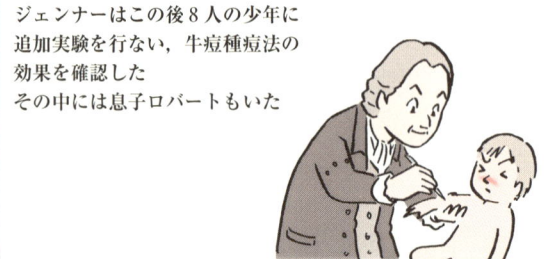

彼が次の実験に挑むのは，その7年後のことである
近くに住む酪農家の娘 サラ・ネルメスが手に牛痘の
感染を起こし，彼の診療所を訪れたのだ

今度こそ
成功してみせるぞ

ジェンナーは，ジェームズ・フィップスと
いう8歳の少年を
被験者に選んだ

彼は，ジェンナー家で働く労働者の息子で
母親はいなかった

1796年5月14日，歴史的な実験が行なわれた
ジェンナーは，フィップス少年の腕に半インチほどの傷をつけ
そこにサラの手の牛痘病巣から採った液にひたしたメスをあてた
そしてその6週間後，ジェンナーは少年に天然痘を接種した
——その結果，彼は何の症状を起こすこともなかった！
ジェンナーは，その後何度もフィップスに天然痘を接種
し続けたが彼は天然痘に感染することはなかった！

人類初のワクチン*は
こうして誕生したのだ！！

*ジェンナーの時代に，牛痘を意味するラテン語の「ワクチニア」から牛痘痘苗（種痘に用いられる材料のこと）に「ワクチン」という名前がつけられ，後の時代，パスツールによって，予防接種に用いられる材料一般をワクチンと称することが決められた なお，近年の研究によると，ジェンナーが種痘に用いた痘症は，ウシに感染した馬痘であったと考えられている

ジェンナーはこの後8人の少年に
追加実験を行ない，牛痘種痘法の
効果を確認した
その中には息子ロバートもいた

ちなみに，この時もロバートだけは
免疫がうまくつかなかったという
ジェンナーは，息子を使った実験で
は失敗ばかりしているのである

1796年の暮れ，ジェンナーはこうした研究成果を論文にまとめて王立協会に提出した
当時の王立協会の会長は，かつてジェンナーにクック船長との航海を勧めたジョセフ・バンクスであった
ジェンナーは当然，自分の研究が認められるものだと思っていた
しかし，バンクスは彼の論文を突き返した

内容があまりにも突飛であるとの判断からだ

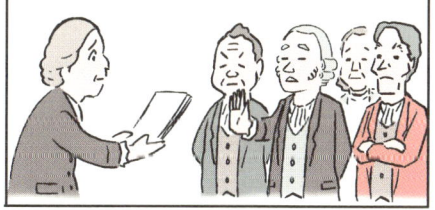

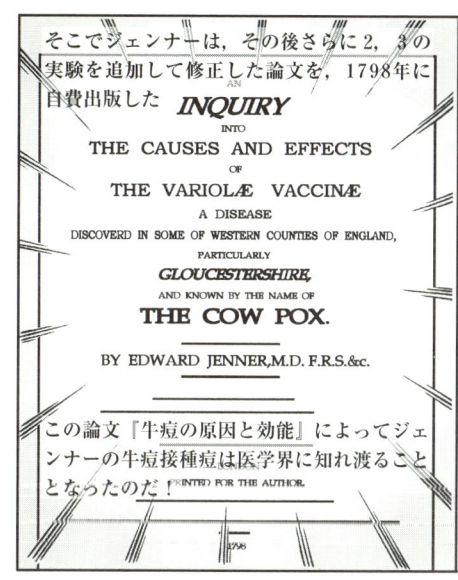

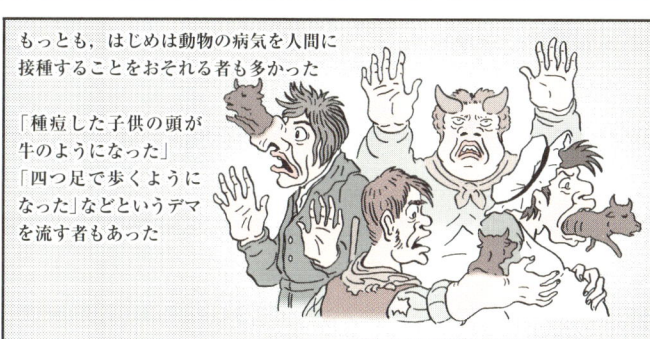

そこでジェンナーは，その後さらに2，3の実験を追加して修正した論文を，1798年に自費出版した

AN
INQUIRY
INTO
THE CAUSES AND EFFECTS
OF
THE VARIOLÆ VACCINÆ
A DISEASE
DISCOVERD IN SOME OF WESTERN COUNTIES OF ENGLAND,
PARTICULARLY
GLOUCESTERSHIRE,
AND KNOWN BY THE NAME OF
THE COW POX.

BY EDWARD JENNER, M.D. F.R.S.&c.

PRINTED FOR THE AUTHOR.
1798

この論文『牛痘の原因と効能』によってジェンナーの牛痘接種痘は医学界に知れ渡ることとなったのだ！

もっとも，はじめは動物の病気を人間に接種することをおそれる者も多かった

「種痘した子供の頭が牛のようになった」
「四つ足で歩くようになった」などというデマを流す者もあった

不適切な管理で牛痘痘苗を天然痘で汚染してしまい，患者を死亡させる医者などもも現われ，ジェンナーが，非難の矢面にさらされた時期もあった

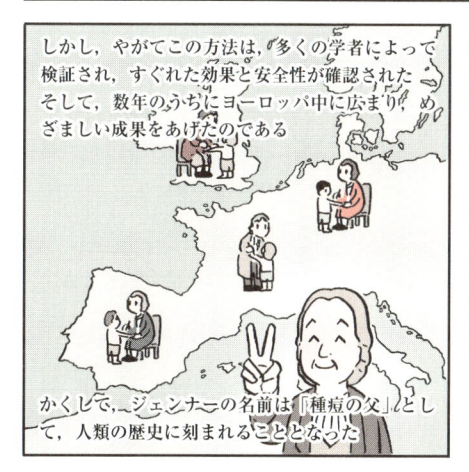

しかし，やがてこの方法は，多くの学者によって検証され，すぐれた効果と安全性が確認された
そして，数年のうちにヨーロッパ中に広まり，めざましい成果をあげたのである

かくして，ジェンナーの名前は「種痘の父」として，人類の歴史に刻まれることとなった

しかし，その後のジェンナーの暮らし向きはけっして良くなかった
研究や著作のために開業医としての収入は途絶え，ワクチン開発のための借金も重なった

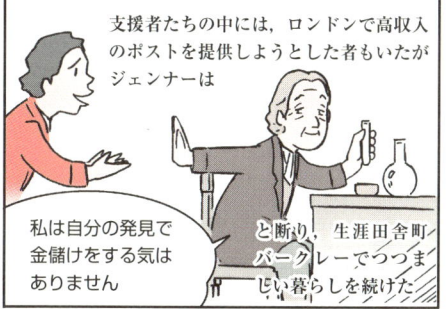

支援者たちの中には，ロンドンで高収入のポストを提供しようとした者もいたがジェンナーは

私は自分の発見で金儲けをする気はありません

と断り，生涯田舎町バークレーでつつましい暮らしを続けた

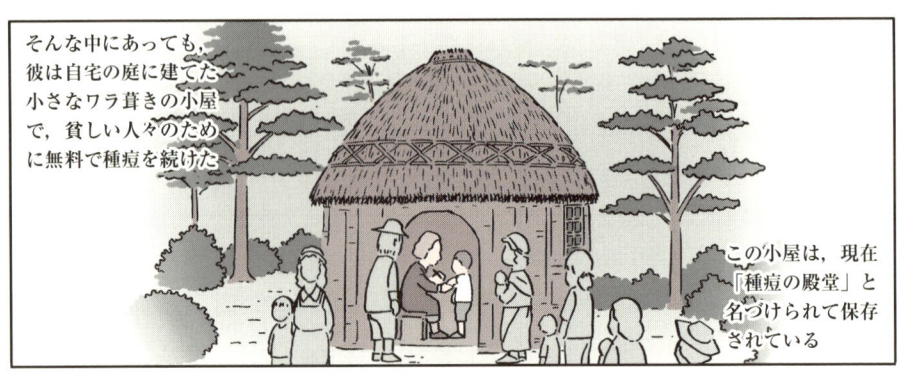

そんな中にあっても，彼は自宅の庭に建てた小さなワラ葺きの小屋で，貧しい人々のために無料で種痘を続けた

この小屋は，現在『種痘の殿堂』と名づけられて保存されている

1809年，ジェンナーは医学界を引退したそしてその後は彼のルーツである「自然科学」のフィールドに戻り，2つの優れた業績を残した

1つは，イギリスではじめて巨大水棲竜プレシオサウルスの化石を発掘したこと

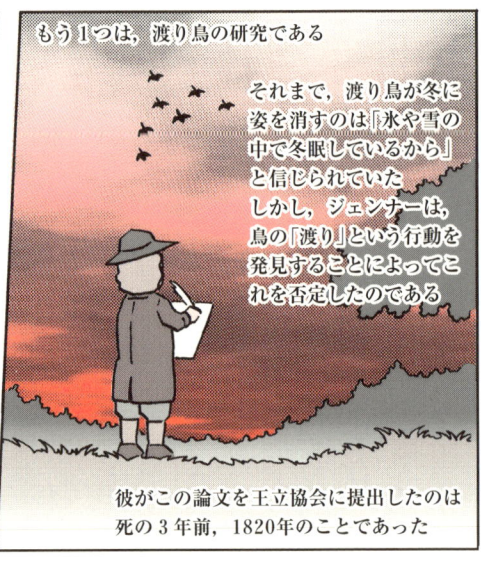

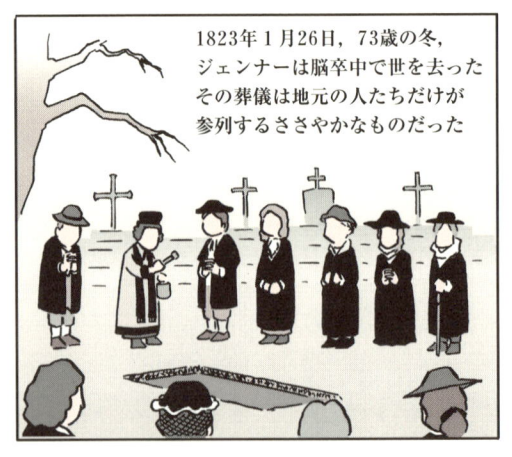

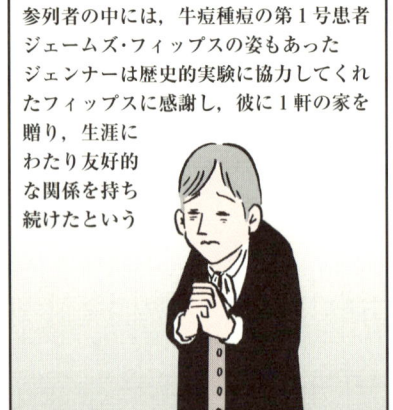

もう1つは，渡り鳥の研究である

それまで，渡り鳥が冬に姿を消すのは『氷や雪の中で冬眠しているから』と信じられていた
しかし，ジェンナーは，鳥の「渡り」という行動を発見することによってこれを否定したのである

彼がこの論文を王立協会に提出したのは死の3年前，1820年のことであった

1823年1月26日，73歳の冬，ジェンナーは脳卒中で世を去ったその葬儀は地元の人たちだけが参列するささやかなものだった

参列者の中には，牛痘種痘の第1号患者ジェームズ・フィップスの姿もあったジェンナーは歴史的実験に協力してくれたフィップスに感謝し，彼に1軒の家を贈り，生涯にわたり友好的な関係を持ち続けたという

微生物学とワクチン開発の研究は，ジェンナーの死後，ルイ・パスツールの登場によって飛躍的な進歩をとげる

種痘にはその後ワクチニアウイルス*が用いられ，世界中にその技術が伝えられた

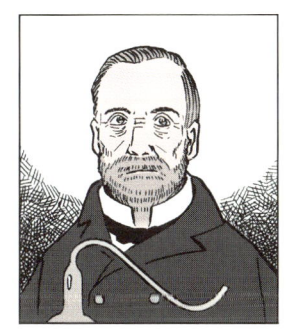

ルイ・パスツール
（1822〜1895）

＊痘瘡（天然痘）ウイルス，牛痘ウイルスと同じポックスウイルスに属し，ヒトに毒性を持たない．現在はウイルスベクターとしてさまざまな遺伝子のクローニングなどにも用いられている

1977年ソマリアで報告された患者を最後に天然痘の発生は途絶えた
かつて世界中を覆い尽くした恐怖の伝染病は，地上から姿を消したのだ

天然痘絶滅!!
The World is free from endemic smallpox!

WHO

1980年5月8日，世界保健機関（WHO）は天然痘の絶滅宣言を発表した
人間の科学は200年のうちに1つの病気を地球から永久に葬り去ったのである！

ジェンナーがハンターから受け継いだ実験医学の精神は，こうして全人類に福音をもたらした！
それはまさに輝かしい科学の勝利であった!!

優れた臨床医は生涯に数千人もの命を救う
しかし，優れた研究者は時として数億人もの命を救うものである！

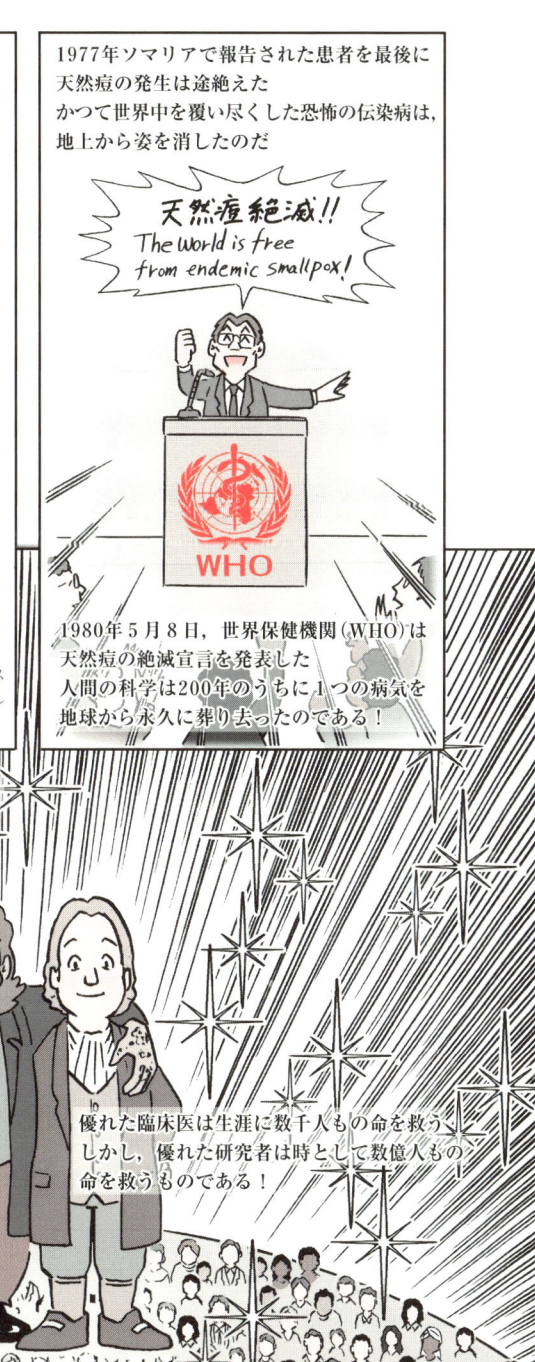

第25話 日本医学の歩み ④

シーボルトと鳴滝塾

1639年の鎖国令以降長崎の出島はわが国にとって西洋に開かれた唯一の窓となった

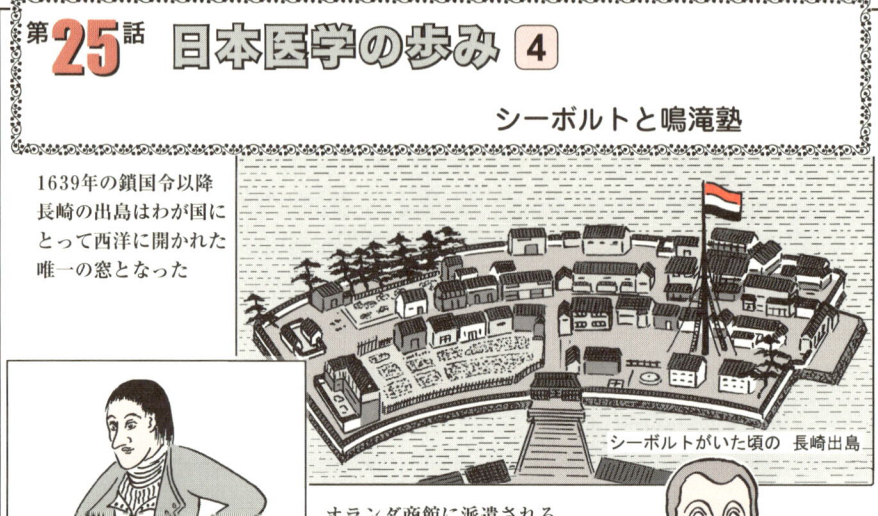

シーボルトがいた頃の 長崎出島

シーボルト之図

オランダ商館に派遣される商館医は，わが国に西洋医学を伝える伝道師であった

その中で，後世に最も大きな影響を与えた医師がシーボルトである

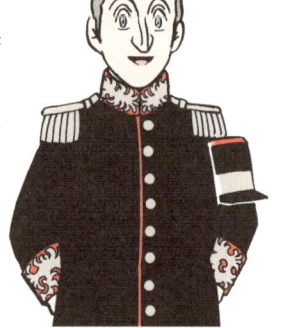

フランツ・シーボルト
（1796〜1866）

シーボルトは，2つの顔をもった男であった 1つは，鎖国時代の日本に西洋医学を紹介した医師としての顔

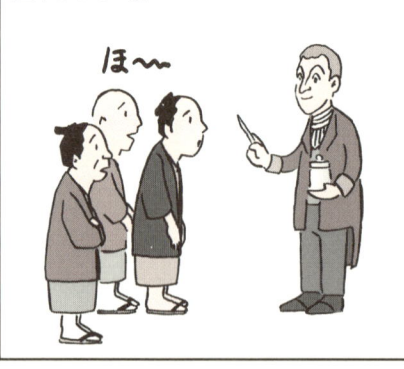

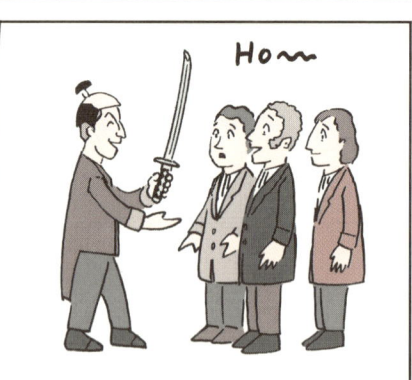

もう1つは，西洋諸国に，謎に包まれた東洋の国「日本」の事物を紹介した博物学者としての顔である

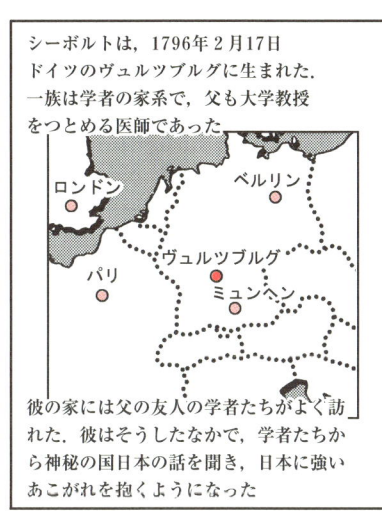

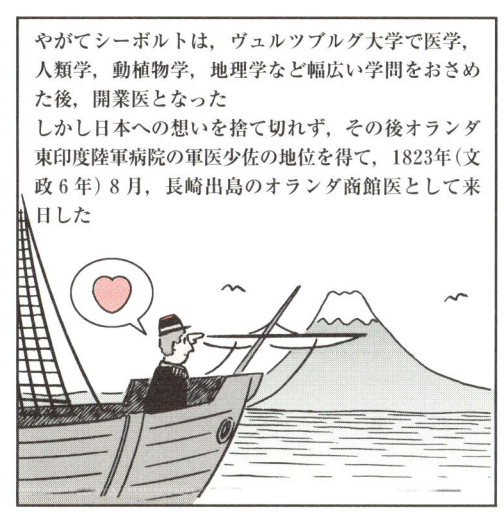

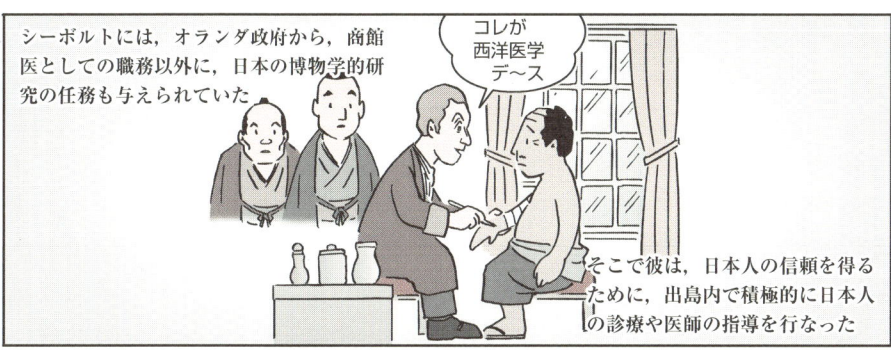

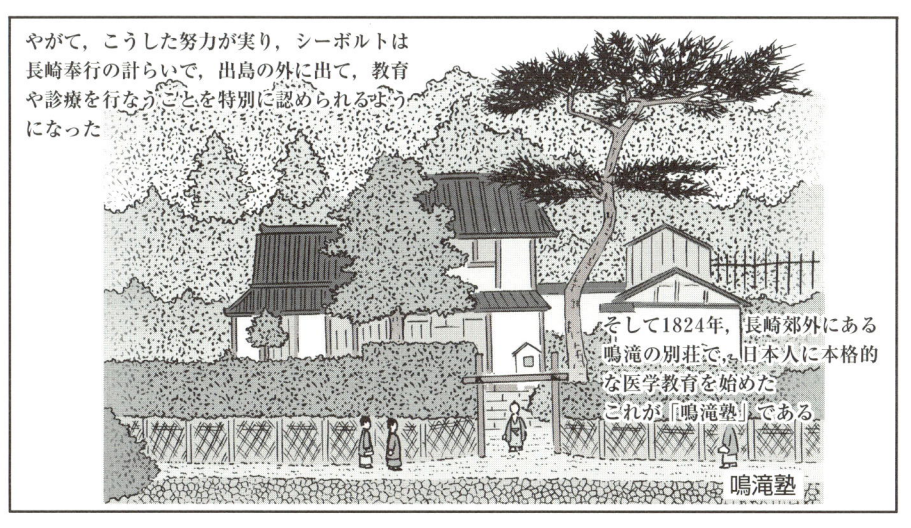

シーボルトは，1796年2月17日ドイツのヴュルツブルグに生まれた．一族は学者の家系で，父も大学教授をつとめる医師であった

彼の家には父の友人の学者たちがよく訪れた．彼はそうしたなかで，学者たちから神秘の国日本の話を聞き，日本に強いあこがれを抱くようになった | やがてシーボルトは，ヴュルツブルグ大学で医学，人類学，動植物学，地理学など幅広い学問をおさめた後，開業医となった

しかし日本への想いを捨て切れず，その後オランダ東印度陸軍病院の軍医少佐の地位を得て，1823年（文政6年）8月，長崎出島のオランダ商館医として来日した |

シーボルトには，オランダ政府から，商館医としての職務以外に，日本の博物学的研究の任務も与えられていた

「コレが西洋医学デ～ス」

そこで彼は，日本人の信頼を得るために，出島内で積極的に日本人の診療や医師の指導を行なった

やがて，こうした努力が実り，シーボルトは長崎奉行の計らいで，出島の外に出て，教育や診療を行なうことを特別に認められるようになった

そして1824年，長崎郊外にある鳴滝の別荘で，日本人に本格的な医学教育を始めた．これが「鳴滝塾」である

鳴滝塾

鳴滝塾には，診療所，研究所，門生の宿舎などが整備され全国から留学生が集まった
そのなかには，後に江戸医学界の中心人物となった伊東玄朴や蘭学者 高野長英の姿もあった

伊東 玄朴
（1800～1871）

高野 長英
（1804～1850）

シーボルトは，鳴滝塾での診療と教育のかたわら日本のさまざまな動植物の標本や博物学的資料を収集した

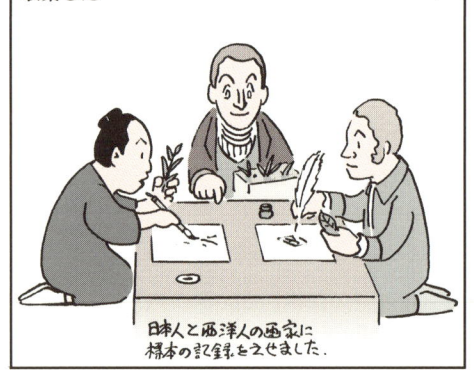

日本人と西洋人の画家に標本の記録をさせました。

そして学生に，医学のみならず日本の文化や歴史，地理などのテーマを与え，論文を提出した者に「ドクトル」の免状を与えた

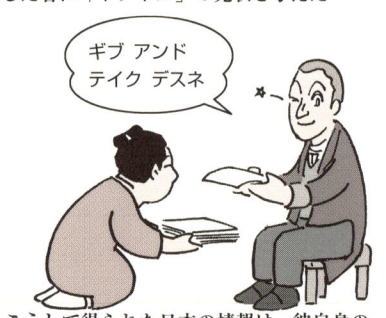

ギブ アンド テイク デスネ

こうして得られた日本の情報は，彼自身の日本研究の材料となったのである

出島は，梅雨の頃になると色鮮やかなアジサイで彩られた
シーボルトは，日本で見つけたこの花に「ハイドランジア オタクサ」と学名をつけて西洋に紹介した
それは，彼の日本妻「お滝さん」の名前にちなんだものである

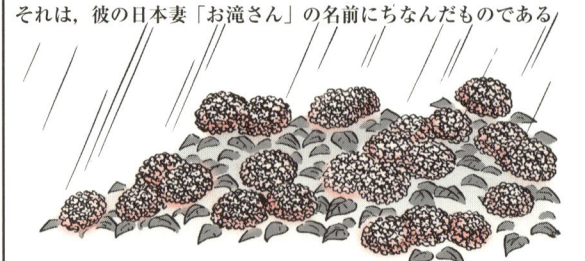

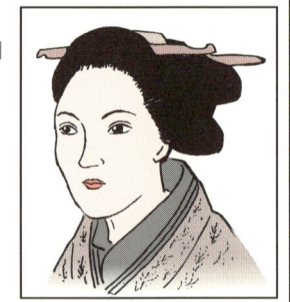

楠本 タキ
（1807～1865）

2人の出会いは，シーボルトが長崎に赴任して間もなく，遊女のお滝が患者として出島の診療所を訪れたのがきっかけだった

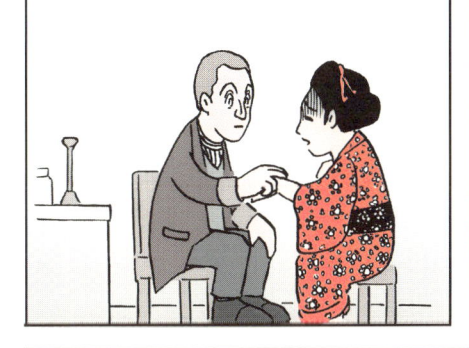

その後，お滝は出島のシーボルト屋敷に住み彼に仕えた
二人の結婚は正式なものではなかったがお滝はやがてシーボルトの子を産んだ

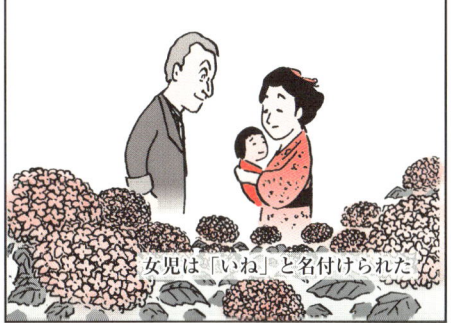

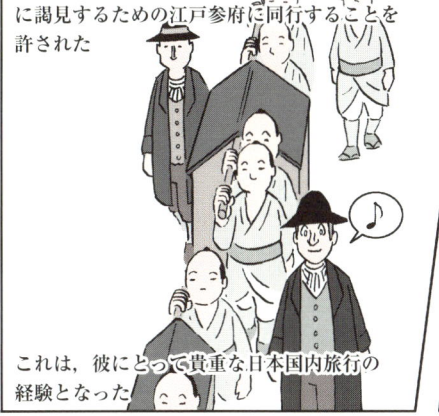

女児は「いね」と名付けられた

1826年，シーボルトはオランダ商館長が徳川将軍に謁見するための江戸参府に同行することを許された

これは，彼にとって貴重な日本国内旅行の経験となった

この旅で，彼は幕府の天文方責任者高橋景保（かげやす）と接触して，伊能忠敬の日本全図，間宮林蔵の蝦夷地図などの貴重な資料を入手した
また，江戸城の設計図などの建築資料も手に入れ，大きな収穫を得て帰った

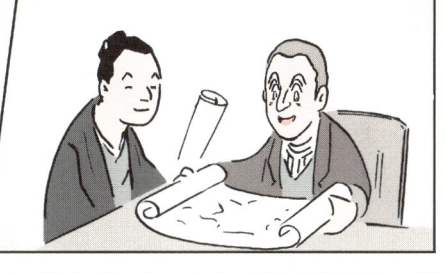

1828年，シーボルトはオランダ政府から一時帰国を命ぜられた

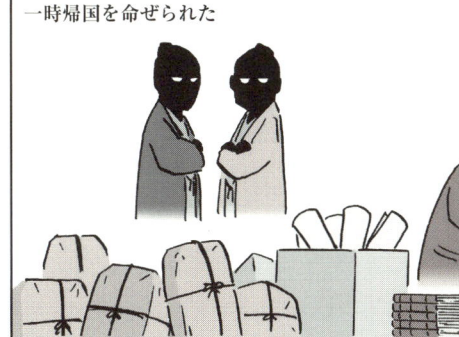

ちょうどその頃，江戸では彼をめぐって不穏な動きが起こっていた
江戸で日本地図などを収集していたシーボルトを幕府が危険人物としてマークしたのだ

当時，幕府は日本の内情を伝える物を国外に持ち出すことを厳しく規制しており日本地図は持ち出し禁制品だったのだ

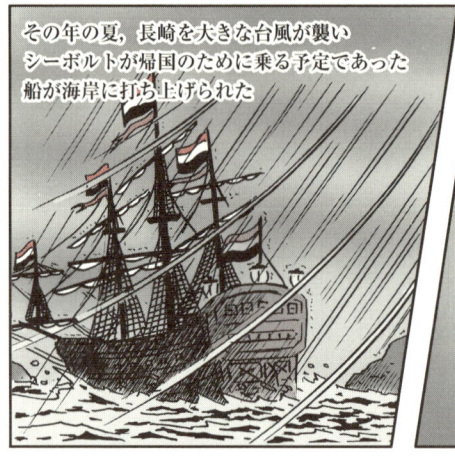

その年の夏，長崎を大きな台風が襲いシーボルトが帰国のために乗る予定であった船が海岸に打ち上げられた

これを機に，長崎奉行所は座礁した船に乗り込み，内部を偵察した
すると，シーボルトの積荷のなかから数々の禁制品が発見されたのだ

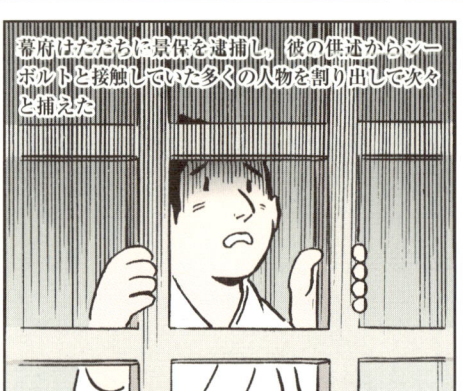

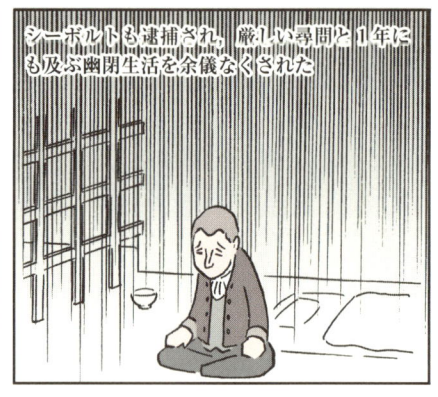

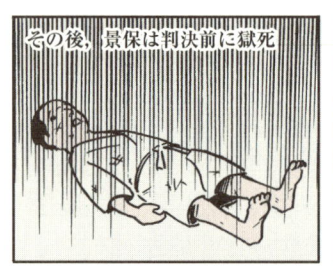

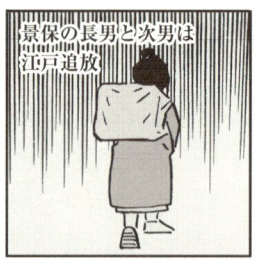

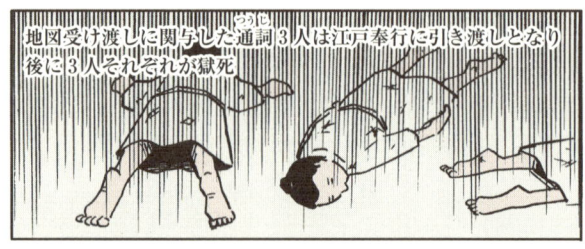

幕府はただちに景保を逮捕し，彼の供述からシーボルトと接触していた多くの人物を割り出して次々と捕えた

シーボルトも逮捕され，厳しい尋問と1年にも及ぶ幽閉生活を余儀なくされた

その後，景保は判決前に獄死

景保の長男と次男は江戸追放

シーボルト自身は国外追放処分となり，その他多くの関係者が厳しい処罰を受けた

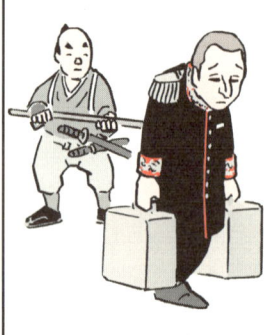

地図受け渡しに関与した通詞（つうじ）3人は江戸奉行に引き渡しとなり後に3人それぞれが獄死

これが「シーボルト事件」である

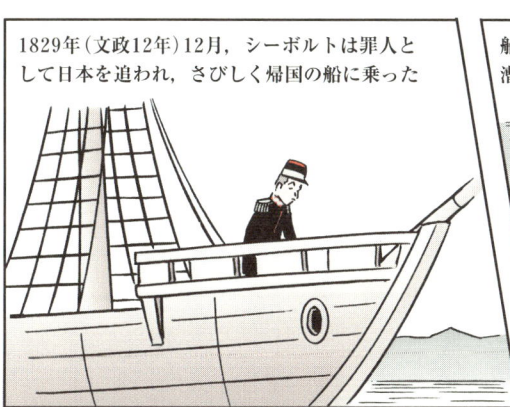

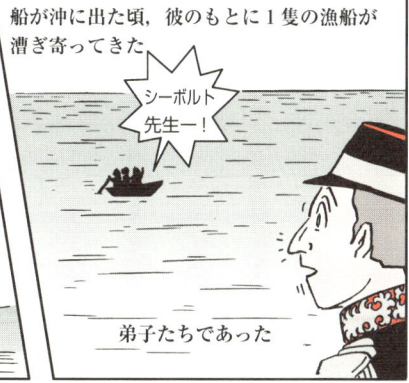

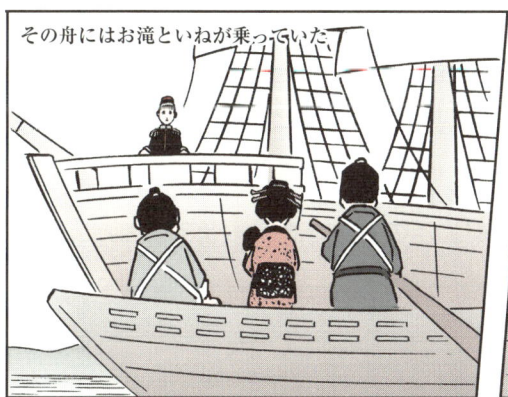

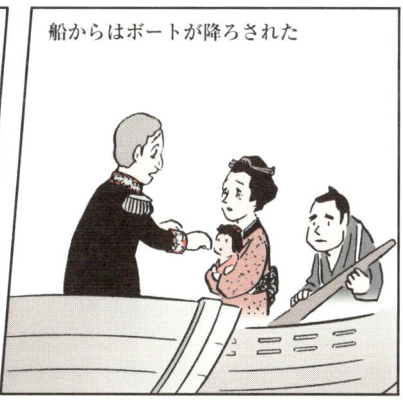

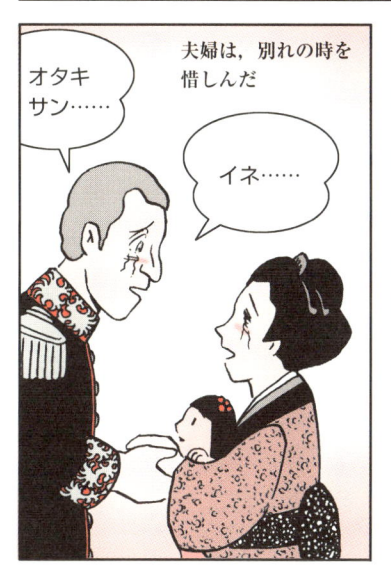

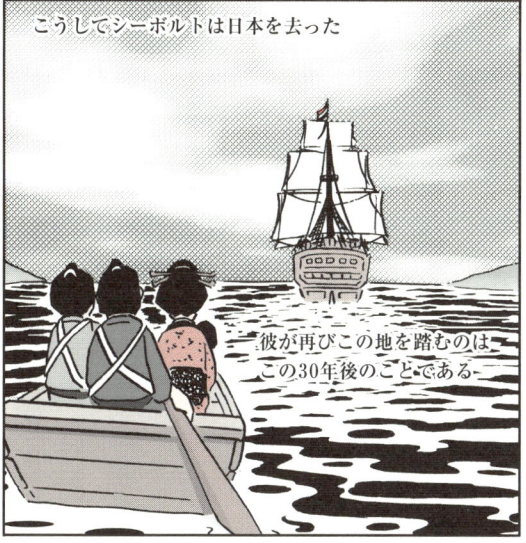

1829年(文政12年)12月，シーボルトは罪人として日本を追われ，さびしく帰国の船に乗った

船が沖に出た頃，彼のもとに1隻の漁船が漕ぎ寄ってきた

シーボルト先生ー！

弟子たちであった

その舟にはお滝といねが乗っていた

船からはボートが降ろされた

オタキサン……

イネ……

夫婦は，別れの時を惜しんだ

こうじてシーボルトは日本を去った

彼が再びこの地を踏むのはこの30年後のことである

第26話 日本医学の歩み 5

幕末 蘭方医と漢方医の闘い

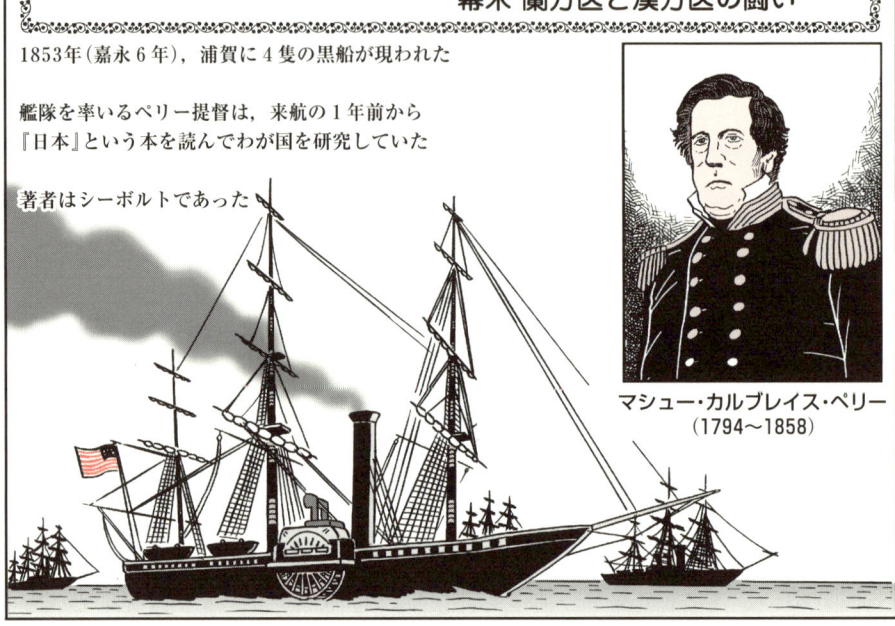

1853年（嘉永6年），浦賀に4隻の黒船が現われた

艦隊を率いるペリー提督は，来航の1年前から『日本』という本を読んでわが国を研究していた

著者はシーボルトであった

マシュー・カルブレイス・ペリー
(1794〜1858)

1829年（文政12年），スパイ容疑により日本を追われたシーボルトは，帰国後，日本で集めた動植物の標本や珍奇な品々を西洋の人々に紹介した
そして1832年，大著『日本』を出版した

彼はその後も『日本植物誌』『日本動物誌』などの研究書を刊行し，日本研究の大きな業績を残した

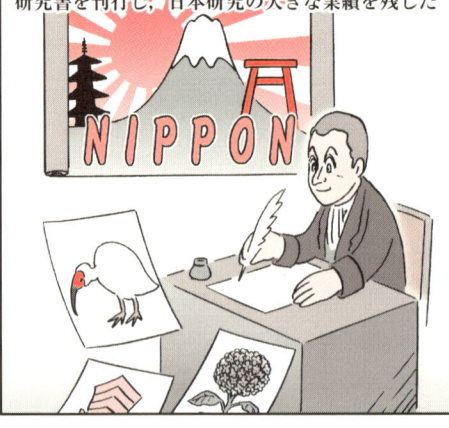

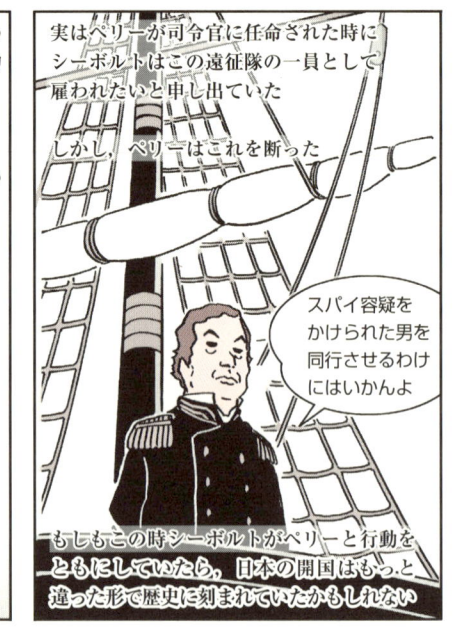

実はペリーが司令官に任命された時にシーボルトはこの遠征隊の一員として雇われたいと申し出ていた

しかし，ペリーはこれを断った

「スパイ容疑をかけられた男を同行させるわけにはいかんよ」

もしもこの時シーボルトがペリーと行動をともにしていたら，日本の開国はもっと違った形で歴史に刻まれていたかもしれない

一方，シーボルトが去った後，残されたお滝といねは
わびしい暮らしをしていた

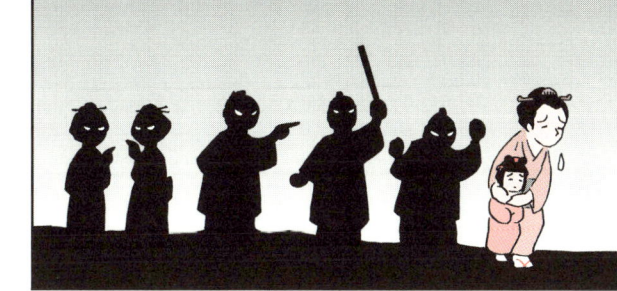

お滝はその後再婚したが，母娘は周囲から「オランダ娼婦」「異人の子」と差別を受けて過ごした

蘭方医と漢方医の闘い

幕末の日本医学界では，蘭方医と漢方医との間で医学の主導権をめぐる争いが起こっていた

当時，幕閣の要職を占めていたのはすべて漢方医であり，その頂点に君臨していたのが，医官の養成機関である「医学館」を牛耳る多紀一族であった

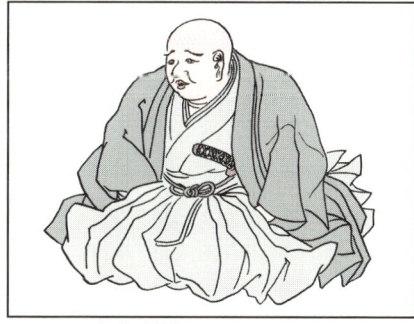

多紀 本堅（たき もとかた）（1795〜1857）

多紀一族のなかで最も大きな業績を残したといわれる人物．1840年（天保11年），奥医師の最高位 法印となり，その後「蘭方禁止令」の発令にかかわった

医学館に学んだ守旧派の医家たちは考証派とよばれ，蘭方医家を徹底的に弾圧した．1849年（嘉永2年）には考証派の圧力により「蘭方禁止令」が発令され，以後，蘭医書は厳しく検閲され，蘭方医学を眼科と外科以外に用いることが禁止されることとなった

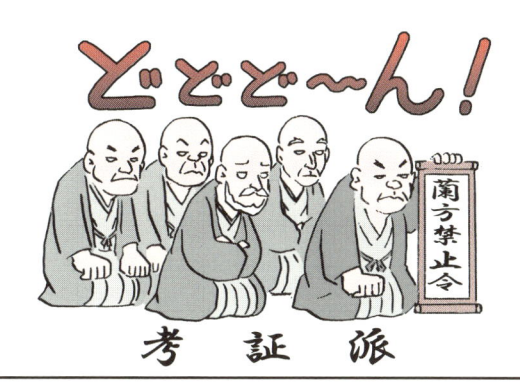

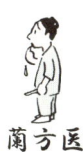

どどど〜ん！

考証派　　蘭方医　　蘭方禁止令

この争いの中で蘭方医学の優位性を決定づけた事件が「種痘の伝来」である
当時、天然痘はわが国でも定期的に流行して、多くの死者を出していた

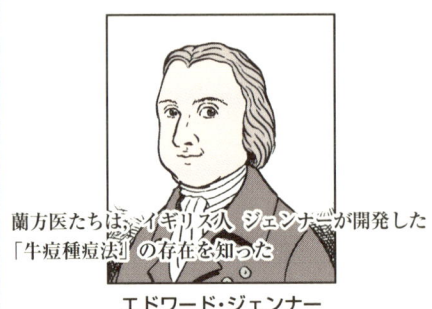

蘭方医たちは、イギリス人 ジェンナーが開発した「牛痘種痘法」の存在を知った

エドワード・ジェンナー
（1749〜1823）

シーボルトも、鳴滝塾の塾生たちに、自分が持参した痘苗を用いて種痘の講義を行なった

もっとも、その痘苗はすでに失活していたため彼が紹介したのは種痘の手技だけであった

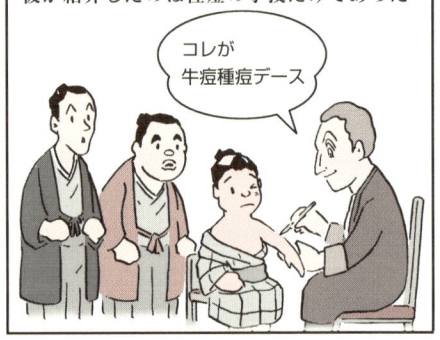

コレが牛痘種痘デース

伊東玄朴は、江戸に種痘法を広め考証派の勢力を駆逐した蘭方医である
1849年（嘉永2年）、佐賀藩の楢林宗建（ならばやしそうけん）によりわが国ではじめての牛痘種痘が行なわれた
これは藩主 鍋島正直に江戸住の藩医であった玄朴が進言したのがきっかけであった

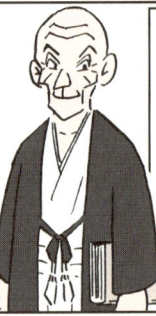

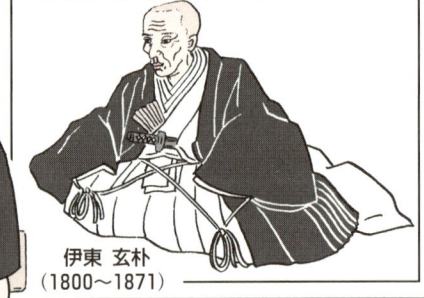

伊東 玄朴
（1800〜1871）

宗建は、鍋島候の命を受けて、出島の蘭館医 オットー・モーニケに痘苗の取り寄せを依頼し、自分の子供と長崎通詞たちの子2人に種痘を施し、成功した

これを知った正直は宗建を呼び寄せ、自分の子供たちにも種痘をさせた
これを契機に種痘法は全国に広まることとなったのである

（これに先立ち、1837年に佐賀藩医 中村涼庵が牛痘種痘を行なったという記録があるが、痘苗の入手経路等が未詳で、本当の牛痘であったか否かは明らかでない）

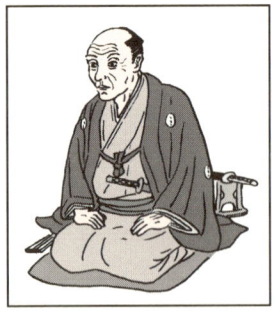

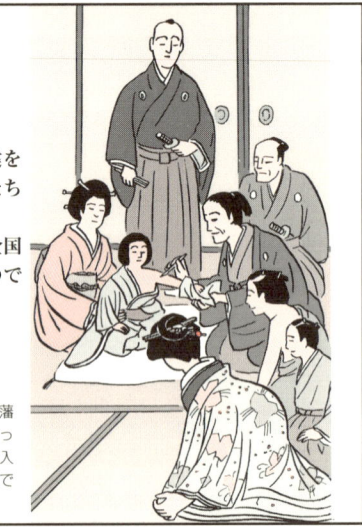

楢林 宗建
（1802〜1852）

その後，京都に渡った痘苗を手に入れた緒方洪庵は，1849年(嘉永2年)大阪に除痘館を開設し，いち早く一般民衆への種痘を開始した

洪庵は蘭学塾「適塾」を開き，福沢諭吉をはじめ多くの優れた人物を育てた蘭学者である

こうして種痘は，まず大阪や京都など，上方を中心に広まっていった

ちなみに，適塾は，明治維新後，教師・塾生とも新設された大阪医学校に引き継がれ，これが後の大阪大学医学部となる

1857年(安政4年)には医学伝習所(長崎大学医学部の前身)で，オランダの軍医ポンペ(1829～1908)が本邦初の本格的な西洋医学教育を始め，種痘も行った

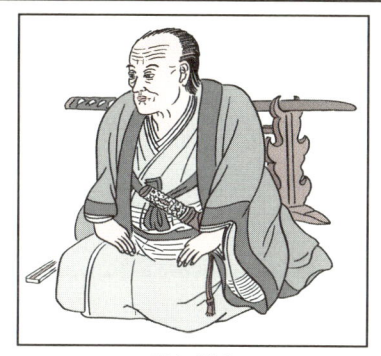

緒方 洪庵
(1810～1863)

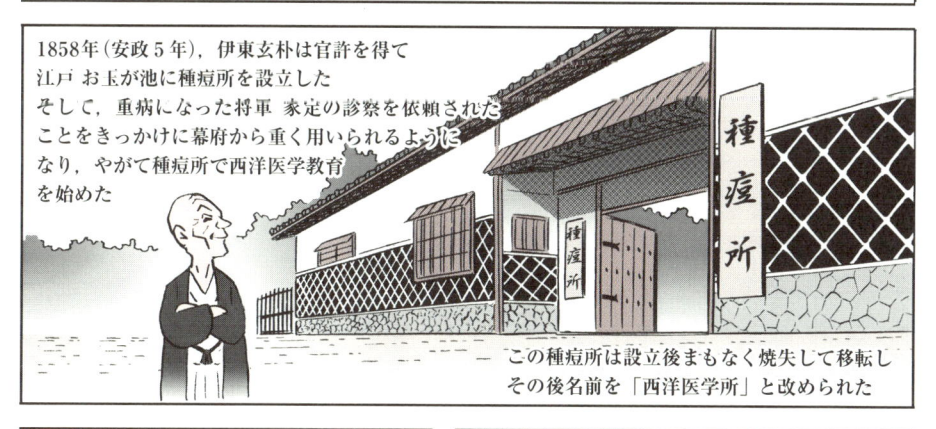

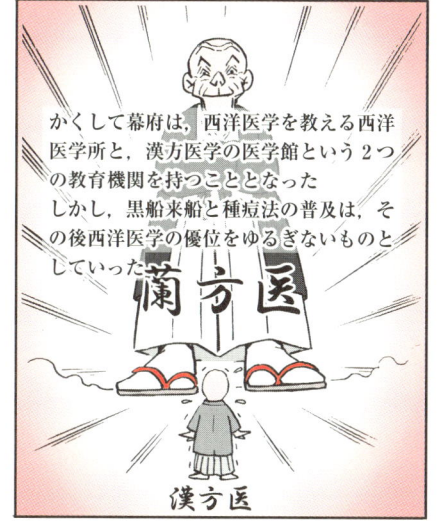

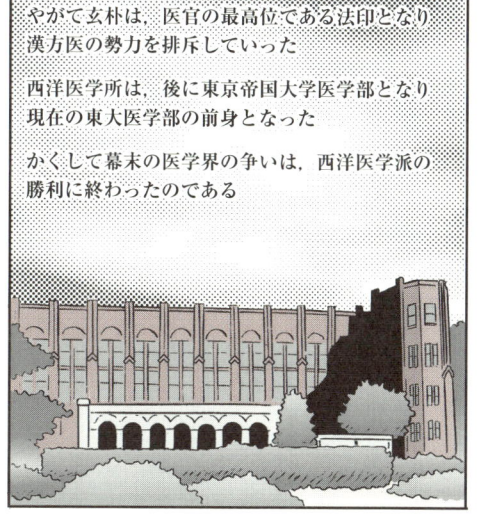

1858年(安政5年)，伊東玄朴は官許を得て江戸 お玉が池に種痘所を設立した

そして，重病になった将軍 家定の診察を依頼されたことをきっかけに幕府から重く用いられるようになり，やがて種痘所で西洋医学教育を始めた

この種痘所は設立後まもなく焼失して移転しその後名前を「西洋医学所」と改められた

かくして幕府は，西洋医学を教える西洋医学所と，漢方医学の医学館という2つの教育機関を持つこととなった

しかし，黒船来船と種痘法の普及は，その後西洋医学の優位をゆるぎないものとしていった

蘭方医

漢方医

やがて玄朴は，医官の最高位である法印となり漢方派の勢力を排斥していった

西洋医学所は，後に東京帝国大学医学部となり現在の東大医学部の前身となった

かくして幕末の医学界の争いは，西洋医学派の勝利に終わったのである

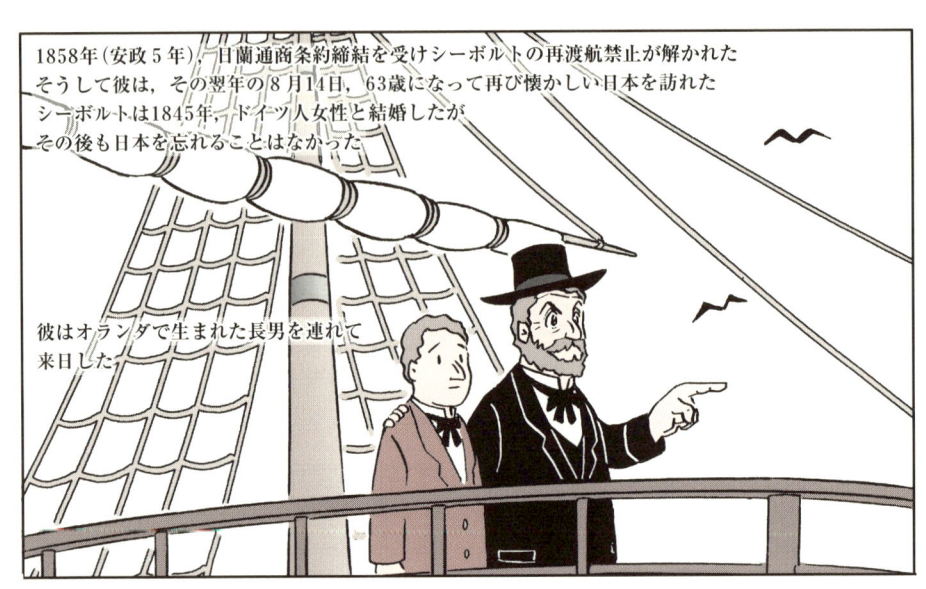

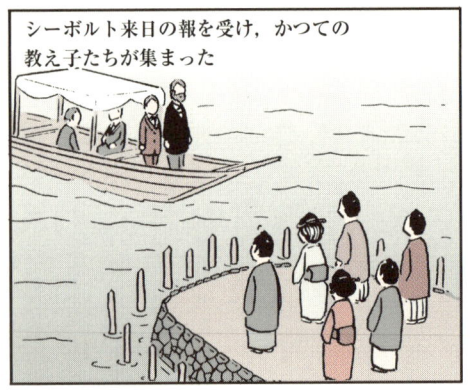

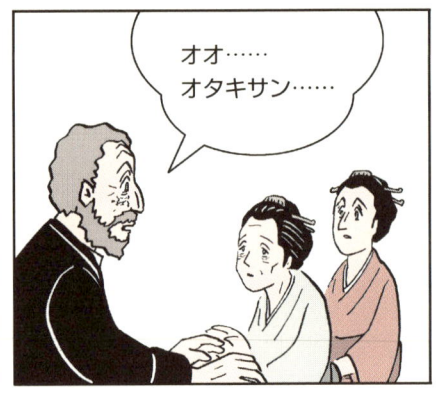

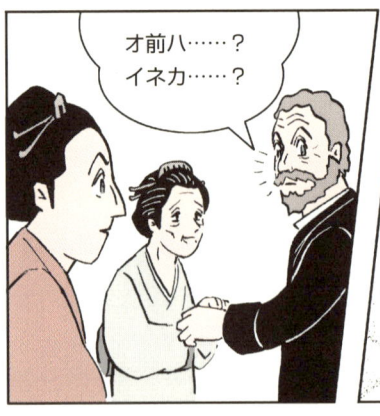

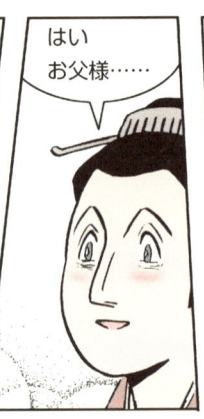

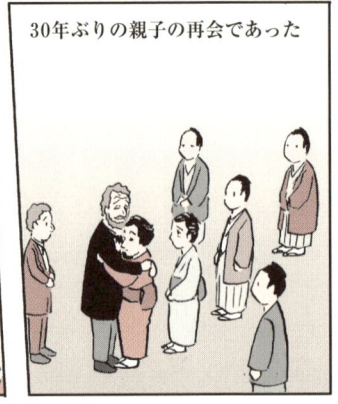

1858年（安政5年），日蘭通商条約締結を受けシーボルトの再渡航禁止が解かれた
そうして彼は，その翌年の8月14日，63歳になって再び懐かしい日本を訪れた
シーボルトは1845年，ドイツ人女性と結婚したが
その後も日本を忘れることはなかった

彼はオランダで生まれた長男を連れて来日した

シーボルト来日の報を受け，かつての教え子たちが集まった

オオ……
オタキサン……

才前ハ……？
イネカ……？

はい
お父様……

30年ぶりの親子の再会であった

いねは，シーボルトの弟子たちの指導を受け，産婦人科医として働いていた

しかし，陰では，「異人の子」と迫害を受け，また，指導医と望まぬ関係を持ち，女児を産み落としたりと，まさに辛酸をなめつくした．「混血児」「シングルマザー」そして「日本初の女性蘭方医」……

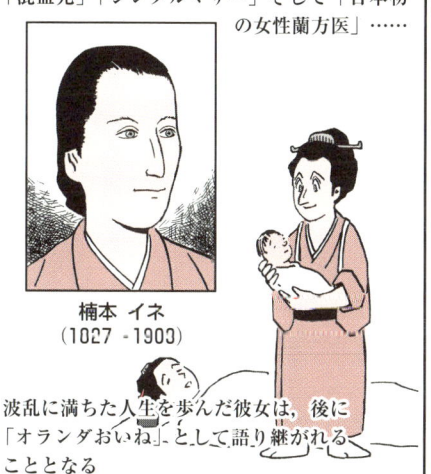

楠本 イネ
(1027 - 1903)

波乱に満ちた人生を歩んだ彼女は，後に「オランダおいね」として語り継がれることとなる

シーボルトはその後，江戸で幕府の外交顧問として滞在し，1862年（文久2年）に帰国した

かつて罪人として追われた身でありながら，彼は終生親日家として生きたのである

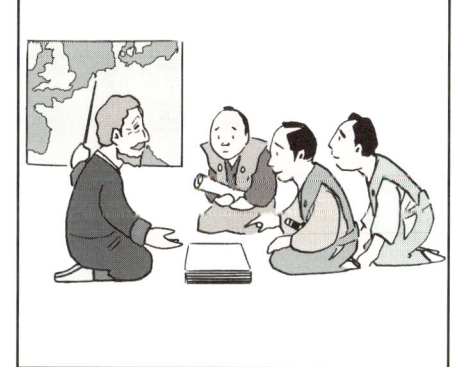

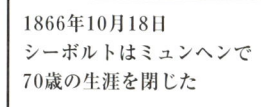

1866年10月18日
シーボルトはミュンヘンで70歳の生涯を閉じた

シーボルトの墓
（ドイツ・ミュンヘン）

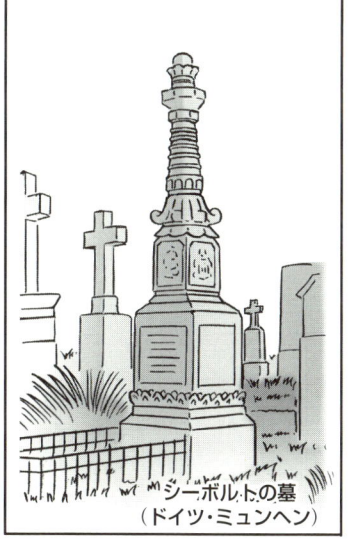

彼の死の翌年，日本では大政奉還が行なわれ明治政府が樹立した

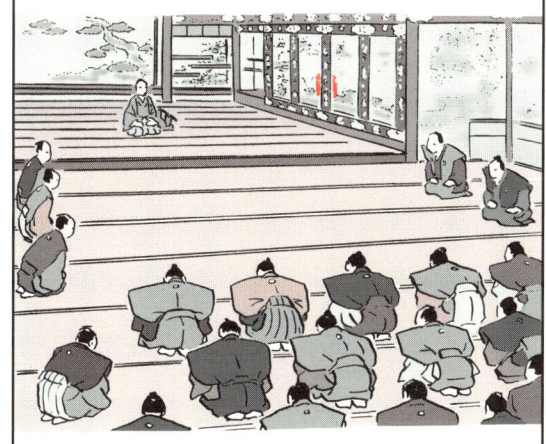

日本を愛し，日本人に慕われた医学者シーボルト
彼は，まさに幕末の時代を生きた異人であった

幕間に
ボクが歴史を描くわけ
――死者の記憶をたどる意味

歴史を描くことは欠席裁判と同じ

　小学生の頃，同級生が描いたボクの似顔絵が文集に載ったことがあります．下ぶくれの丸顔＆細目＆チビに描かれた自分の姿を見て「ボクは他人から見るとこんなふうに見えるのかなあ……」と少しヘコんだものです．

　何年か前，テレビでプロの絵描きさんが似顔絵の腕を競う番組を見ました．モデルを過激にデフォルメするのは，雑誌で風刺画の仕事をしているイラストレーターさん，実物より愛らしく描くのは，遊園地で似顔絵を描いている絵描きさん……．絵の雰囲気を見るだけで，それぞれの絵描きさんがモデルと向き合っているスタンスがわかって，苦笑した覚えがあります．

　ボクはしばしば雑誌などのインタビュー取材を受けます．同じことをしゃべっても，記事によってずいぶんと違った表現になるものです．読者の興味を引くように，かなりいいかげんなことを書かれることもあります．「こんなコト言ってないよー……」と，落ち込むこともあります．

　けれど，ライターや編集者にとって「オモシロイ記事を作る」ということは「正しい記事を作る」ことよりも時として大切なのです．商業メディアというものは，多かれ少なかれそんなモノです．逆に，ボクが文

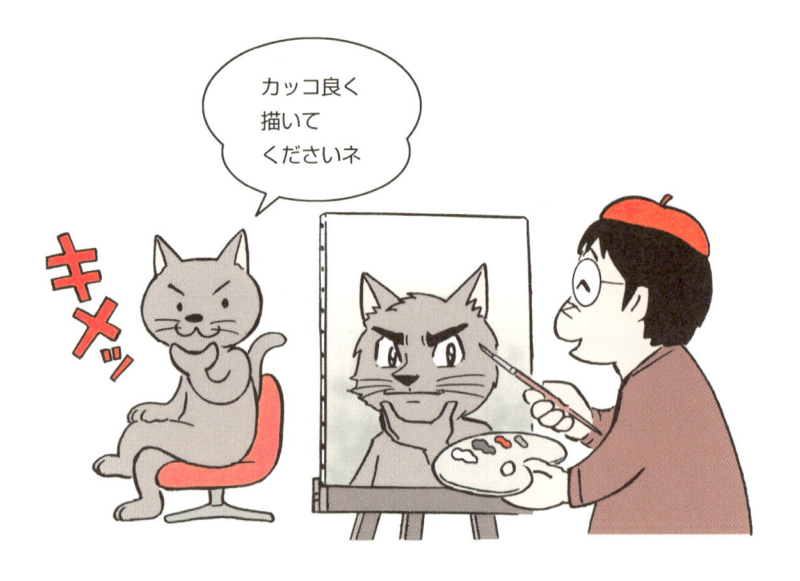

章を書いているときにも，自分の恣意で対象をゆがめているのでしょうから，これはお互いさまですね．

『看護学雑誌』では，67巻4号（2003年4月号）から，3年近く本連載をさせていただきました．今後，19世紀後半以降の歴史を描き加えて，来年単行本化する予定ですが，歴史を題材に漫画を描くということは「欠席裁判」のようなもので，ある意味とても傲慢なことですね．ほとんどの場合，当事者はすでにこの世の人ではないのですから．

数学の定理や科学の法則は事実が1つですが，人物や出来事に対する歴史認識は，百人百様の真実があります．「ウソも百回言えば本当になる」という言葉があります

が，インターネットに流されるデマから国策のための思想教育まで，世の中には虚実おりまぜた情報が満ち満ちています．人間はその中からなんらかの情報を信じて，自分の主観で真実を形作っているだけなのです．

たとえば，ボクはエーテル麻酔の普及に貢献したウィリアム・モートンという人が好きではありません．金儲けのための自己宣伝とライバルの誹謗中傷を繰り返した下品な男という印象があるからです．けれどそれは，ボクがいろいろな本を読んで自分の中で作り上げたイメージです．

ボクが死んだ後，あの世でモートンさんに会ったとしたら「何も知らんくせに，好き勝手に描きおって！」と怒られるのかもしれません．今のうちに言い訳を考えてお

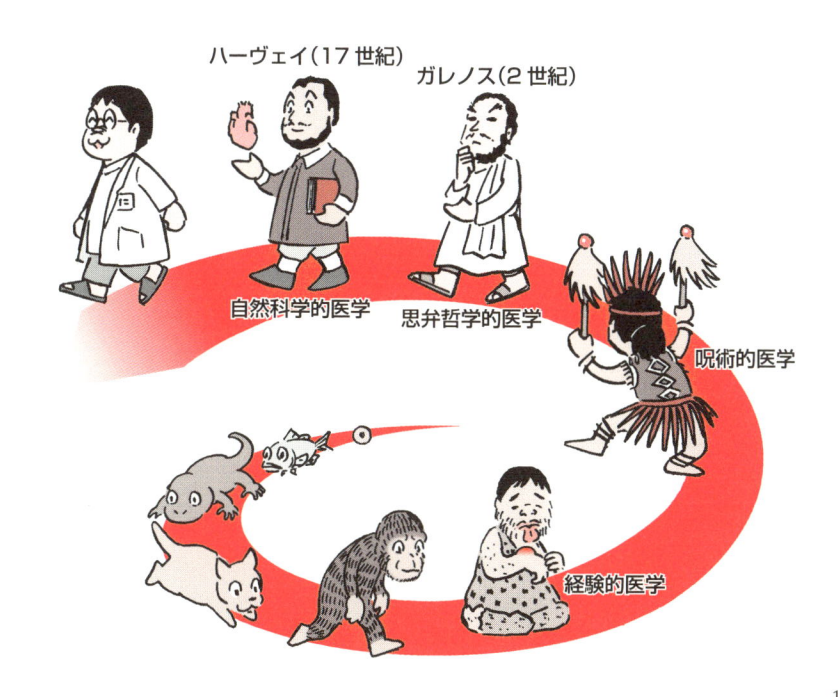

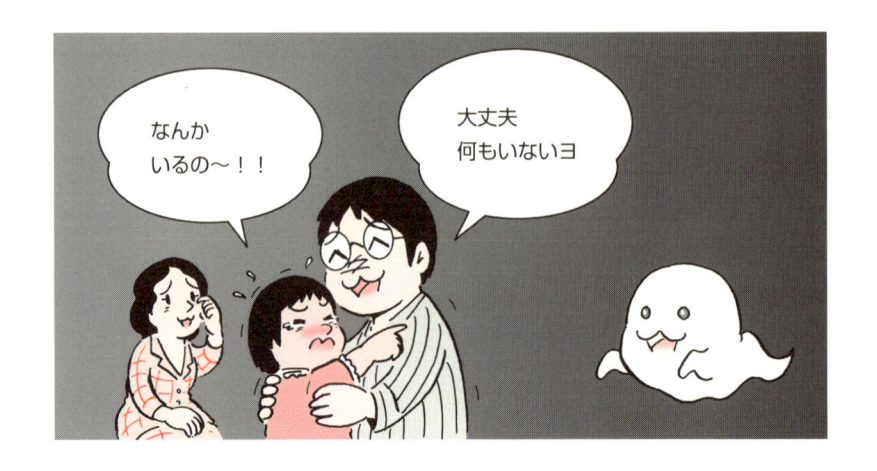

かねばと思っています．

個体発生は系統発生を繰り返す

人間の歴史はらせん階段のようなものです．一方向からみるとジグザグとまっすぐ上にのぼっているように見えますが，別の方向からを見ると，ただ同じところをグルグル回っているだけのようにも見えます．さらに立ち位置を変えると，上も下もなくねじれて見えるのかもしれません．

戦争が起こるたびに，人は「二度と繰り返してはならない」と言います．けれど，実際は何度も同じ過ちを繰り返してしまいます．大昔から人間は少しも進歩していないんじゃないか，と暗澹たる気持ちにもなります．

ヒトの胚は発生の過程で，まるで魚類から両生類，爬虫類，そして哺乳類と進化の過程をたどるかのように形態変化していきます．この現象を19世紀のドイツの生物学者ヘッケルは「反復説」と名付け「個体発生は系統発生を繰り返す」と言い表わしました．「まんが医学の歴史」を描きながら，ボクはしばしばこの言葉を思い出しました．人間の医学史とボク個人の科学観の変遷にかなりシンクロした部分があったからです．

医学は自然科学の一分野です．けれど，医学が現在の地位を確立するまでには，神仏や霊的存在にすがる「呪術的医学」の段階，ついで「陰陽五行説」や「四体液説」に代表される「思弁哲学的医学」に支配される段階が長く続きました．「自然科学」としての医学が登場するのは，17世紀のウィリアム・ハーヴェイ登場以降のことです．

では，現代人は「呪術的医療」や「陰陽五行説」を捨て去ってしまったのか？　答えは明らかにNOです．これから何百年たっても，人々は「厄払い」や「気功」を忘れることはないでしょう．その一番大きな理由は，それが本質的に人間にとって心地よいからなんでしょうね．

ボクの母は変わったキャラクターの持ち主で，生前「自分には霊感がある」のだと言っていました．彼女は何かの拍子に霊の顔が見えたり，霊の声が聴こえたりしたのだそうです．寝床に入れば夢のお告げのようなものがあり，それはたいてい身近な人の不幸でした．母の語る超常体験は，どれもボクにとっては恐怖をおぼえるものでした．そんな母に育てられた影響で，子供の頃のボクは霊的なものの存在は自明のものとして育ちました．

　けれど思春期をすぎる頃になると，ボクは母の「霊感」を少しずつ疑いはじめました．すると子供の頃に見えていた世界が急にウソウソしいものに思え，それと同時に「はしごをはずされたような不安感」を覚えたものです．

　そんなわけで，医学部に進学してからのボクは，できるだけ物事を理性的・論理的に考えようと努力し，「根拠のないものは信じないようにしよう」と思いました．今のボクは霊感などというものを信じません．けれど，本当は今でも「母には霊が見えたのではないか」と思うときがあるのです．

　3歳の娘はときどき，夜中に起きて何かが見えたと泣き出します．「何もいないよ，パパとママがいるから心配ないよ……」．そんなとき，暗闇を見て泣きじゃくる娘の背中をトントンしながら，ボクは「娘には本当に何か見えるのではないか」とも思います．けれど，オヤジになったボクには，子供の頃に感じた恐怖はありません．むしろ「何か懐かしいものが戻ってきたようなやすらぎ」をおぼえるのです．

死者は生者に語りかける

　ボクの父が死んだときのこと．葬式で父の戒名を見た伯母が「雅号を戒名にしたんやね」と言いました．父は若い頃，趣味で歌を詠んでおり，その雅号が戒名と同じなのだそうです．ボクたち家族は誰も，そのことはまったく知らず，戒名をつけてくれたお坊さんも知るはずのないことでした．

　それは単なる偶然でしょう．特別な意味などないのだと思います．けれど，ボクはときどき，「父が若い頃詠んでいた歌は，もしかしたら彼岸からの歌だったのかもしれない」とも思うのです．父の歌はもう残されていませんが，彼は今頃，天国でのんびり句をひねっているのかもしれません．

　今度は祖父の話です．姉が高校生の頃，母の持っていた古い歌集を調べていたときのこと．表紙の裏に不自然にページがはがれたスペースを見つけました．よく見ると，そこには祖父の字で，ごく薄い鉛筆で俳句が書かれていました．母もそれまで気付かなかったそうです．

　「鐘撞かで　帰る道寂しや　秋の風」

　鐘を撞こうとでかけたが，それがかなわなかった．思いを果たせず，さびしく家路につく．冷たい秋風に送られながら——もの悲しい句でした．

　母は，「これは若くして病気で亡くなった祖父の辞世の句ではないか」と言い，ふとカレンダーを見ると，その日はちょうど

祖父の命日でした．

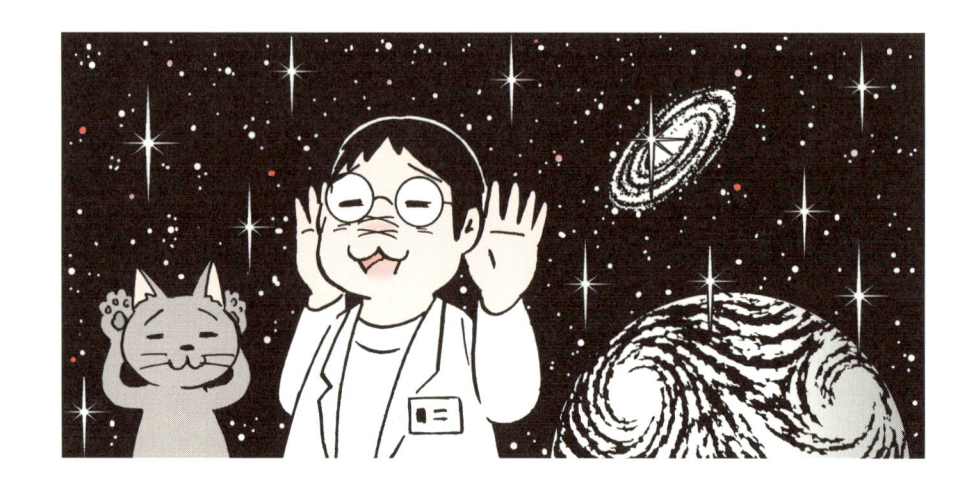

　世の中には不思議な偶然があるものです．「歌」というものには，「何か得体の知れない力」があり，死者と生者を結びつけているのかもしれませんね．

　教科書に書かれる歴史は，流れを大きく変えた出来事や人物のみに注目し，点と点を線でつないだものです．けれど大切なことは，歴史の本流を形作っているのは無名な人々だということです．

　エドワード・ジェンナーは，種痘法を開発して何十億という人の命を救いました．しかし，彼の両親がいなければ，彼はこの世に存在しませんでした．特別な生命など，この世に１つもないのです．「稠密に敷き詰められた無名の人々の生命の連鎖」，その生命１つひとつに織り込まれた「らせん」，それこそが歴史の本質です．書き留められることなく，語り継がれることもなかった「生命の記憶」を知る術はありま

せん．しかし，「聴こうとする者には聴こえる声」で，死者は生者に語りかけているのかもしれません．

　生者の世界は，声の大きな者の意見が通ることが多いものです．けれど，耳を澄まして「声なき声」を聴くことが，本当の過去を知るために大切なことなのだと思います．それは死者の声を聞くためだけではありません．人と人，国と国，今ここにいるボクたち生者同士にこそ大切なのです．

　歴史はらせん階段のようにただ同じところをグルグル回っているだけのようにも見えます．けれど「らせん」はけっして同じ場所に戻ってくるわけではありません．過去を学ぶことはよりよい未来を創ることにつながります．そしてそれは，未来に生まれる子供たちに，美しい地球を受け渡していくために，必要なことなのだと思います．

（『看護学雑誌』2005 年 12 月号掲載）

第27話 全身麻酔法の発見 ①

ロングのエーテル麻酔

19世紀は「科学技術の世紀」とよばれている
物理・化学分野のさまざまな発見・発明が人々の生活をめまぐるしく変貌させたこの時代，医学の分野においてもそれまでの常識をくつがえす革命的な発見がなされた

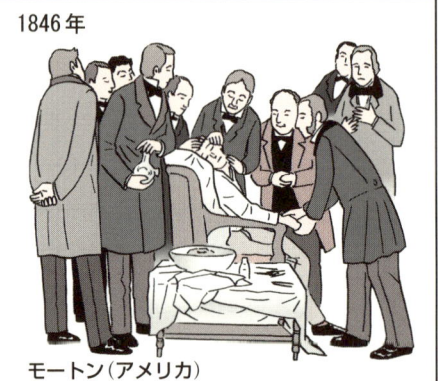

1846年
モートン（アメリカ）
エーテル麻酔の公開実験に成功

1865年
リスター（イギリス）
消毒法の発見

その1つは，当時独立後70年たらずの巨大な新興国 アメリカでなされた「全身麻酔法の発見」
もう1つは，その20年後にヨーロッパでなされた「消毒法の発見」である

この2つの医療技術によって近代外科学は確立したのだ

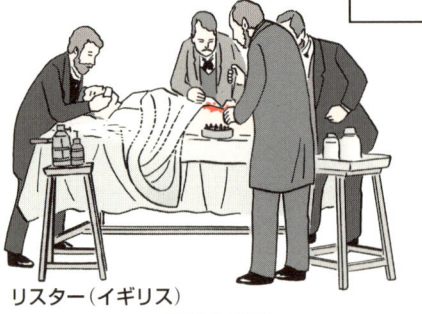

麻酔の歴史

「痛み」は，人間にとって最も不快な感覚であるこれを取り除くことは，人類の長年の夢であった

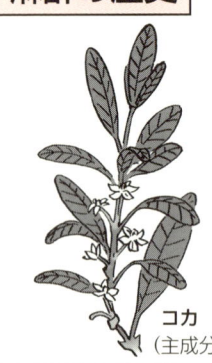

麻酔の試みは太古の昔よりあった

古代インカのインディオは，コカの葉による麻酔で穿頭手術などを行なっていた

コカ
（主成分：コカイン）

ヨーロッパでは，古代よりケシから抽出したアヘン，マンダラゲやヒヨスなどの植物，アルコールなどが鎮痛に用いられてきた

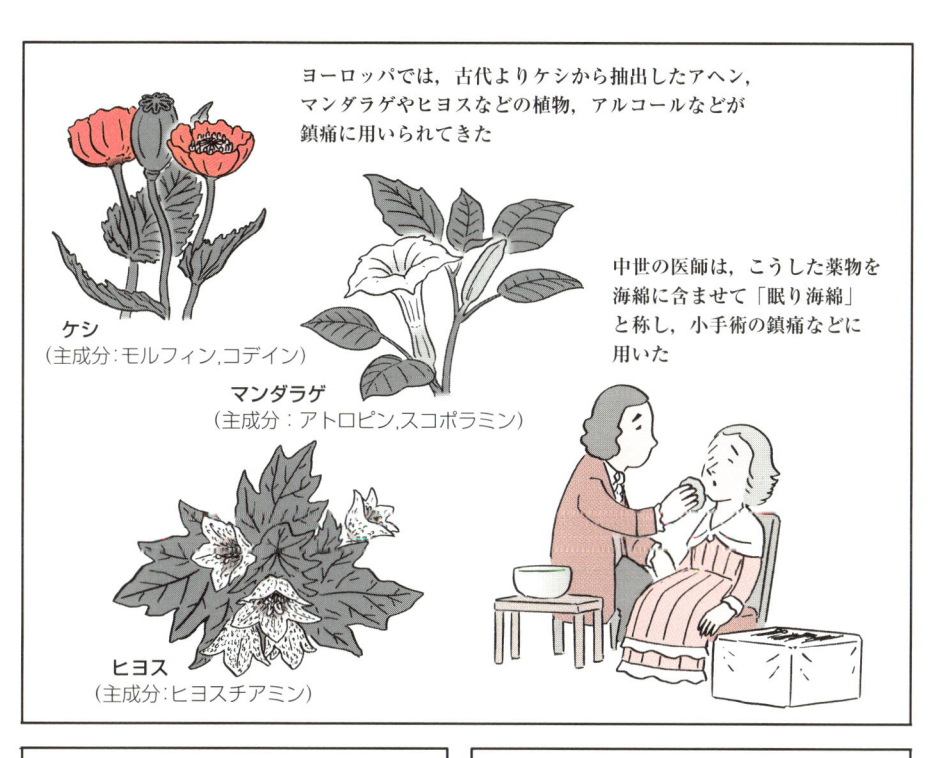

ケシ
（主成分：モルフィン，コデイン）

マンダラゲ
（主成分：アトロピン，スコポラミン）

中世の医師は，こうした薬物を海綿に含ませて「眠り海綿」と称し，小手術の鎮痛などに用いた

ヒヨス
（主成分：ヒヨスチアミン）

わが国の華岡青洲はマンダラゲを主成分とする鎮痛剤「通仙散」を調合し，1804年，全身麻酔による乳がん手術に成功した
しかし，通仙散は副作用が多く調節性に乏しい薬剤であったため広く臨床応用できるものではなかった

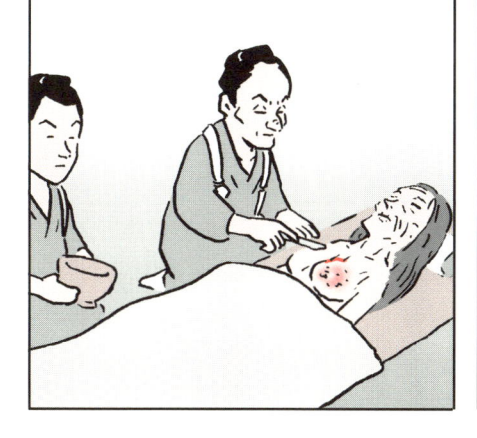

19世紀半ばに全身麻酔手術を可能にしたのが「吸入麻酔法」である
それに使われた薬剤は，エーテルと笑気少し遅れてクロロホルムである

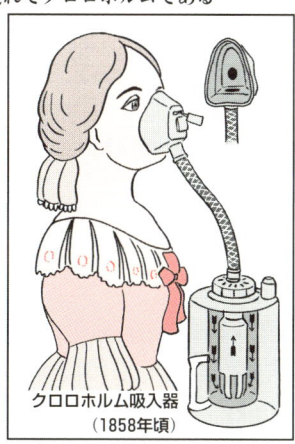

クロロホルム吸入器
（1858年頃）

その後，人体への危険性から，エーテルやクロロホルムを麻酔に使うことはなくなった
しかし，笑気は現在にいたるまで吸入麻酔法の主役である

エーテルは1275年，スペインの錬金術師ライムンドゥス・ルウスによってはじめて作られた彼は，硫酸をアルコールと混ぜて蒸留することでこの液体を精製し，「甘い硫酸」とよんだ

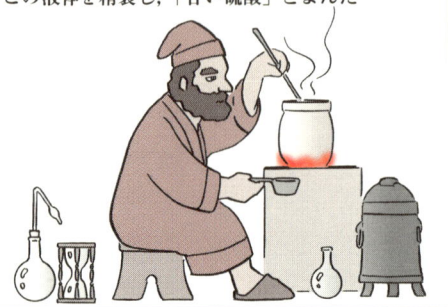

1605年，医師としても有名な錬金術師パラケルススは，この液体が痛みをやわらげる作用があることに気づき，患者の鎮痛に用いた

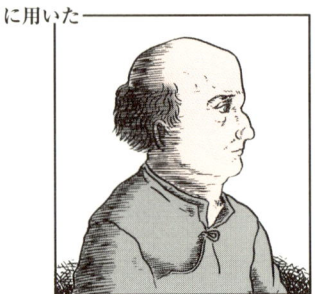

パラケルスス

笑気（亜酸化窒素）は，1772年，イギリスの化学者ジョセフ・プリーストリーにより作られた．彼は，自分がこの気体を嗅いで，陽気な気分になって大笑いした経験から，これを laughing gas（笑気）と命名した

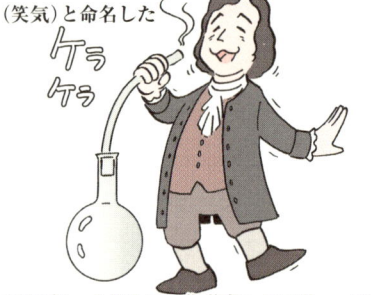

ケラケラ

1800年，イギリスの化学者ハンフリー・デービーは，笑気の鎮痛作用を書物で紹介し，外科手術への応用を示唆している

クロロホルムは，1831年，アメリカの化学者 サミュエル・ガスリーによって作られた

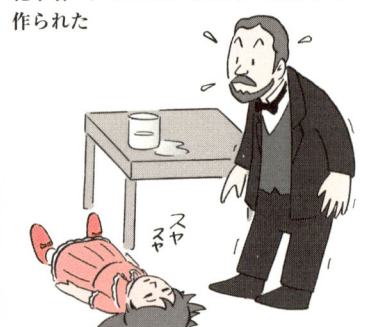

スヤスヤ

彼は，自分の作ったクロロホルムを嗅いだ娘が，数時間意識を失ったという経験をしたが，これを麻酔に用いることには思い及ばなかった

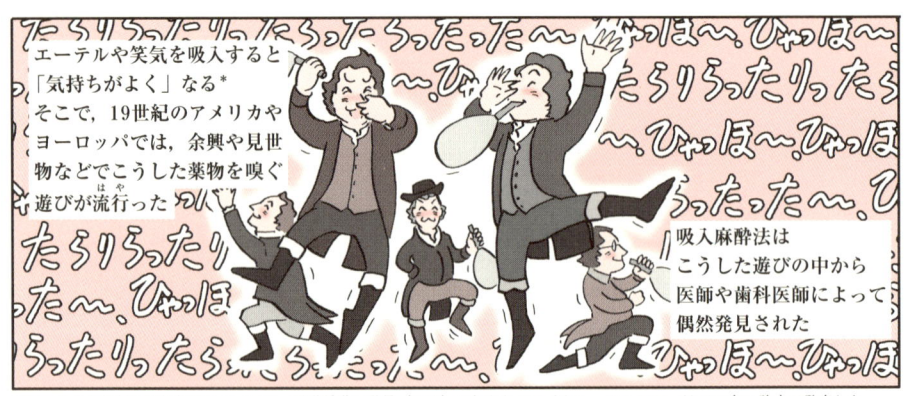

エーテルや笑気を吸入すると「気持ちがよく」なる*
そこで，19世紀のアメリカやヨーロッパでは，余興や見世物などでこうした薬物を嗅ぐ遊びが流行った

吸入麻酔法はこうした遊びの中から医師や歯科医師によって偶然発見された

*エーテルと笑気の類似作用については，電磁誘導の発見（1831）で知られるマイケル・ファラデーが1818年に論文で発表した．ちなみにファラデーは笑気の研究をしたデービーの弟子であった

ロングのエーテル麻酔

吸入麻酔法がはじめて外科手術に臨床応用されたのは、アメリカ人クロフォード・ロングによるエーテル麻酔手術である

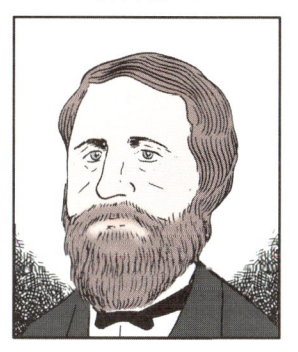

クロフォード・ロング
(1815〜1878)

ロングは1815年11月1日、ジョージア州ダンビルで生まれた
フィラデルフィアのペンシルベニア大学で医学の学位を取得し、その後、ニューヨークで外科の訓練を受け、1841年に故郷ジョージアに戻り田舎町ジェファーソンで医院を開業した

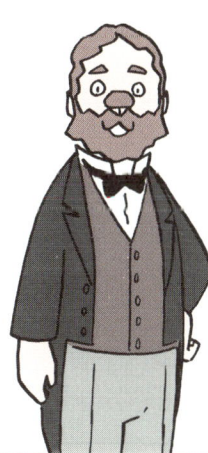

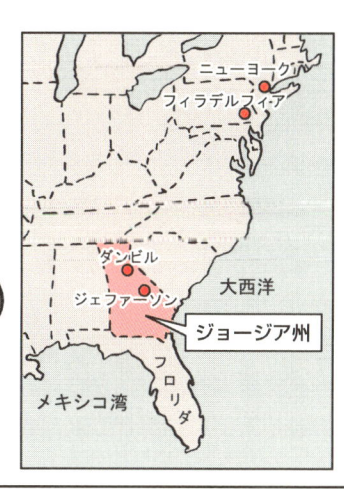

開業の翌年のある日、ロングは地元の青年に請われパーティーのためのエーテルを作った
そして、青年たちとエーテル遊びをするうちに不思議なことに気づいた

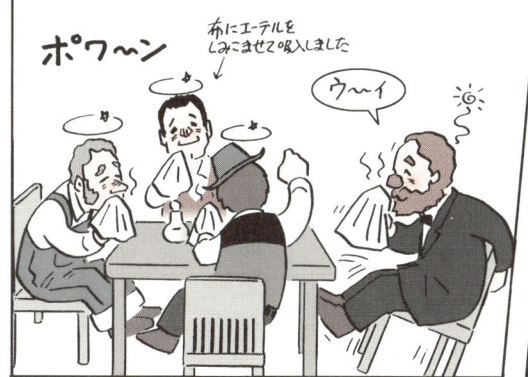

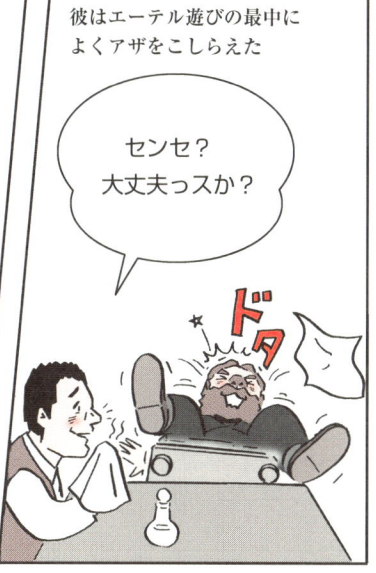

ポワ〜ン

布にエーテルをしみこませて吸入しました

ウ〜イ

彼はエーテル遊びの最中によくアザをこしらえた

センセ？
大丈夫っスか？

ドタ

168

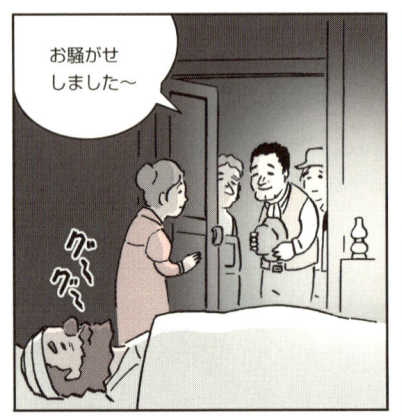

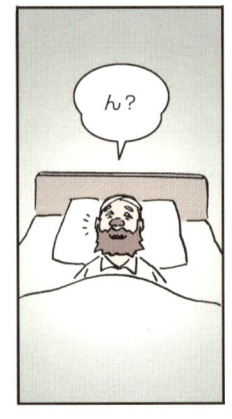

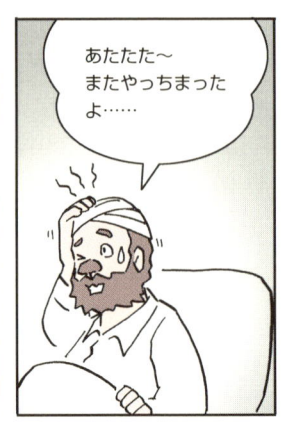

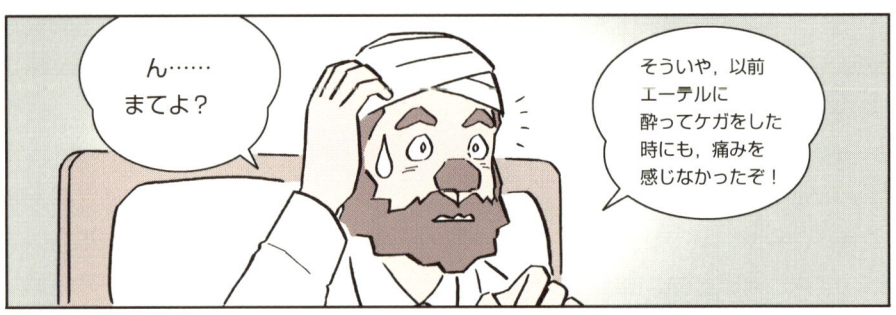

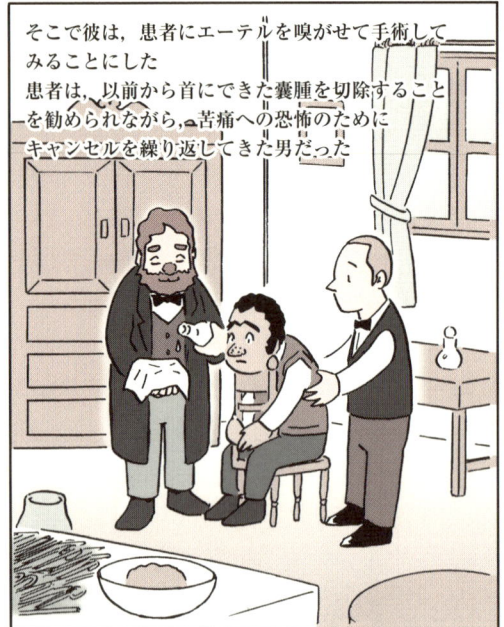

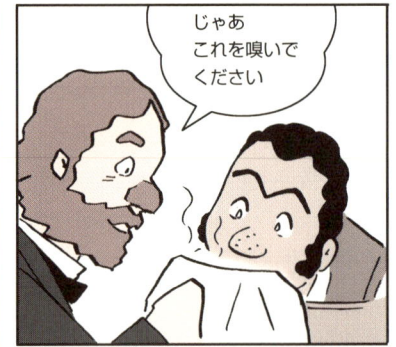

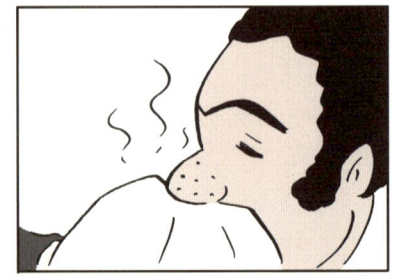

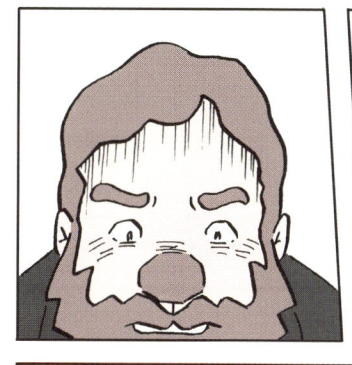

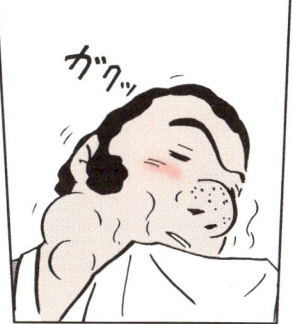

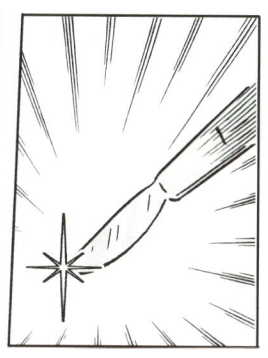

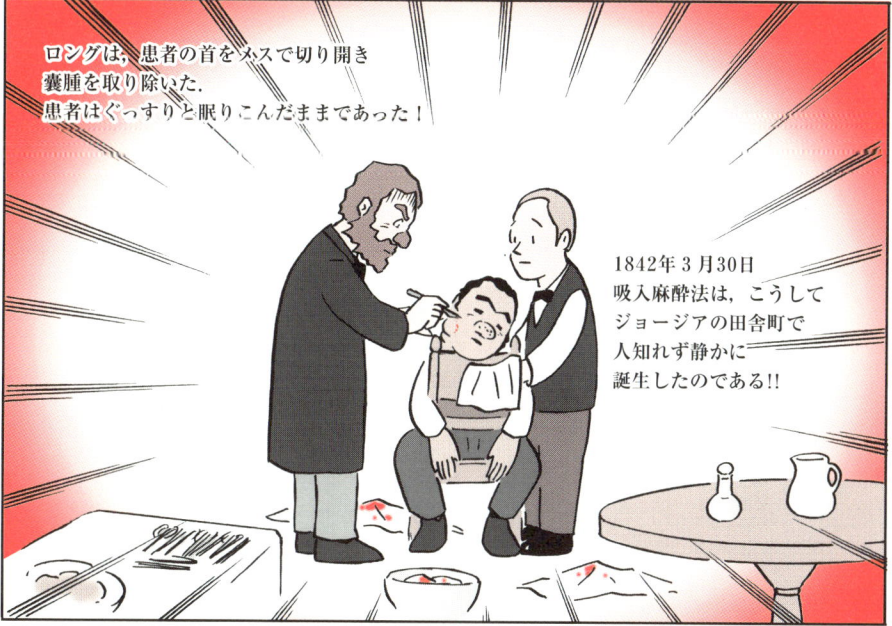

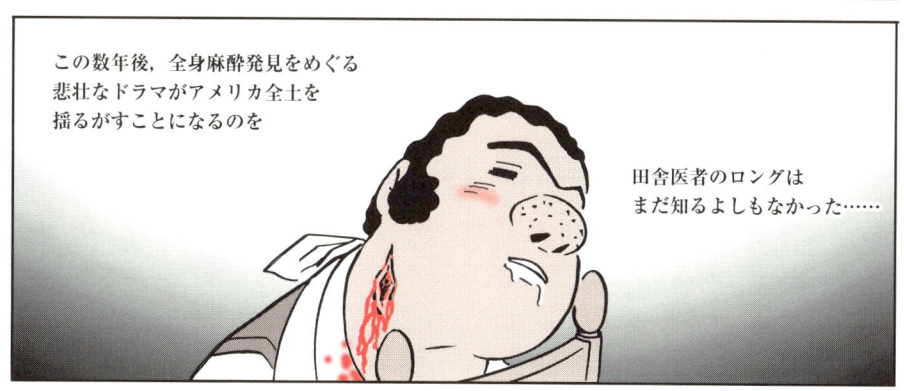

ロングは，患者の首をメスで切り開き
嚢腫を取り除いた．
患者はぐっすりと眠りこんだままであった！

1842年3月30日
吸入麻酔法は，こうして
ジョージアの田舎町で
人知れず静かに
誕生したのである!!

この数年後，全身麻酔発見をめぐる
悲壮なドラマがアメリカ全土を
揺るがすことになるのを

田舎医者のロングは
まだ知るよしもなかった……

第28話 全身麻酔法の発見 2

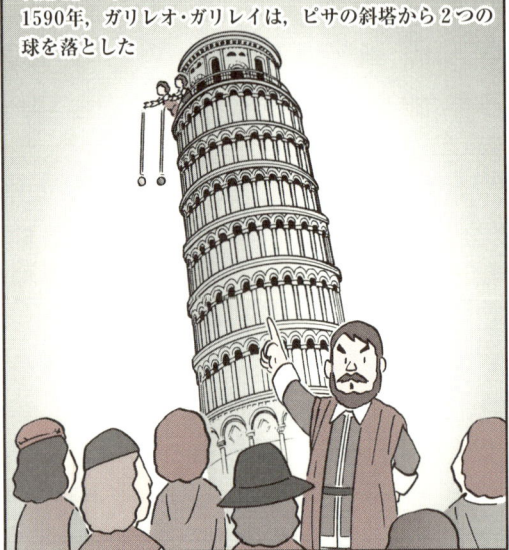

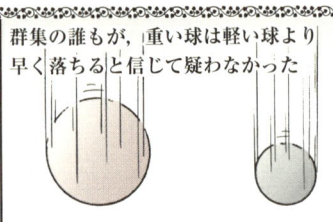

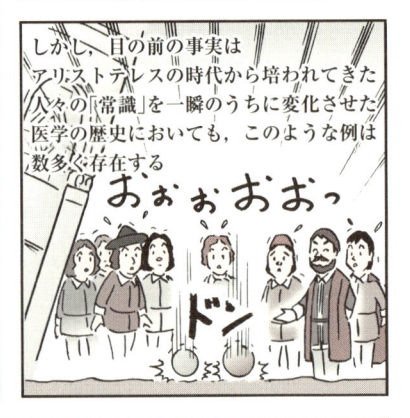

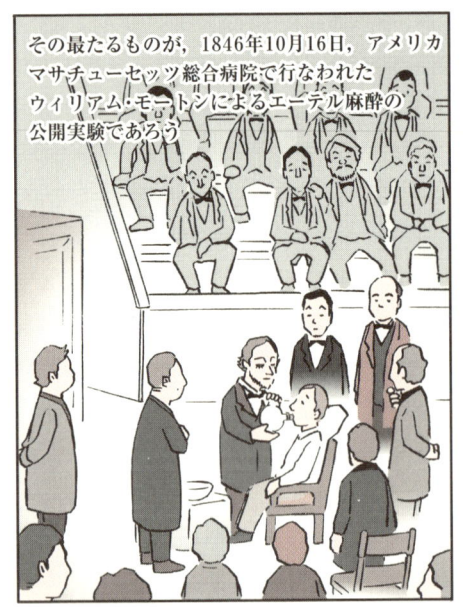

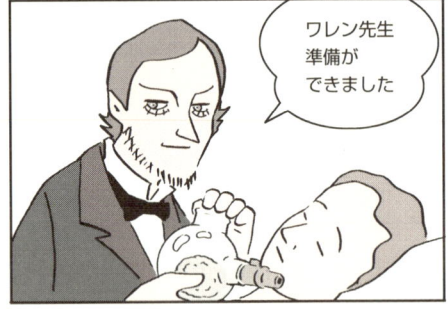

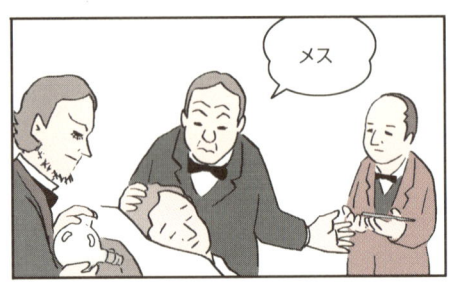

ウェルズの笑気麻酔

「常識」というものは，社会の中で正しいと認知された「偏見」にすぎない
1590年，ガリレオ・ガリレイは，ピサの斜塔から2つの球を落とした

群集の誰もが，重い球は軽い球より早く落ちると信じて疑わなかった

しかし，目の前の事実はアリストテレスの時代から培われてきた人々の「常識」を一瞬のうちに変化させた
医学の歴史においても，このような例は数多く存在する

おぉぉおぉっ
ドン

その最たるものが，1846年10月16日，アメリカマサチューセッツ総合病院で行なわれたウィリアム・モートンによるエーテル麻酔の公開実験であろう

ワレン先生
準備が
できました

メス

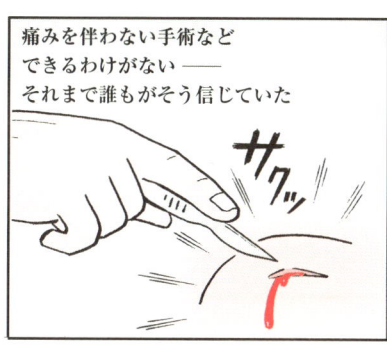

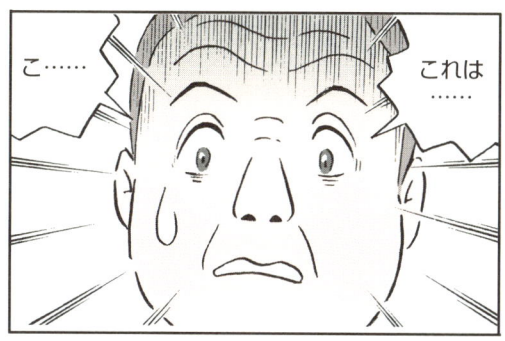

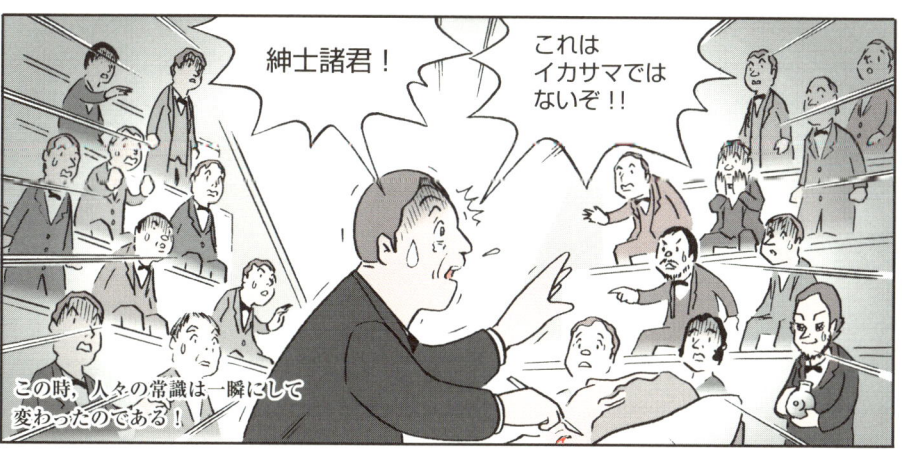

痛みを伴わない手術など
できるわけがない――
それまで誰もがそう信じていた

こ……

これは……

紳士諸君！

これはイカサマではないぞ!!

この時，人々の常識は一瞬にして変わったのである！

ウェルズの笑気麻酔

この歴史的な公開実験の
きっかけを作った男が
笑気麻酔の発見者
ホレス・ウェルズである

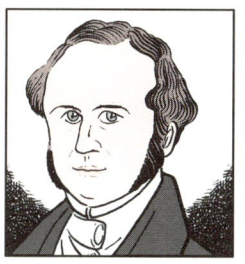

ホレス・ウェルズ
（1815〜1848）

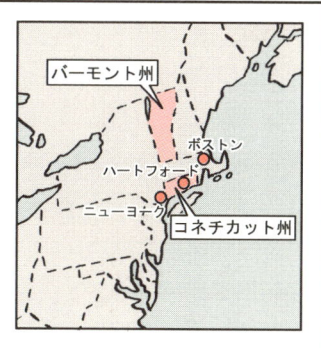

バーモント州
ボストン
ハートフォード
ニューヨーク
コネチカット州

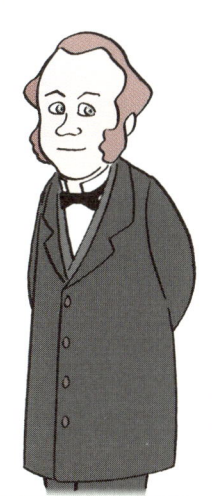

ウェルズは，1815年，アメリカバーモント州に生まれた
彼は1834年にハーバード大学歯学部を卒業し，その後，コネチカット州のハートフォードで歯科医院を開業した

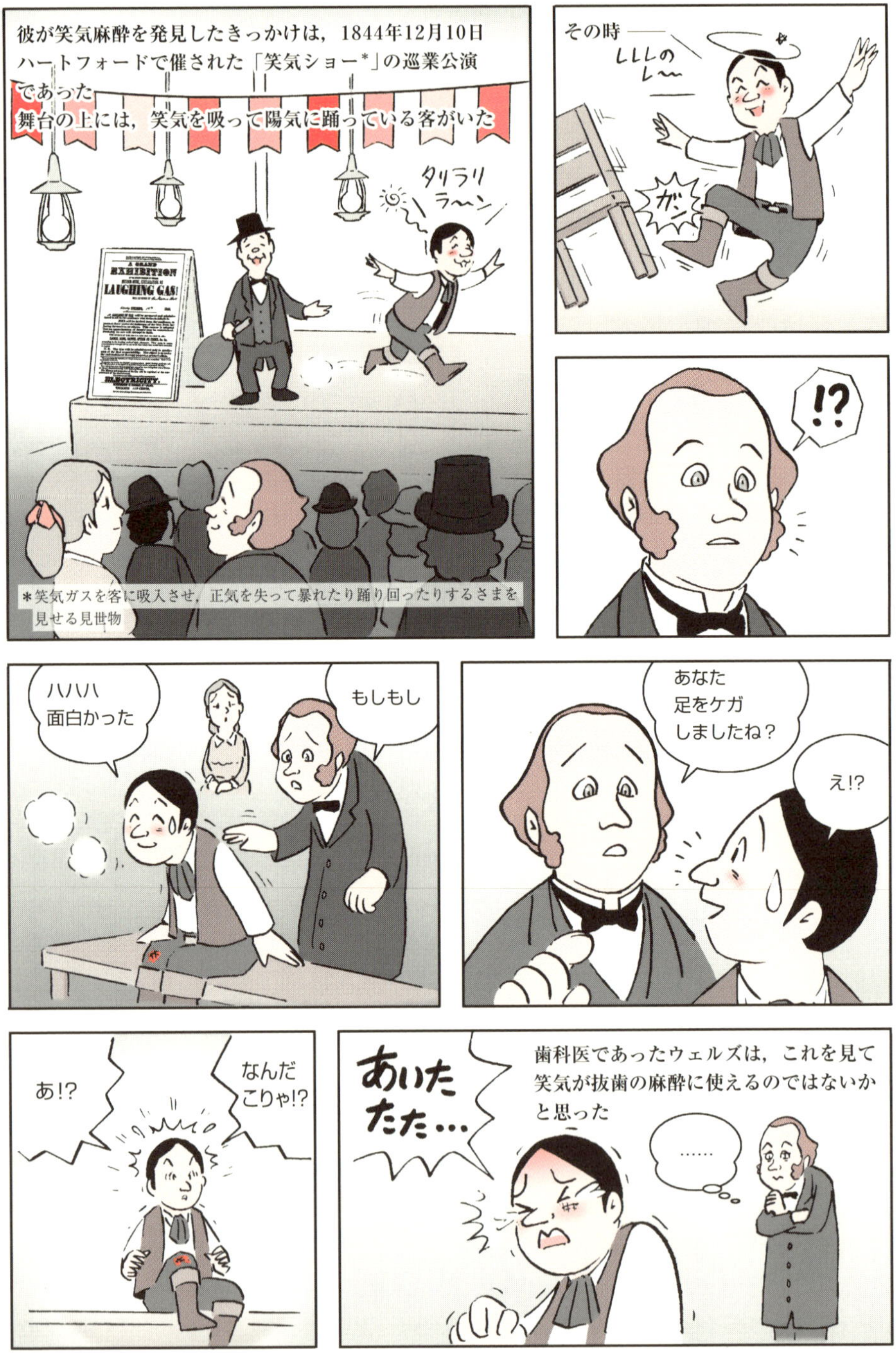

彼が笑気麻酔を発見したきっかけは，1844年12月10日
ハートフォードで催された「笑気ショー*」の巡業公演であった
舞台の上には，笑気を吸って陽気に踊っている客がいた
タリラリラ～ン
A GRAND EXHIBITION
LAUGHING GAS!
ELECTRICITY.
＊笑気ガスを客に吸入させ，正気を失って暴れたり踊り回ったりするさまを見せる見世物
その時――
レレレのレ～
ガン
!?
ハハハ
面白かった
もしもし
あなた
足をケガ
しましたね？
え!?
あ!?
なんだ
こりゃ!?
あいたたた…
歯科医であったウェルズは，これを見て
笑気が抜歯の麻酔に使えるのではないか
と思った
……

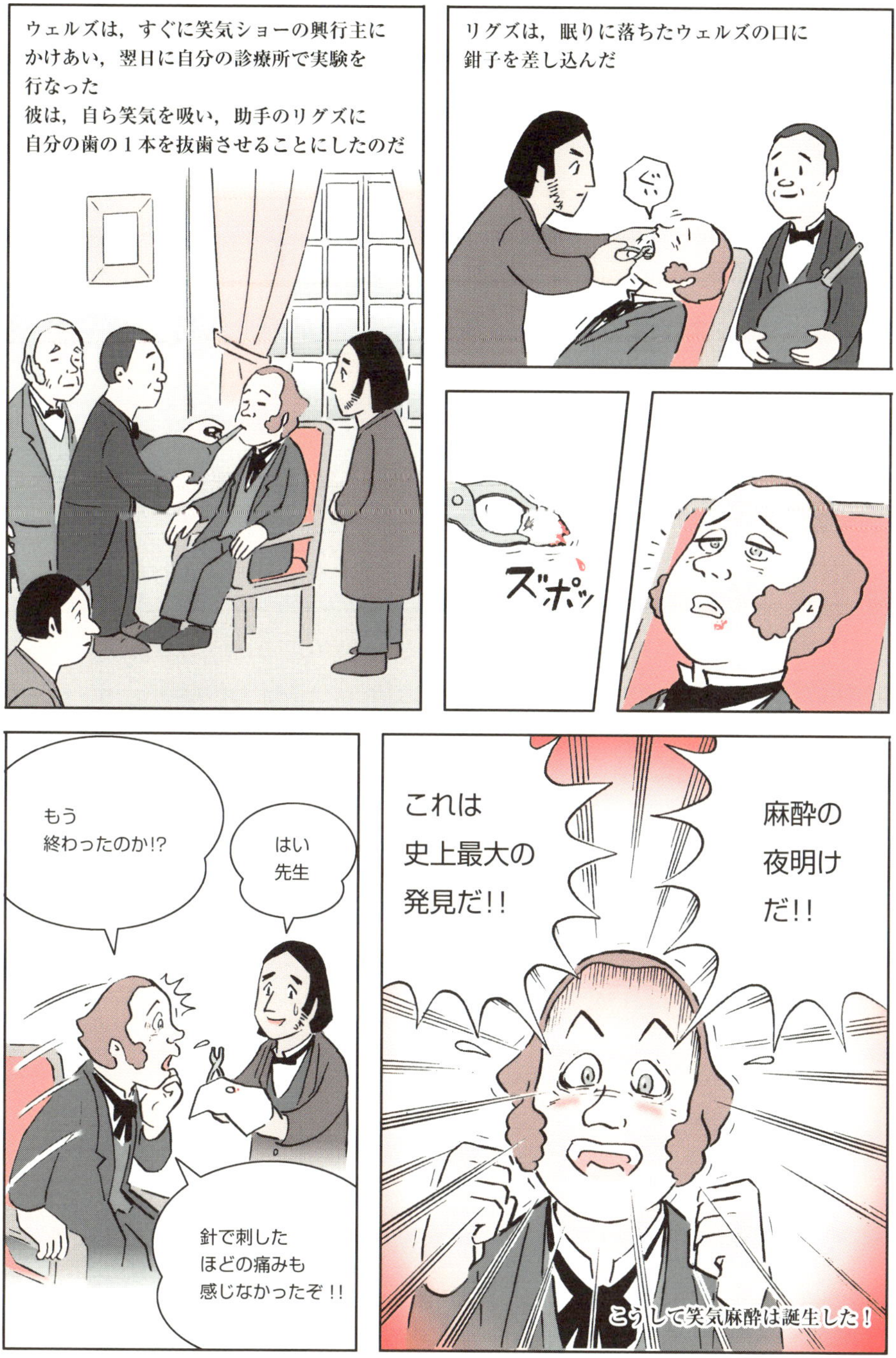

ウェルズは，すぐに笑気ショーの興行主にかけあい，翌日に自分の診療所で実験を行なった
彼は，自ら笑気を吸い，助手のリグズに自分の歯の１本を抜歯させることにしたのだ
リグズは，眠りに落ちたウェルズの口に鉗子を差し込んだ
ぐい
ズポッ
もう
終わったのか!?
はい
先生
針で刺した
ほどの痛みも
感じなかったぞ!!
これは
史上最大の
発見だ!!
麻酔の
夜明け
だ!!
こうして笑気麻酔は誕生した！

その後，ウェルズはリグズとともに，患者に対して笑気麻酔による抜歯を幾度か行ない，おおむね成功したそこで，権威のある学者に，この事実を認めてもらおうと思った

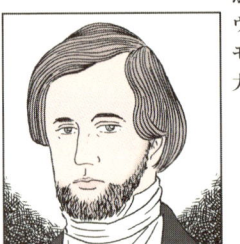

ウェルズは，ボストンを訪れ，かつて自分の弟子であったウィリアム・モートンに相談したモートンはその頃，ハーバード大学で医学を学んでいた

ウィリアム・モートン
（1822〜1868）

君のコネでエライ先生を紹介してもらえないかなぁ

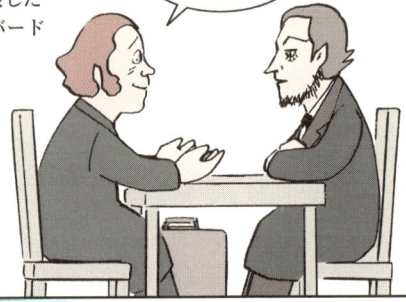

2人はまず，ボストンの化学研究所所長であったチャールズ・ジャクソンを訪ねたジャクソンは化学，物理学，地質学など科学のあらゆる分野に広い知識をもった博学な男であったウェルズは，ジャクソンに自らの発見について熱心に説明したが，ジャクソンの反応は冷たいものであった

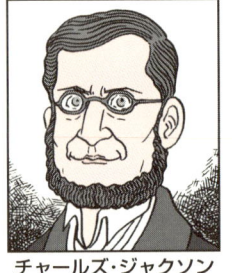

チャールズ・ジャクソン
（1805〜1880）

笑気を麻酔に使用するだと？君，バカなコトを言うんじゃないよ！

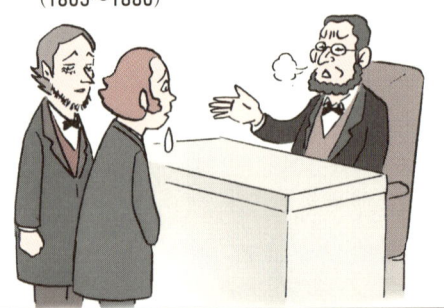

古今東西，あらゆる薬が麻酔に使用されておるが，完全な鎮痛作用をもつものなど存在せんのだ！コレは，医学界の常識だヨ！

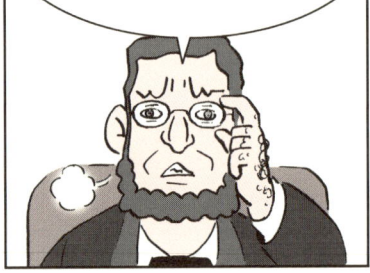

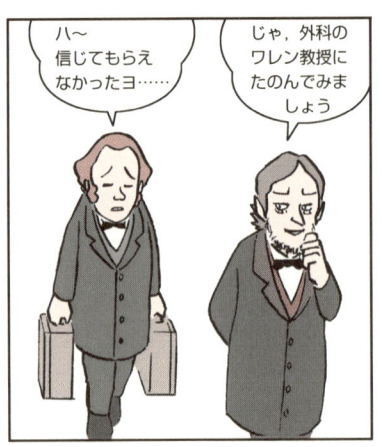

ハ〜
信じてもらえなかったヨ……

じゃ，外科のワレン教授にたのんでみましょう

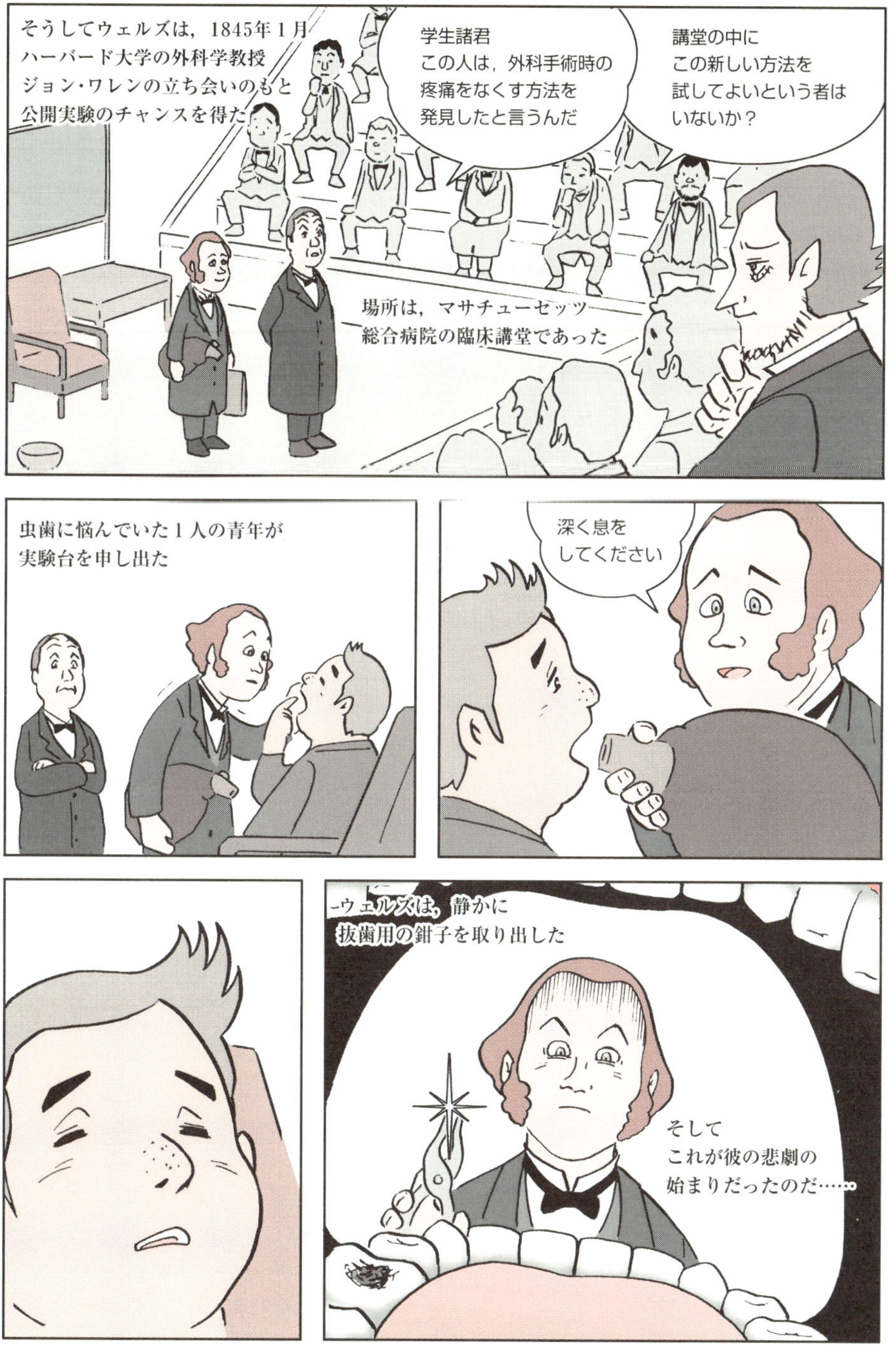
そうしてウェルズは，1845年１月
ハーバード大学の外科学教授
ジョン・ワレンの立ち会いのもと
公開実験のチャンスを得た
学生諸君
この人は，外科手術時の
疼痛をなくす方法を
発見したと言うんだ
講堂の中に
この新しい方法を
試してよいという者は
いないか？
場所は，マサチューセッツ
総合病院の臨床講堂であった
虫歯に悩んでいた１人の青年が
実験台を申し出た
深く息を
してください
ウェルズは，静かに
抜歯用の鉗子を取り出した
そして
これが彼の悲劇の
始まりだったのだ……

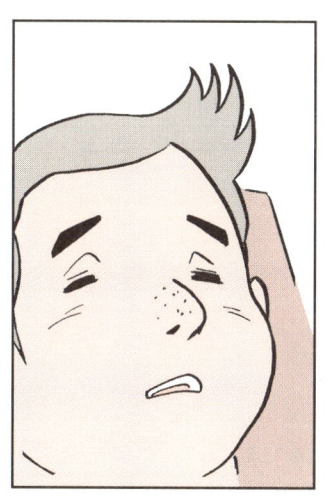

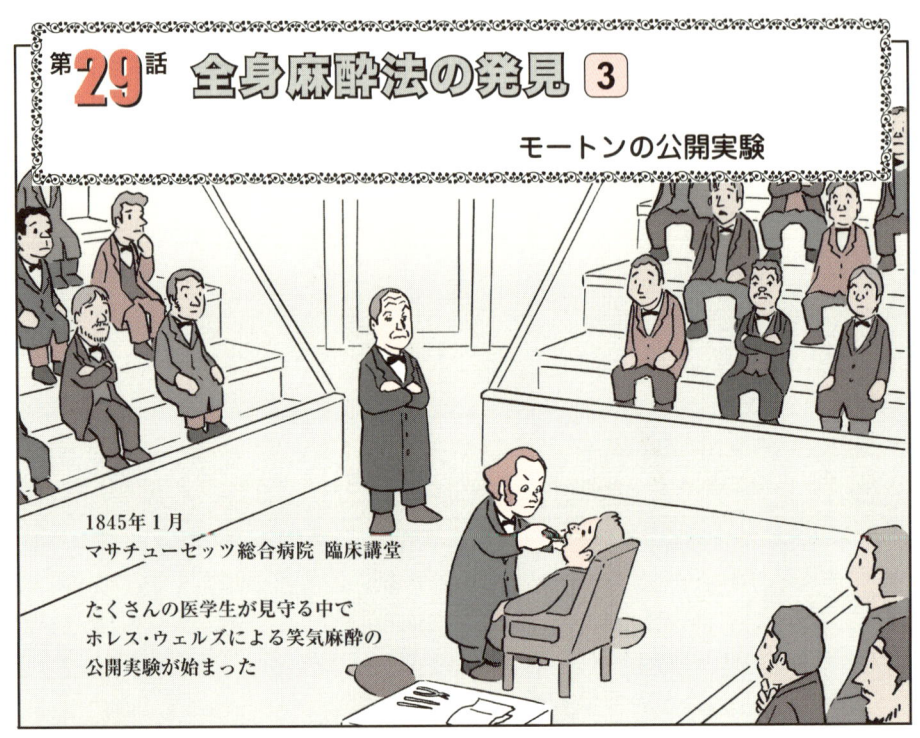

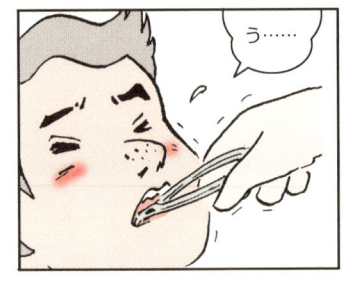

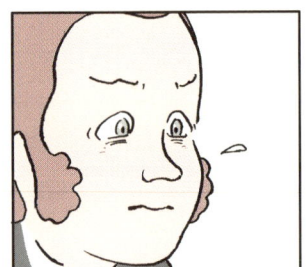

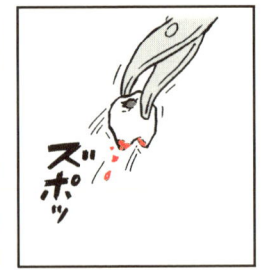

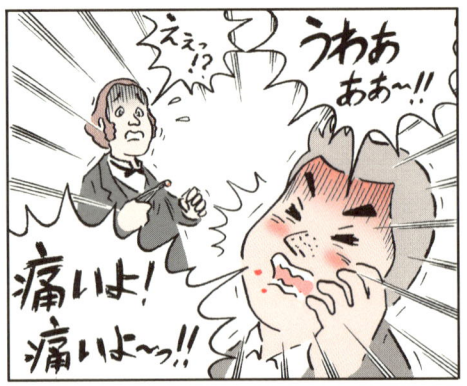

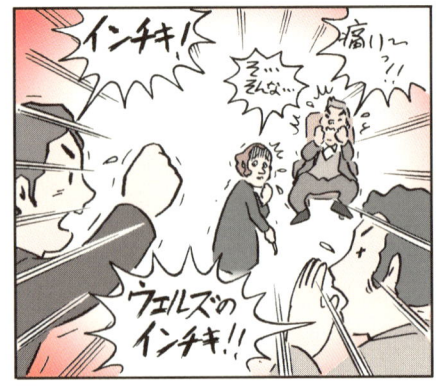

第29話 全身麻酔法の発見 ③

モートンの公開実験

1845年1月
マサチューセッツ総合病院 臨床講堂

たくさんの医学生が見守る中で
ホレス・ウェルズによる笑気麻酔の
公開実験が始まった

う……

痛いよ！
痛いよ〜っ!!

ええっ!?
うわあああ〜!!

インチキ！
そんな…
痛い〜

ウェルズの
インチキ!!

177

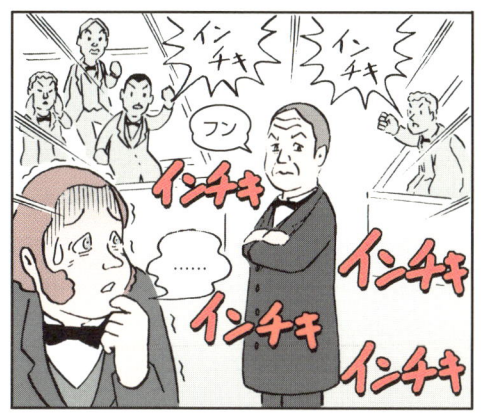

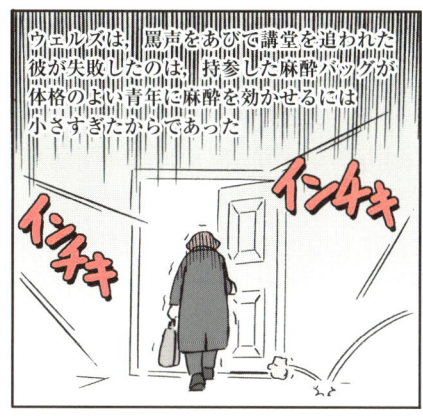

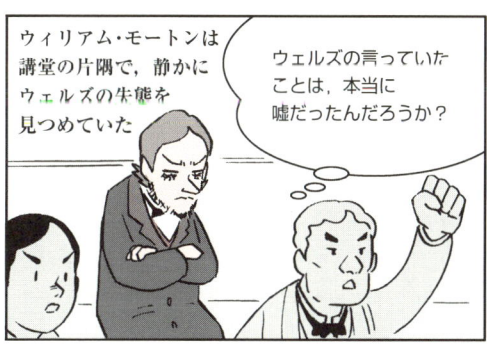

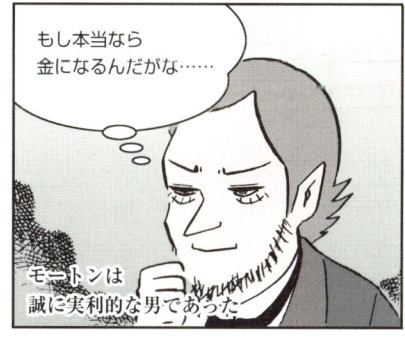

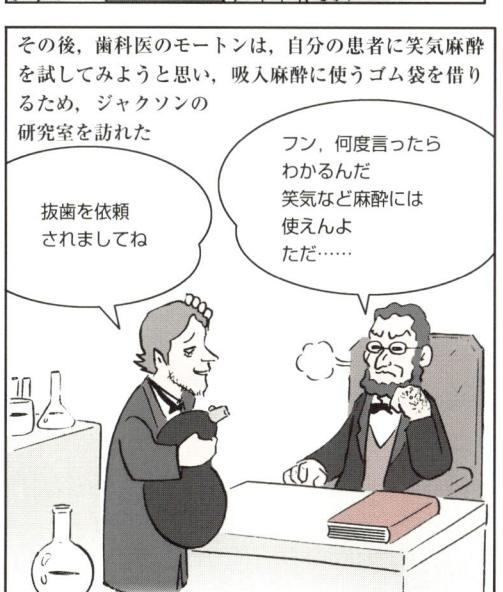

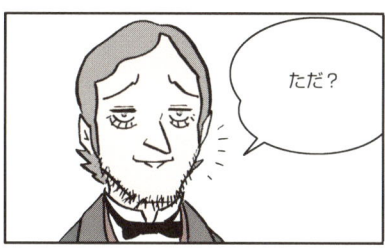

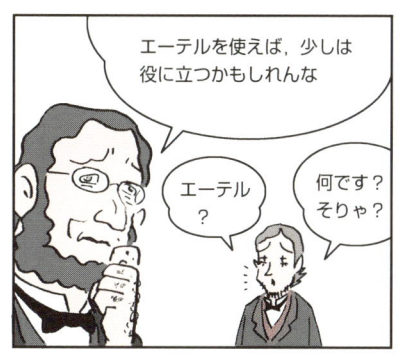

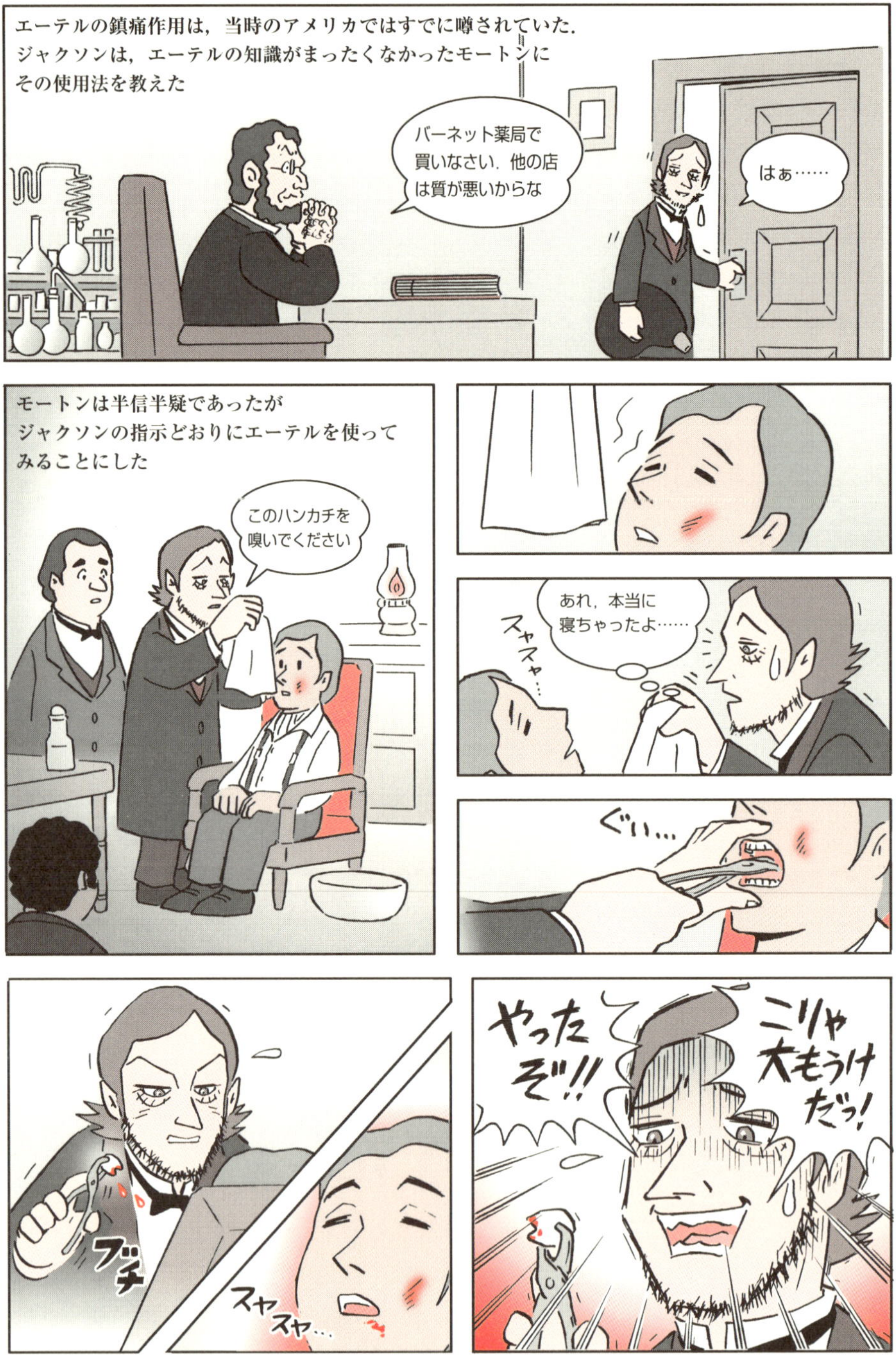

エーテルの鎮痛作用は，当時のアメリカではすでに噂されていた．
ジャクソンは，エーテルの知識がまったくなかったモートンに
その使用法を教えた
バーネット薬局で買いなさい．他の店は質が悪いからな
はぁ……
モートンは半信半疑であったが
ジャクソンの指示どおりにエーテルを使って
みることにした
このハンカチを嗅いでください
スャスャ…
あれ，本当に寝ちゃったよ……
ぐい…
ブチ
スャスャ…
やったぞ!!
こりゃ大もうけだっ!

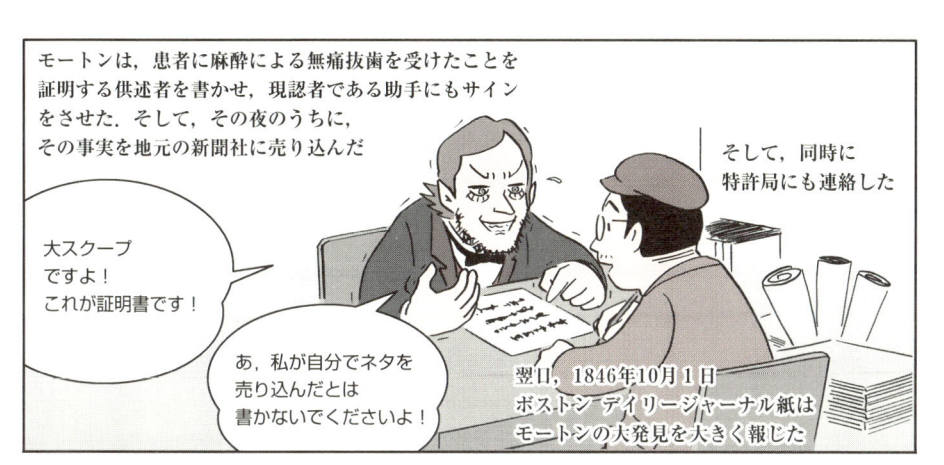

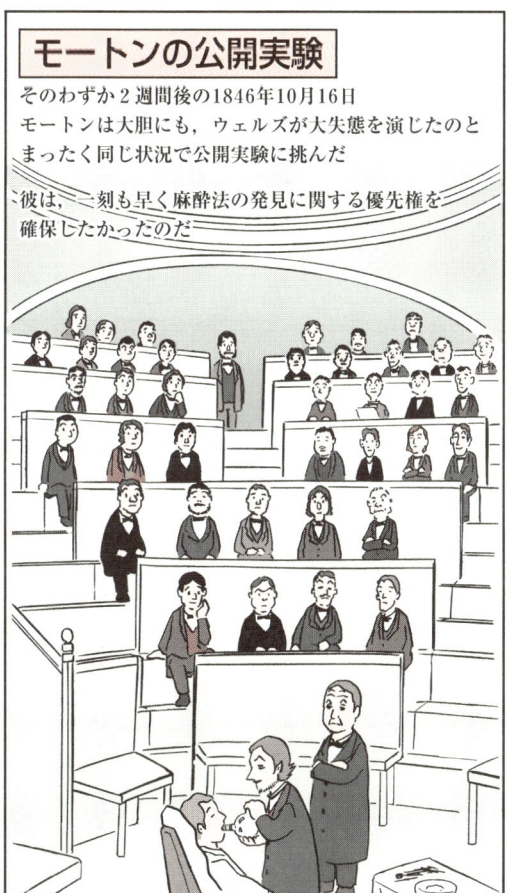

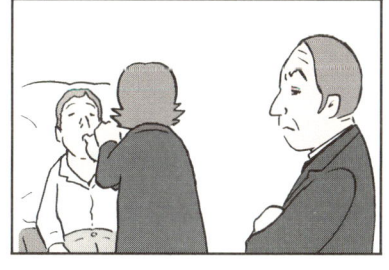

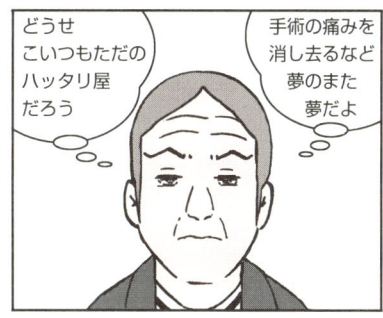

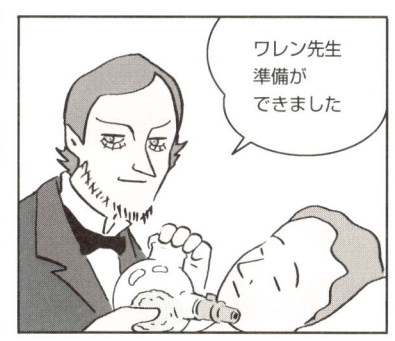

モートンは，患者に麻酔による無痛抜歯を受けたことを証明する供述書を書かせ，現認者である助手にもサインをさせた．そして，その夜のうちに，その事実を地元の新聞社に売り込んだ

そして，同時に特許局にも連絡した

大スクープですよ！これが証明書です！

あ，私が自分でネタを売り込んだとは書かないでくださいよ！

翌日，1846年10月1日 ボストン デイリージャーナル紙はモートンの大発見を大きく報じた

モートンの公開実験

そのわずか2週間後の1846年10月16日
モートンは大胆にも，ウェルズが大失態を演じたのとまったく同じ状況で公開実験に挑んだ

彼は，一刻も早く麻酔法の発見に関する優先権を確保したかったのだ

どうせこいつもただのハッタリ屋だろう

手術の痛みを消し去るなど夢のまた夢だよ

ワレン先生準備ができました

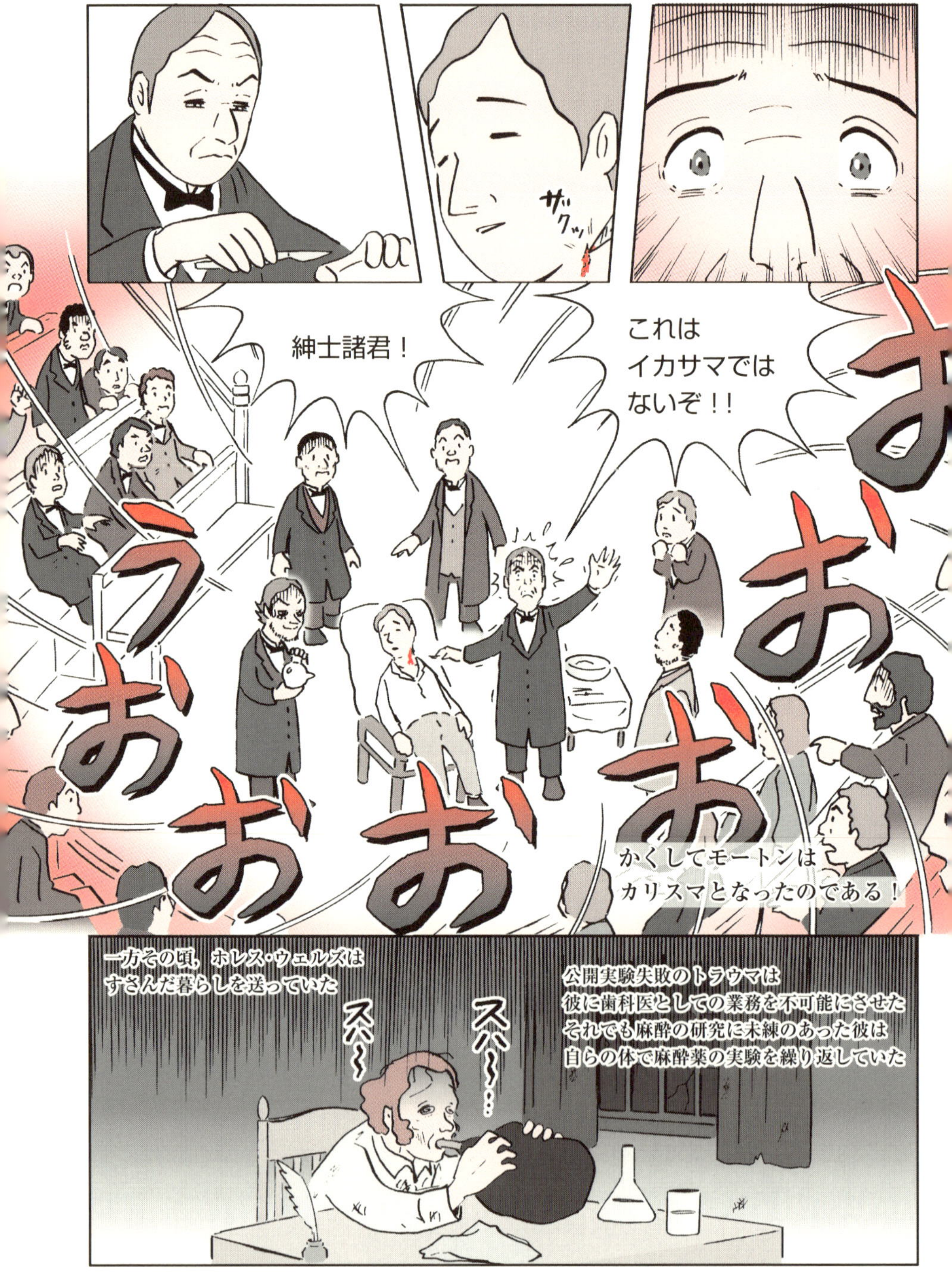
ザクッ
紳士諸君！
これは
イカサマでは
ないぞ！！
おおおお
うおおお
かくしてモートンは
カリスマとなったのである！
一方その頃，ホレス・ウェルズは
すさんだ暮らしを送っていた
公開実験失敗のトラウマは
彼に歯科医としての業務を不可能にさせた
それでも麻酔の研究に未練のあった彼は
自らの体で麻酔薬の実験を繰り返していた
スハ～～…
スハ～

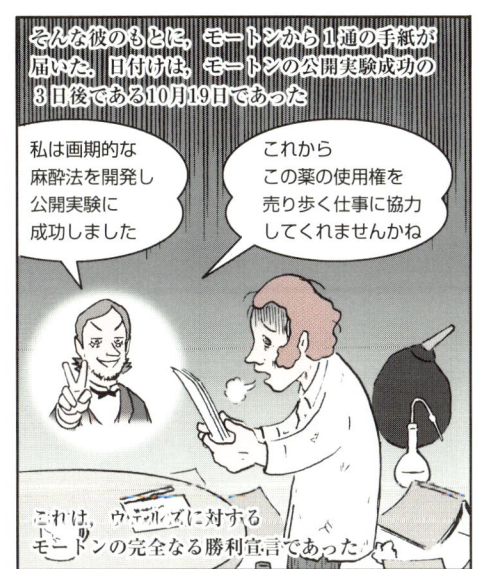

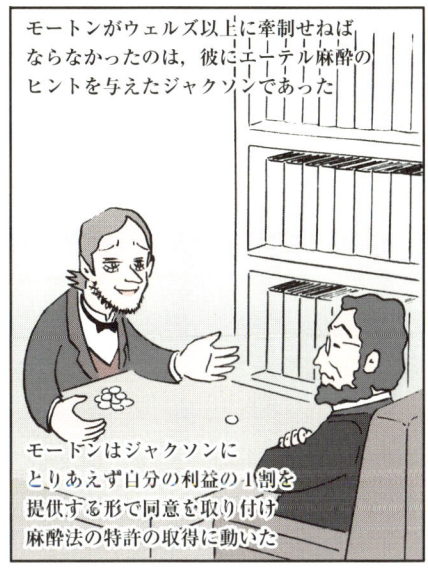

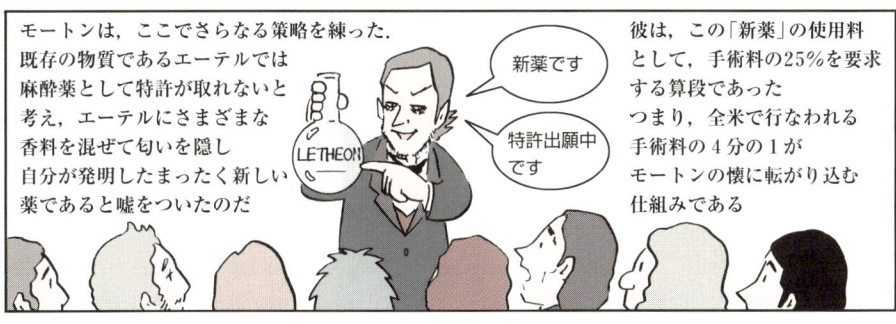

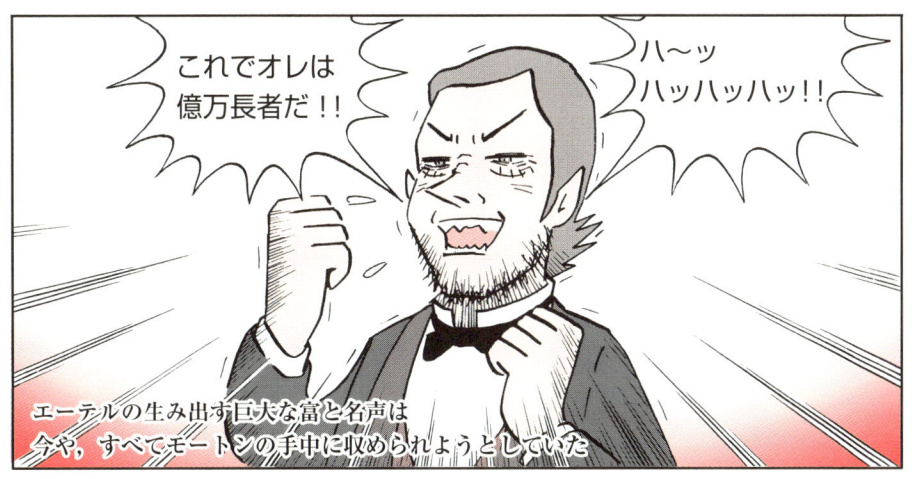

そんな彼のもとに，モートンから1通の手紙が届いた．日付けは，モートンの公開実験成功の3日後である10月19日であった

私は画期的な麻酔法を開発し公開実験に成功しました

これからこの薬の使用権を売り歩く仕事に協力してくれませんかね

これは，ウェルズに対するモートンの完全なる勝利宣言であった

モートンがウェルズ以上に牽制せねばならなかったのは，彼にエーテル麻酔のヒントを与えたジャクソンであった

モートンはジャクソンにとりあえず自分の利益の1割を提供する形で同意を取り付け麻酔法の特許の取得に動いた

モートンは，ここでさらなる策略を練った．既存の物質であるエーテルでは麻酔薬として特許が取れないと考え，エーテルにさまざまな香料を混ぜて匂いを隠し自分が発明したまったく新しい薬であると嘘をついたのだ

新薬です

LETHEON

特許出願中です

彼は，この「新薬」の使用料として，手術料の25%を要求する算段であった
つまり，全米で行なわれる手術料の4分の1がモートンの懐に転がり込む仕組みである

これでオレは億万長者だ！！

ハ〜ッハッハッハッ！！

エーテルの生み出す巨大な富と名声は今や，すべてモートンの手中に収められようとしていた

第30話 全身麻酔法の発見 ④

堕ちたカリスマ

ウィリアム・モートンがエーテル麻酔の公開実験に成功し、カリスマとして一躍医学界の脚光をあびている間、笑気麻酔の発見者 ホレス・ウェルズは転落の人生を送っていた

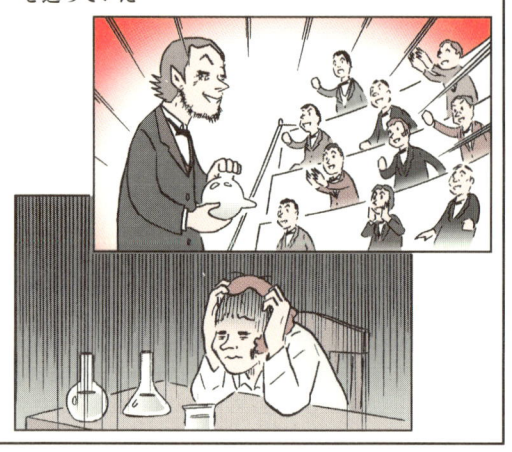

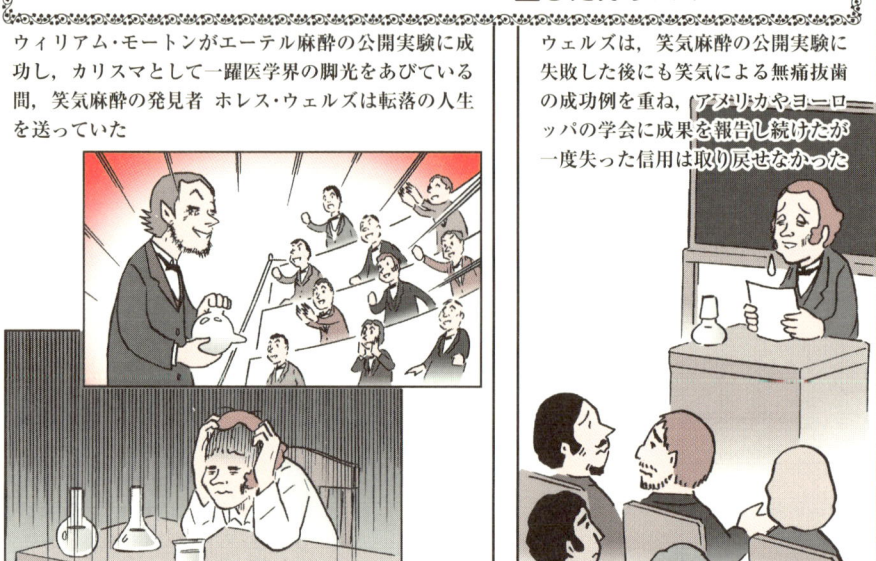

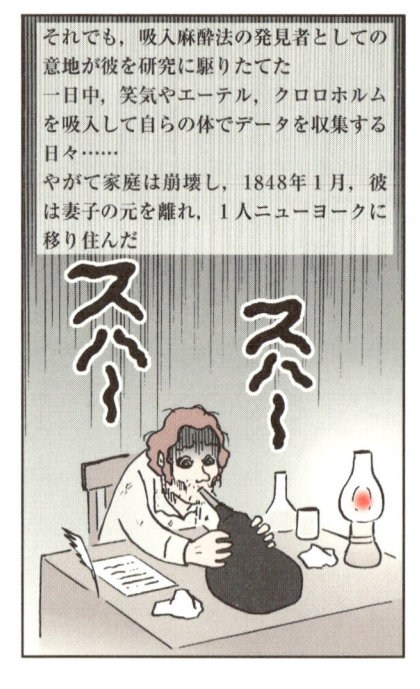

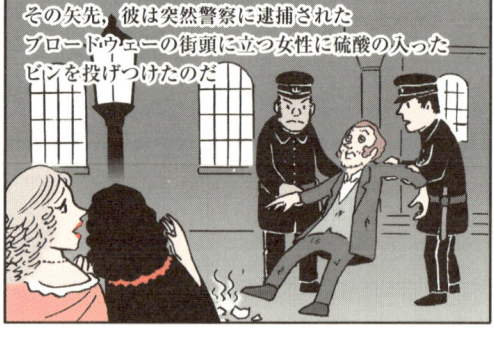

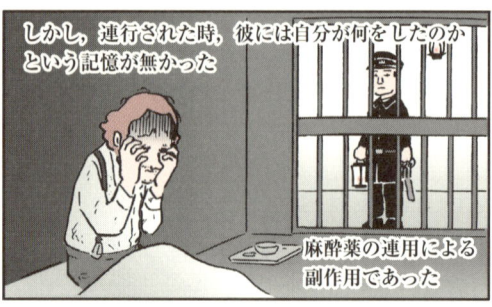

ウェルズは、笑気麻酔の公開実験に失敗した後にも笑気による無痛抜歯の成功例を重ね、アメリカやヨーロッパの学会に成果を報告し続けたが一度失った信用は取り戻せなかった

それでも、吸入麻酔法の発見者としての意地が彼を研究に駆りたてた
一日中、笑気やエーテル、クロロホルムを吸入して自らの体でデータを収集する日々……
やがて家庭は崩壊し、1848年1月、彼は妻子の元を離れ、1人ニューヨークに移り住んだ

その矢先、彼は突然警察に逮捕された
ブロードウェーの街頭に立つ女性に硫酸の入ったビンを投げつけたのだ

しかし、連行された時、彼には自分が何をしたのかという記憶が無かった

麻酔薬の連用による副作用であった

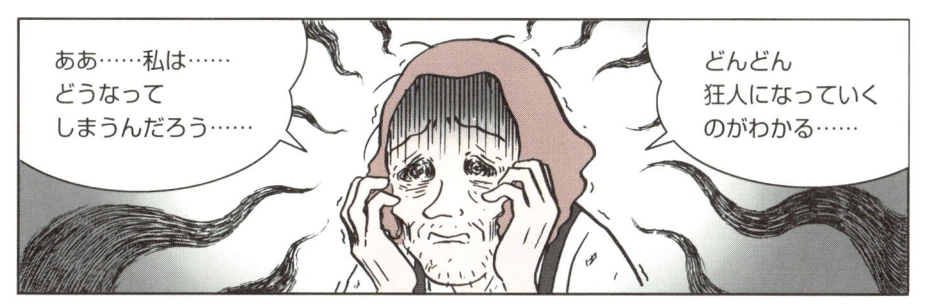

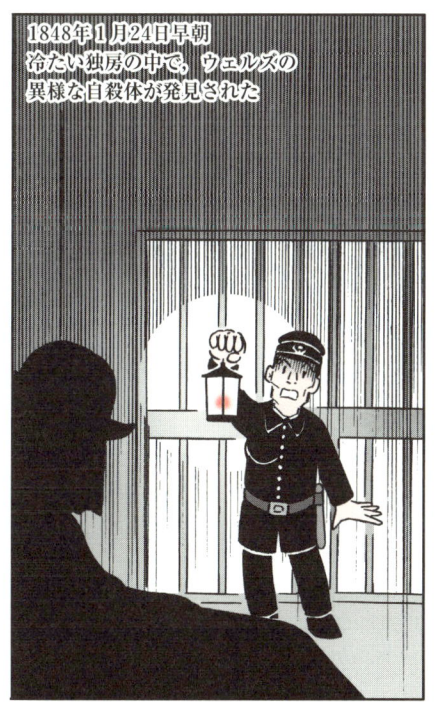

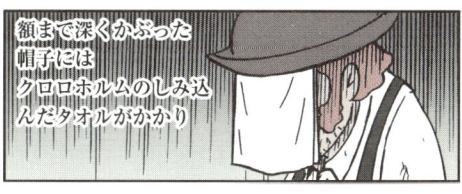

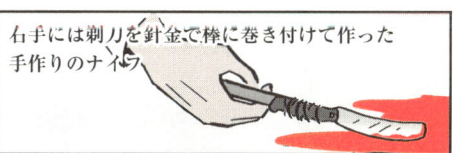

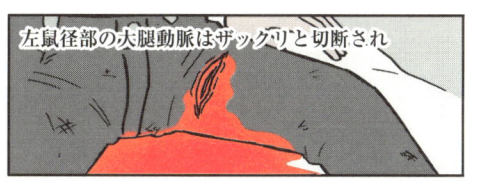

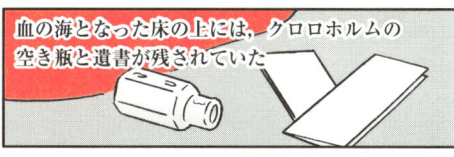

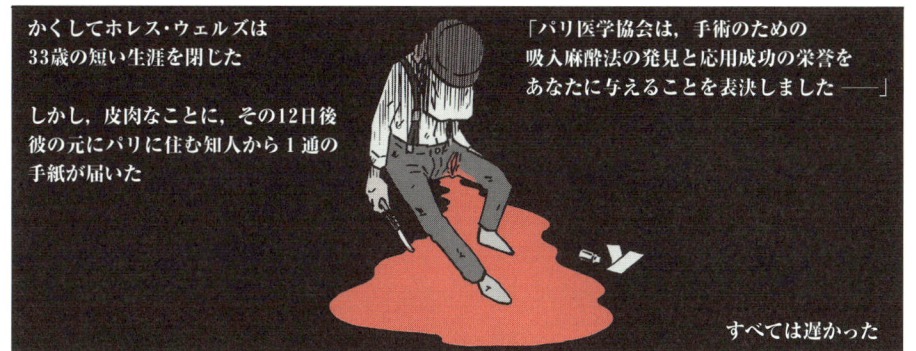

ああ……私は……
どうなって
しまうんだろう……

どんどん
狂人になっていく
のがわかる……

1848年1月24日早朝
冷たい独房の中で、ウェルズの
異様な自殺体が発見された

額まで深くかぶった
帽子には
クロロホルムのしみ込
んだタオルがかかり

右手には剃刀を針金で棒に巻き付けて作った
手作りのナイフ

左鼠径部の大腿動脈はザックリと切断され

血の海となった床の上には、クロロホルムの
空き瓶と遺書が残されていた

かくしてホレス・ウェルズは
33歳の短い生涯を閉じた

しかし、皮肉なことに、その12日後
彼の元にパリに住む知人から1通の
手紙が届いた

「パリ医学協会は、手術のための
吸入麻酔法の発見と応用成功の栄誉を
あなたに与えることを表決しました──」

すべては遅かった

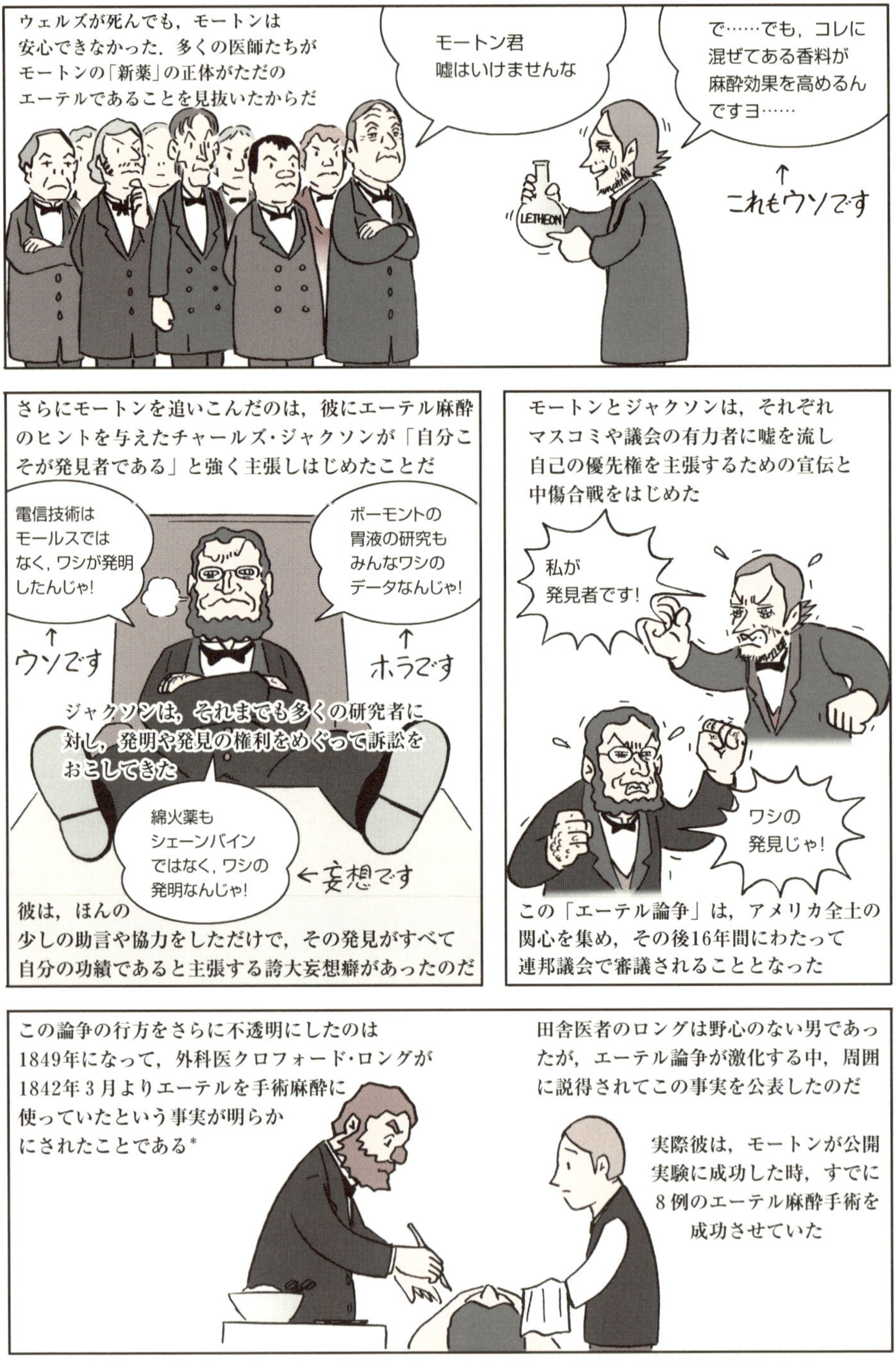

＊ロングに先立ち，1842年1月にロチェスターの歯科医ウィリアム・クラークがエーテルを用いた無痛抜歯に成功している．麻酔法の真の発見者が誰であるのかという論争は，実は現在に至っても結論が出ていない．

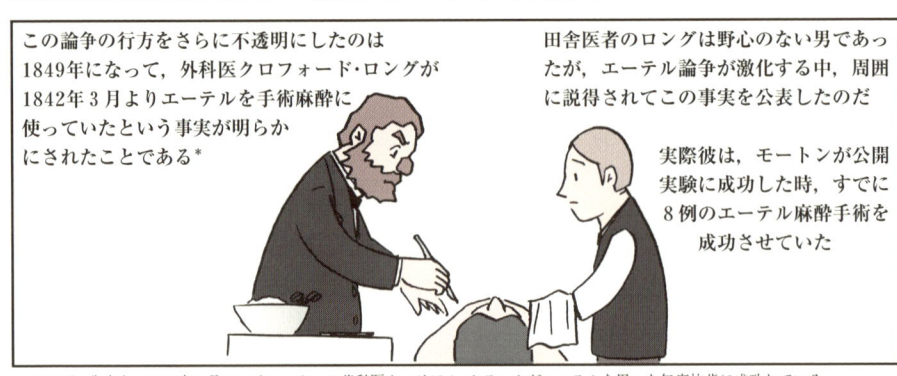

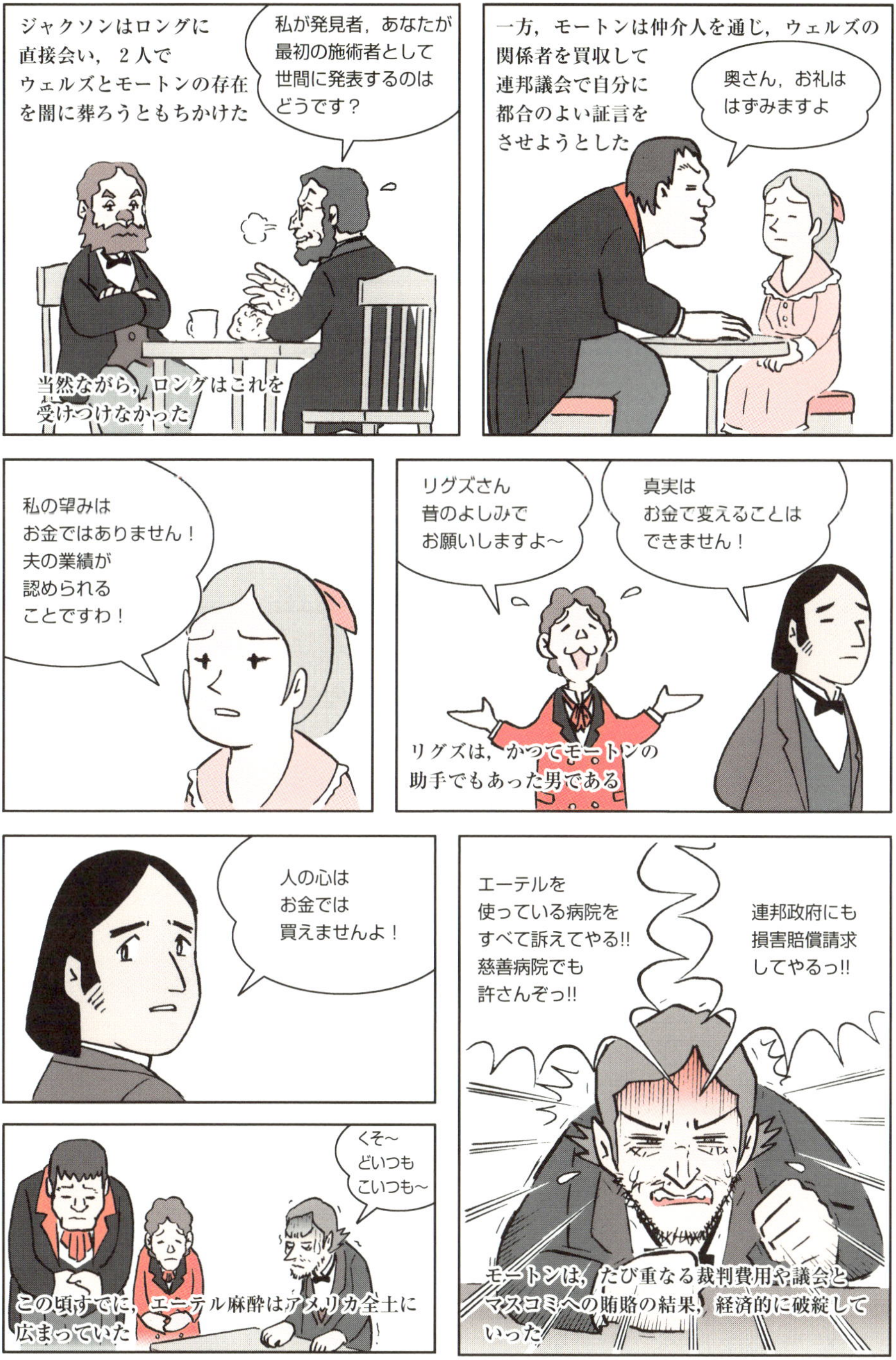
ジャクソンはロングに直接会い，２人でウェルズとモートンの存在を闇に葬ろうともちかけた
私が発見者，あなたが最初の施術者として世間に発表するのはどうです？
当然ながら，ロングはこれを受けつけなかった
一方，モートンは仲介人を通じ，ウェルズの関係者を買収して連邦議会で自分に都合のよい証言をさせようとした
奥さん，お礼ははずみますよ
私の望みはお金ではありません！夫の業績が認められることですわ！
リグズさん昔のよしみでお願いしますよ～
真実はお金で変えることはできません！
リグズは，かつてモートンの助手でもあった男である
人の心はお金では買えませんよ！
エーテルを使っている病院をすべて訴えてやる!! 慈善病院でも許さんぞっ!!
連邦政府にも損害賠償請求してやるっ!!
くそ～どいつもこいつも～
この頃すでに，エーテル麻酔はアメリカ全土に広まっていた
モートンは，たび重なる裁判費用や議会とマスコミへの賄賂の結果，経済的に破綻していった

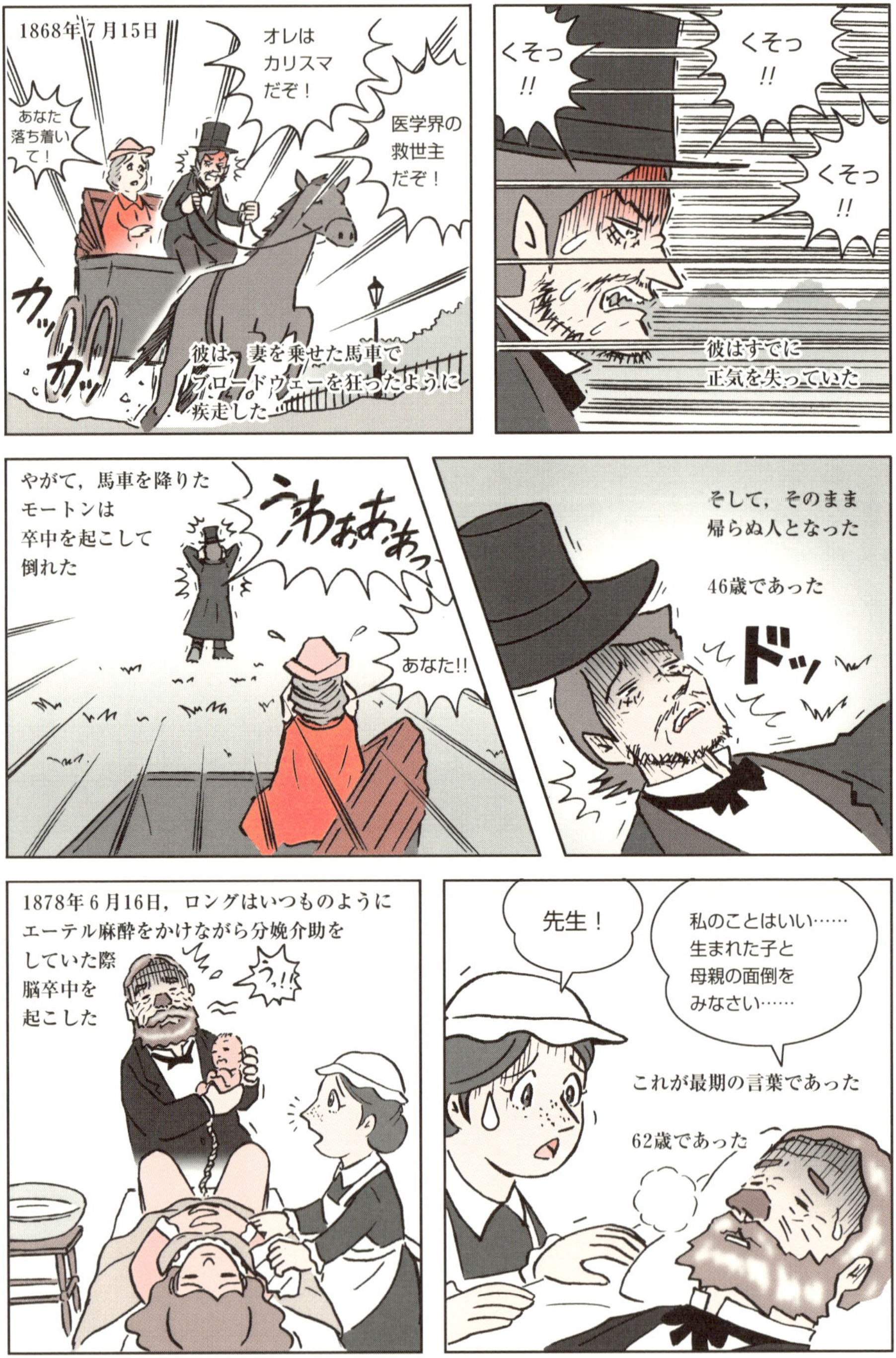
1868年7月15日
オレはカリスマだぞ！
医学界の救世主だぞ！
あなた落ち着いて！
カッカッ
彼は，妻を乗せた馬車でブロードウェーを狂ったように疾走した
くそっ!!
くそっ!!
くそっ!!
彼はすでに正気を失っていた
やがて，馬車を降りたモートンは卒中を起こして倒れた
うわぁぁあっ
あなた!!
そして，そのまま帰らぬ人となった
46歳であった
ドッ
1878年6月16日，ロングはいつものようにエーテル麻酔をかけながら分娩介助をしていた際脳卒中を起こした
う…!!
先生！
私のことはいい……生まれた子と母親の面倒をみなさい……
これが最期の言葉であった
62歳であった

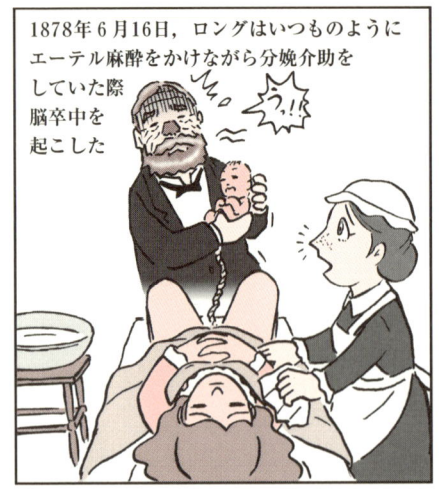

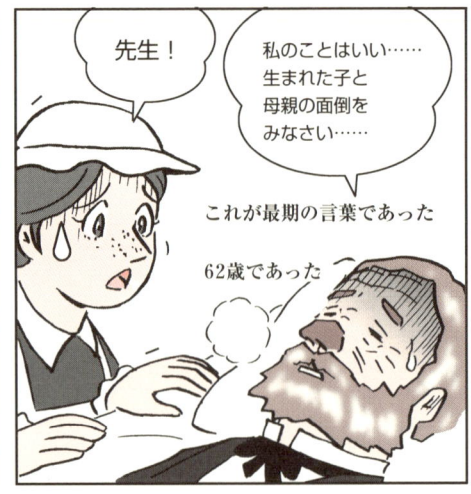

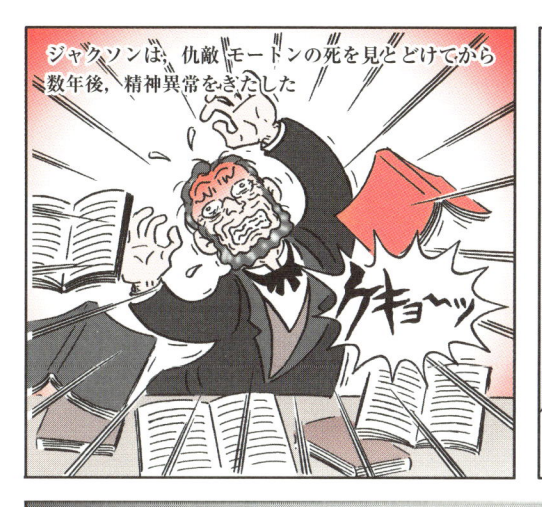

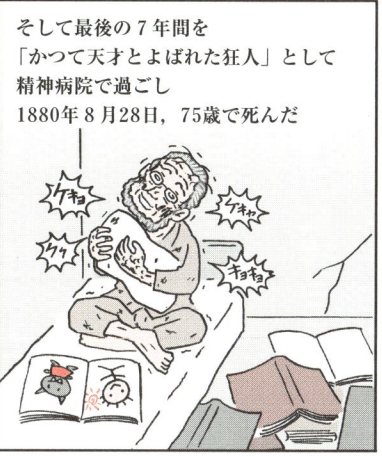

ジャクソンは，仇敵モートンの死を見とどけてから数年後，精神異常をきたした

そして最後の7年間を「かつて天才とよばれた狂人」として精神病院で過ごし1880年8月28日，75歳で死んだ

こうして，麻酔の発見に関与した4人のアメリカ人は，すべて世を去った
そして，麻酔は万人の物となった

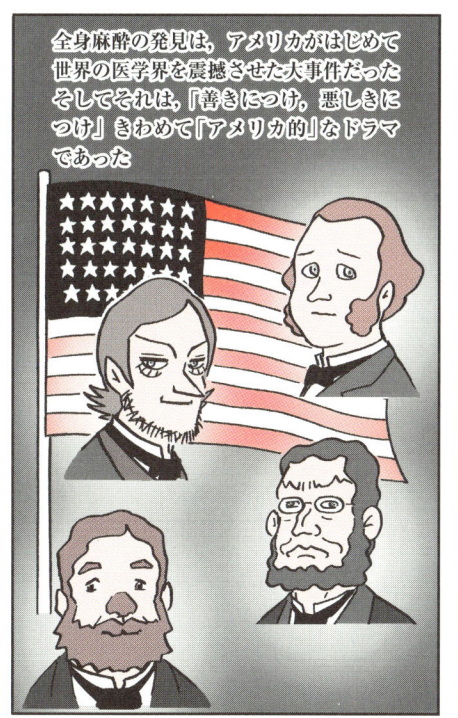

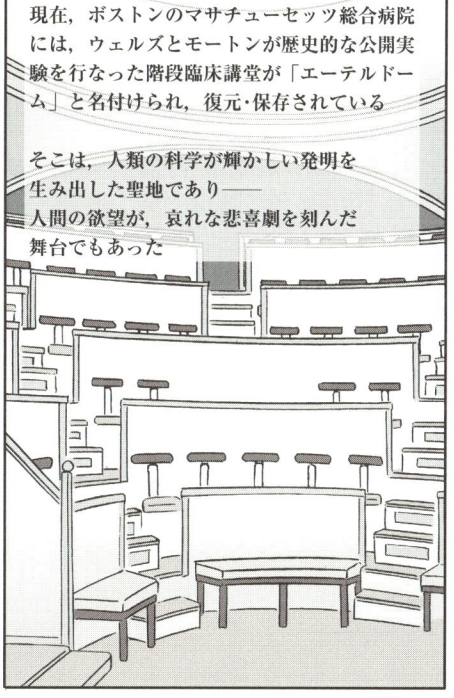

全身麻酔の発見は，アメリカがはじめて世界の医学界を震撼させた大事件だった
そしてそれは，「善きにつけ，悪しきにつけ」きわめて「アメリカ的」なドラマであった

現在，ボストンのマサチューセッツ総合病院には，ウェルズとモートンが歴史的な公開実験を行なった階段臨床講堂が「エーテルドーム」と名付けられ，復元・保存されている

そこは，人類の科学が輝かしい発明を生み出した聖地であり——
人間の欲望が，哀れな悲喜劇を刻んだ舞台でもあった

第31話 消毒法の発見 ①

産褥熱――残酷な結論

19世紀,全身麻酔法の発見は外科手術の適応を飛躍的にひろげた.しかし,外科疾患の予後は改善したわけではなかった.当時はまだ,「消毒」の概念がなかったからだ
外科医は血膿で汚れたコートを着て,使い回しの手術器具を用い,不潔な手で創部をかきまわしていた.当然ながら,術後,患者は皆手術熱におかされ,その多くが死亡した

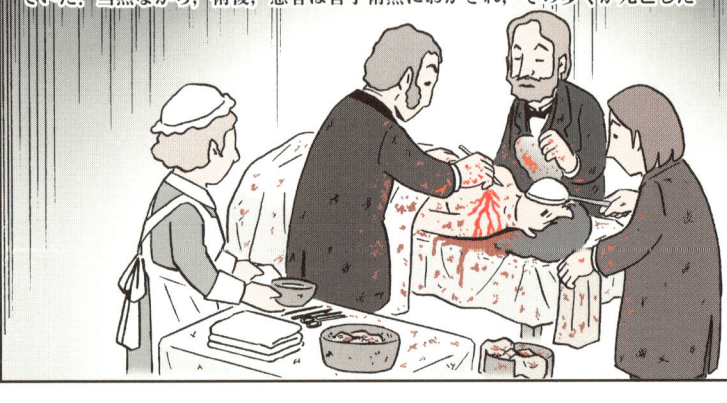

われわれの住む世界は,人間の目に見えない微生物に満ちている
細菌は傷を化膿させ,感染症を引き起こす
現代人にとっては常識的なこの事実も,150年前の人々にとっては想像を絶する突飛な考えであった

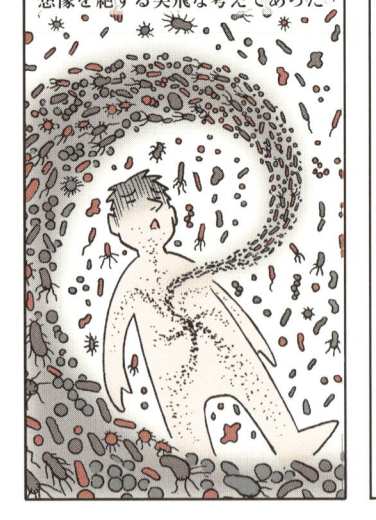

17世紀のオランダ人アントニー・レーウェンフックは,手作りの顕微鏡を用いて微生物を発見し,これらが腐敗や化膿といった現象と関係があると説いた

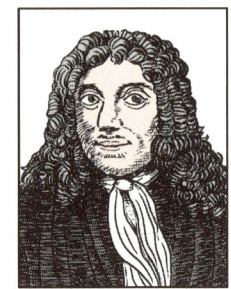

アントニー・レーウェンフック
(1632〜1723)

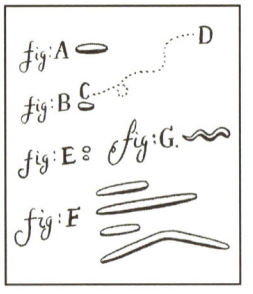

歯垢の中の細菌の図(1683)

しかし,彼の考えは,その後顧みられることなく忘れ去られていった

消毒法の発見は,「産褥熱」の研究から はじまった．産褥熱は，出産後，子宮や産道の傷に細菌が感染することによって引き起こされる化膿性疾患である

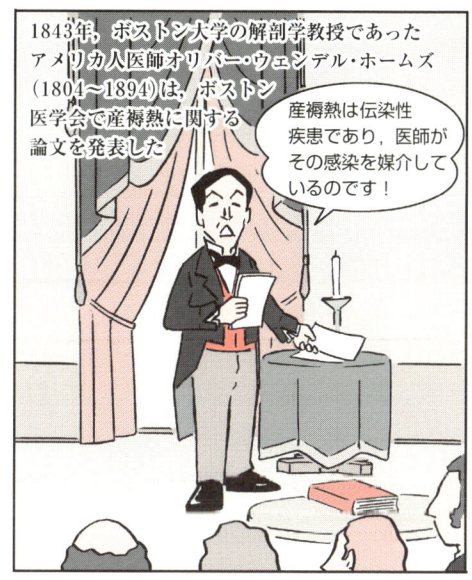

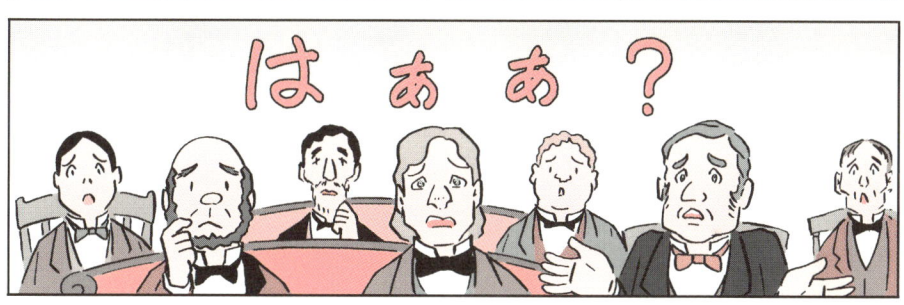

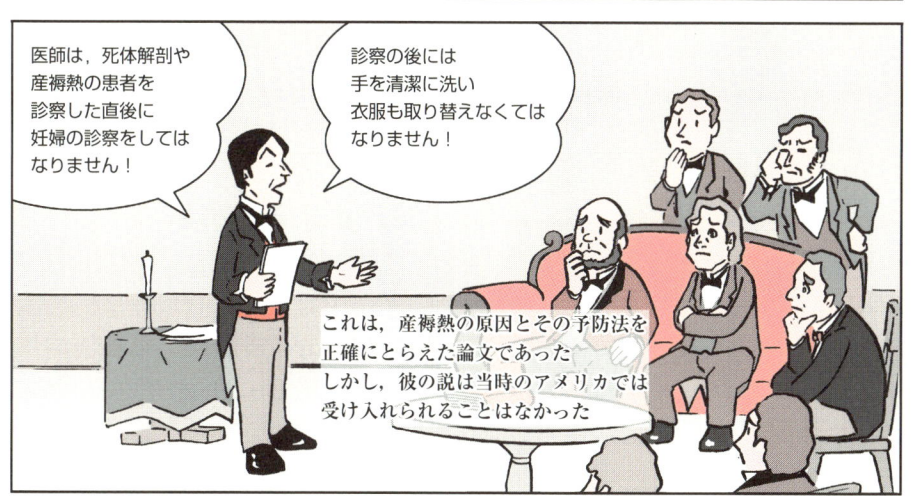

1843年，ボストン大学の解剖学教授であったアメリカ人医師オリバー・ウェンデル・ホームズ（1804～1894）は，ボストン医学会で産褥熱に関する論文を発表した

産褥熱は伝染性疾患であり，医師がその感染を媒介しているのです！

はぁぁ？

医師は，死体解剖や産褥熱の患者を診察した直後に妊婦の診察をしてはなりません！

診察の後には手を清潔に洗い衣服も取り替えなくてはなりません！

これは，産褥熱の原因とその予防法を正確にとらえた論文であった．しかし，彼の説は当時のアメリカでは受け入れられることはなかった

その後，ホームズの説の正しさはハンガリー人の産科医 イグナーツ・ゼンメルワイスによって証明された

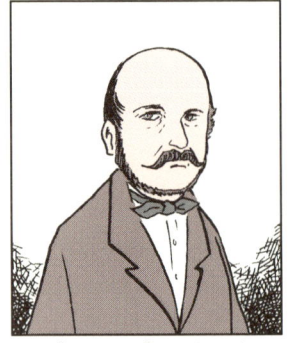

イグナーツ・ゼンメルワイス
（1818〜1865）

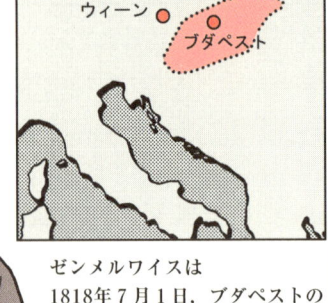

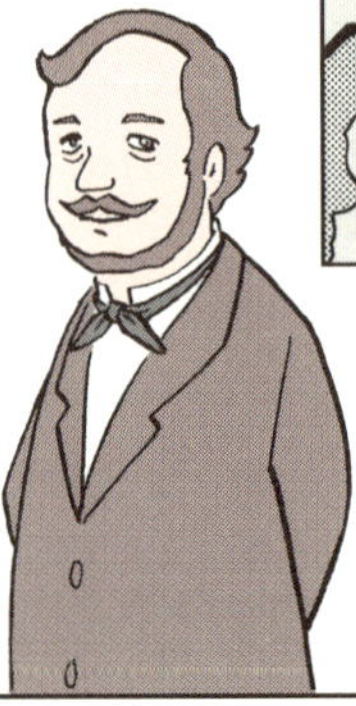

ゼンメルワイスは1818年7月1日，ブダペストの雑貨商の息子として生まれた 彼は1837年にウィーン大学に入学し，はじめは法学を学んだ

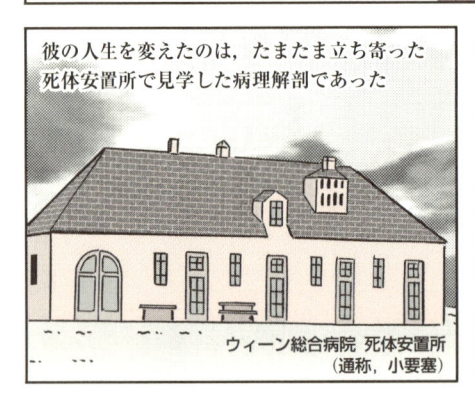

彼の人生を変えたのは，たまたま立ち寄った死体安置所で見学した病理解剖であった

ウィーン総合病院 死体安置所
（通称，小要塞）

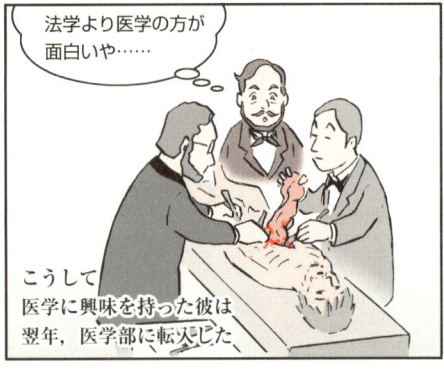

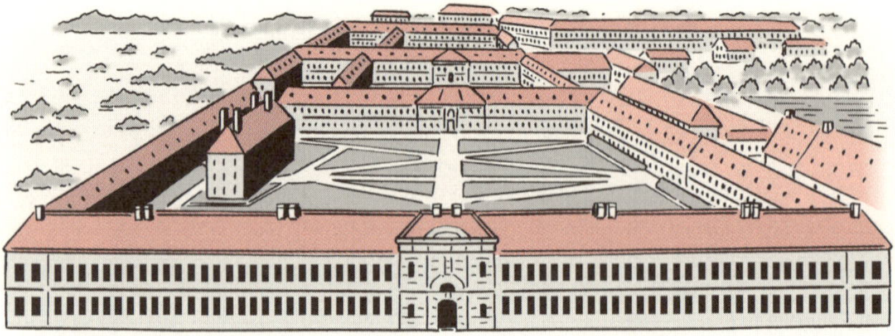

法学より医学の方が面白いや……

こうして医学に興味を持った彼は翌年，医学部に転入した

1846年，ゼンメルワイスは，ウィーン総合病院の第1産科学教室の助手となり産科医としての勤務をはじめた．その頃，産科病棟では，産褥熱が猛威をふるっていた

ウィーン総合病院

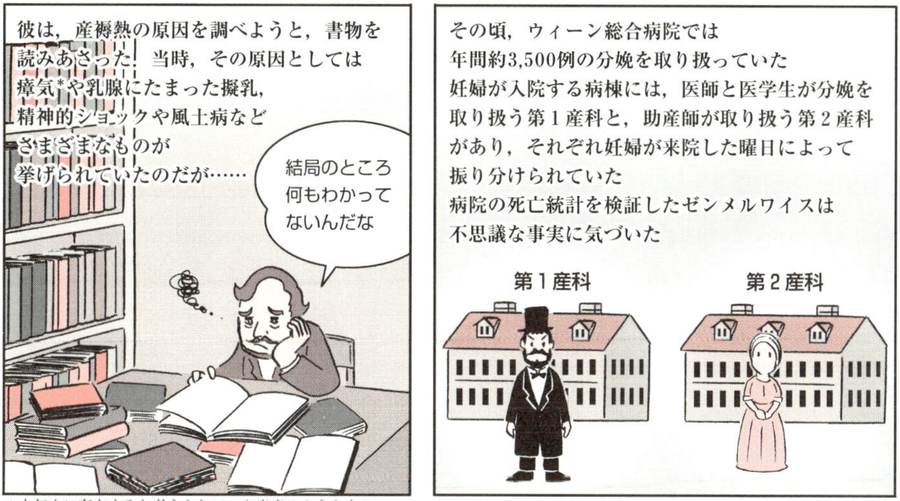

＊大気中に存在すると考えられていた毒素のようなもの

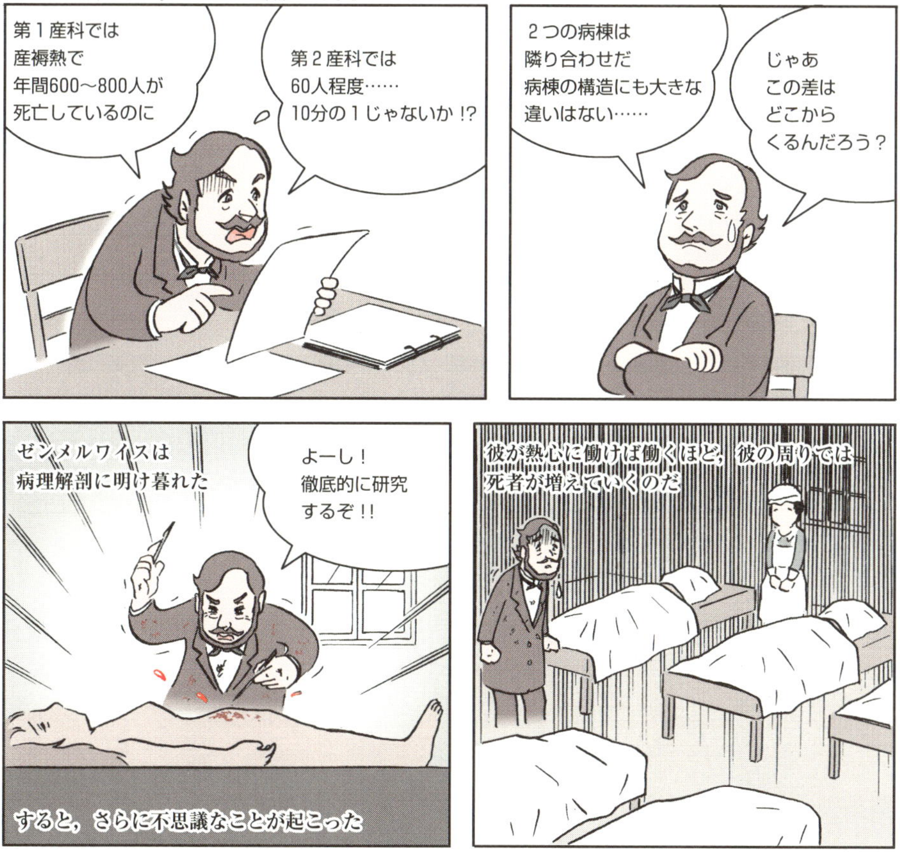

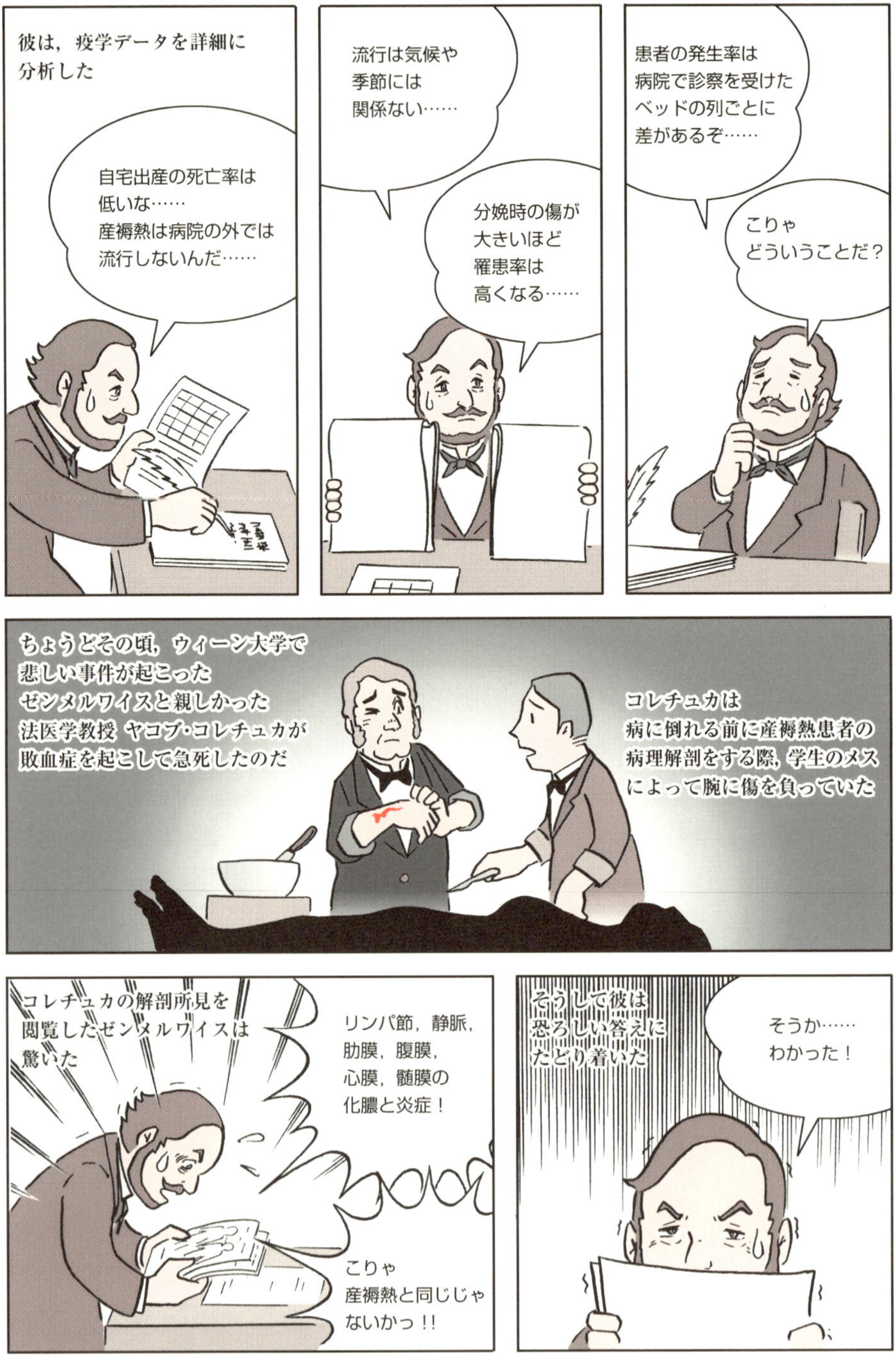
彼は，疫学データを詳細に
分析した
自宅出産の死亡率は
低いな……
産褥熱は病院の外では
流行しないんだ……
流行は気候や
季節には
関係ない……
分娩時の傷が
大きいほど
罹患率は
高くなる……
患者の発生率は
病院で診察を受けた
ベッドの列ごとに
差があるぞ……
こりゃ
どういうことだ？
ちょうどその頃，ウィーン大学で
悲しい事件が起こった
ゼンメルワイスと親しかった
法医学教授 ヤコブ・コレチュカが
敗血症を起こして急死したのだ
コレチュカは
病に倒れる前に産褥熱患者の
病理解剖をする際，学生のメス
によって腕に傷を負っていた
コレチュカの解剖所見を
閲覧したゼンメルワイスは
驚いた
リンパ節，静脈，
肋膜，腹膜，
心膜，髄膜の
化膿と炎症！
こりゃ
産褥熱と同じじゃ
ないかっ!!
そうして彼は
恐ろしい答えに
たどり着いた
そうか……
わかった！

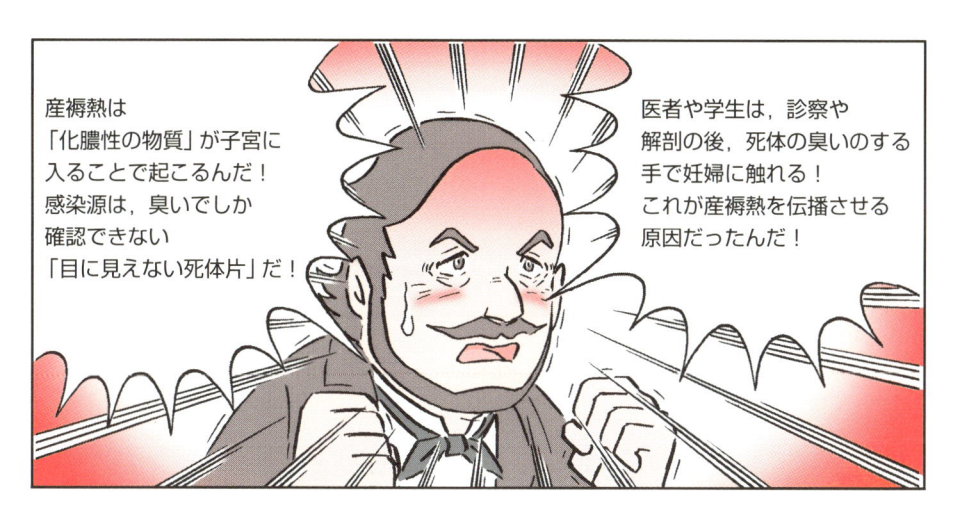

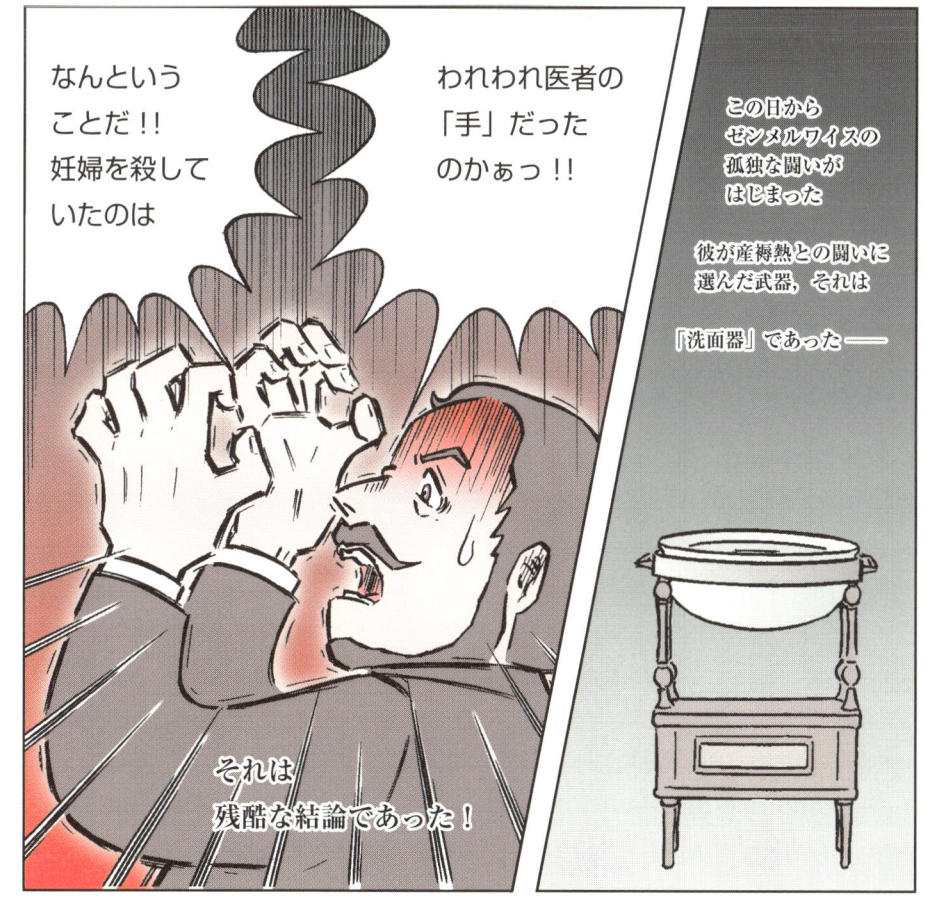

産褥熱は「化膿性の物質」が子宮に入ることで起こるんだ！感染源は，臭いでしか確認できない「目に見えない死体片」だ！

医者や学生は，診察や解剖の後，死体の臭いのする手で妊婦に触れる！これが産褥熱を伝播させる原因だったんだ！

なんということだ！！妊婦を殺していたのは

われわれ医者の「手」だったのかぁっ！！

それは残酷な結論であった！

この日からゼンメルワイスの孤独な闘いがはじまった

彼が産褥熱との闘いに選んだ武器，それは

「洗面器」であった——

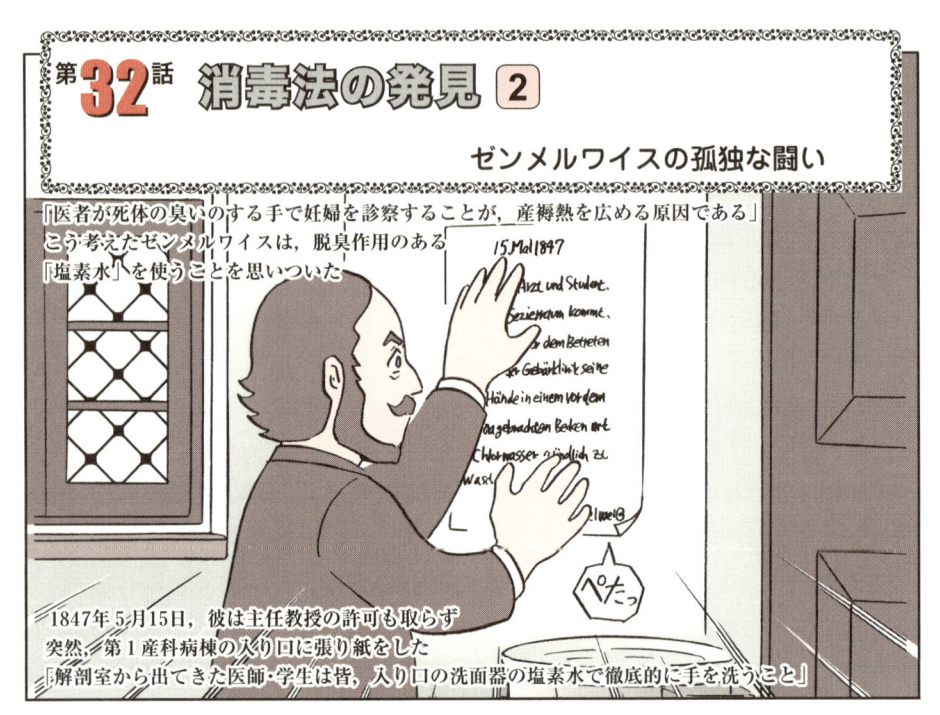

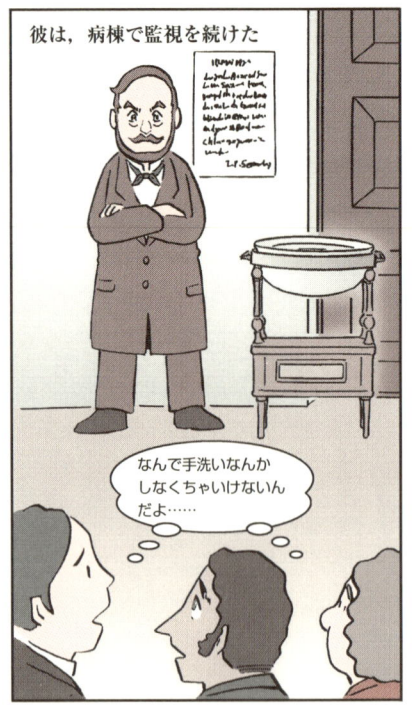

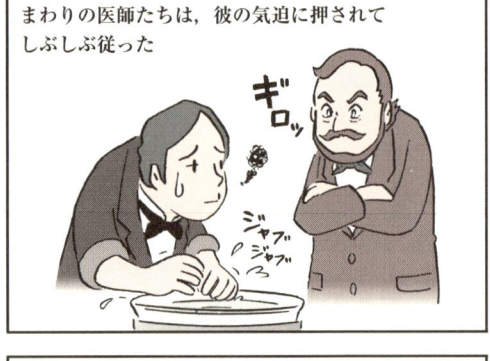

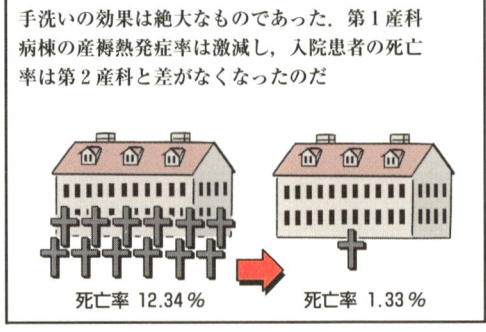

第32話 消毒法の発見 ②

ゼンメルワイスの孤独な闘い

「医者が死体の臭いのする手で妊婦を診察することが、産褥熱を広める原因である」
こう考えたゼンメルワイスは、脱臭作用のある「塩素水」を使うことを思いついた

1847年5月15日、彼は主任教授の許可も取らず突然、第1産科病棟の入り口に張り紙をした
『解剖室から出てきた医師・学生は皆、入り口の洗面器の塩素水で徹底的に手を洗うこと』

彼は、病棟で監視を続けた

なんで手洗いなんかしなくちゃいけないんだよ……

まわりの医師たちは、彼の気迫に押されてしぶしぶ従った

手洗いの効果は絶大なものであった。第1産科病棟の産褥熱発症率は激減し、入院患者の死亡率は第2産科と差がなくなったのだ

死亡率 12.34 % → 死亡率 1.33 %

塩素水には殺菌・消毒作用がある．ゼンメルワイスは，「病原微生物」という概念を理解していたわけではないが，「死体臭」を消し去ることで化膿性疾患の予防ができることを証明したのである

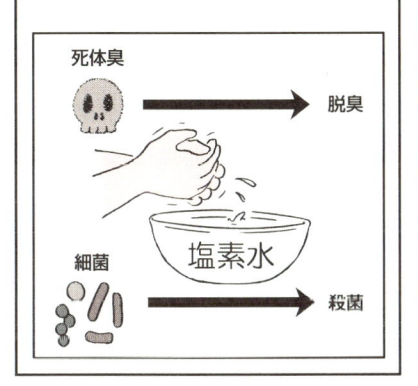

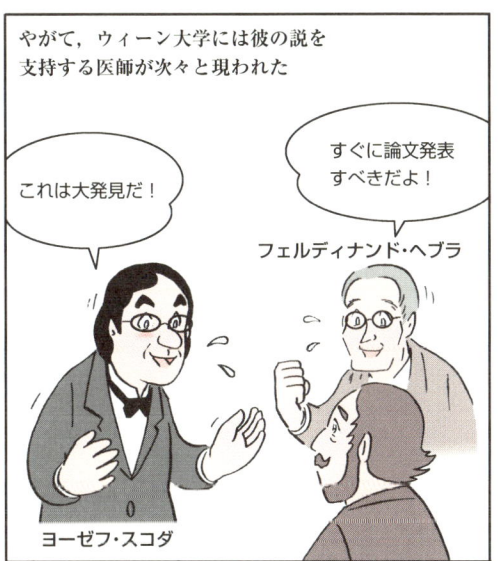

やがて，ウィーン大学には彼の説を支持する医師が次々と現われた

これは大発見だ！

すぐに論文発表すべきだよ！

フェルディナンド・ヘブラ

ヨーゼフ・スコダ

しかし，若い頃のゼンメルワイスは学会発表や論文作成が苦手だった．彼は名家の出身ではなく，また方言を使う家系に育ったため，きれいなドイツ語を使えなかった．こうしたことがコンプレックスになっていたのかもしれない
結局，彼の発見は，1847年10月，友人のヘブラによって，ウィーンの医学雑誌に発表された

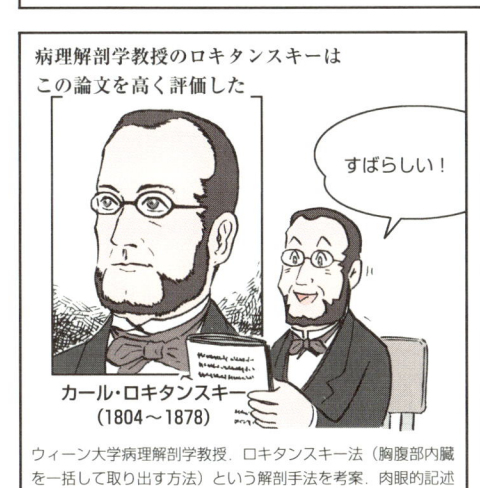

病理解剖学教授のロキタンスキーはこの論文を高く評価した

すばらしい！

カール・ロキタンスキー
(1804〜1878)

ウィーン大学病理解剖学教授．ロキタンスキー法（胸腹部内臓を一括して取り出す方法）という解剖手法を考案．肉眼的記述病理学により，疾患の形態学的特徴を明らかにした．

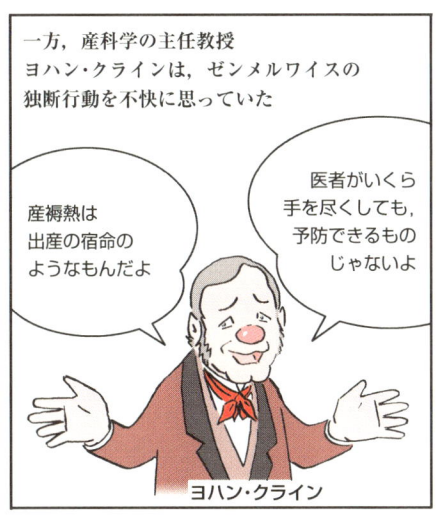

一方，産科学の主任教授ヨハン・クラインは，ゼンメルワイスの独断行動を不快に思っていた

産褥熱は出産の宿命のようなもんだよ

医者がいくら手を尽くしても，予防できるものじゃないよ

ヨハン・クライン

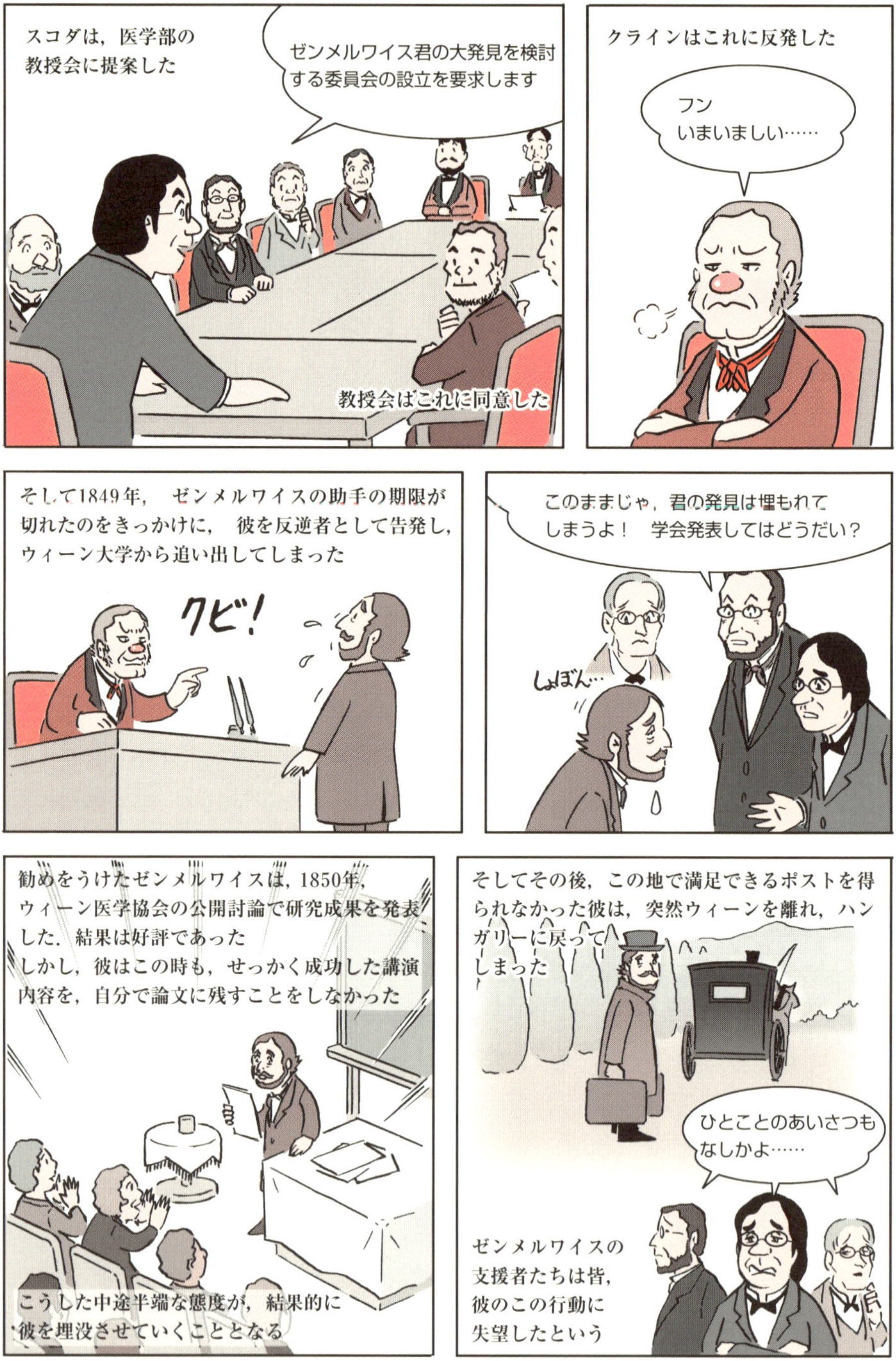
スコダは，医学部の教授会に提案した
ゼンメルワイス君の大発見を検討する委員会の設立を要求します
教授会はこれに同意した
クラインはこれに反発した
フン いまいましい……
そして1849年，ゼンメルワイスの助手の期限が切れたのをきっかけに，彼を反逆者として告発し，ウィーン大学から追い出してしまった
クビ！
このままじゃ，君の発見は埋もれてしまうよ！ 学会発表してはどうだい？
しょぼん…
勧めをうけたゼンメルワイスは，1850年，ウィーン医学協会の公開討論で研究成果を発表した．結果は好評であった
しかし，彼はこの時も，せっかく成功した講演内容を，自分で論文に残すことをしなかった
こうした中途半端な態度が，結果的に彼を埋没させていくこととなる
そしてその後，この地で満足できるポストを得られなかった彼は，突然ウィーンを離れ，ハンガリーに戻ってしまった
ひとことのあいさつもなしかよ……
ゼンメルワイスの支援者たちは皆，彼のこの行動に失望したという

故郷に戻ったゼンメルワイスは，しばらくは市井の産科医として静かに暮らしていた
しかし，まもなくここでも産褥熱で多くの褥婦が命を落としている現実を知り，手洗いを励行させ，死亡率を激減させた

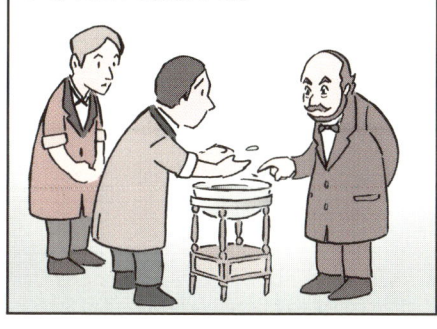

1855年，36歳の時に，ゼンメルワイスは故郷のペスト大学の教授に選任された
ペスト大学はけっして医学界で有名な大学ではなかったが，教授という肩書きを得たこともあり，この頃から，彼はようやく積極的に講演活動や論文執筆などをはじめた

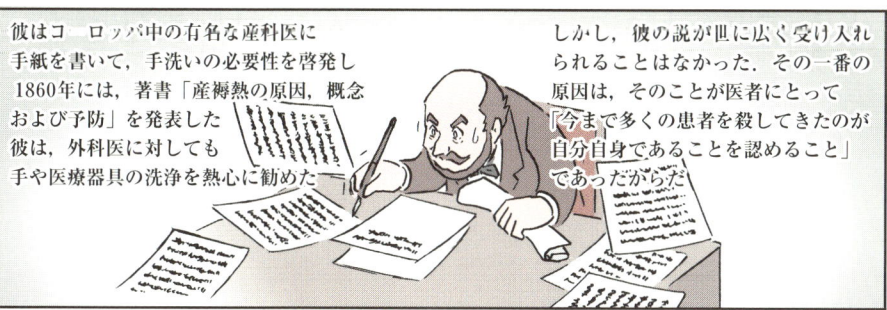

彼はヨーロッパ中の有名な産科医に手紙を書いて，手洗いの必要性を啓発し1860年には，著書「産褥熱の原因，概念および予防」を発表した
彼は，外科医に対しても手や医療器具の洗浄を熱心に勧めた

しかし，彼の説が世に広く受け入れられることはなかった．その一番の原因は，そのことが医者にとって『今まで多くの患者を殺してきたのが自分自身であることを認めること』であったからだ

彼の論文を読み，良心の呵責に激しくさいなまれる者もいたが……

大多数の者は黙殺した

私は人殺しだ……

そのほうが楽だもんネ

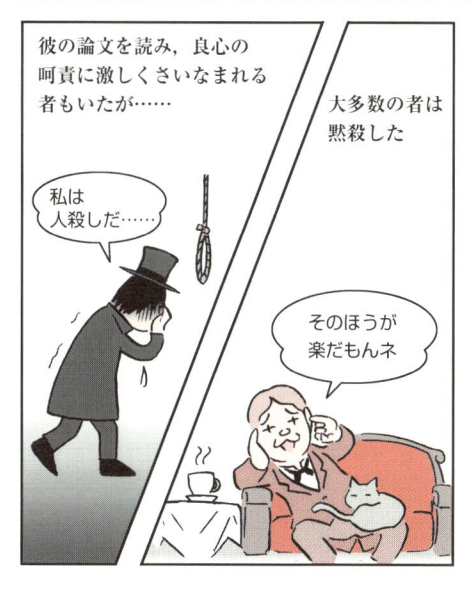

ドイツの病理学者ルドルフ・ウィルヒョウがゼンメルワイスの説をまったく受け入れなかったことも大きな原因であろう

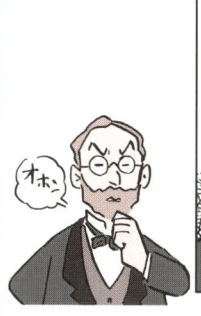

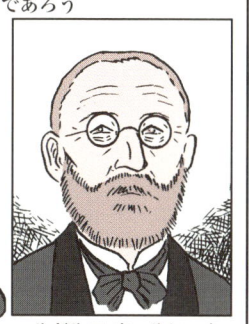

オホン

ルドルフ・ウィルヒョウ
(1821〜1902)

ベルリン大学病理学教授．ウィルヒョウ法（内臓を臓器ごとに取り出す方法）という解剖手法を考案．疾患の原因を個々の細胞レベルに求める「細胞病理学」を確立した．

19世紀は，光学顕微鏡の性能向上により生物の構成単位が細胞であるという「細胞説」がようやく確立した時代である*

マチアス・シュライデン
(1804〜1881)
植物の細胞説を発表（1838年）

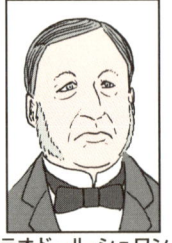

テオドール・シュワン
(1810〜1882)
動物の細胞説を発表（1839年）

ウィルヒョウは，動物組織を観察することで「細胞は結晶などから自然発生するのではなく，すべて元になる細胞の分裂によって生じる」という事実を証明した

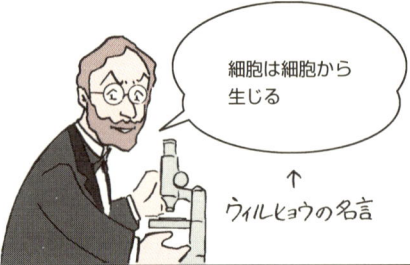

「細胞は細胞から生じる」
↑ウィルヒョウの名言

※1665年，イギリスのロバート・フックは，コルクの断片の細胞壁構造を観察し「Cell」と名づけたが，これが生体の構成単位だとは考えていなかった．

「すべての疾病は，人体の細胞の中で個々に進展するんだ」

「産褥熱の肺膿瘍は，子宮周囲の血栓が肺に転移して生じるんだ」

「ウィーンのロキタンスキーの考えは理解できんよ」

医学界で神のようにあがめられていた大学者の言葉は，無名の大学教授の「珍説」を葬り去るのに十分であった

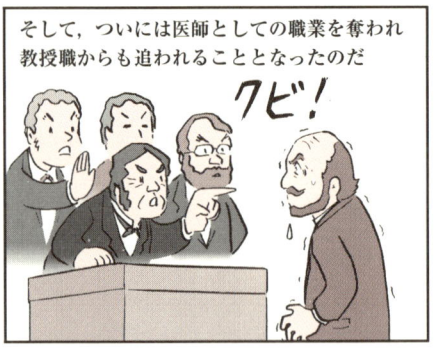

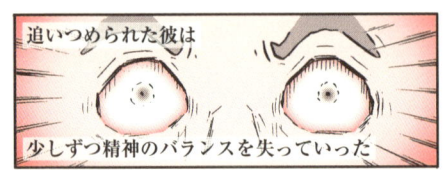

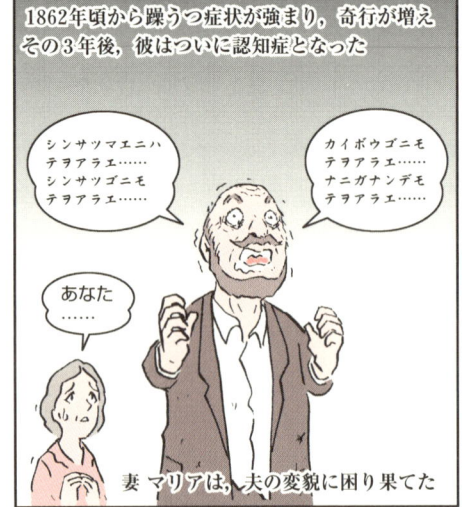

誰も自分の説に耳を貸さないことにいらだったゼンメルワイスは，やがて敵対者を非難する公開書簡を発表しはじめる

「恥知らずめ！！」
「無知な殺人者どもが！！」

その結果，彼はますます世間から疎まれ，孤立した

そして，ついには医師としての職業を奪われ教授職からも追われることとなったのだ

クビ！

追いつめられた彼は少しずつ精神のバランスを失っていった

1862年頃から躁うつ症状が強まり，奇行が増えその3年後，彼はついに認知症となった

シンサツマエニハテヲアラエ……
シンサツゴニモテヲアラエ……

カイボウゴニモテヲアラエ……
ナニガナンデモテヲアラエ……

「あなた……」

妻マリアは，夫の変貌に困り果てた

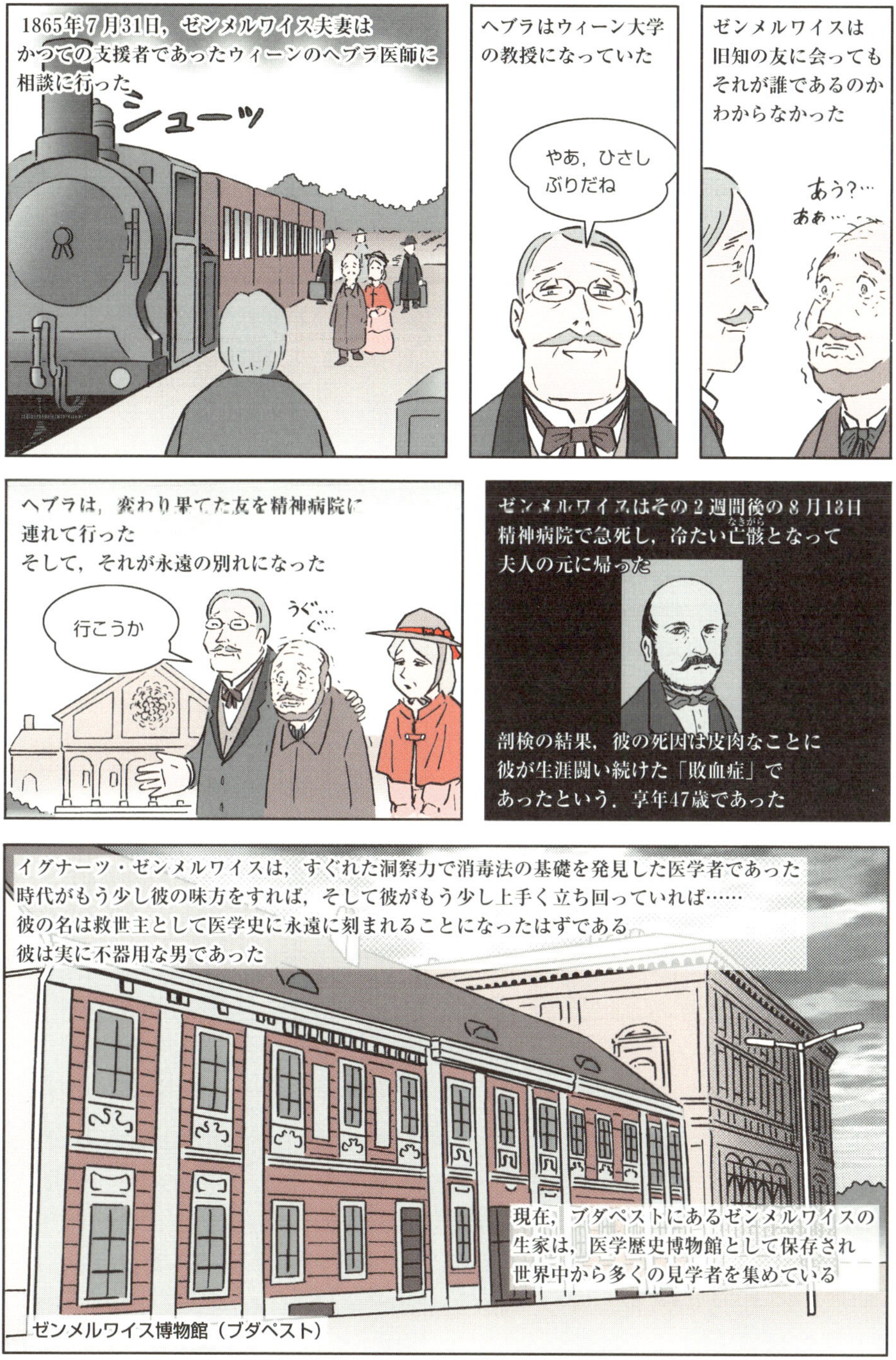
1865年7月31日，ゼンメルワイス夫妻はかつての支援者であったウィーンのヘブラ医師に相談に行った
シューッ
ヘブラはウィーン大学の教授になっていた
やあ，ひさしぶりだね
ゼンメルワイスは旧知の友に会ってもそれが誰であるのかわからなかった
あう?…
あぁ…
ヘブラは，変わり果てた友を精神病院に連れて行った
そして，それが永遠の別れになった
行こうか
うぐ…ぐ…
ゼンメルワイスはその2週間後の8月13日精神病院で急死し，冷たい亡骸となって夫人の元に帰った
剖検の結果，彼の死因は皮肉なことに彼が生涯闘い続けた「敗血症」であったという．享年47歳であった
イグナーツ・ゼンメルワイスは，すぐれた洞察力で消毒法の基礎を発見した医学者であった
時代がもう少し彼の味方をすれば，そして彼がもう少し上手く立ち回っていれば……
彼の名は救世主として医学史に永遠に刻まれることになったはずである
彼は実に不器用な男であった
現在，ブダペストにあるゼンメルワイスの生家は，医学歴史博物館として保存され世界中から多くの見学者を集めている
ゼンメルワイス博物館（ブダペスト）

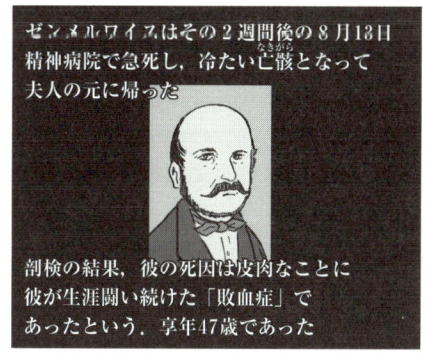

第33話 消毒法の発見 ③

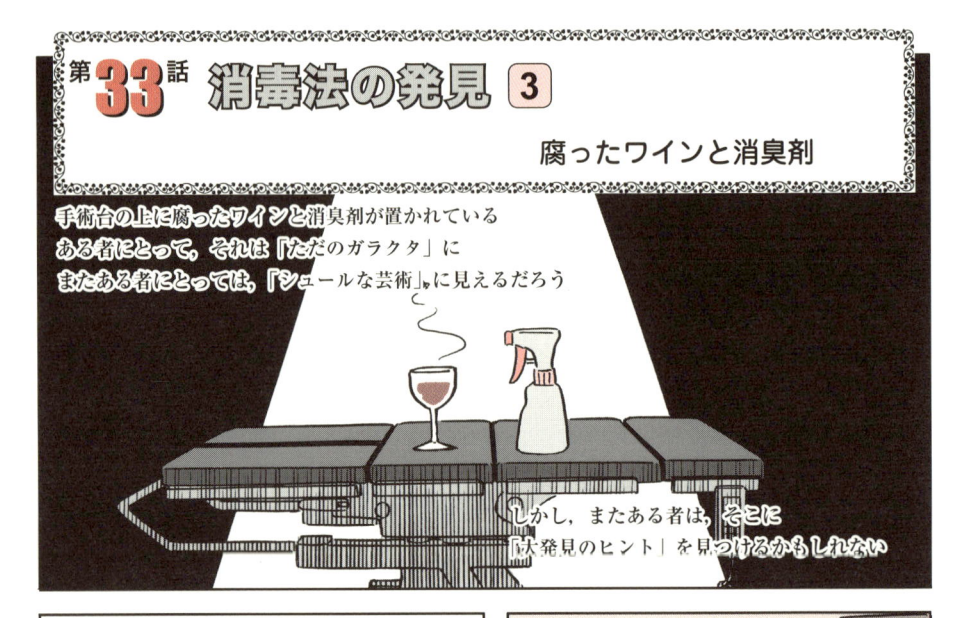

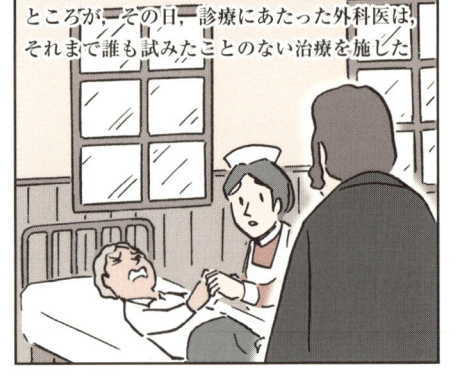

腐ったワインと消臭剤

手術台の上に腐ったワインと消臭剤が置かれている
ある者にとって，それは「ただのガラクタ」に
またある者にとっては，「シュールな芸術」に見えるだろう

しかし，またある者は，そこに「大発見のヒント」を見つけるかもしれない

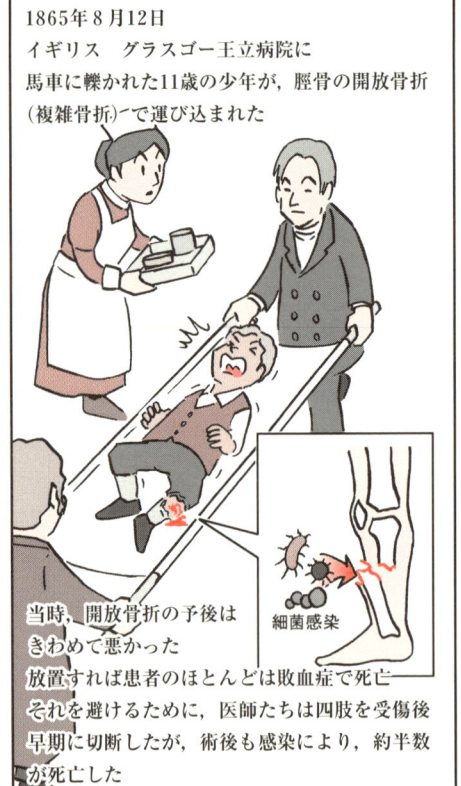

1865年8月12日
イギリス　グラスゴー王立病院に
馬車に轢かれた11歳の少年が，脛骨の開放骨折（複雑骨折）で運び込まれた

当時，開放骨折の予後はきわめて悪かった
放置すれば患者のほとんどは敗血症で死亡
それを避けるために，医師たちは四肢を受傷後早期に切断したが，術後も感染により，約半数が死亡した

細菌感染

ところが，その日，診療にあたった外科医は，それまで誰も試みたことのない治療を施した

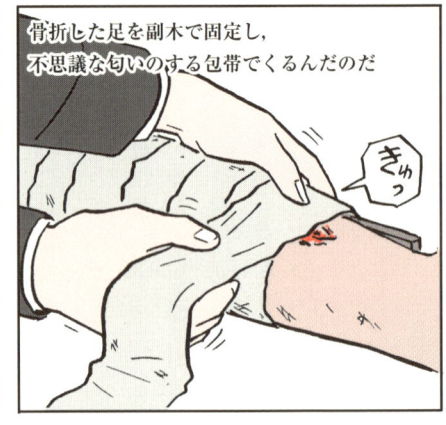

骨折した足を副木で固定し，不思議な匂いのする包帯でくるんだのだ

きゅっ

医師の名は
　ジョゼフ・リスター

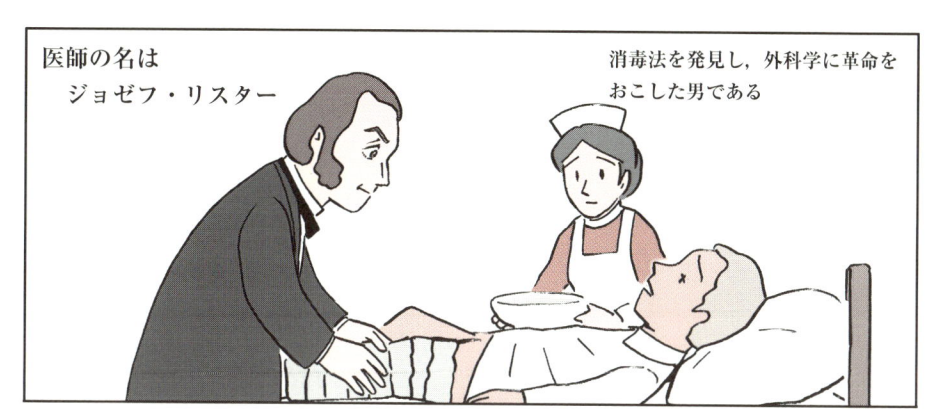

消毒法を発見し，外科学に革命をおこした男である

リスターは，1827年4月5日，イギリスロンドン郊外のエセックス州アプトンに生まれた

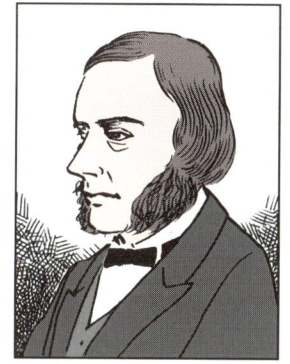

ジョゼフ・リスター
（1827 ～ 1912）

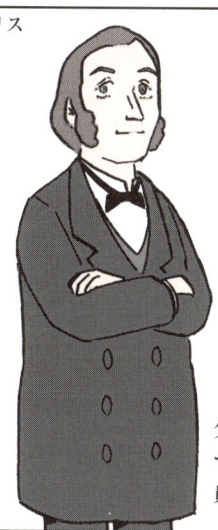

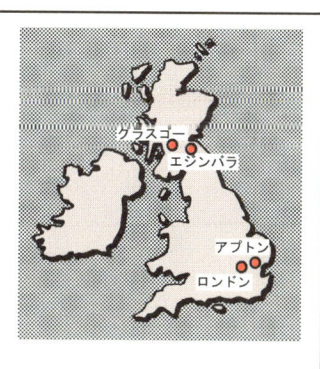

父はブドウ酒商人のかたわら，独学で数学や光学を学び，王立協会の会員に選ばれた顕微鏡学者であった

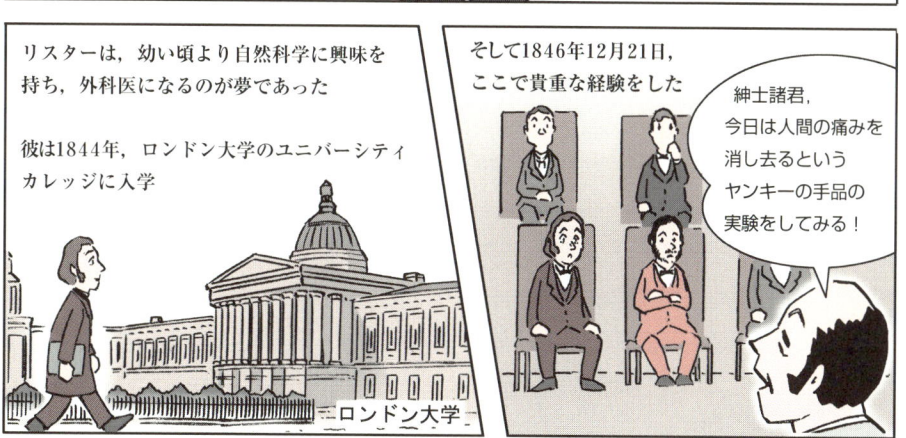

リスターは，幼い頃より自然科学に興味を持ち，外科医になるのが夢であった

彼は1844年，ロンドン大学のユニバーシティカレッジに入学

ロンドン大学

そして1846年12月21日，ここで貴重な経験をした

紳士諸君，今日は人間の痛みを消し去るというヤンキーの手品の実験をしてみる！

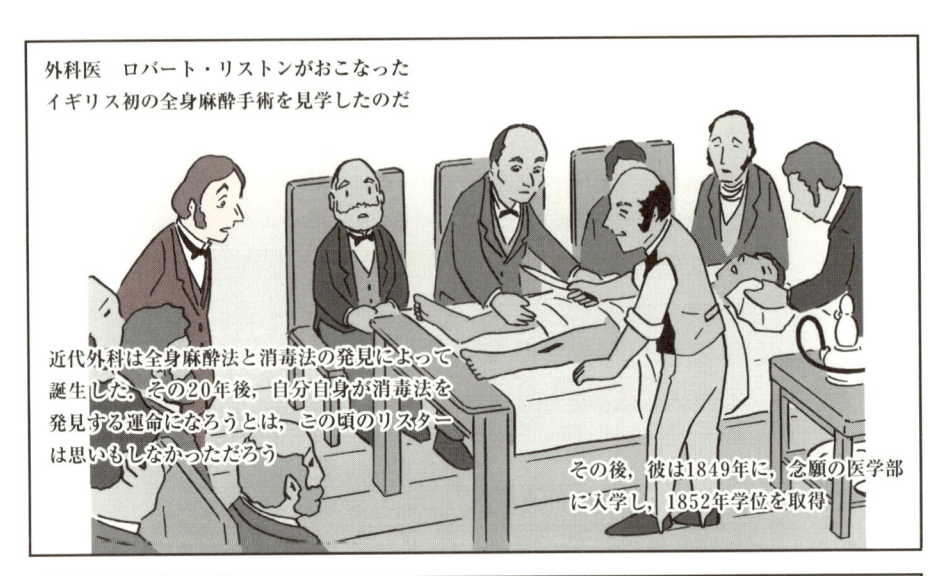

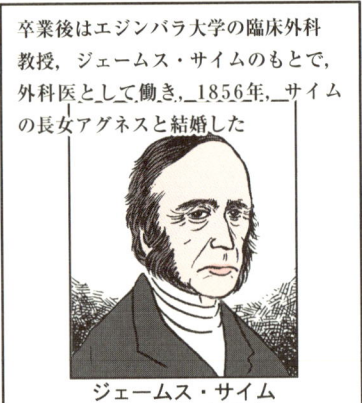

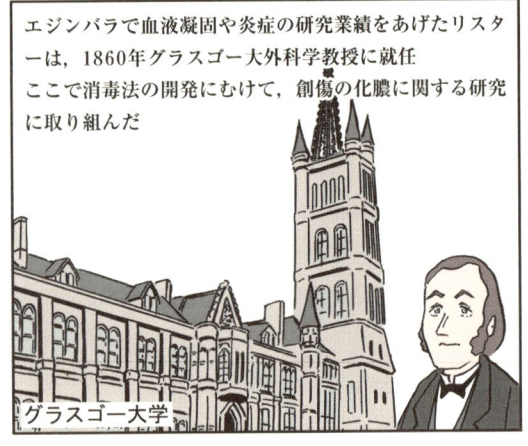

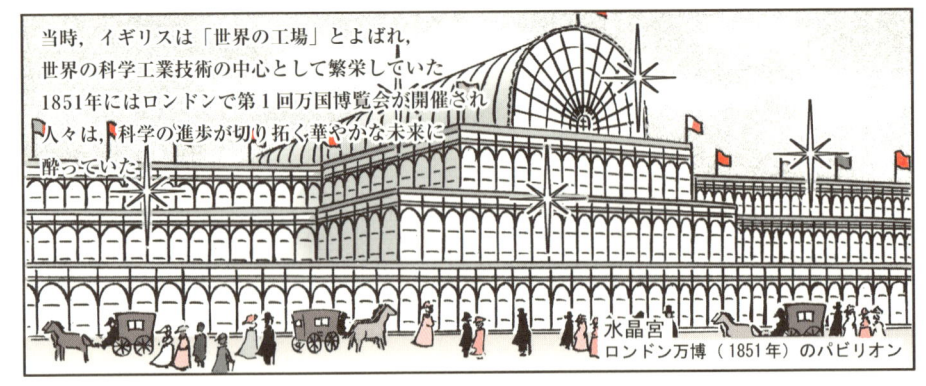

外科医　ロバート・リストンがおこなった
イギリス初の全身麻酔手術を見学したのだ

近代外科は全身麻酔法と消毒法の発見によって
誕生した。その20年後，自分自身が消毒法を
発見する運命になろうとは，この頃のリスター
は思いもしなかっただろう

その後，彼は1849年に，念願の医学部
に入学し，1852年学位を取得

卒業後はエジンバラ大学の臨床外科
教授，ジェームス・サイムのもとで，
外科医として働き，1856年，サイム
の長女アグネスと結婚した

ジェームス・サイム
（1779 ～ 1870）

エジンバラで血液凝固や炎症の研究業績をあげたリスタ
ーは，1860年グラスゴー大外科学教授に就任
ここで消毒法の開発にむけて，創傷の化膿に関する研究
に取り組んだ

グラスゴー大学

当時，イギリスは「世界の工場」とよばれ，
世界の科学工業技術の中心として繁栄していた
1851年にはロンドンで第1回万国博覧会が開催され
人々は，科学の進歩が切り拓く，華やかな未来に
酔っていた

水晶宮
ロンドン万博（1851年）のパビリオン

しかし，医学においては，いまだ疾病の原因として「瘴気*」のような，あいまいな学説が主流であった

傷の化膿に関しても「なんらかの毒素が傷口に入り込むことが原因である」といわれていたが，それが何であるのかは全くわかっていなかった

消毒法の基礎はすでにゼンメルワイスによって提示されていたのであるが，彼の学説は，その頃のヨーロッパではほとんど知られていなかったのである

*大気中に存在する毒素のようなもの

当時は「化膿の原因は，大気中の酸素である」と考える者も多かった．そこで医師たちは，酸素を遮断することで化膿を防ごうとした

ゴムや金箔で傷をおおう方法，ゴムのカバーをかぶせて真空ポンプで空気を抜く方法――

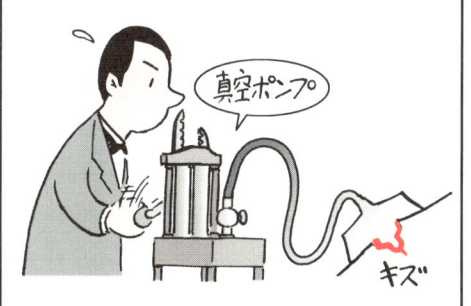

真空ポンプ
キズ

さらに傷をあたためたり，冷やしたりする方法などが試みられたが，いずれも効果がなかった

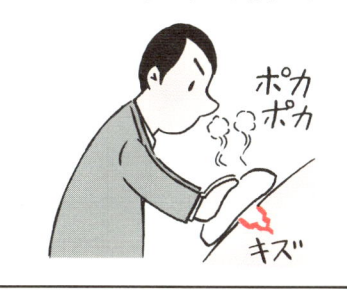

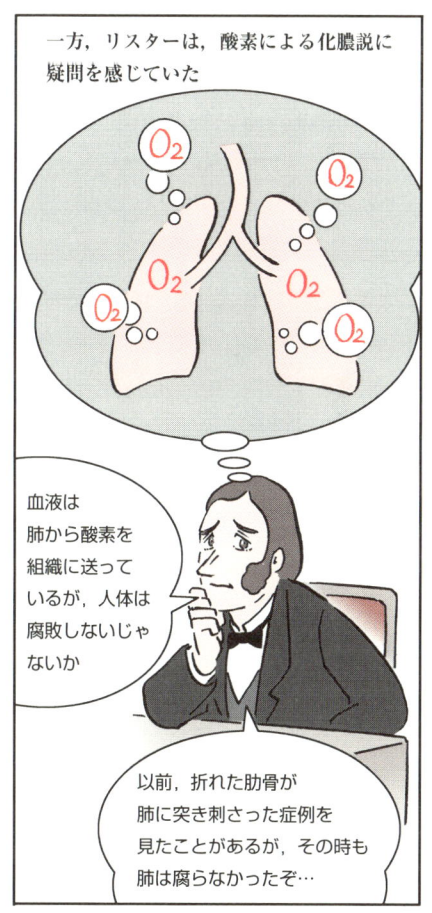

ポカポカ
キズ

一方，リスターは，酸素による化膿説に疑問を感じていた

血液は肺から酸素を組織に送っているが，人体は腐敗しないじゃないか

以前，折れた肋骨が肺に突き刺さった症例を見たことがあるが，その時も肺は腐らなかったぞ…

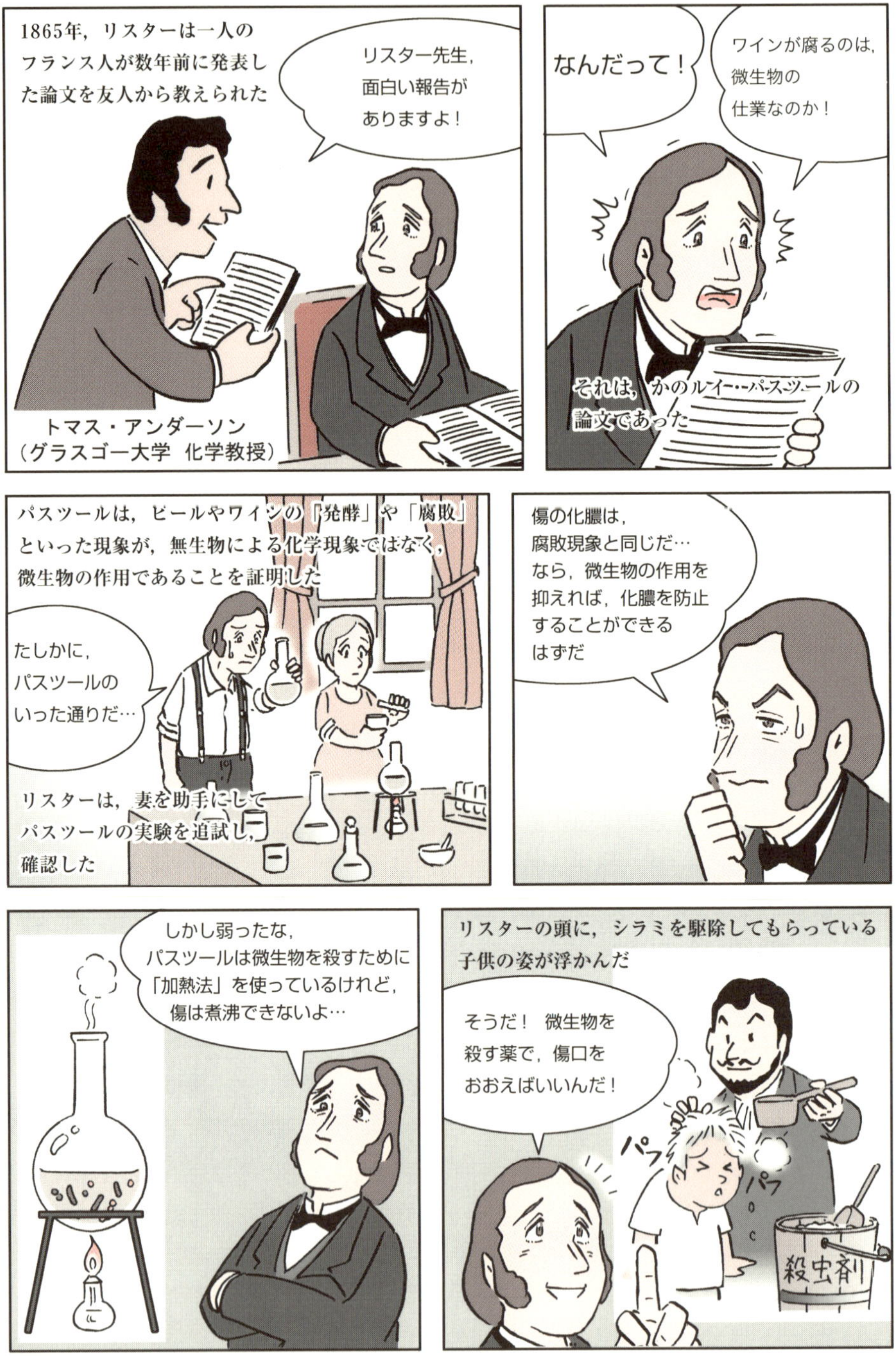
1865年，リスターは一人のフランス人が数年前に発表した論文を友人から教えられた
リスター先生，面白い報告がありますよ！
トマス・アンダーソン（グラスゴー大学 化学教授）
なんだって！
ワインが腐るのは，微生物の仕業なのか！
それは，かのルイ・パスツールの論文であった
パスツールは，ビールやワインの「発酵」や「腐敗」といった現象が，無生物による化学現象ではなく，微生物の作用であることを証明した
たしかに，パスツールのいった通りだ…
リスターは，妻を助手にしてパスツールの実験を追試し，確認した
傷の化膿は，腐敗現象と同じだ…なら，微生物の作用を抑えれば，化膿を防止することができるはずだ
しかし弱ったな，パスツールは微生物を殺すために「加熱法」を使っているけれど，傷は煮沸できないよ…
リスターの頭に，シラミを駆除してもらっている子供の姿が浮かんだ
そうだ！ 微生物を殺す薬で，傷口をおおえばいいんだ！
パフ
パフ
殺虫剤

ゴミや汚水の悪臭は，腐敗作用を持つ微生物によるものだ！
石炭酸はこの微生物を殺すんだ！

問題は，どんな薬を使うかである
ちょうどその頃，リスターは，近くの町でコールタールを処理する時に得られる石炭酸（フェノール）を，都市から出るゴミや汚水の消臭剤として用いているという話を耳にした

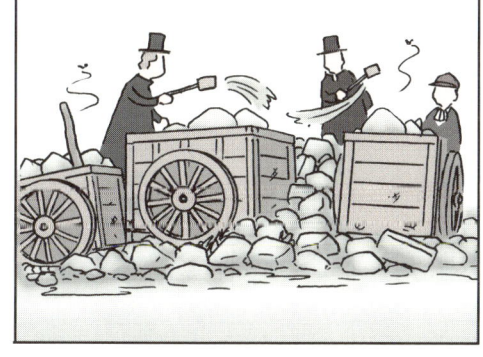

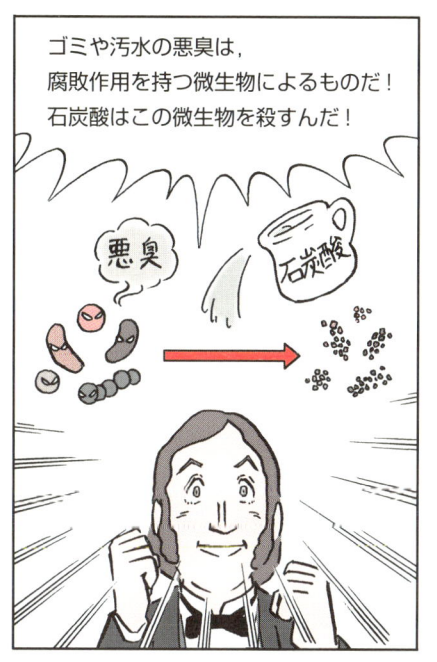

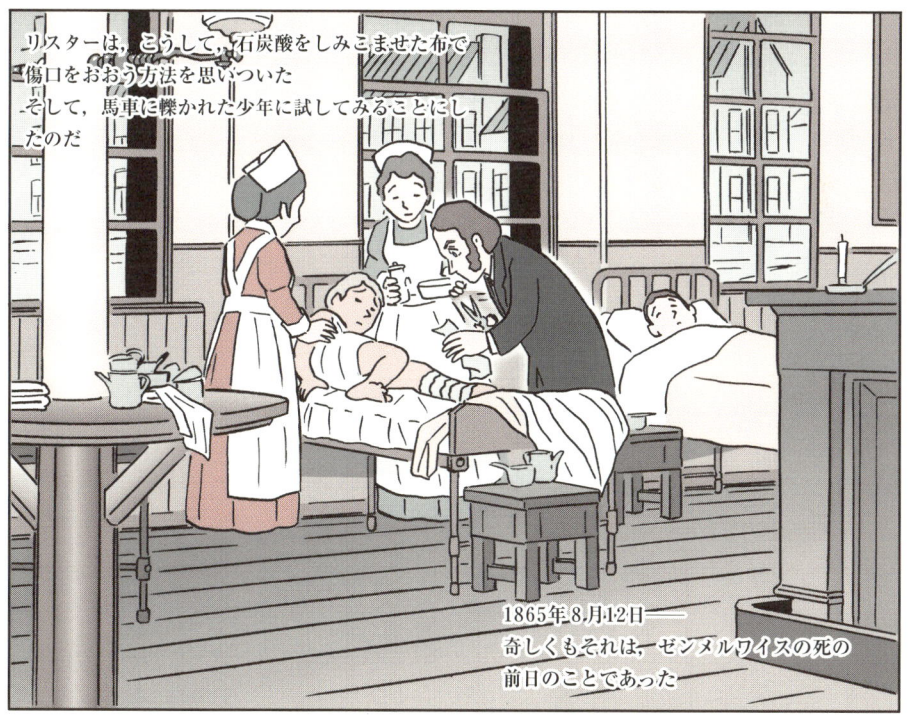

リスターは，こうして，石炭酸をしみこませた布で傷口をおおう方法を思いついた
そして，馬車に轢かれた少年に試してみることにしたのだ

1865年8月12日——
奇しくもそれは，ゼンメルワイスの死の前日のことであった

第34話 消毒法の発見 ④

リスターの無菌手術

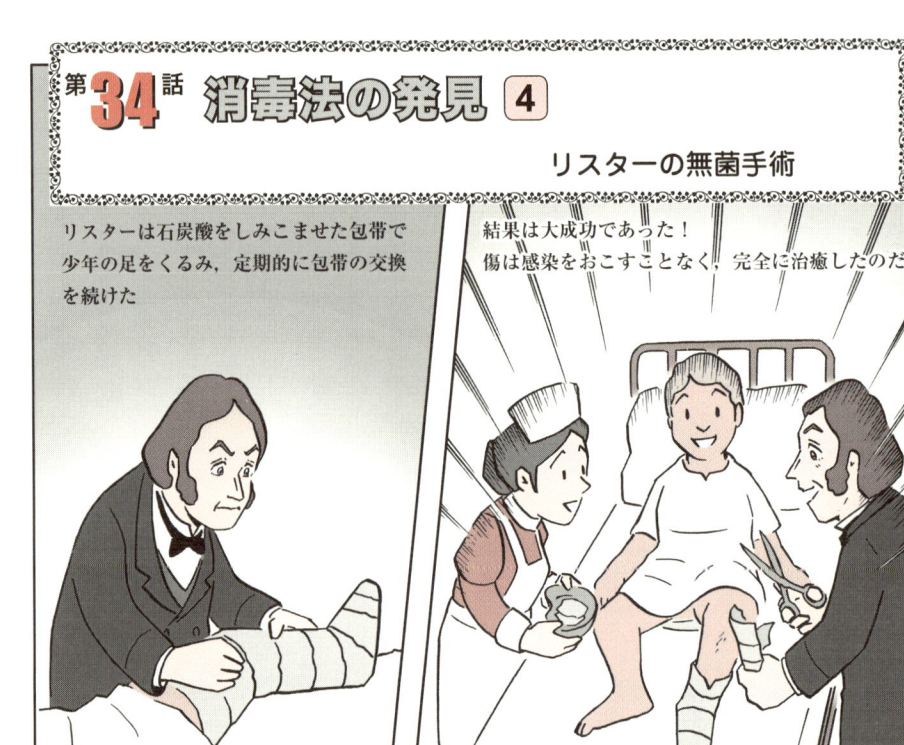

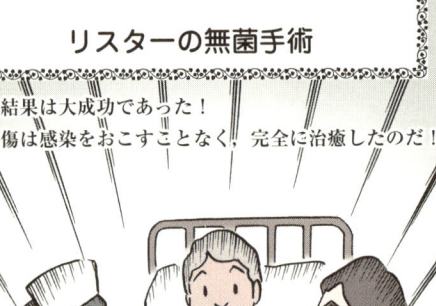

リスターは石炭酸をしみこませた包帯で少年の足をくるみ，定期的に包帯の交換を続けた

結果は大成功であった！傷は感染をおこすことなく，完全に治癒したのだ！

彼はその後，数か月のうちに，10例の開放骨折にこの方法を用い，8例に成功をおさめた。また，膿瘍の切開などにも用いて，良好な結果を得た

そして，1867年，「この成果を『ランセット』誌に論文発表した

大発見だ!!

しかし，彼の発見は当初，母国イギリスでは，あまり受け入れられなかった

イギリス医学界の重鎮であった産婦人科医ジェームス・シンプソンもリスターの説を否定した

微生物？バカなこといっちゃいかんよ

ジェームズ・シンプソン
（ 1811 〜 1870 ）

とはいえ，シンプソンはけっして保守的な人間ではなかった。彼は医学界の偏見と戦いながら，クロロホルムによる無痛分娩をはじめて行った人物である

ここで，彼の面白いエピソードを紹介しよう

206

キリスト教社会では「生みの苦しみ」は「知恵の実を食べた人間が，神から与えられた罰」であるとされ，それに抗(あらが)うことは，不信心なこととされていた

ミケランジェロ「楽園追放」

実際，ヨーロッパでは妊婦が分娩のさい「痛みをやわらげてほしい」と訴えただけで教会に見せしめに生き埋めにされる事件もあったほどである

当然ながら，聖職者の中には，無痛分娩を非難する者も現れた

クロロホルムは悪魔の産物である！

けしから〜ん！

シンプソンは反論した

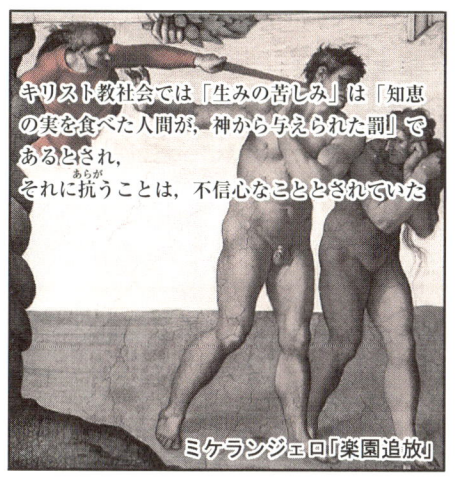

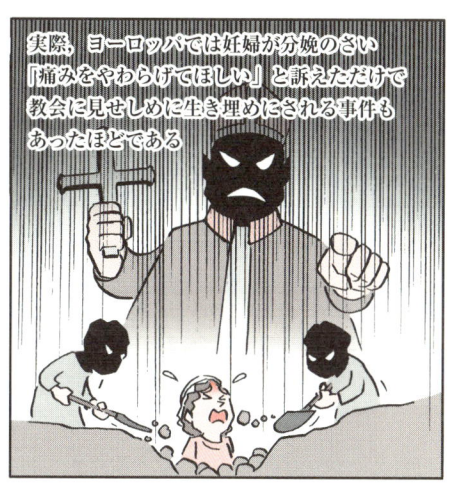

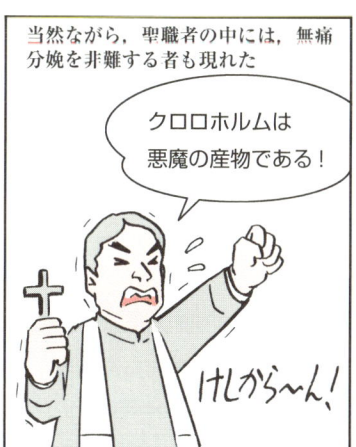

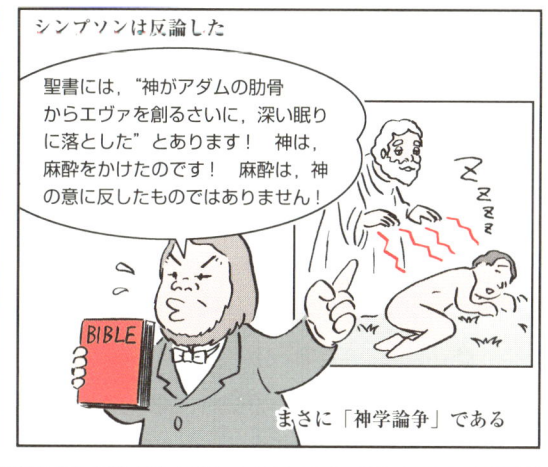

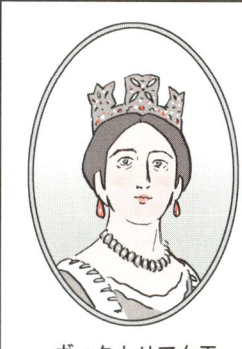

聖書には，"神がアダムの肋骨からエヴァを創るさいに，深い眠りに落とした"とあります！ 神は，麻酔をかけたのです！ 麻酔は，神の意に反したものではありません！

BIBLE

まさに「神学論争」である

しかし，この議論は，1853年ヴィクトリア女王が分娩時にクロロホルムを用いたことで，決着がついた
聖職者たちは，女王を生き埋めにすることなどなく，無痛分娩を受け入れたのだ

世間というものは，身勝手なものである

ヴィクトリア女王
（1819〜1901）

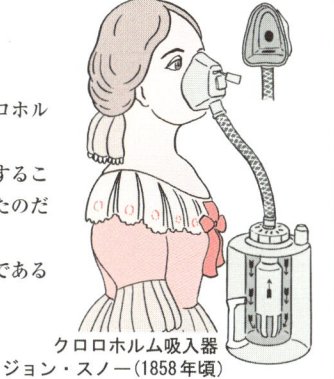

クロロホルム吸入器
ジョン・スノー（1858年頃）

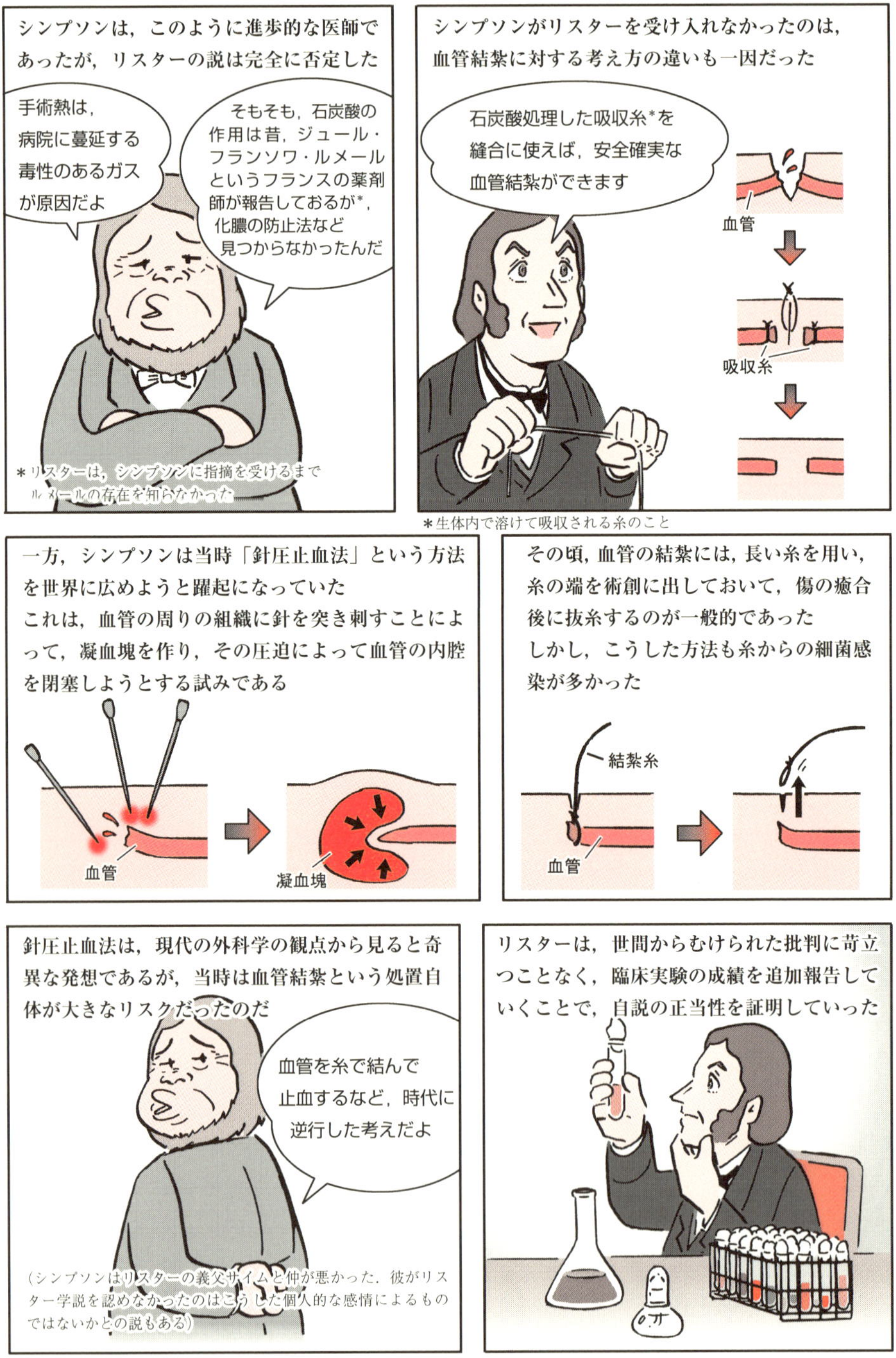

シンプソンは，このように進歩的な医師であったが，リスターの説は完全に否定した

手術熱は，病院に蔓延する毒性のあるガスが原因だよ

そもそも，石炭酸の作用は昔，ジュール・フランソワ・ルメールというフランスの薬剤師が報告しておるが*，化膿の防止法など見つからなかったんだ

* リスターは，シンプソンに指摘を受けるまでルメールの存在を知らなかった

シンプソンがリスターを受け入れなかったのは，血管結紮に対する考え方の違いも一因だった

石炭酸処理した吸収糸*を縫合に使えば，安全確実な血管結紮ができます

血管

吸収糸

*生体内で溶けて吸収される糸のこと

一方，シンプソンは当時「針圧止血法」という方法を世界に広めようと躍起になっていた
これは，血管の周りの組織に針を突き刺すことによって，凝血塊を作り，その圧迫によって血管の内腔を閉塞しようとする試みである

血管　　凝血塊

その頃，血管の結紮には，長い糸を用い，糸の端を術創に出しておいて，傷の癒合後に抜糸するのが一般的であった
しかし，こうした方法も糸からの細菌感染が多かった

結紮糸

血管

針圧止血法は，現代の外科学の観点から見ると奇異な発想であるが，当時は血管結紮という処置自体が大きなリスクだったのだ

血管を糸で結んで止血するなど，時代に逆行した考えだよ

(シンプソンはリスターの義父サイムと仲が悪かった．彼がリスター学説を認めなかったのはこうした個人的な感情によるものではないかとの説もある)

リスターは，世間からむけられた批判に苛立つことなく，臨床実験の成績を追加報告していくことで，自説の正当性を証明していった

彼は石炭酸消毒が，すべての外科処置に有効であることを証明し，手や器具の洗浄に用いた．そして術野に石炭酸の霧を噴霧しながら手術を行う方法を考案した

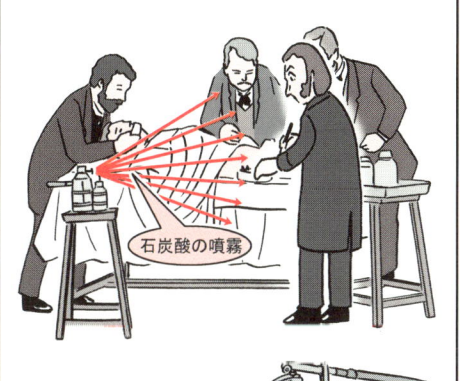

石炭酸の噴霧

リスターの三脚つき手動石炭酸噴霧器
（通称：ロバのエンジン）

こうした噴霧法は，その後リスターの代名詞となり，ヨーロッパ諸国に広まっていった

さらに1868年には，動物の腸から作られた腸線をクロム酸によって処理し，耐久性のある吸収糸を作成することに成功した

これが現在，世界中で広く使われている縫合糸「クロミック カットグット」である

優れた消毒法と吸収糸
リスターの無菌手術は，こうして磐石のものとなった

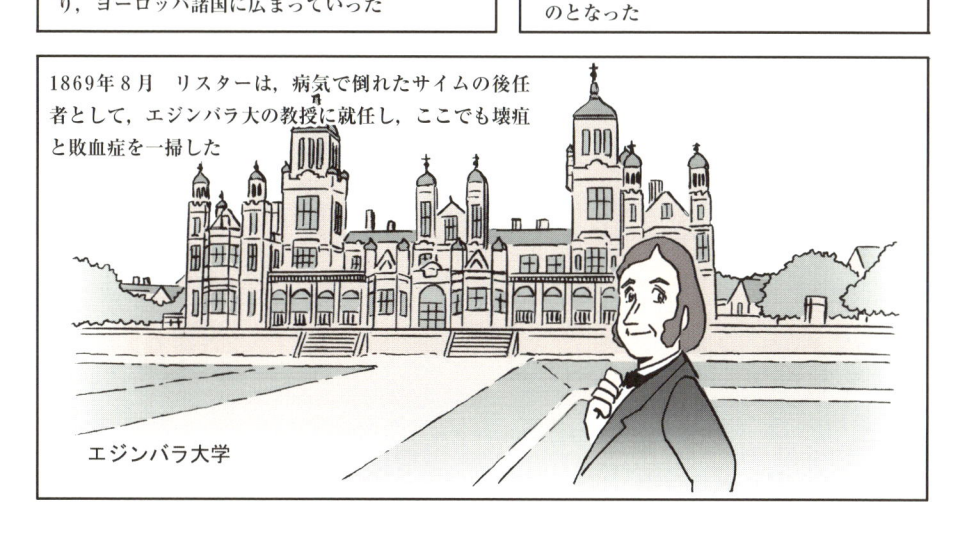

1869年8月　リスターは，病気で倒れたサイムの後任者として，エジンバラ大の教授に就任し，ここでも壊疽と敗血症を一掃した

エジンバラ大学

19世紀末，医学界には，新しい学問のうねりがよせていた.「細菌学の誕生」である.それを牽引していたのは，フランスのパスツールとドイツのコッホであった

リスターは1874年より，パスツールと親交を結び，2人はお互いに刺激を与え合いながら研究を続けていった

リスターの消毒・防腐法は細菌学者らによって理論的裏付けがなされ，より信頼性の高いものになった

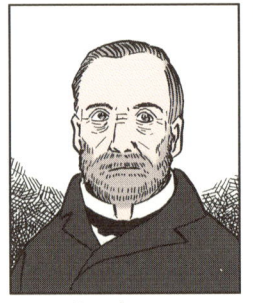

ルイ・パスツール (1822 〜 1895)

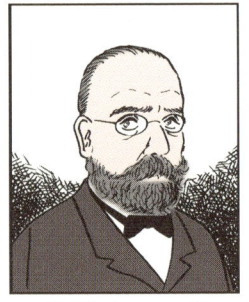

ロベルト・コッホ (1843 〜 1910)

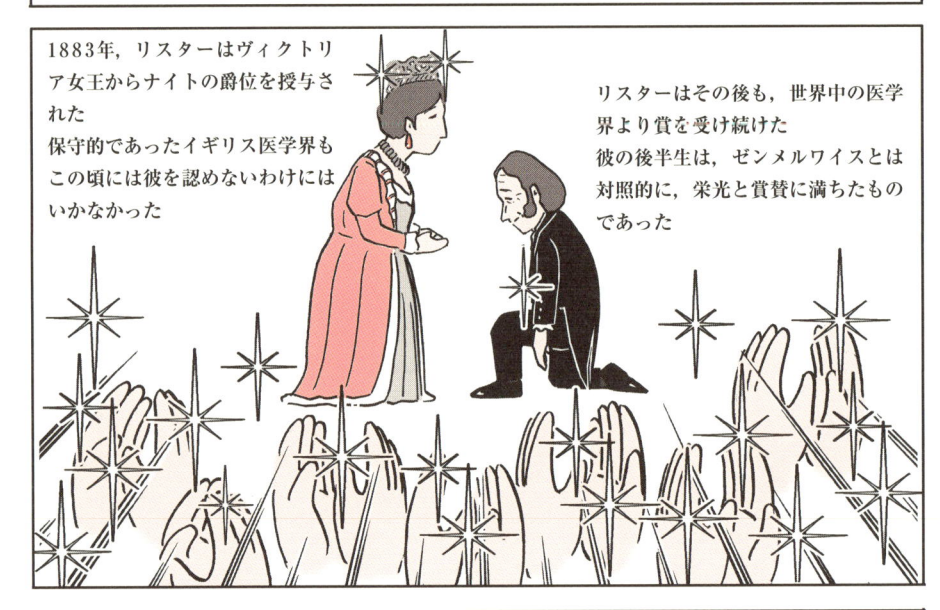

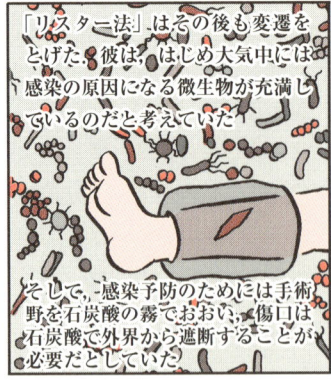

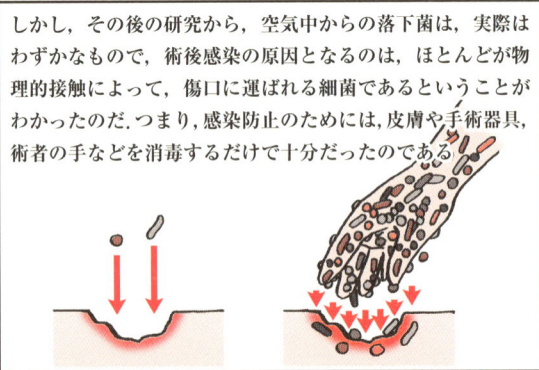

1883年，リスターはヴィクトリア女王からナイトの爵位を授与された

保守的であったイギリス医学界もこの頃には彼を認めないわけにはいかなかった

リスターはその後も，世界中の医学界より賞を受け続けた

彼の後半生は，ゼンメルワイスとは対照的に，栄光と賞賛に満ちたものであった

「リスター法」はその後も変遷をとげた.彼は，はじめ大気中には感染の原因になる微生物が充満しているのだと考えていた

そして，感染予防のためには手術野を石炭酸の霧でおおい，傷口は石炭酸で外界から遮断することが必要だとしていた

しかし，その後の研究から，空気中からの落下菌は，実際はわずかなもので，術後感染の原因となるのは，ほとんどが物理的接触によって，傷口に運ばれる細菌であるということがわかったのだ.つまり，感染防止のためには，皮膚や手術器具，術者の手などを消毒するだけで十分だったのである

術野への石炭酸噴霧は，皮膚や気道を刺激し，医師の健康を害するものであった．そこでリスターは，1887年より手術中の石炭酸噴霧を中止した
現代の「清潔操作」とほぼ同じものとなったわけである

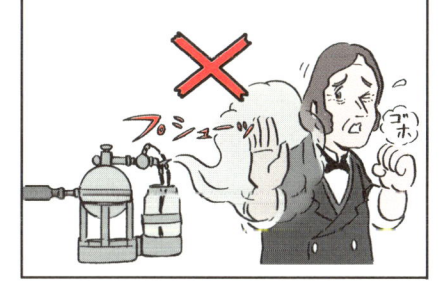

その後，1890年，アメリカの外科医ウィリアム・ハルステッドが使用した手術用ゴム手袋によって現代の無菌手術のスタイルは，ほぼ確立された

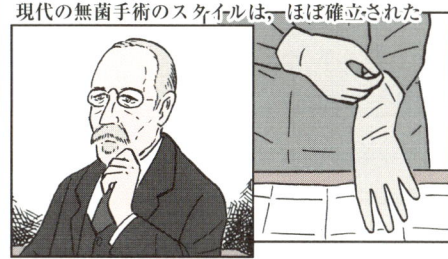

ウィリアム・ハルステッド
（1852 〜 1922）

ちなみに彼は，肌の弱い看護師に手荒れを防ぐ目的で手袋を使わせたのだが，後にこれが感染防止に有用であることから，医師にも使用を勧めるようになったのである．彼が肌荒れを気遣った看護師はその後ハルステッド夫人となったことも，付け加えておこう

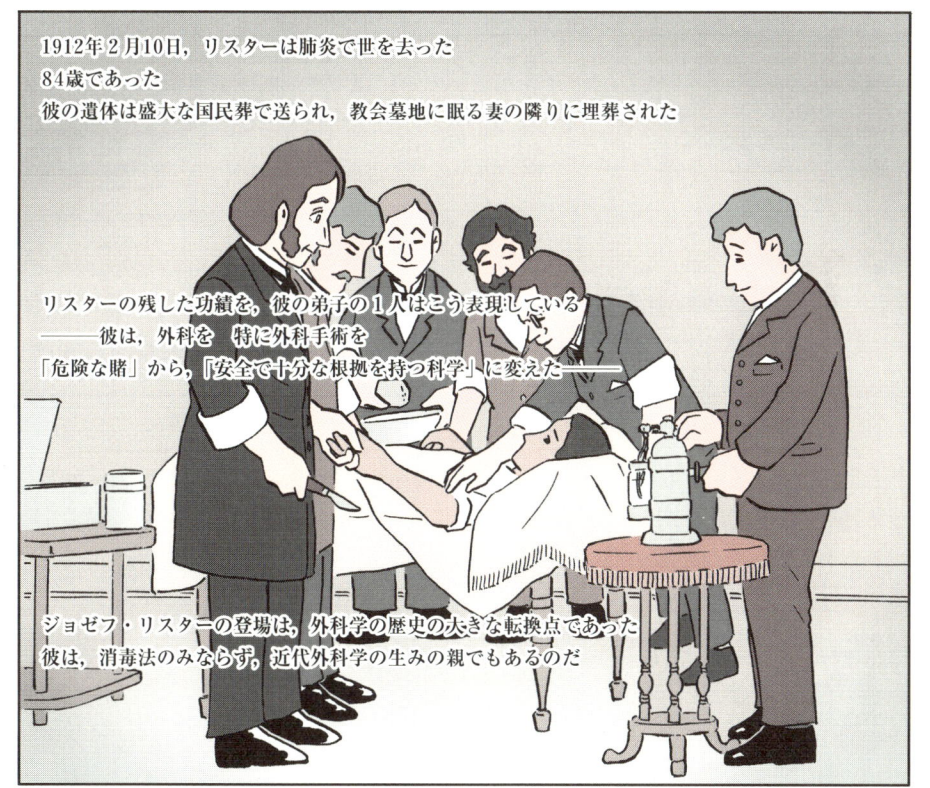

1912年2月10日，リスターは肺炎で世を去った
84歳であった
彼の遺体は盛大な国民葬で送られ，教会墓地に眠る妻の隣りに埋葬された

リスターの残した功績を，彼の弟子の1人はこう表現している
―――彼は，外科を　特に外科手術を
「危険な賭」から，「安全で十分な根拠を持つ科学」に変えた―――

ジョゼフ・リスターの登場は，外科学の歴史の大きな転換点であった
彼は，消毒法のみならず，近代外科学の生みの親でもあるのだ

第35話 パスツールとコッホ ①
自然発生説の否定

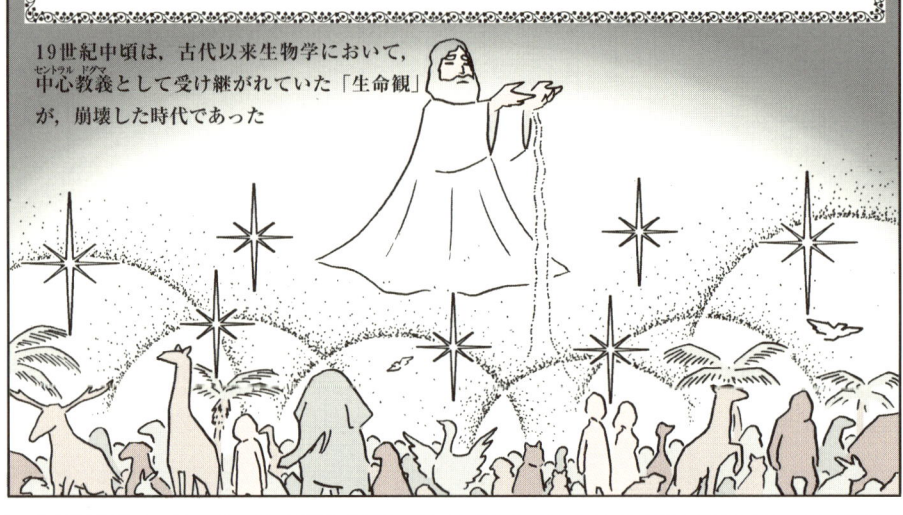

19世紀中頃は、古代以来生物学において、中心教義(セントラルドグマ)として受け継がれていた「生命観」が、崩壊した時代であった

1858年 ドイツの病理学者ウィルヒョウは著書「細胞病理学」を発表し、細胞が、無生物による化学反応ではなく、細胞分裂のみによって生じることを提唱し、

「細胞は細胞から生じる！」(オムニス セルーラ エ セルーラ)

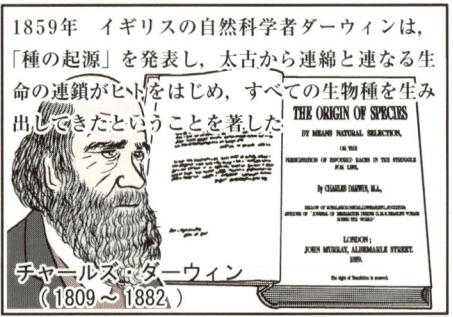

ルドルフ・ウィルヒョウ
（1821〜1902）

1859年 イギリスの自然科学者ダーウィンは、「種の起源」を発表し、太古から連綿と連なる生命の連鎖がヒトをはじめ、すべての生物種を生み出してきたということを著した

チャールズ・ダーウィン
（1809〜1882）

「私が、パスツールです」

そして、この時代、人々の生命観をもっとも大きく変えたものは、1861年、フランスの生化学者パスツールによってなされた「自然発生説の否定」であろう

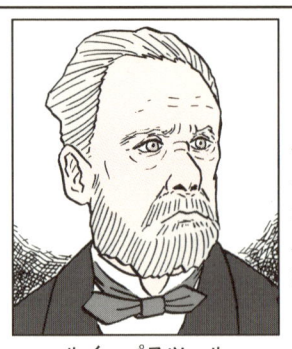

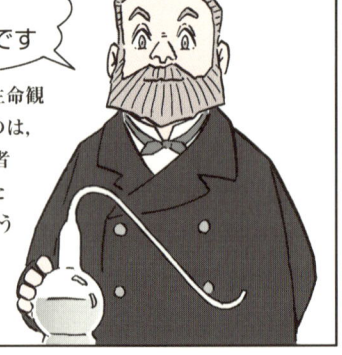

ルイ・パスツール
（1822〜1895）

生物の死体にはウジがわき，細菌によって腐敗し，分解され土に還る．ウジは，ハエが生みつけた卵から生じ，細菌は細胞分裂によって増える

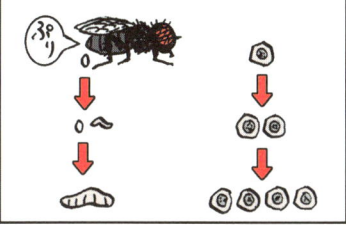

生物には必ず親である生物がいるということは，現代では常識である．しかし，19世紀までの人々は，ウジは死体から分解されて発生するのだと信じていた．このように，「無生物から生物が生まれる」という考えが「自然発生説」である
この考えが誤っていることを証明した学者が，ルイ・パスツールである

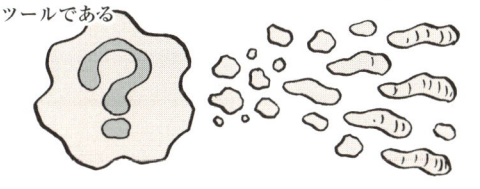

パスツール登場

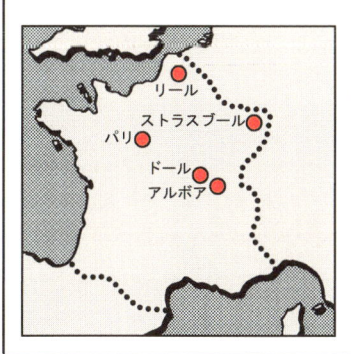

パスツールは1822年12月27日，フランス東部の小さな村ドールのなめし皮職人の子として生まれた．3歳の時，一家は近くの村アルボアに移り住み，彼はここで少年期をすごした．子供の頃の彼は内気で，父親の仕事場の隅で，いつも絵を描いてすごしていた．彼の描く絵は，静物画や風景画ではなく，人物画ばかりであった

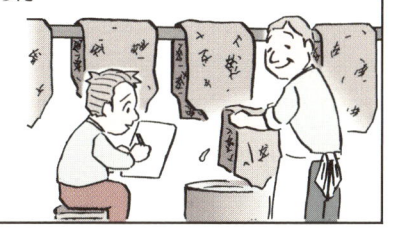

父はかつて，ナポレオンの部隊で従軍した軍人であった．ナポレオンと同じ，ルイという名前を息子につけたのは，大きな期待をこめてのことかもしれない．父はルイを，絵描きではなく教育者にしたかった．そして，高等師範学校の受験をすすめた

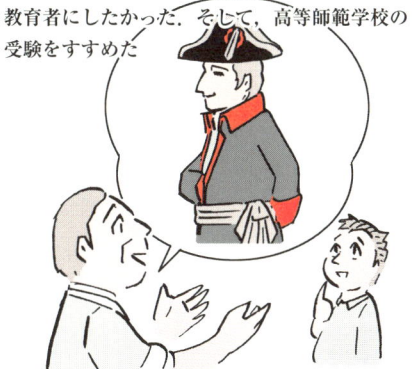

1843年，パリの高等師範学校に合格した彼は，化学を専攻した．そして，大学の最終学年に，ワインの底にたまる酒石酸の結晶を観察し，物質の結晶には光学異性体というものが存在することを，世界ではじめて証明した．これは，化学の分野での一大発見であった

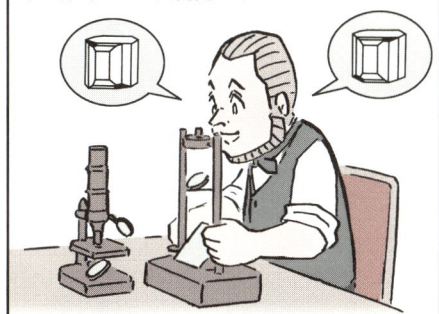

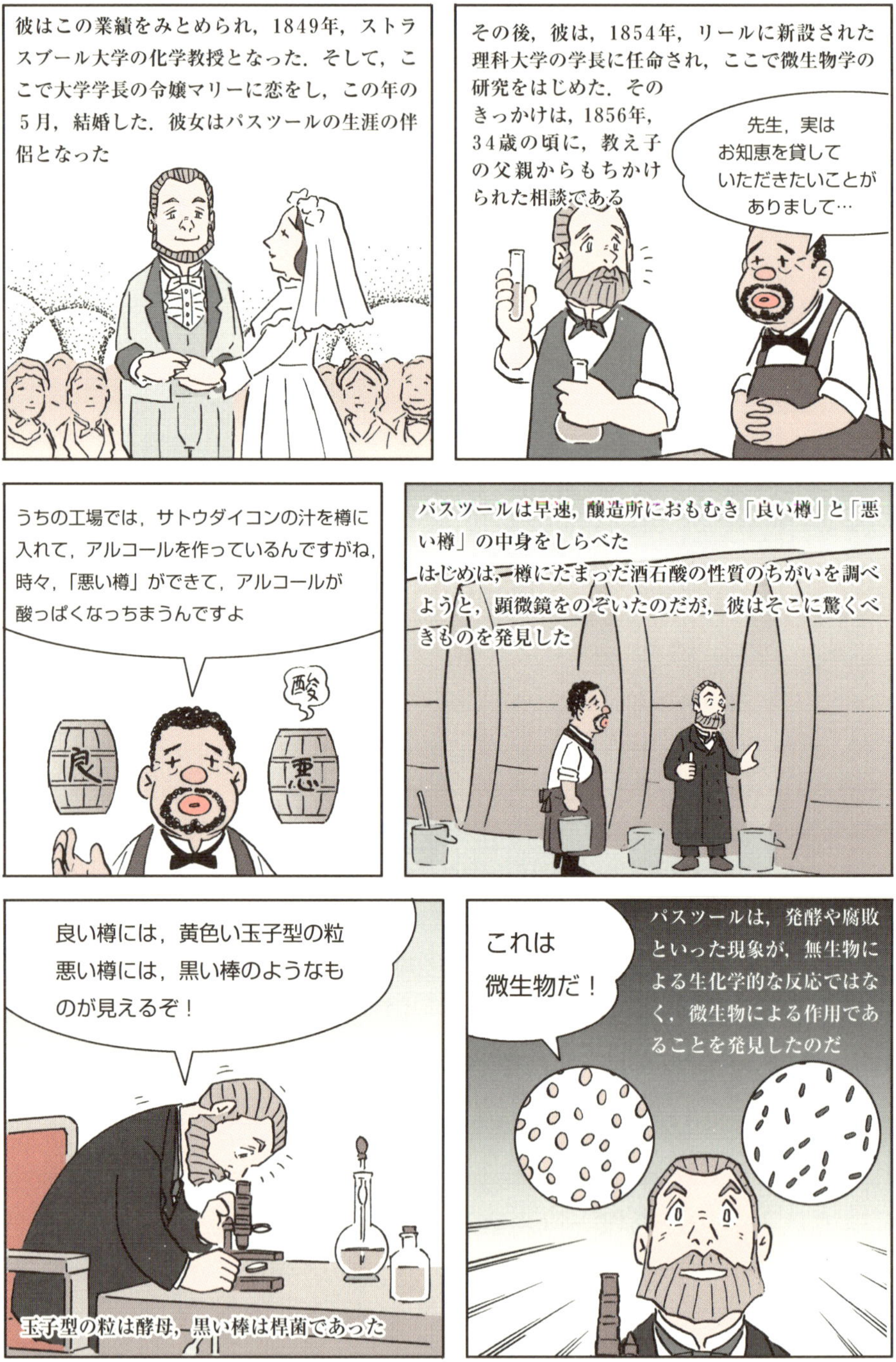
彼はこの業績をみとめられ，1849年，ストラスブール大学の化学教授となった．そして，ここで大学学長の令嬢マリーに恋をし，この年の5月，結婚した．彼女はパスツールの生涯の伴侶となった
その後，彼は，1854年，リールに新設された理科大学の学長に任命され，ここで微生物学の研究をはじめた．そのきっかけは，1856年，34歳の頃に，教え子の父親からもちかけられた相談である
先生，実はお知恵を貸していただきたいことがありまして…
うちの工場では，サトウダイコンの汁を樽に入れて，アルコールを作っているんですがね，時々，「悪い樽」ができて，アルコールが酸っぱくなっちまうんですよ
良
酸
悪
パスツールは早速，醸造所におもむき「良い樽」と「悪い樽」の中身をしらべた
はじめは，樽にたまった酒石酸の性質のちがいを調べようと，顕微鏡をのぞいたのだが，彼はそこに驚くべきものを発見した
良い樽には，黄色い玉子型の粒
悪い樽には，黒い棒のようなものが見えるぞ！
玉子型の粒は酵母，黒い棒は桿菌であった
これは微生物だ！
パスツールは，発酵や腐敗といった現象が，無生物による生化学的な反応ではなく，微生物による作用であることを発見したのだ

自然発生説の否定

パスツールが自然科学に残した，もっとも大きな業績は，自然発生説の否定であろう

彼以前にも，自然発生説に疑問を抱いていた学者は多かった．たとえば，1765年，イタリアの生物学者ラザロ・スパランツァーニ（1729〜1799）は，フラスコにスープを入れた後で口を塞ぎ，煮沸すると微生物が発生しないことを証明した

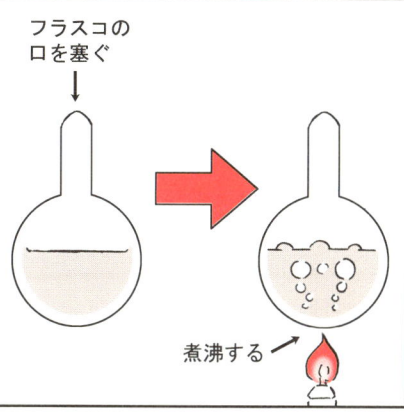

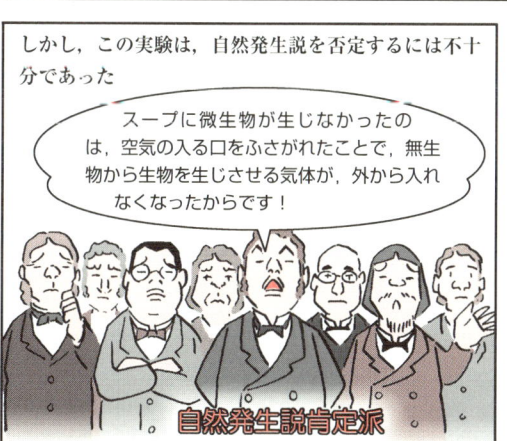

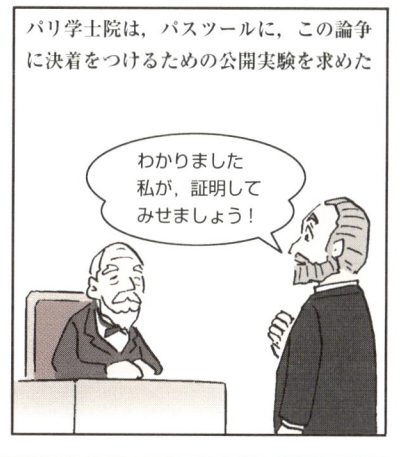

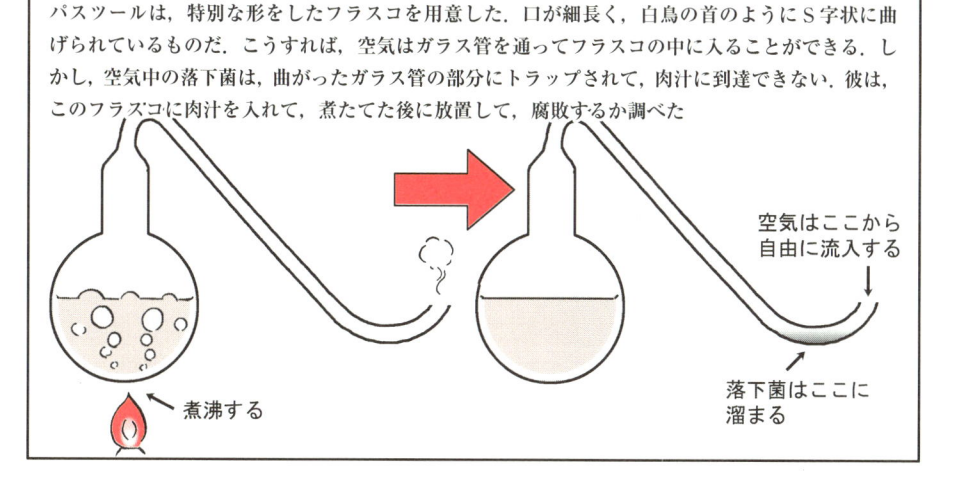

フラスコの口を塞ぐ

煮沸する

しかし，この実験は，自然発生説を否定するには不十分であった

スープに微生物が生じなかったのは，空気の入る口をふさがれたことで，無生物から生物を生じさせる気体が，外から入れなくなったからです！

自然発生説肯定派

パリ学士院は，パスツールに，この論争に決着をつけるための公開実験を求めた

わかりました　私が，証明してみせましょう！

パスツールは，特別な形をしたフラスコを用意した．口が細長く，白鳥の首のようにS字状に曲げられているものだ．こうすれば，空気はガラス管を通ってフラスコの中に入ることができる．しかし，空気中の落下菌は，曲がったガラス管の部分にトラップされて，肉汁に到達できない．彼は，このフラスコに肉汁を入れて，煮たてた後に放置して，腐敗するか調べた

煮沸する

空気はここから自由に流入する

落下菌はここに溜まる

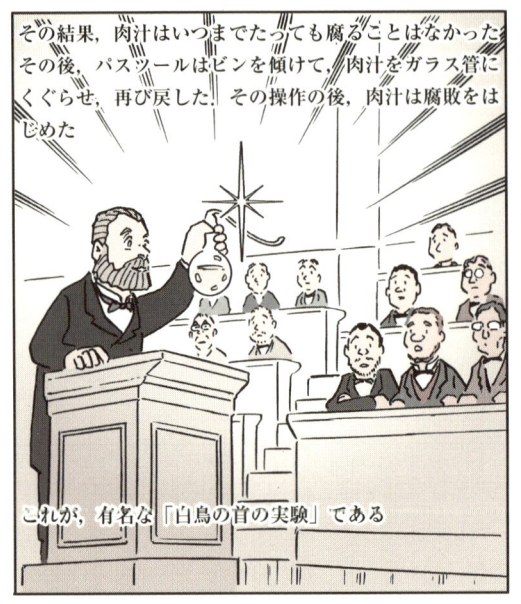

その結果，肉汁はいつまでたっても腐ることはなかった
その後，パスツールはビンを傾けて，肉汁をガラス管にくぐらせ，再び戻した．その操作の後，肉汁は腐敗をはじめた

これが，有名な「白鳥の首の実験」である

1861年，パスツールは，これら一連の実験を著書「自然発生説の検討」で発表し，人々に，自然発生説が誤りであることを認めさせたのである

彼が歴史的な実験をしたフラスコは，現在も，フランスのパスツール研究所に展示されている

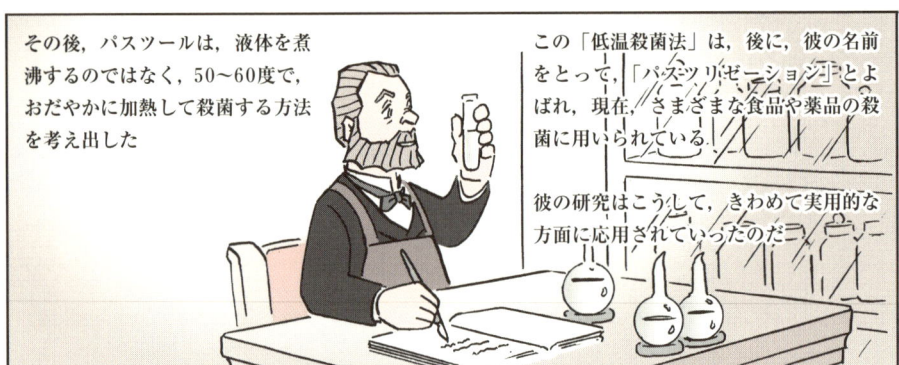

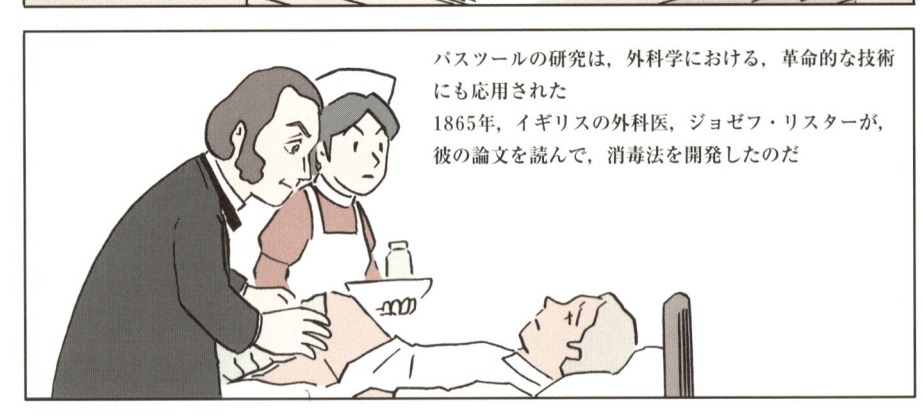

その後，パスツールは，液体を煮沸するのではなく，50〜60度で，おだやかに加熱して殺菌する方法を考え出した

この「低温殺菌法」は，後に，彼の名前をとって，「パスツリゼーション」とよばれ，現在，さまざまな食品や薬品の殺菌に用いられている

彼の研究はこうして，きわめて実用的な方面に応用されていったのだ

パスツールの研究は，外科学における，革命的な技術にも応用された
1865年，イギリスの外科医，ジョゼフ・リスターが，彼の論文を読んで，消毒法を開発したのだ

1874年，パスツールは，リスターからの手紙を受け取った

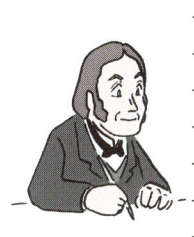

――私は外科医として，術後の患者の傷が化膿して死んでいくことに悩んでいました．その時，先生の論文を読み，空気中の細菌が傷に入ることが，化膿の原因でないかと思ったのです．私は，傷を，石炭酸で消毒する方法を考えました．するとそれまで50％近かった術後死亡率が，15％に減ったのです

これ以後，リスターとパスツールは，手紙を交わし，お互いにヒントを与え合いながら，研究を進めていった
リスターは生涯，パスツールを神のように尊敬していたという

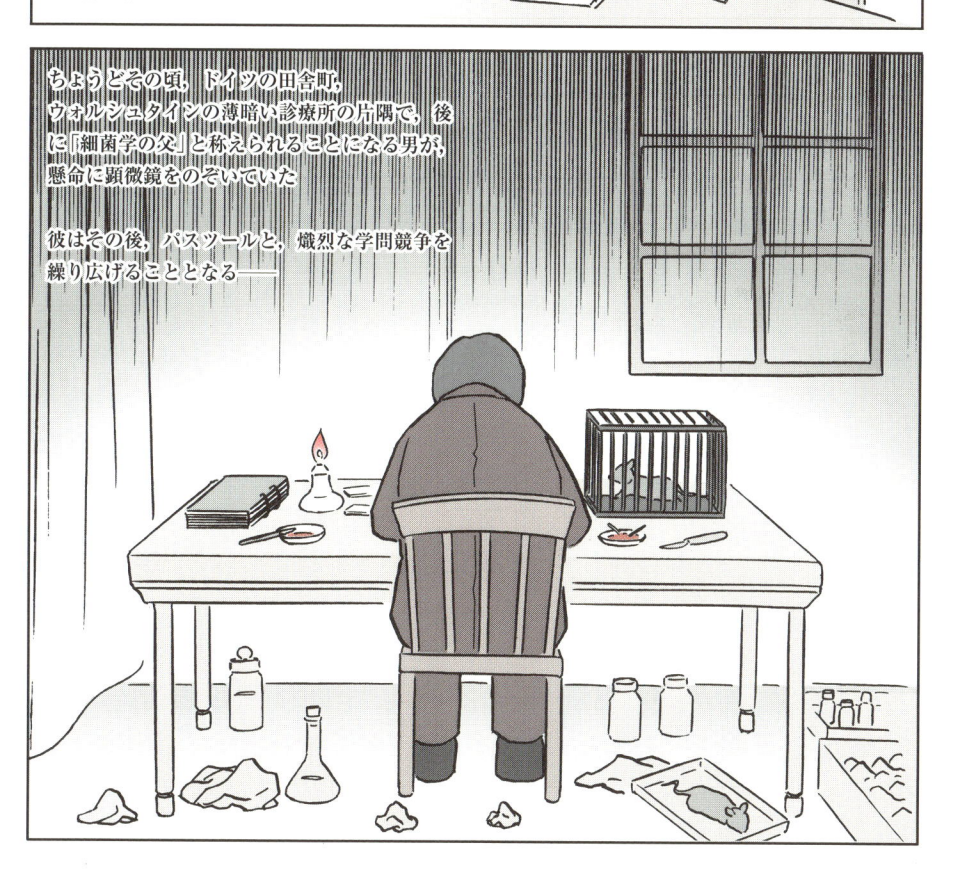

ちょうどその頃，ドイツの田舎町，ウォルシュタインの薄暗い診療所の片隅で，後に「細菌学の父」と称えられることになる男が，懸命に顕微鏡をのぞいていた

彼はその後，パスツールと，熾烈な学問競争を繰り広げることとなる――

第36話 パスツールとコッホ ②

普仏戦争

1870年、プロイセンとフランスとの間に、普仏戦争が勃発した。鉄血宰相ビスマルクのもと、国力を増強したプロイセンを中心としたドイツ連邦軍は、圧倒的な強さでフランス軍をやぶり、1871年、皇帝ヴィルヘルム1世のもとに、ドイツ帝国が誕生した

ヴィルヘルム1世に降伏するナポレオン3世

愛国主義者のパスツールは、ドイツに対するはげしい対抗意識を持っていたが、普仏戦争の後は、特に露骨になった

「私はこれから、すべての論文のはじめに「プロシャ人への嫌悪」と書くぞ！」

この怒りは、彼のライバルとなった細菌学者、ロベルト・コッホにも向けられることとなる

コッホ登場

「細菌学の父」ロベルト・コッホは、1843年12月11日、ドイツの鉱山町クラウシュタールに、鉱山技師の子として生まれた．少年期の夢は、世界中を旅する探検家になることであった

「私が、コッホであーる」

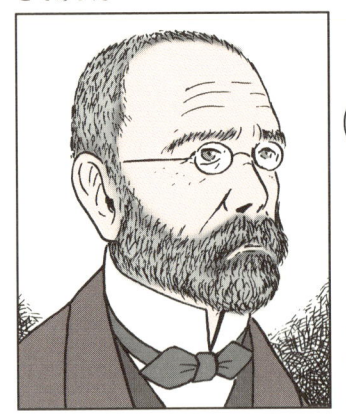

ロベルト・コッホ
（1843 ～ 1910）

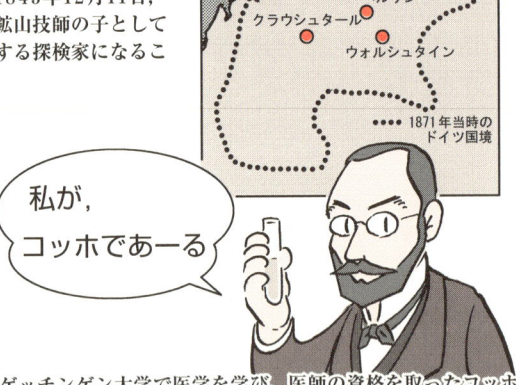

ゲッチンゲン大学で医学を学び、医師の資格を取ったコッホは、その後しばらくドイツ各地を勤務医として渡り歩いた．彼は船医になって、世界を旅することを夢見ていたが、24歳の時、郷里の女性エミーと結婚し、安定した生活を得るために、田舎町ウォルシュタインで小さな診療所の看板をあげた

診療所は繁盛し，娘も生まれ，コッホの人生は順風満帆のようにみえた．しかし，彼は，開業医として忙しく働くだけの日々に満たされず，ふさぎこみがちになった

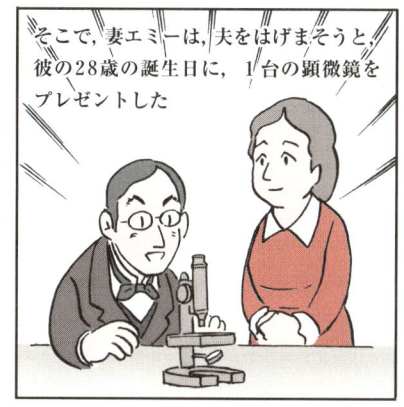

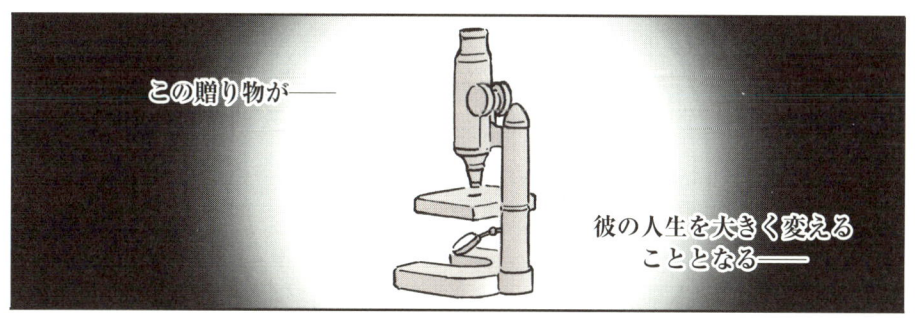

そこで，妻エミーは，夫をはげまそうと彼の28歳の誕生日に，1台の顕微鏡をプレゼントした

この贈り物が――

彼の人生を大きく変えることとなる――

炭疽菌発見とコッホの3原則

コッホは開業医の義務として，その地で原因不明の病気で死んだ羊の検死を担当していた

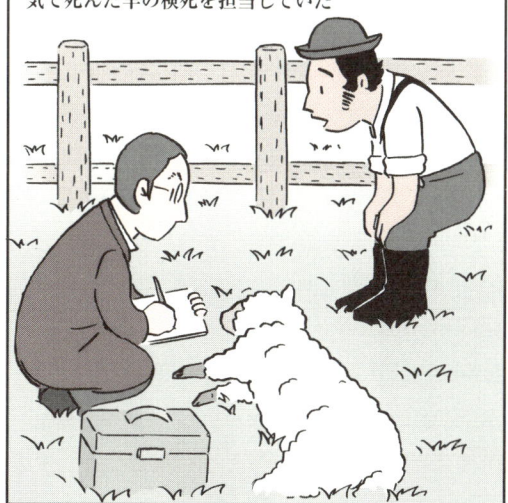

ある日，顕微鏡を使って，炭疽病*で死んだ羊の血液を観察していた彼は，そこに不思議な物を見つけた

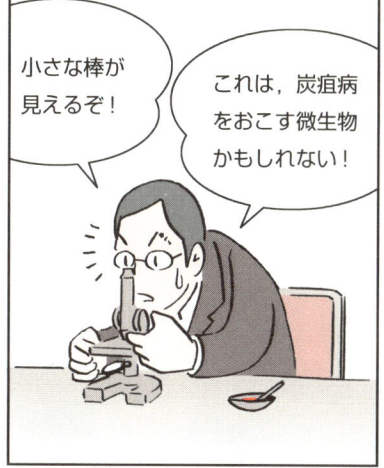

小さな棒が見えるぞ！

これは，炭疽病をおこす微生物かもしれない！

*ウシ・ヒツジ・ウマなどの家畜に急激な敗血症をおこす感染症．まれにヒトにも感染する

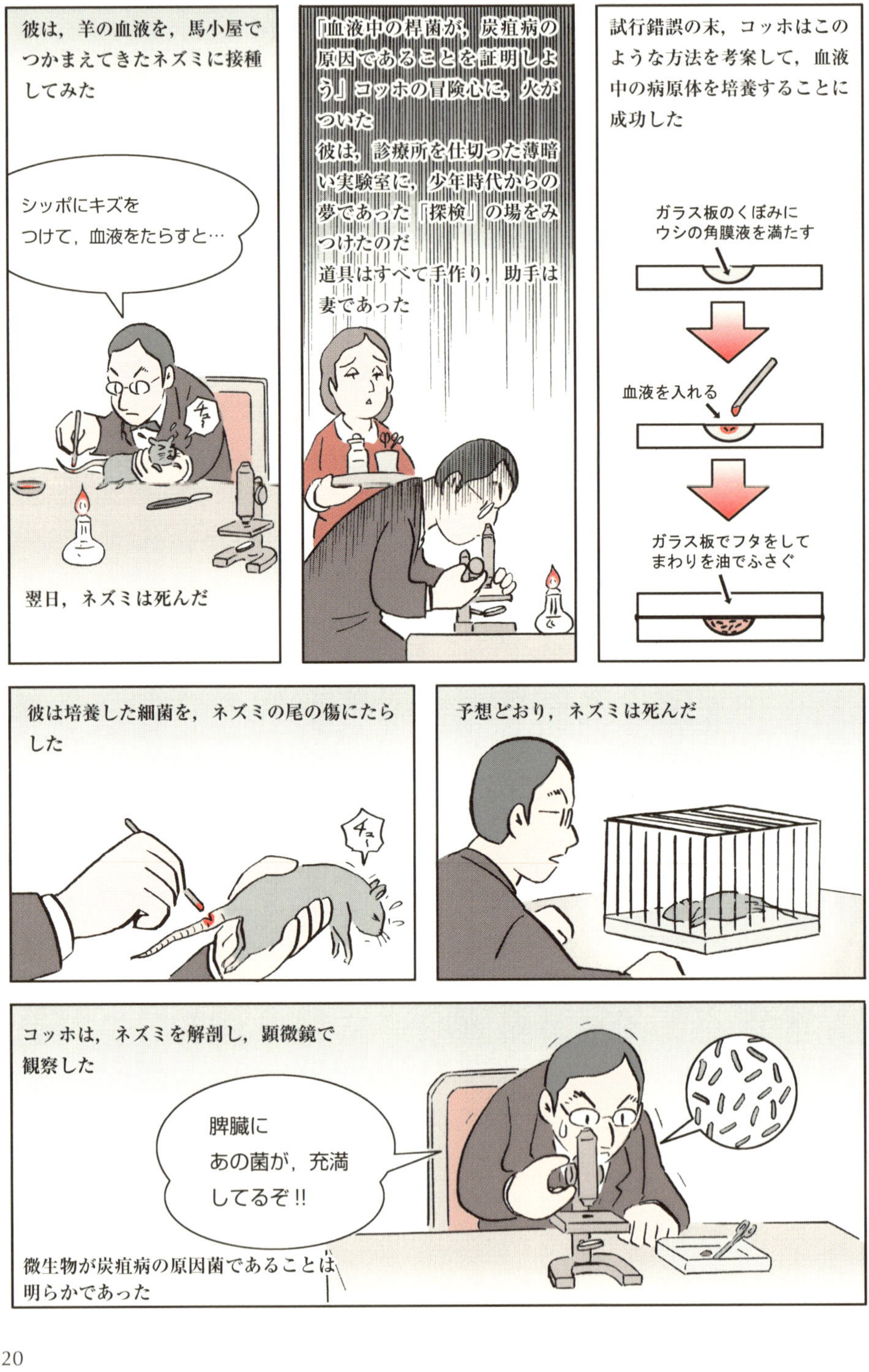
彼は，羊の血液を，馬小屋でつかまえてきたネズミに接種してみた
シッポにキズをつけて，血液をたらすと…
翌日，ネズミは死んだ
「血液中の桿菌が，炭疽病の原因であることを証明しよう」コッホの冒険心に，火がついた
彼は，診療所を仕切った薄暗い実験室に，少年時代からの夢であった「探検」の場をみつけたのだ
道具はすべて手作り，助手は妻であった
試行錯誤の末，コッホはこのような方法を考案して，血液中の病原体を培養することに成功した
ガラス板のくぼみにウシの角膜液を満たす
血液を入れる
ガラス板でフタをしてまわりを油でふさぐ
彼は培養した細菌を，ネズミの尾の傷にたらした
予想どおり，ネズミは死んだ
コッホは，ネズミを解剖し，顕微鏡で観察した
脾臓にあの菌が，充満してるぞ!!
微生物が炭疽病の原因菌であることは明らかであった

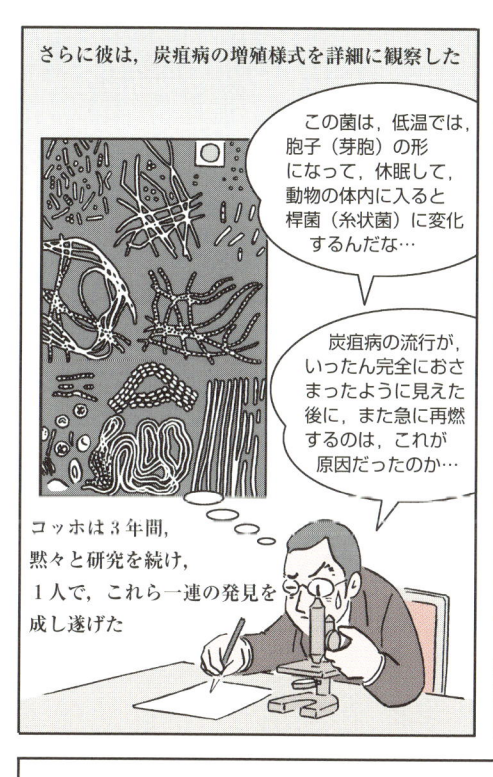

さらに彼は，炭疽病の増殖様式を詳細に観察した

この菌は，低温では，胞子（芽胞）の形になって，休眠して，動物の体内に入ると桿菌（糸状菌）に変化するんだな…

炭疽病の流行が，いったん完全におさまったように見えた後に，また急に再燃するのは，これが原因だったのか…

コッホは3年間，黙々と研究を続け，1人で，これら一連の発見を成し遂げた

1876年，コッホは，この大発見をブレスラウ大学の特別学会でおこなわれた公開実験で発表した

立ち会った学者達は，皆，無名の田舎医者が，たった1人でこのすばらしい研究を完成したことに驚嘆した

ひとつの微生物（細菌）と，ひとつの疾患が完全に関連付けられたのは，科学史上，これがはじめてだったのだ！

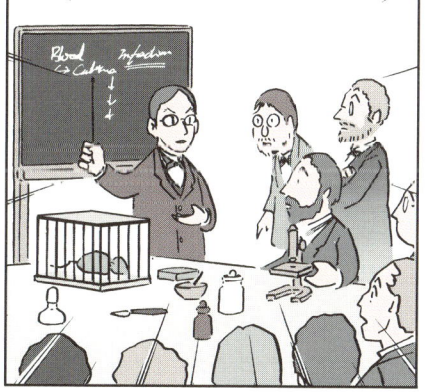

コッホが炭疽菌の研究で証明したこと

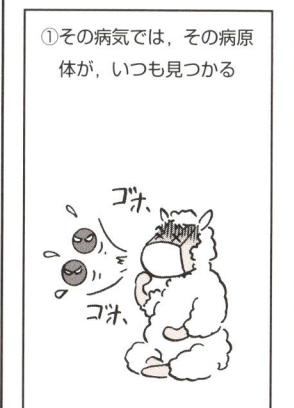

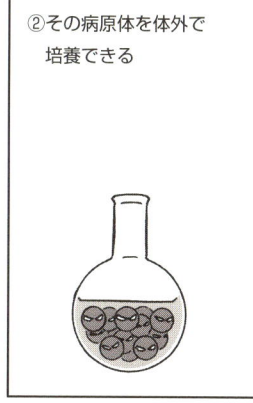

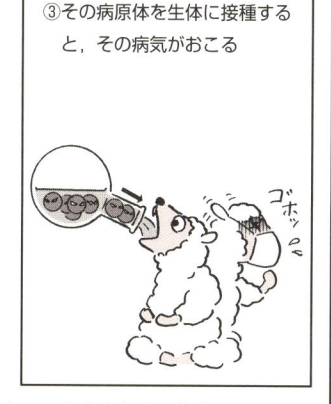

①その病気では，その病原体が，いつも見つかる

②その病原体を体外で培養できる

③その病原体を生体に接種すると，その病気がおこる

①〜③は，**コッホの3原則**とよばれ，微生物が感染症の原因であることを立証する条件として，現在でも通用する基本原則である

コッホは，これらの業績を認められ，その後，1880年にベルリンの国立保健庁研究室主任となり，以後研究生活に専念することとなった

パスツールのワクチン開発

コッホが細菌学の基礎を確立した頃，パスツールは，ワクチンの研究をはじめていた．
彼は，ニワトリコレラ菌の研究中に，偶然，古い細菌の培養液で注射されたニワトリが病気に対して，抵抗力を持つことを知った

「お前，なんで病気が感染らないんだ？」

コケ〜

弱毒化　免疫獲得

これは，80年前に，ジェンナーが観察したのと，同じ現象だ…

パスツールは，細菌を適度に弱らせて毒性を弱めることで，ワクチン（弱毒生ワクチン）を作成する方法を思いつき，1877年，ニワトリコレラのワクチン開発に成功した．これは，世界初のバクテリアワクチンであった

炭疽病ワクチンの公開実験

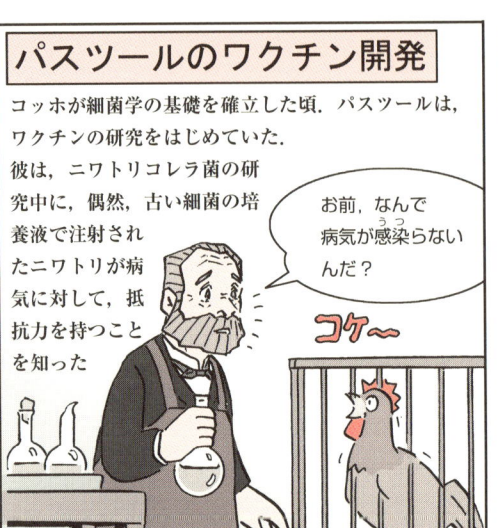

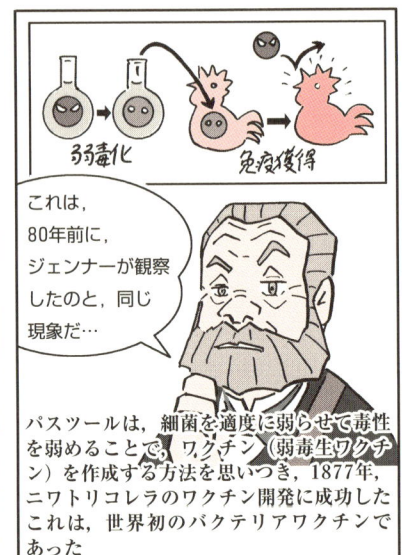

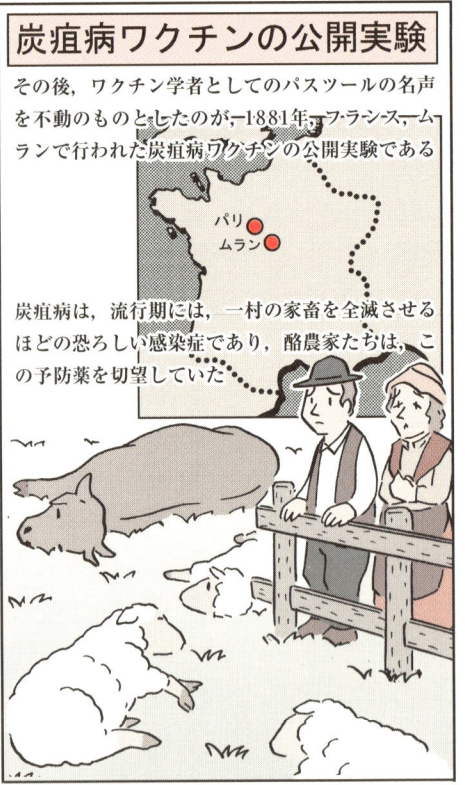

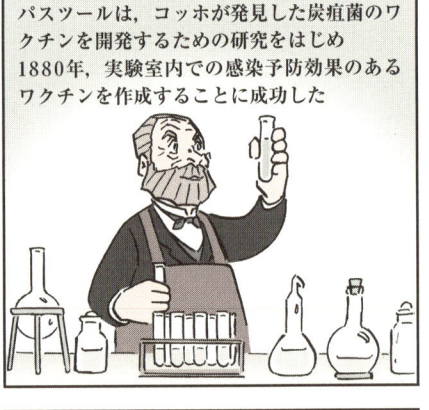

その後，ワクチン学者としてのパスツールの名声を不動のものとしたのが，1881年，フランス・ムランで行われた炭疽病ワクチンの公開実験である

パリ
ムラン

炭疽病は，流行期には，一村の家畜を全滅させるほどの恐ろしい感染症であり，酪農家たちは，この予防薬を切望していた

パスツールは，コッホが発見した炭疽菌のワクチンを開発するための研究をはじめ1880年，実験室内での感染予防効果のあるワクチンを作成することに成功した

彼は一刻も早くこれを発表して，世界に自分の優位を示したかった．そして，いまだ予備実験が不十分であるにもかかわらず，派手なパフォーマンスを行なうことを決めた

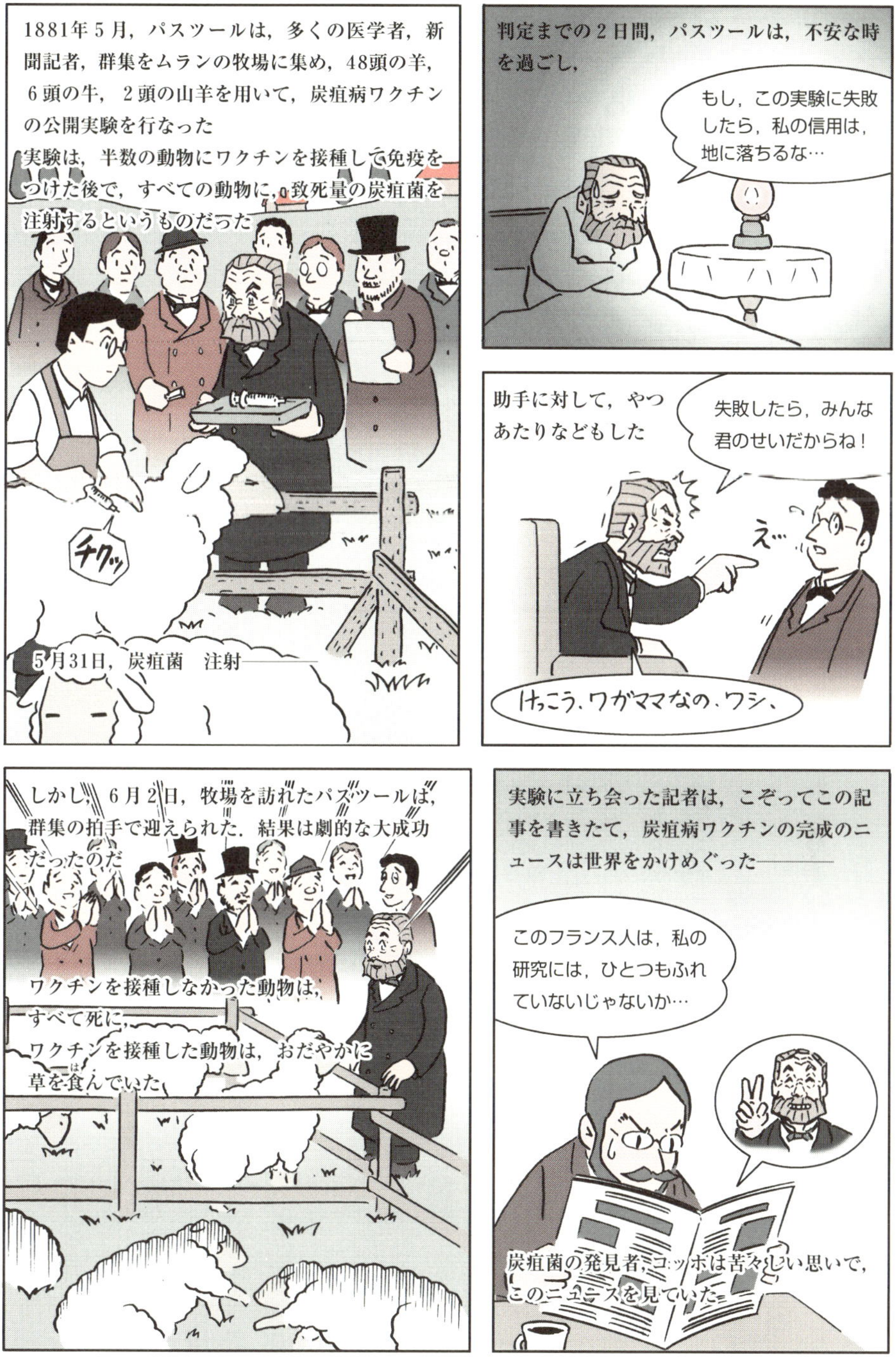
1881年５月，パスツールは，多くの医学者，新聞記者，群集をムランの牧場に集め，48頭の羊，６頭の牛，２頭の山羊を用いて，炭疽病ワクチンの公開実験を行なった
実験は，半数の動物にワクチンを接種して免疫をつけた後で，すべての動物に，致死量の炭疽菌を注射するというものだった
チクッ
５月31日，炭疽菌　注射――――
判定までの２日間，パスツールは，不安な時を過ごし，
もし，この実験に失敗したら，私の信用は，地に落ちるな…
助手に対して，やつあたりなどもした
失敗したら，みんな君のせいだからね！
え…
けっこう，ワガママなの，ワシ，
しかし，６月２日，牧場を訪れたパスツールは，群集の拍手で迎えられた．結果は劇的な大成功だったのだ
ワクチンを接種しなかった動物は，すべて死に，
ワクチンを接種した動物は，おだやかに草を食んでいた
実験に立ち会った記者は，こぞってこの記事を書きたて，炭疽病ワクチンの完成のニュースは世界をかけめぐった――――
このフランス人は，私の研究には，ひとつもふれていないじゃないか…
炭疽菌の発見者，コッホは苦々しい思いで，このニュースを見ていた

第37話 パスツールとコッホ ③

結核菌の発見

パスツールが炭疽菌ワクチンの研究をしていた頃，コッホは細菌学の基礎を確立する数々の新しい技術を開発していた

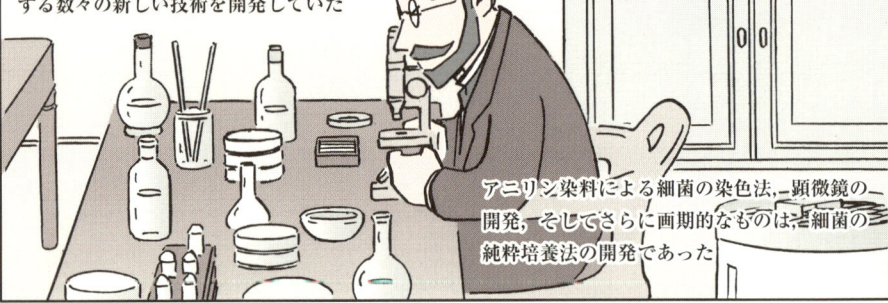

アニリン染料による細菌の染色法，顕微鏡の開発，そしてさらに画期的なものは，細菌の純粋培養法の開発であった

それまで細菌の培養には液体培地が用いられてきた．しかし，これでは多様な菌が混ざっている試料から，個々の細菌を分離することはできない

どうすれば細菌を単離培養することができるんだろう？

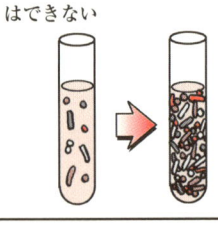

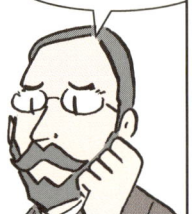

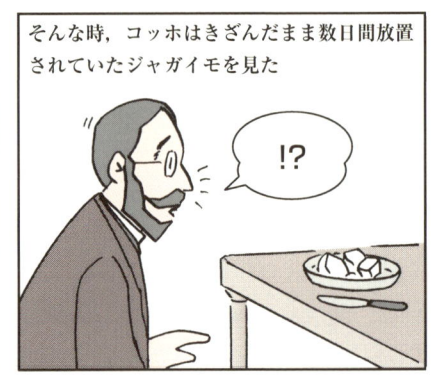

そんな時，コッホはきざんだまま数日間放置されていたジャガイモを見た

!?

この斑点は，空気中から落下したカビの胞子のひとつひとつが繁殖したものだ…

これは使えるぞ！

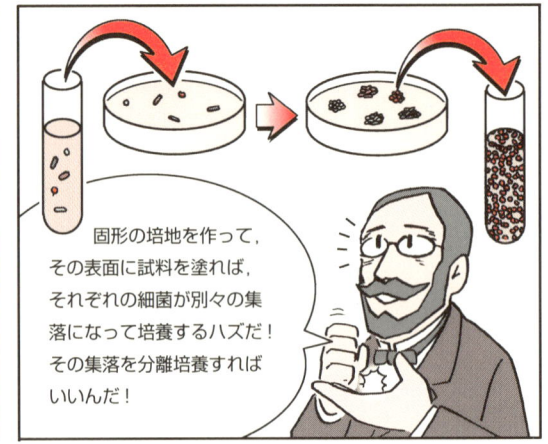

固形の培地を作って，その表面に試料を塗れば，それぞれの細菌が別々の集落になって培養するハズだ！その集落を分離培養すればいいんだ！

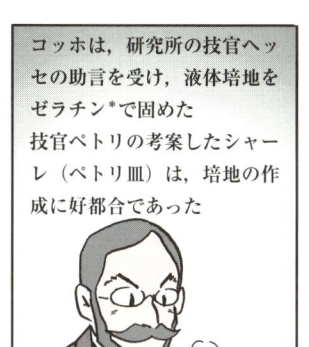

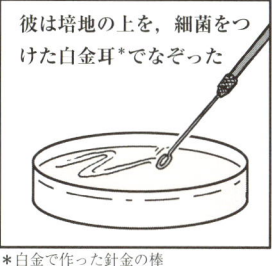

コッホは，研究所の技官ヘッセの助言を受け，液体培地をゼラチン*で固めた
技官ペトリの考案したシャーレ（ペトリ皿）は，培地の作成に好都合であった

*後に寒天を使った

彼は培地の上を，細菌をつけた白金耳*でなぞった

*白金で作った針金の棒

培地の表面には，予想通り，小さな斑点が生じた．それはひとつひとつの細菌に由来する集落（コロニー）であった

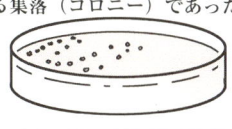

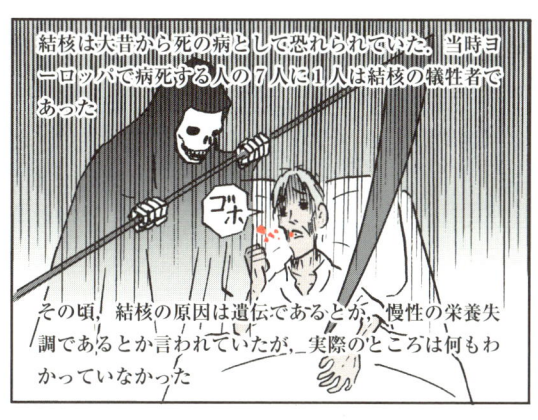

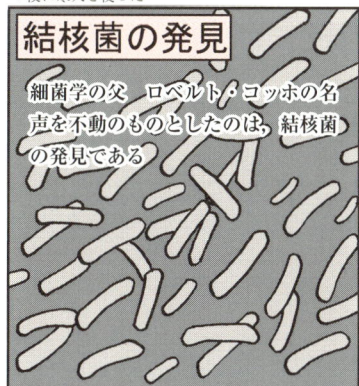

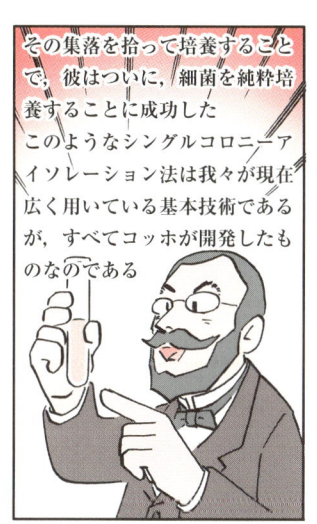

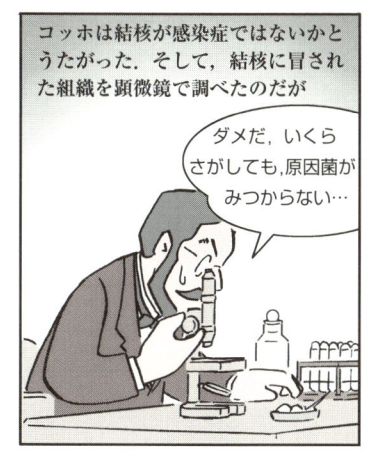

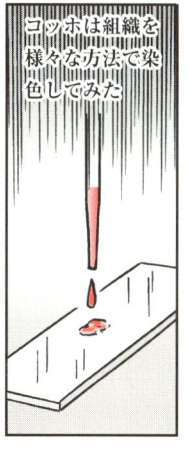

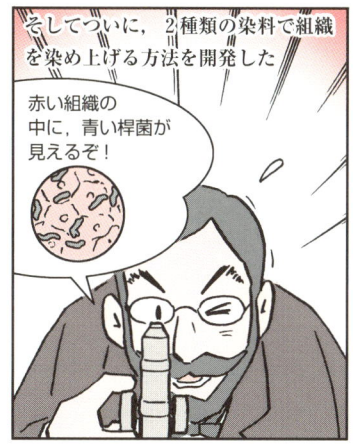

その集落を拾って培養することで，彼はついに，細菌を純粋培養することに成功した
このようなシングルコロニーアイソレーション法は我々が現在広く用いている基本技術であるが，すべてコッホが開発したものなのである

結核菌の発見

細菌学の父　ロベルト・コッホの名声を不動のものとしたのは，結核菌の発見である

結核は大昔から死の病として恐れられていた．当時ヨーロッパで病死する人の7人に1人は結核の犠牲者であった

ゴホ

その頃，結核の原因は遺伝であるとか，慢性の栄養失調であるとか言われていたが，実際のところは何もわかっていなかった

コッホは結核が感染症ではないかとうたがった．そして，結核に冒された組織を顕微鏡で調べたのだが

ダメだ，いくらさがしても，原因菌がみつからない…

コッホは組織を様々な方法で染色してみた

そしてついに，2種類の染料で組織を染め上げる方法を開発した

赤い組織の中に，青い桿菌が見えるぞ！

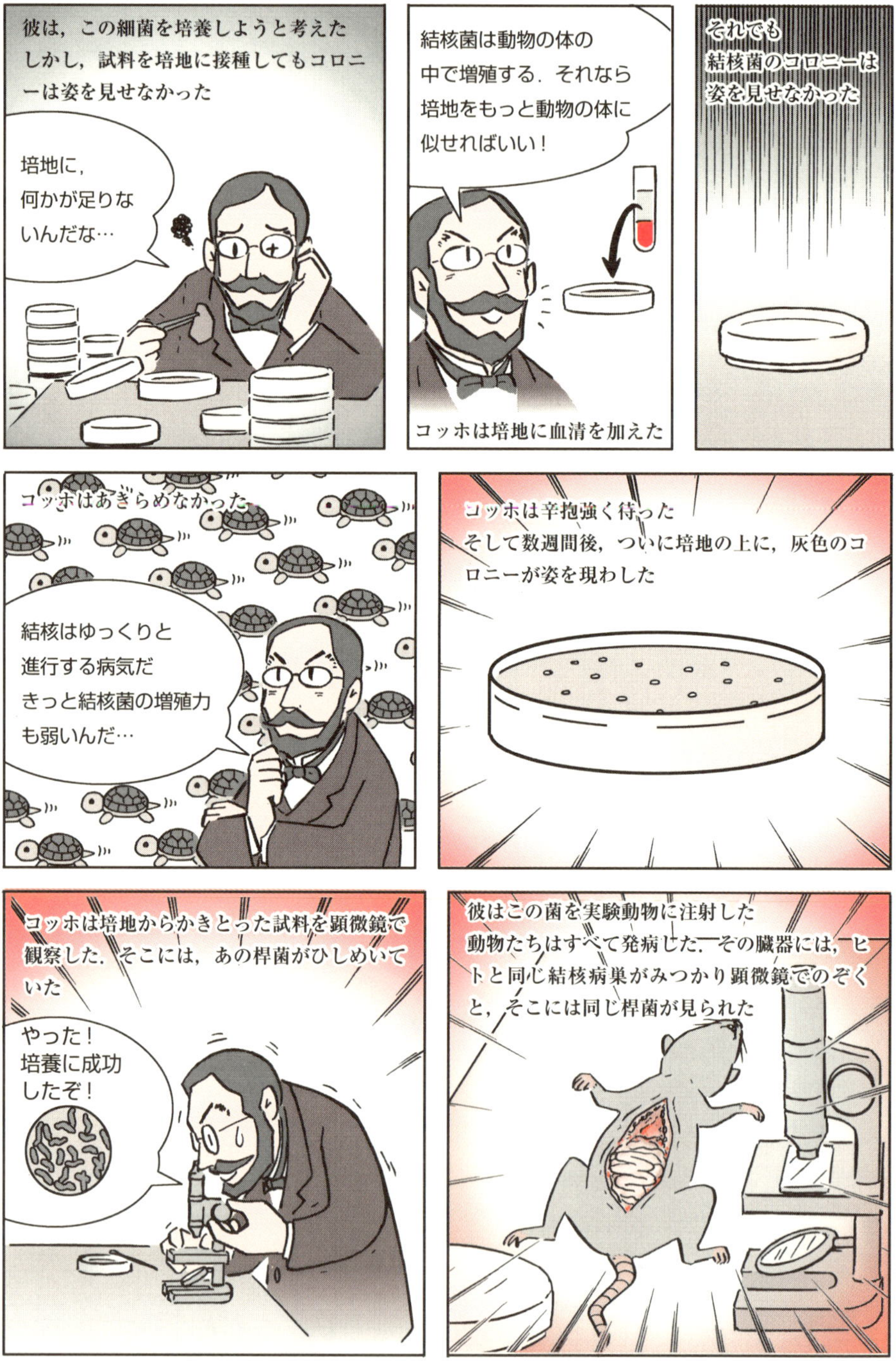
彼は，この細菌を培養しようと考えた　しかし，試料を培地に接種してもコロニーは姿を見せなかった
培地に，何かが足りないんだな…
結核菌は動物の体の中で増殖する．それなら培地をもっと動物の体に似せればいい！
コッホは培地に血清を加えた
それでも結核菌のコロニーは姿を見せなかった
コッホはあきらめなかった
結核はゆっくりと進行する病気だ　きっと結核菌の増殖力も弱いんだ…
コッホは辛抱強く待った　そして数週間後，ついに培地の上に，灰色のコロニーが姿を現わした
コッホは培地からかきとった試料を顕微鏡で観察した．そこには，あの桿菌がひしめいていた
やった！培養に成功したぞ！
彼はこの菌を実験動物に注射した　動物たちはすべて発病した．その臓器には，ヒトと同じ結核病巣がみつかり顕微鏡でのぞくと，そこには同じ桿菌が見られた

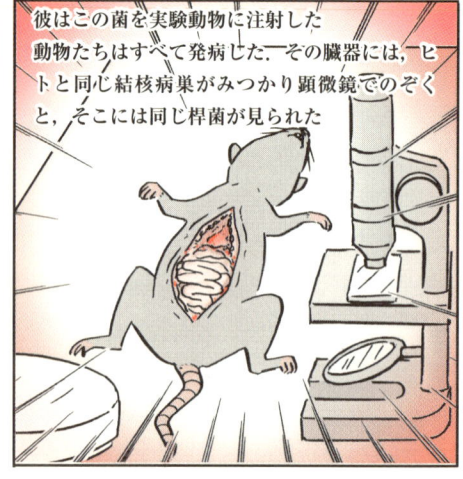

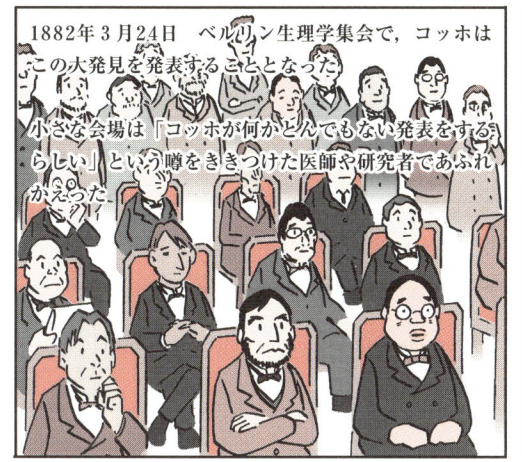

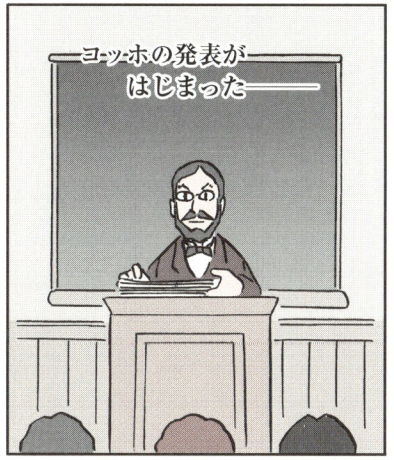

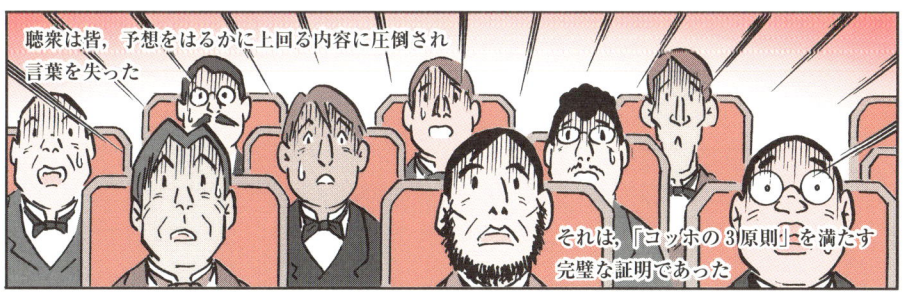

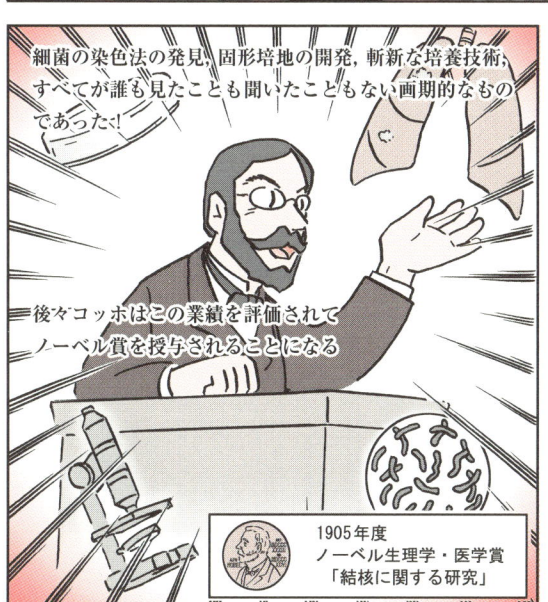

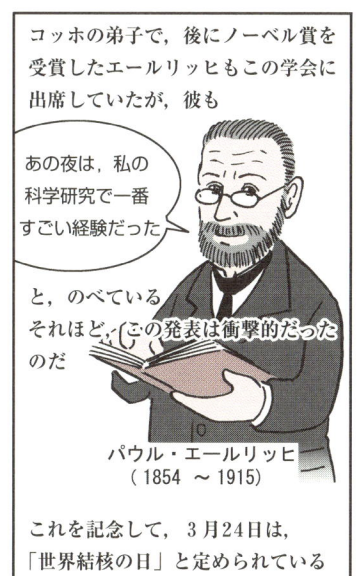

1882年3月24日，ベルリン生理学集会で，コッホはこの大発見を発表することとなった
小さな会場は「コッホが何かとんでもない発表をするらしい」という噂をききつけた医師や研究者であふれかえった

コッホの発表がはじまった——

聴衆は皆，予想をはるかに上回る内容に圧倒され言葉を失った

それは，「コッホの3原則」を満たす完璧な証明であった

細菌の染色法の発見，固形培地の開発，斬新な培養技術，すべてが誰も見たことも聞いたこともない画期的なものであった！

後々コッホはこの業績を評価されてノーベル賞を授与されることになる

1905年度
ノーベル生理学・医学賞
「結核に関する研究」

コッホの弟子で，後にノーベル賞を受賞したエールリッヒもこの学会に出席していたが，彼も

あの夜は，私の科学研究で一番すごい経験だった

と，のべている
それほど，この発表は衝撃的だったのだ

パウル・エールリッヒ
（1854 ～ 1915）

これを記念して，3月24日は，「世界結核の日」と定められている

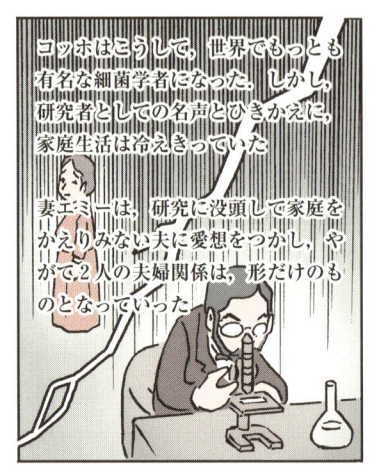

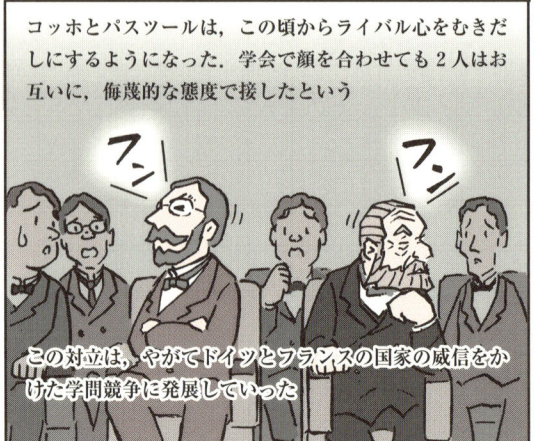

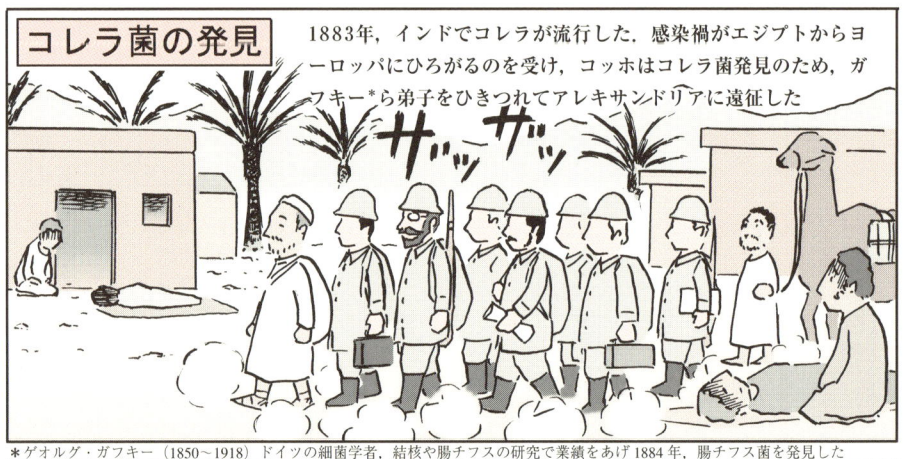

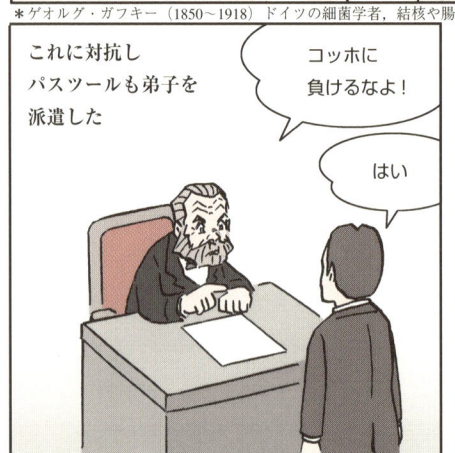

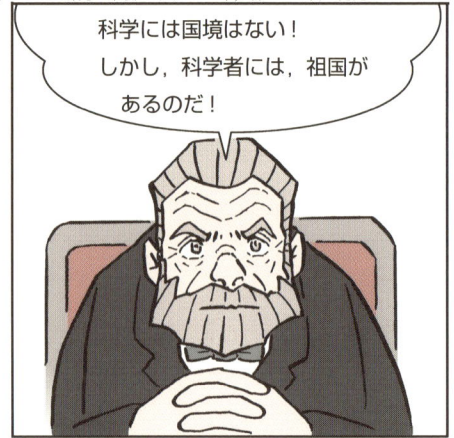

コッホはこうして，世界でもっとも有名な細菌学者になった．しかし，研究者としての名声とひきかえに，家庭生活は冷えきっていた

妻エミーは，研究に没頭して家庭をかえりみない夫に愛想をつかし，やがて2人の夫婦関係は，形だけのものとなっていった

コッホとパスツールは，この頃からライバル心をむきだしにするようになった．学会で顔を合わせても2人はお互いに，侮蔑的な態度で接したという

この対立は，やがてドイツとフランスの国家の威信をかけた学問競争に発展していった

コレラ菌の発見

1883年，インドでコレラが流行した．感染禍がエジプトからヨーロッパにひろがるのを受け，コッホはコレラ菌発見のため，ガフキー*ら弟子をひきつれてアレキサンドリアに遠征した

*ゲオルグ・ガフキー（1850〜1918）ドイツの細菌学者．結核や腸チフスの研究で業績をあげ1884年，腸チフス菌を発見した

これに対抗しパスツールも弟子を派遣した

コッホに負けるなよ！

はい

科学には国境はない！
しかし，科学者には，祖国があるのだ！

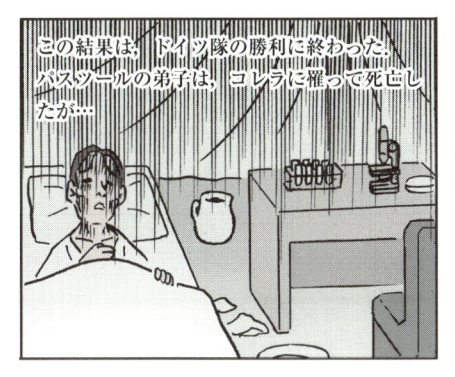

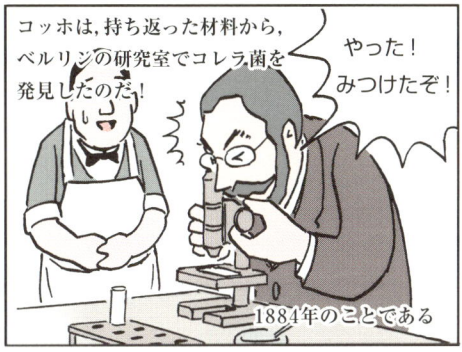

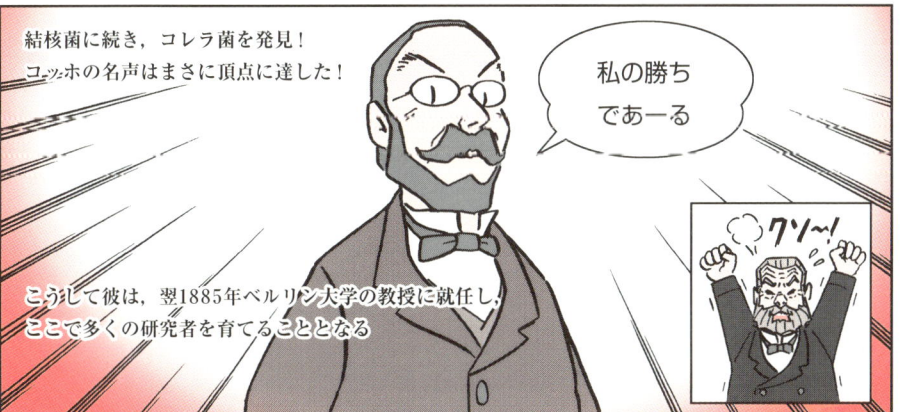

この結果は, ドイツ隊の勝利に終わった. パスツールの弟子は, コレラに罹って死亡したが…

コッホは, 持ち帰った材料から, ベルリンの研究室でコレラ菌を発見したのだ！

やった！みつけたぞ！

1884年のことである.

結核菌に続き, コレラ菌を発見！
コッホの名声はまさに頂点に達した！

私の勝ちであーる

クソ〜！

こうして彼は, 翌1885年ベルリン大学の教授に就任し, ここで多くの研究者を育てることとなる

コッホのもとには, 後にノーベル賞を受賞するベーリングやエールリッヒ, 日本の北里柴三郎など, 世界中から一流の学者が集結した. そして, 彼の研究室は, 世界の細菌学研究の中心地となっていくのである

エミール・ベーリング
(1854 〜 1917)

1901年度
ノーベル生理学・医学賞
「ジフテリア血清療法の研究」

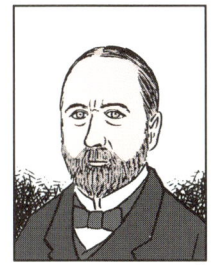

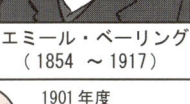

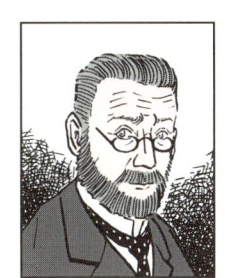

パウル・エールリッヒ
(1854 〜 1915)

1908年度
ノーベル生理学・医学賞
「免疫の研究」

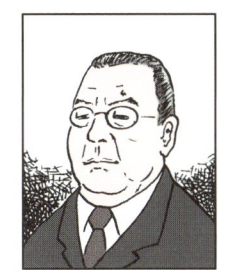

北里柴三郎
(1853 〜 1931)

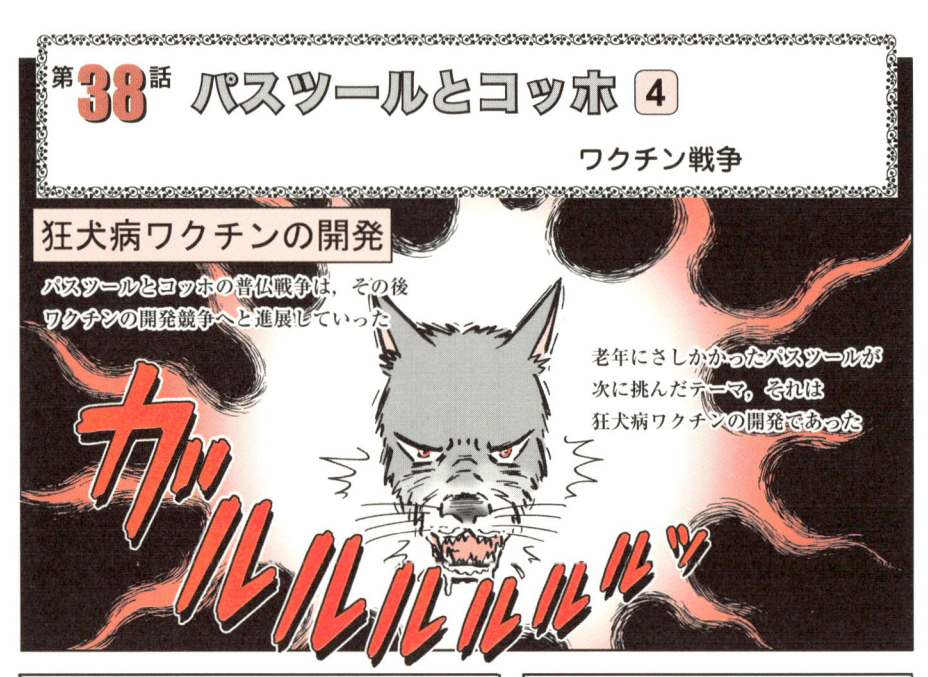

第38話 パスツールとコッホ ④
ワクチン戦争

狂犬病ワクチンの開発

パスツールとコッホの普仏戦争は，その後ワクチンの開発競争へと進展していった

老年にさしかかったパスツールが次に挑んだテーマ，それは狂犬病ワクチンの開発であった

ガルルルルルッ

実は，パスツールは，1881年の炭疽病ワクチンの公開実験の後に，苦い経験をしていた
公開実験成功のニュースが流れるや，世界中からパスツールの研究室に炭疽病ワクチン提供の依頼が殺到したのだが…

どっさり…

研究所では，その時，ワクチンを量産できる体制を整えておらず，予備実験も，いまだ不十分な状態であったのだ

その結果，彼の研究室は世界中に品質不全なワクチンを送付し，各国で多くの被害を生んだのである

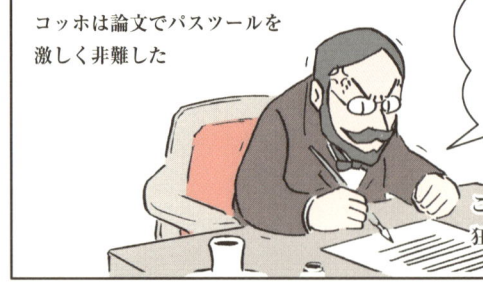

コッホは論文でパスツールを激しく非難した

パスツールの行為は，「商売の広告」にはふさわしかろうが，「科学」はそれらを断固として，拒絶すべきであーる！

このドラウマを乗り越えるように，パスツールは狂犬病ワクチンの研究を始めた

狂犬病は，狂犬病ウイルスによってひきおこされる感染症である

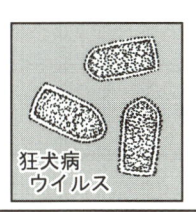

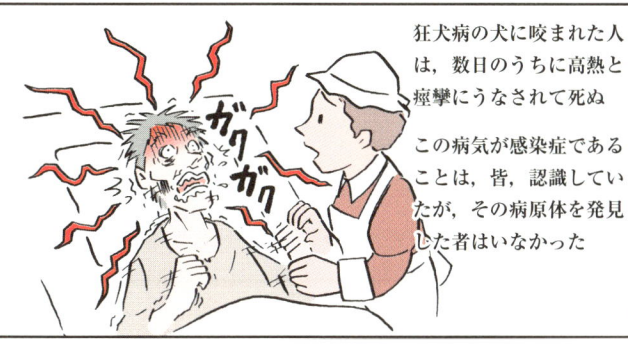

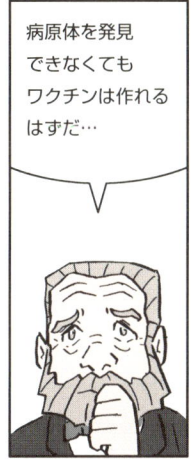

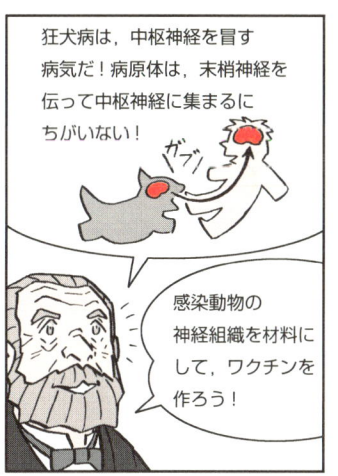

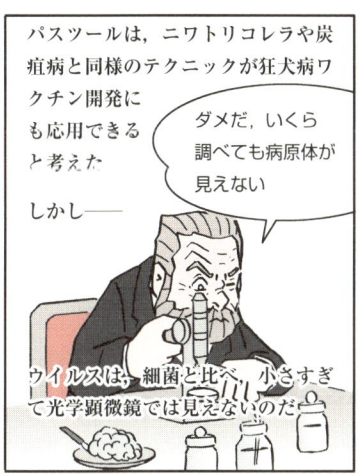

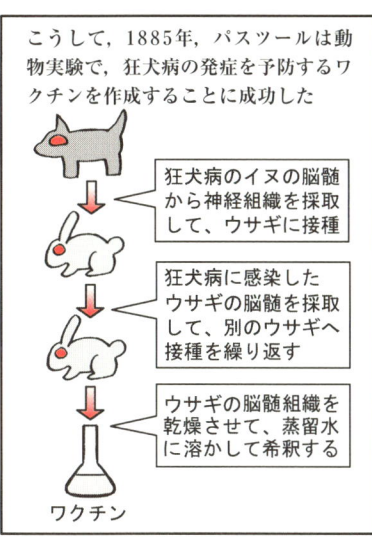

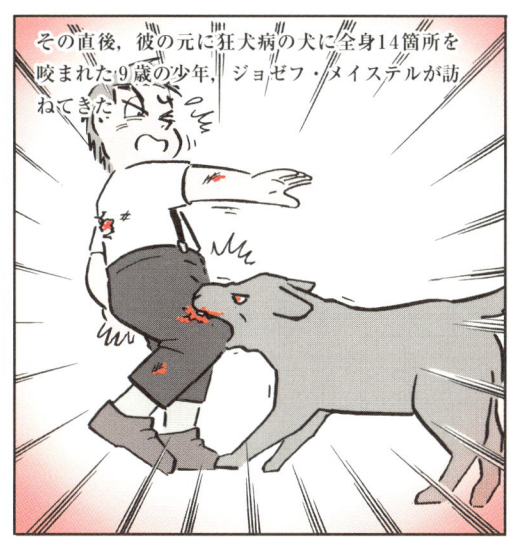

狂犬病ウイルス

狂犬病の犬に咬まれた人は，数日のうちに高熱と痙攣にうなされて死ぬ

この病気が感染症であることは，皆，認識していたが，その病原体を発見した者はいなかった

パスツールは，ニワトリコレラや炭疽病と同様のテクニックが狂犬病ワクチン開発にも応用できると考えた

しかし——

ダメだ，いくら調べても病原体が見えない

ウイルスは，細菌と比べ，小さすぎて光学顕微鏡では見えないのだ

病原体を発見できなくてもワクチンは作れるはずだ…

狂犬病は，中枢神経を冒す病気だ！病原体は，末梢神経を伝って中枢神経に集まるにちがいない！

感染動物の神経組織を材料にして，ワクチンを作ろう！

こうして，1885年，パスツールは動物実験で，狂犬病の発症を予防するワクチンを作成することに成功した

狂犬病のイヌの脳髄から神経組織を採取して、ウサギに接種

狂犬病に感染したウサギの脳髄を採取して、別のウサギへ接種を繰り返す

ウサギの脳髄組織を乾燥させて、蒸留水に溶かして希釈する

ワクチン

その直後，彼の元に狂犬病の犬に全身14箇所を咬まれた9歳の少年，ジョゼフ・メイステルが訪ねてきた

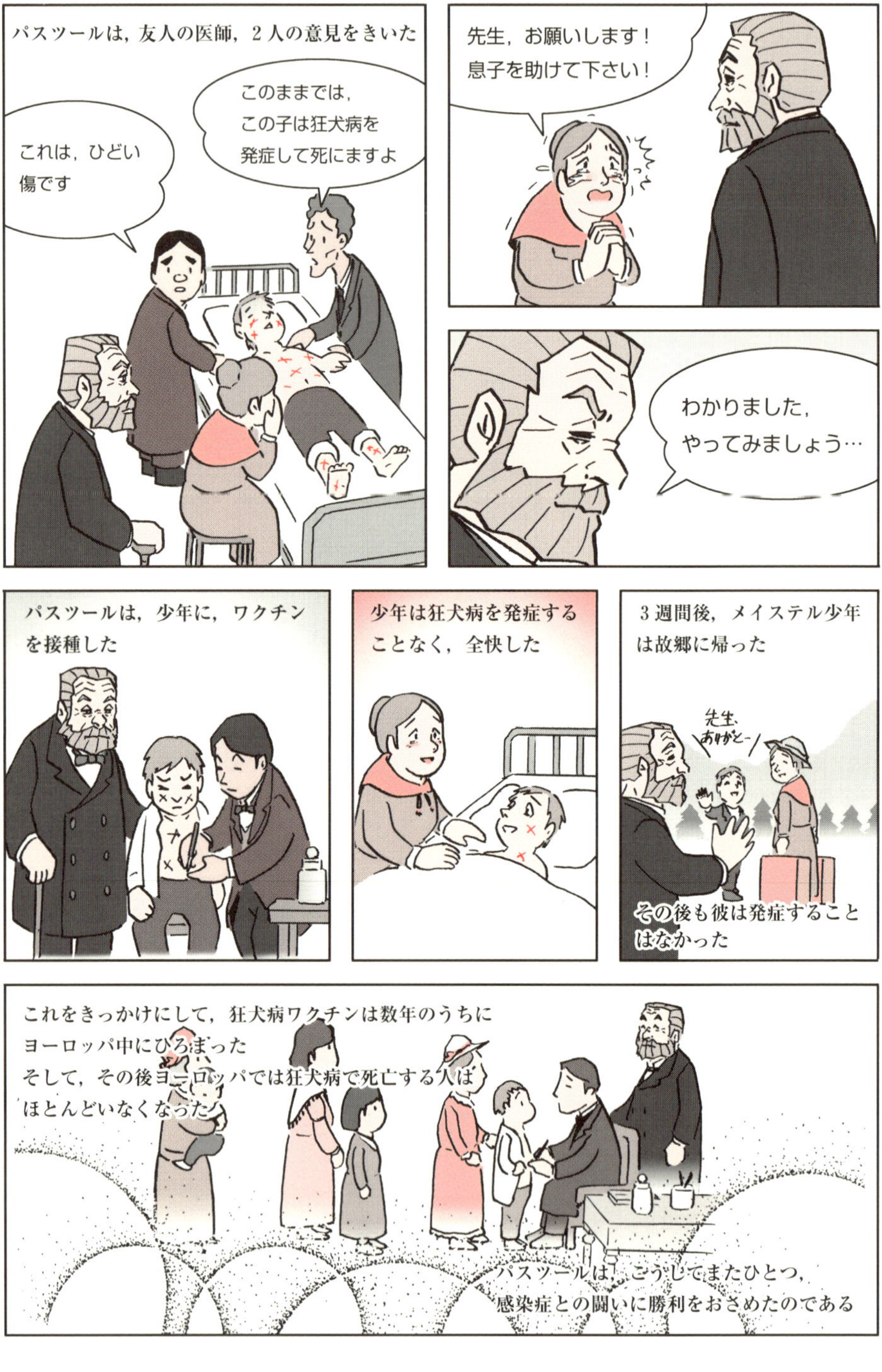
パスツールは，友人の医師，2人の意見をきいた
これは，ひどい傷です
このままでは，この子は狂犬病を発症して死にますよ
先生，お願いします！息子を助けて下さい！
わかりました，やってみましょう…
パスツールは，少年に，ワクチンを接種した
少年は狂犬病を発症することなく，全快した
3週間後，メイステル少年は故郷に帰った
先生、ありがとー
その後も彼は発症することはなかった
これをきっかけにして，狂犬病ワクチンは数年のうちにヨーロッパ中にひろまった
そして，その後ヨーロッパでは狂犬病で死亡する人はほとんどいなくなった
パスツールは，こうしてまたひとつ，感染症との闘いに勝利をおさめたのである

コッホの失敗

パスツールが狂犬病ワクチンの研究をしていた頃，コッホは結核ワクチンの開発に挑んでいた

現在，結核の発症予防に用いられているものは，ウシ型結核菌の弱毒生ワクチン「BCG*」である．しかし，その頃，コッホは生ワクチンの開発に消極的であった

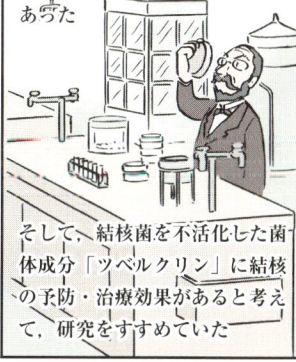

そして，結核菌を不活化した菌体成分「ツベルクリン」に結核の予防・治療効果があると考えて，研究をすすめていた

ツベルクリンは，実際には結核感染既往の診断にしか有効でない

しかし，コッホは勇み足をした

1890年，ベルリンで開かれた学会において，いまだ十分な実験データがえられていないにもかかわらず「ツベルクリンが結核の治療に有効である」と発表してしまったのだ

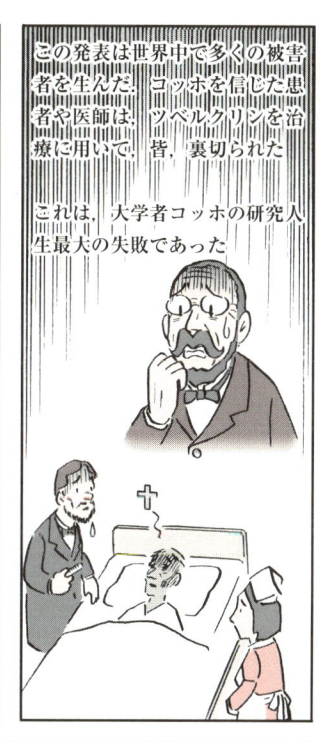

この発表は世界中で多くの被害者を生んだ．コッホを信じた患者や医師は，ツベルクリンを治療に用いて，皆，裏切られた

これは，大学者コッホの研究人生最大の失敗であった

*BCGは，パスツール研究所で作成され，1921年にはじめてヒトに用いられた

それぞれの晩年

1893年，51歳のコッホは，ヘドビグ・フライブルグという女学生に恋をした．画家のアトリエで偶然彼女の肖像画を見たのがきっかけであった．コッホは年甲斐もなく，彼女に情熱的なアプローチを行い，妻エミーと離婚が成立したわずか2か月後に，30歳も年のはなれたヘドビグと結婚したのだ

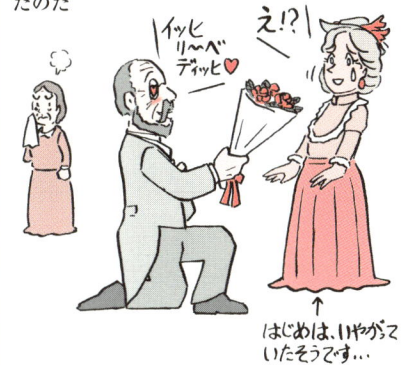

世間には，初老の学者と女学生との恋愛を，醜聞ととらえるものもいた．ツベルクリンでおかした失敗と，女性スキャンダルで，コッホは晩節を汚したとも評された

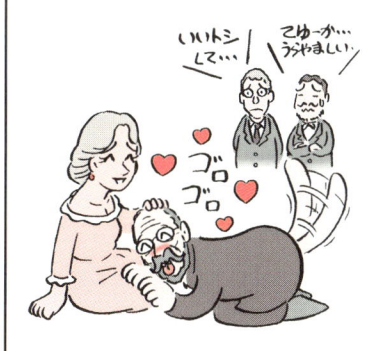

しかし，彼には，世俗の評価など，どうでもよかった

そして，その晩年を若く美しい妻とともに，幸福にすごした

その頃, 数年前から床に臥しがちになっていたパスツールの命の灯は消えようとしていた そして, 1895年9月28日, パリ近郊で, 妻と十数名の弟子に看取られながら, 静かに世を去った. 73歳であった

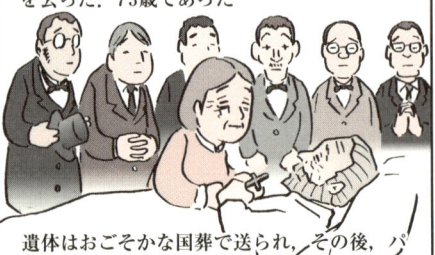

遺体はおごそかな国葬で送られ, その後, パスツール研究所の地下に埋葬された

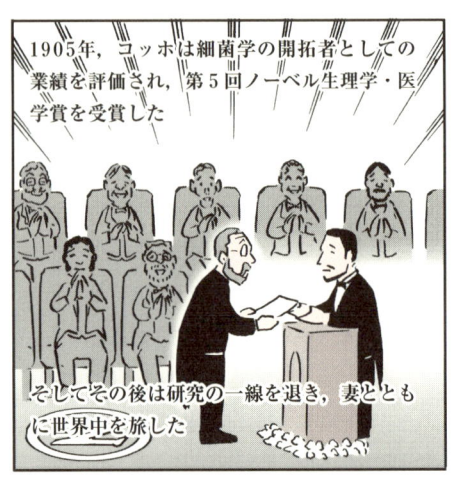

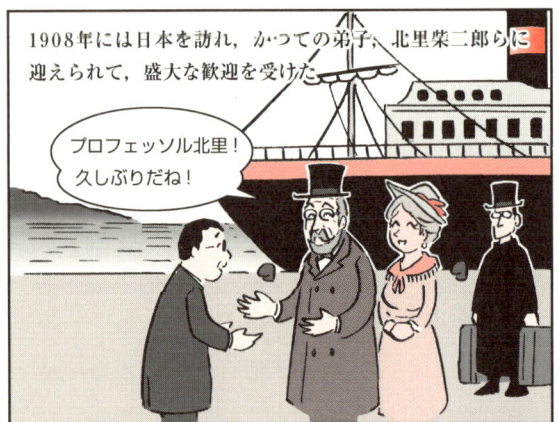

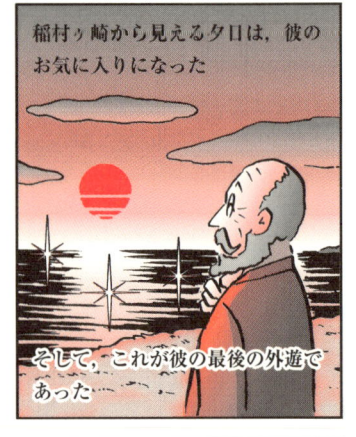

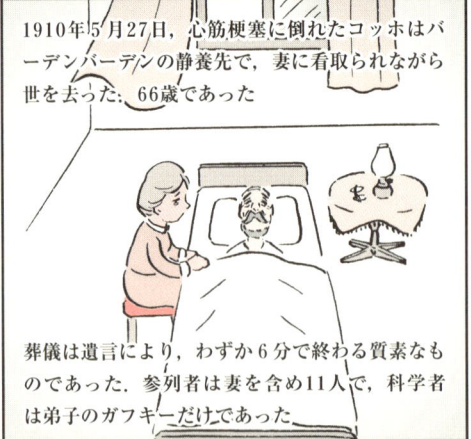

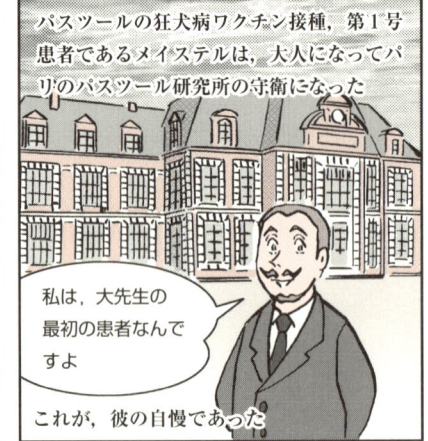

1905年, コッホは細菌学の開拓者としての業績を評価され, 第5回ノーベル生理学・医学賞を受賞した

そしてその後は研究の一線を退き, 妻とともに世界中を旅した

1908年には日本を訪れ, かつての弟子, 北里柴三郎らに迎えられて, 盛大な歓迎を受けた

プロフェッソル北里！
久しぶりだね！

稲村ヶ崎から見える夕日は, 彼のお気に入りになった

そして, これが彼の最後の外遊であった

1910年5月27日, 心筋梗塞に倒れたコッホはバーデンバーデンの静養先で, 妻に看取られながら世を去った. 66歳であった

葬儀は遺言により, わずか6分で終わる質素なものであった. 参列者は妻を含め11人で, 科学者は弟子のガフキーだけであった

パスツールの狂犬病ワクチン接種, 第1号患者であるメイステルは, 大人になってパリのパスツール研究所の守衛になった

私は, 大先生の最初の患者なんですよ

これが, 彼の自慢であった

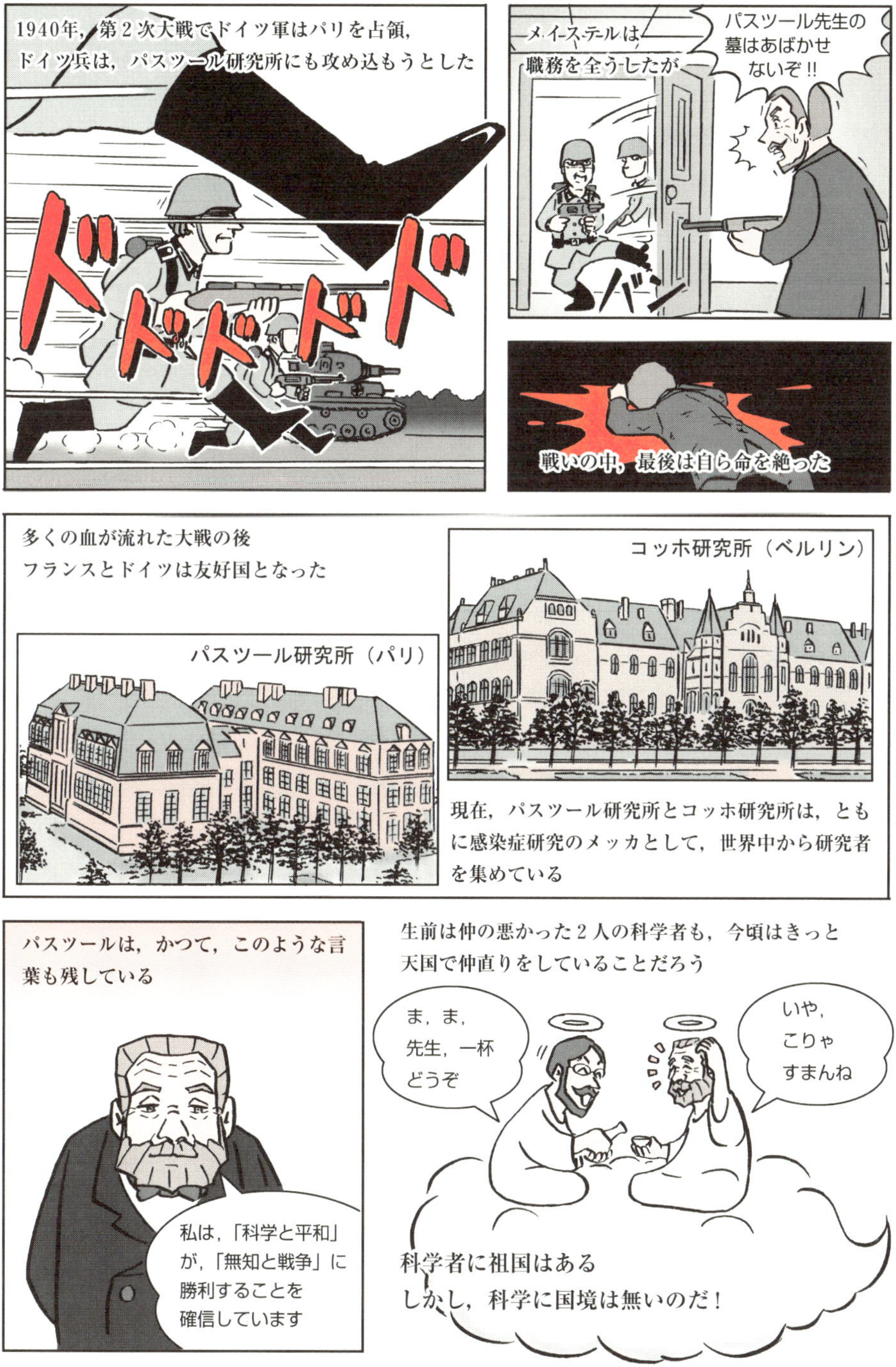
1940年，第2次大戦でドイツ軍はパリを占領，
ドイツ兵は，パスツール研究所にも攻め込もうとした
メイステルは
職務を全うしたが
パスツール先生の
墓はあばかせ
ないぞ!!
戦いの中，最後は自ら命を絶った
多くの血が流れた大戦の後
フランスとドイツは友好国となった
コッホ研究所（ベルリン）
パスツール研究所（パリ）
現在，パスツール研究所とコッホ研究所は，ともに感染症研究のメッカとして，世界中から研究者を集めている
パスツールは，かつて，このような言葉も残している
私は，「科学と平和」が，「無知と戦争」に勝利することを確信しています
生前は仲の悪かった2人の科学者も，今頃はきっと天国で仲直りをしていることだろう
ま，ま，先生，一杯どうぞ
いや，こりゃすまんね
科学者に祖国はある
しかし，科学に国境は無いのだ！

第39話 北里柴三郎 ①

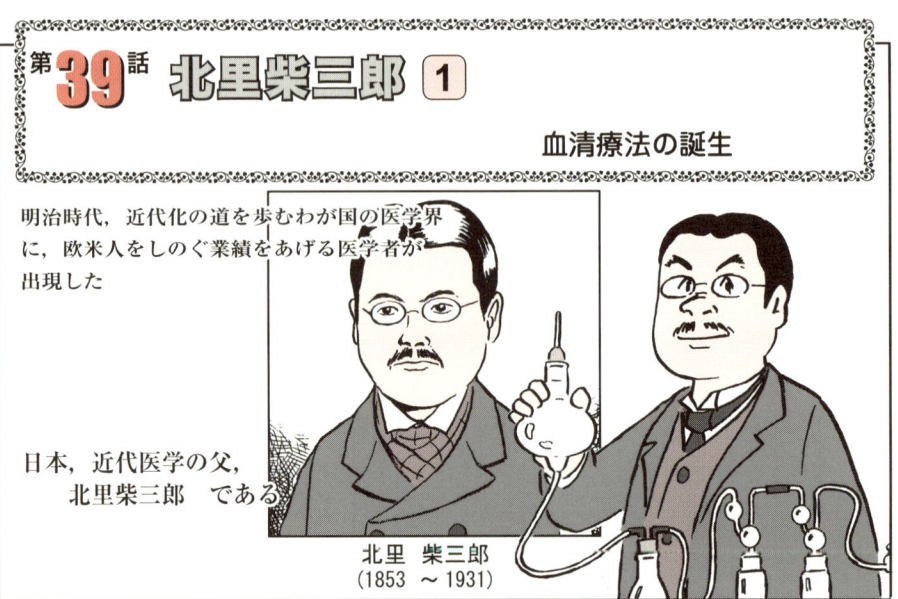

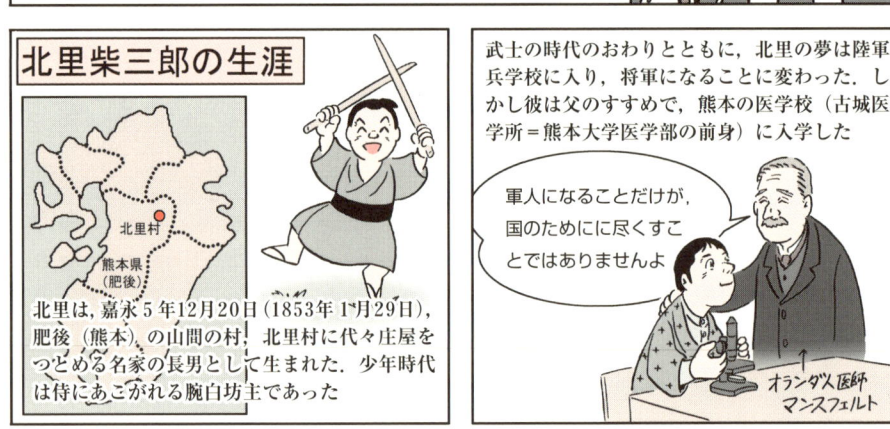

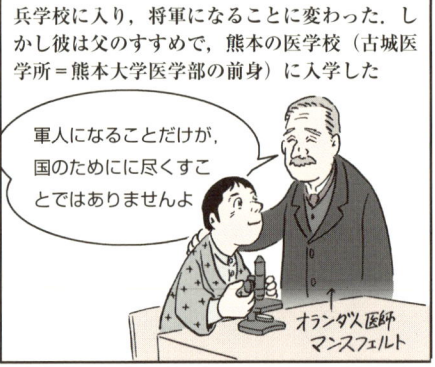

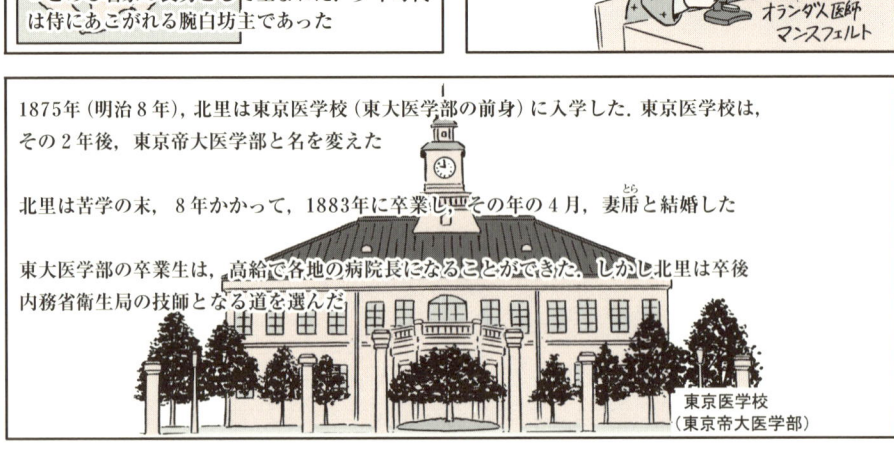

血清療法の誕生

明治時代，近代化の道を歩むわが国の医学界に，欧米人をしのぐ業績をあげる医学者が出現した

日本，近代医学の父，
　　北里柴三郎　である

北里 柴三郎
(1853 ～ 1931)

北里柴三郎の生涯

北里は，嘉永5年12月20日（1853年1月29日），肥後（熊本）の山間の村，北里村に代々庄屋をつとめる名家の長男として生まれた．少年時代は侍にあこがれる腕白坊主であった

武士の時代のおわりとともに，北里の夢は陸軍兵学校に入り，将軍になることに変わった．しかし彼は父のすすめで，熊本の医学校（古城医学所＝熊本大学医学部の前身）に入学した

「軍人になることだけが，国のためにに尽くすことではありませんよ」

オランダ人医師
マンスフェルト

1875年（明治8年），北里は東京医学校（東大医学部の前身）に入学した．東京医学校は，その2年後，東京帝大医学部と名を変えた

北里は苦学の末，8年かかって，1883年に卒業し，その年の4月，妻虎と結婚した

東大医学部の卒業生は，高給で各地の病院長になることができた．しかし北里は卒後内務省衛生局の技師となる道を選んだ

東京医学校
（東京帝大医学部）

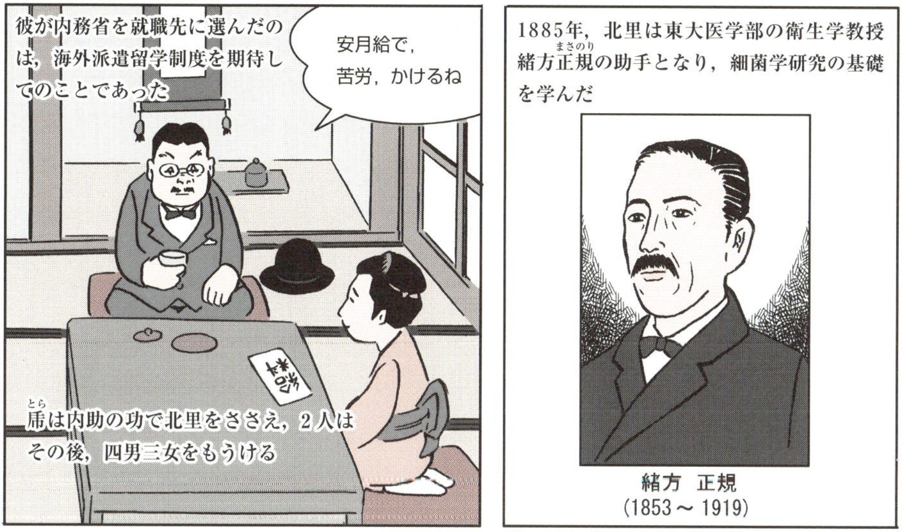

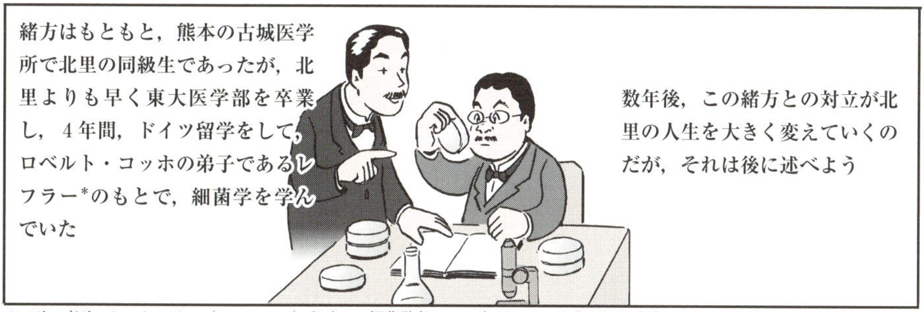

＊フリードリッヒ・レフラー（1852～1915）ドイツの細菌学者．1884年ジフテリア菌の純粋培養に成功した

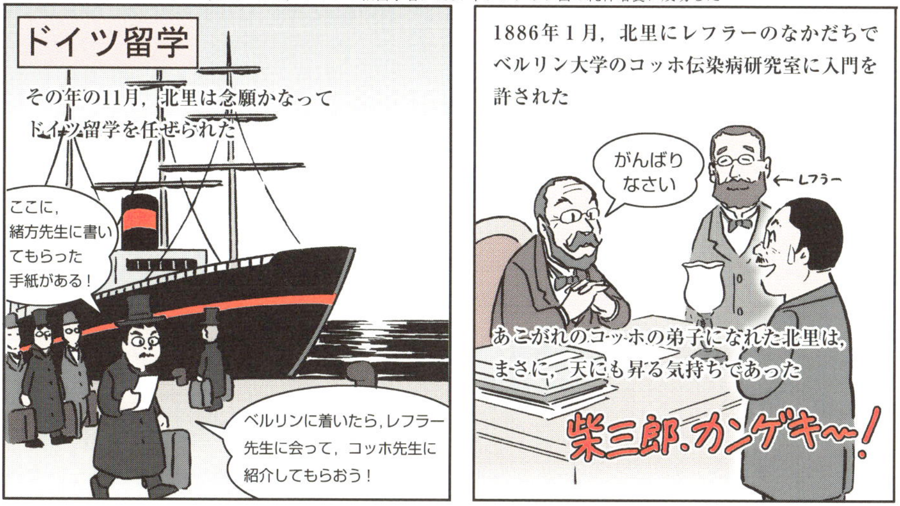

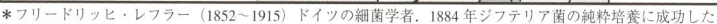

破傷風菌の純粋培養

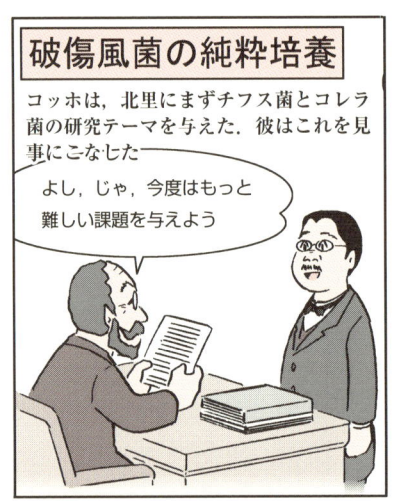

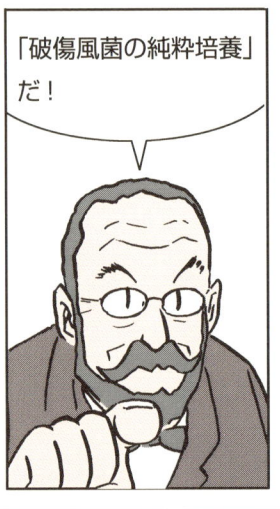

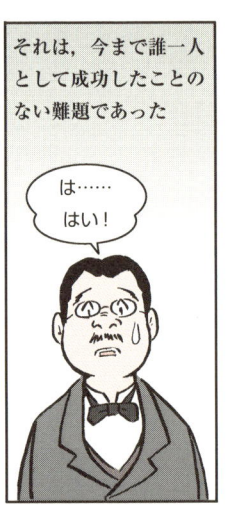

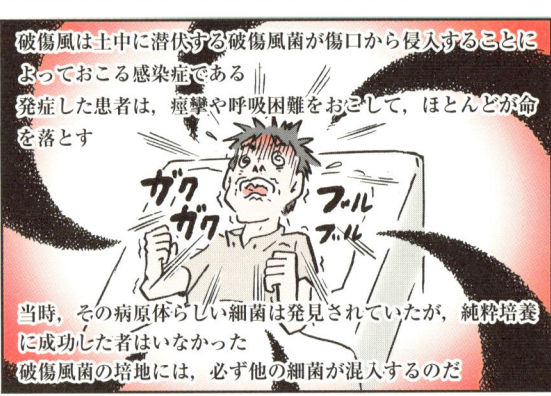

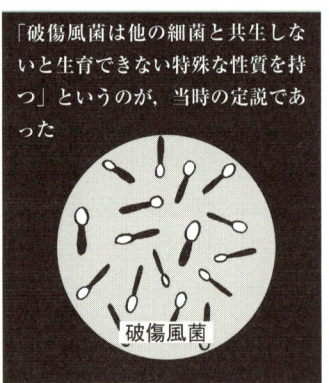

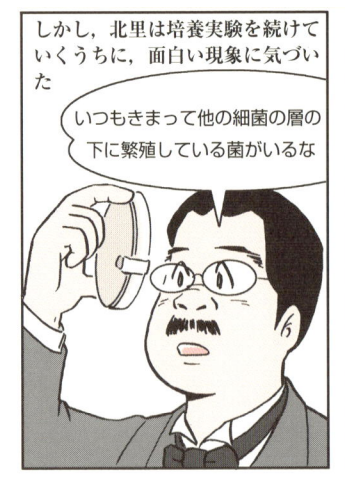

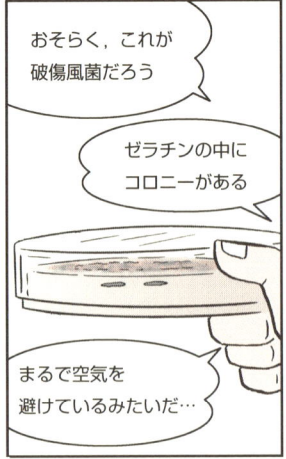

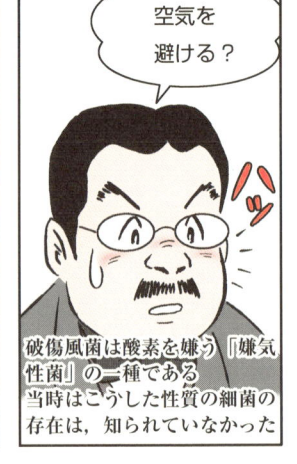

コッホは，北里にまずチフス菌とコレラ菌の研究テーマを与えた，彼はこれを見事にこなした

よし，じゃ，今度はもっと難しい課題を与えよう

「破傷風菌の純粋培養」だ！

それは，今まで誰一人として成功したことのない難題であった

は……はい！

破傷風は土中に潜伏する破傷風菌が傷口から侵入することによっておこる感染症である
発症した患者は，痙攣や呼吸困難をおこして，ほとんどが命を落とす

ガクガク　ブルブル

当時，その病原体らしい細菌は発見されていたが，純粋培養に成功した者はいなかった
破傷風菌の培地には，必ず他の細菌が混入するのだ

「破傷風菌は他の細菌と共生しないと生育できない特殊な性質を持つ」というのが，当時の定説であった

破傷風菌

しかし，北里は培養実験を続けていくうちに，面白い現象に気づいた

いつもきまって他の細菌の層の下に繁殖している菌がいるな

おそらく，これが破傷風菌だろう

ゼラチンの中にコロニーがある

まるで空気を避けているみたいだ…

空気を避ける？

破傷風菌は酸素を嫌う「嫌気性菌」の一種である
当時はこうした性質の細菌の存在は，知られていなかった

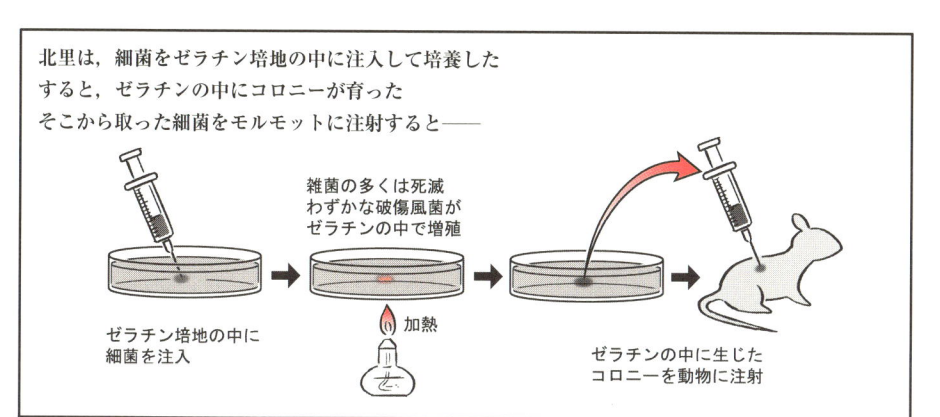

北里は，細菌をゼラチン培地の中に注入して培養した
すると，ゼラチンの中にコロニーが育った
そこから取った細菌をモルモットに注射すると──

ゼラチン培地の中に細菌を注入 → 加熱 → 雑菌の多くは死滅 わずかな破傷風菌がゼラチンの中で増殖 → ゼラチンの中に生じたコロニーを動物に注射

モルモットは破傷風と同じ症状を発症した！

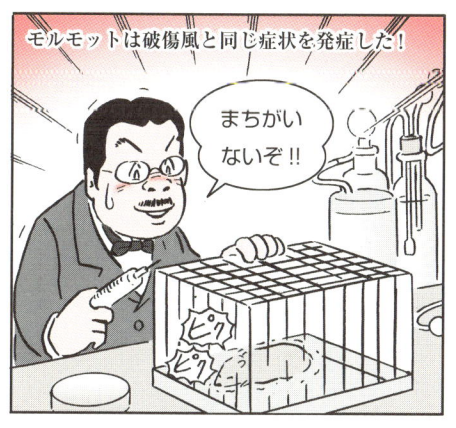

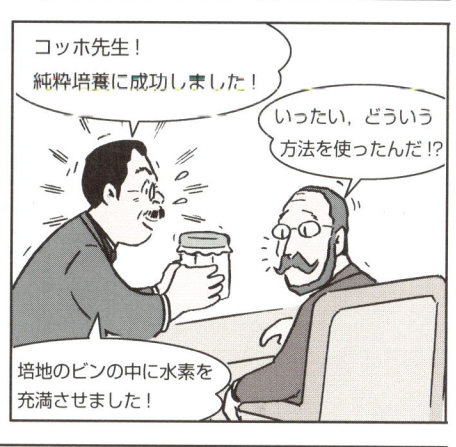

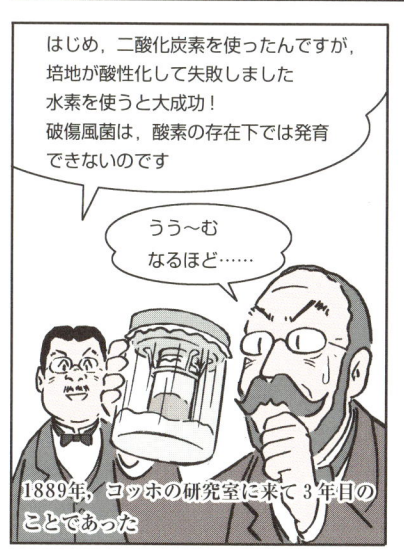

まちがいないぞ!!

コッホ先生！純粋培養に成功しました！

いったい，どういう方法を使ったんだ!?

培地のビンの中に水素を充満させました！

はじめ，二酸化炭素を使ったんですが，培地が酸性化して失敗しました
水素を使うと大成功！
破傷風菌は，酸素の存在下では発育できないのです

うう〜むなるほど……

1889年，コッホの研究室に来て3年目のことであった

血清療法の開発

その後，北里は感染症に対する画期的な新療法を開発した．「血清療法」である
これは，病原体や毒素にさらされた動物の血中に作られる抗体を治療に用いる方法であり，現在も蛇咬傷の解毒などに用いられている

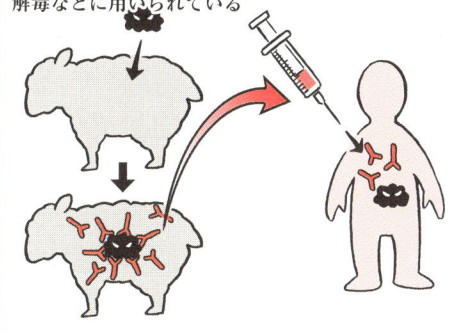

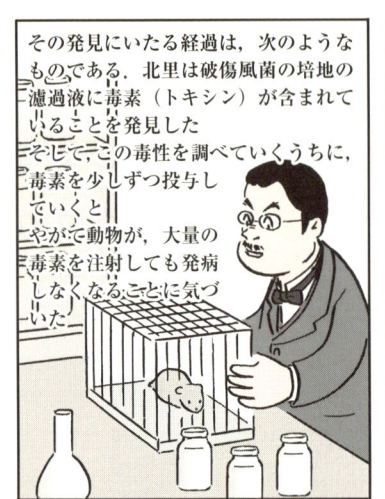

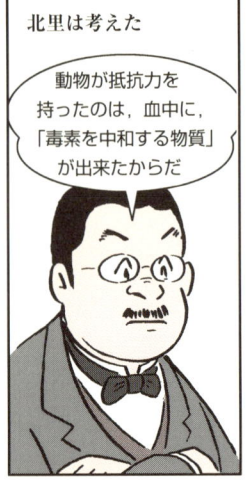

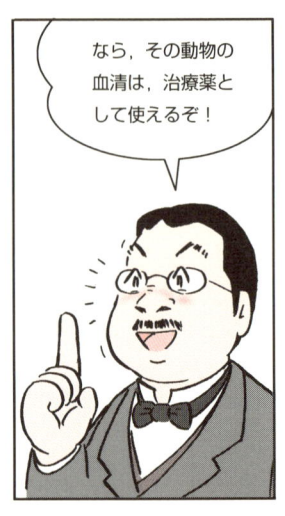

その発見にいたる経過は，次のようなものである．北里は破傷風菌の培地の濾過液に毒素（トキシン）が含まれていることを発見した
そしてこの毒性を調べていくうちに，毒素を少しずつ投与していくと
やがて動物が，大量の毒素を注射しても発病しなくなることに気づいた

北里は考えた

動物が抵抗力を持ったのは，血中に，「毒素を中和する物質」が出来たからだ

なら，その動物の血清は，治療薬として使えるぞ！

北里は，破傷風毒素の耐性を獲得したモルモットの血清を分離し，健康なモルモットに注射した．そして，その後，致死量の毒素をそのモルモットに注射した

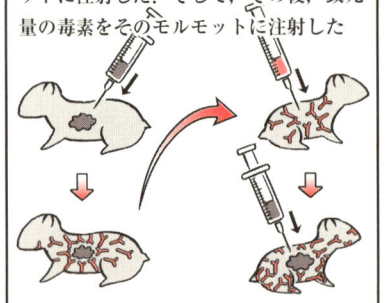

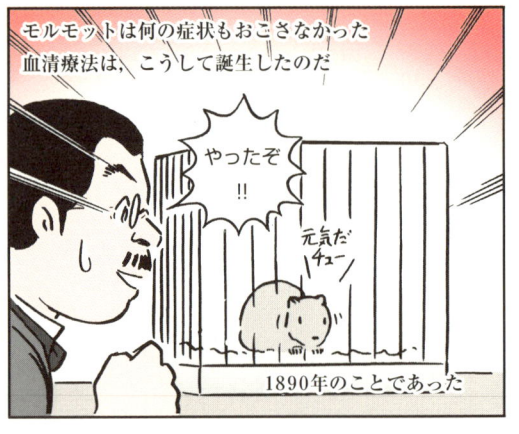

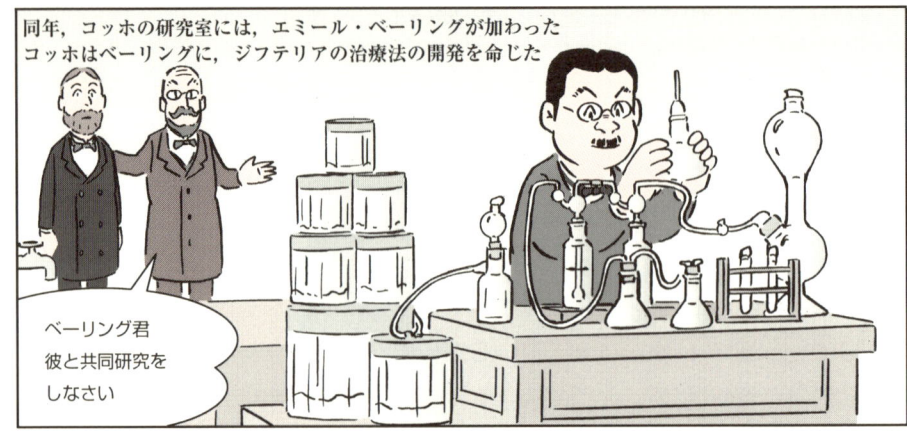

モルモットは何の症状もおこさなかった
血清療法は，こうして誕生したのだ

やったぞ！！

元気だチュー

1890年のことであった

同年，コッホの研究室には，エミール・ベーリングが加わった
コッホはベーリングに，ジフテリアの治療法の開発を命じた

ベーリング君
彼と共同研究をしなさい

まもなく2人は、ジフテリアに対する血清療法を完成し、1890年12月4日、北里とベーリング連名の論文「ジフテリアおよび破傷風の血清療法について」が発表された

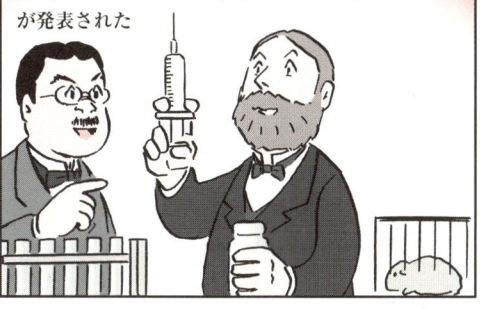

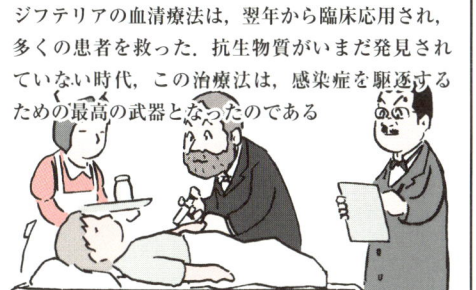

1901年、ベーリングは、この功績を認められて、第1回のノーベル生理学・医学賞を受賞した
北里の名は候補には挙がっていたのだが、結果は、ベーリングの単独受賞であった

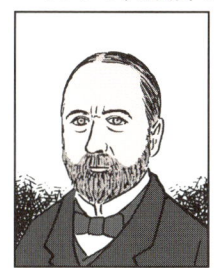

エミール・ベーリング
（1854 ～ 1917）

1901年度
ノーベル生理学・医学賞
「ジフテリア血清療法の研究」

ジフテリアの血清療法は、翌年から臨床応用され、多くの患者を救った．抗生物質がいまだ発見されていない時代、この治療法は、感染症を駆逐するための最高の武器となったのである

しかし、研究業績を客観的に評価すれば、この賞は、北里にも与えられるべきものであったろう

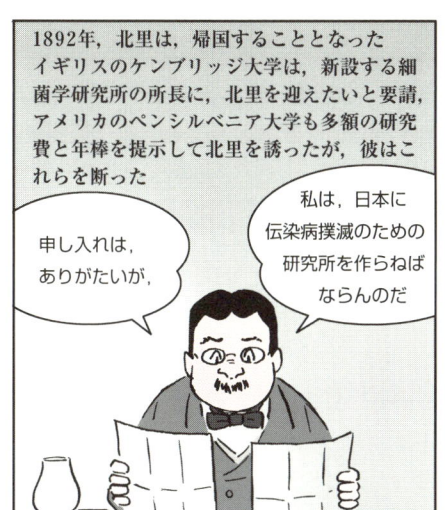

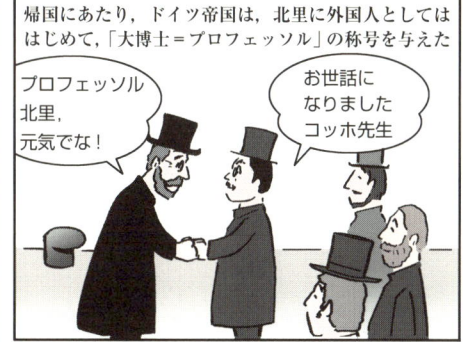

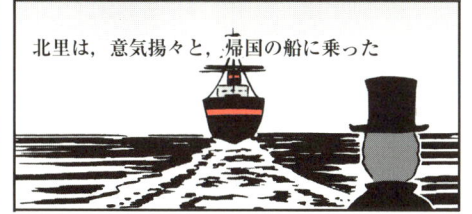

1892年、北里は、帰国することとなった
イギリスのケンブリッジ大学は、新設する細菌学研究所の所長に、北里を迎えたいと要請、アメリカのペンシルベニア大学も多額の研究費と年棒を提示して北里を誘ったが、彼はこれらを断った

申し入れは、ありがたいが、

私は、日本に伝染病撲滅のための研究所を作らねばならんのだ

帰国にあたり、ドイツ帝国は、北里に外国人としてははじめて、「大博士＝プロフェッソル」の称号を与えた

プロフェッソル北里、元気でな！

お世話になりましたコッホ先生

北里は、意気揚々と、帰国の船に乗った

第40話 北里柴三郎 ②

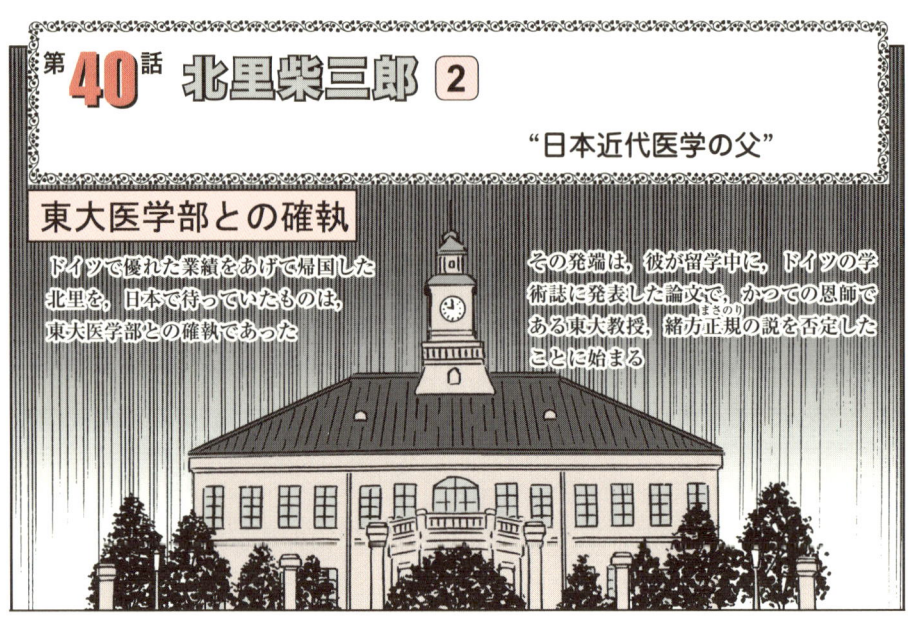

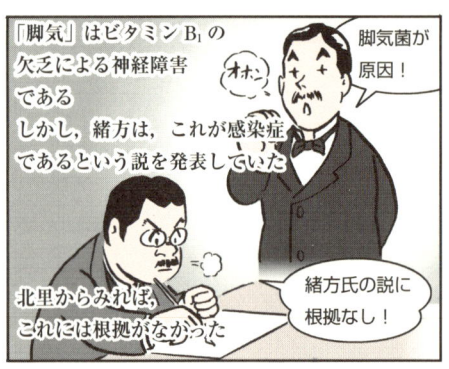

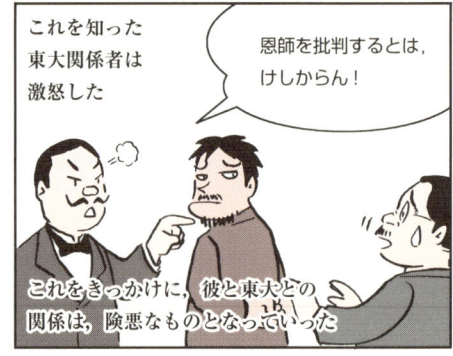

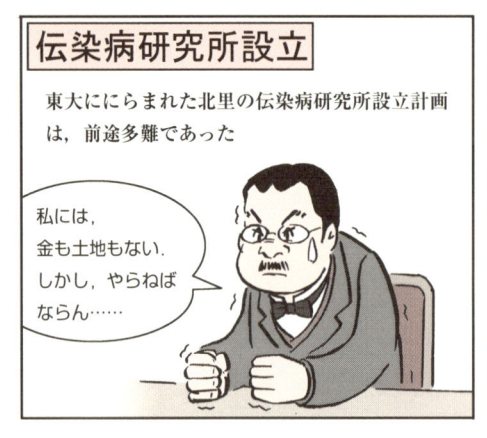

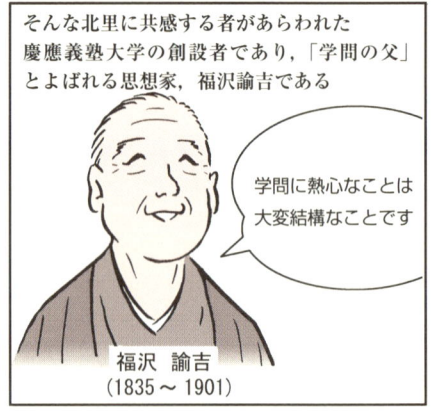

"日本近代医学の父"

東大医学部との確執

ドイツで優れた業績をあげて帰国した北里を，日本で待っていたものは，東大医学部との確執であった

その発端は，彼が留学中に，ドイツの学術誌に発表した論文で，かつての恩師である東大教授，緒方正規の説を否定したことに始まる

「脚気」はビタミンB_1の欠乏による神経障害である
しかし，緒方は，これが感染症であるという説を発表していた

脚気菌が原因！　オホン

北里からみれば，これには根拠がなかった

緒方氏の説に根拠なし！

これを知った東大関係者は激怒した

恩師を批判するとは，けしからん！

これをきっかけに，彼と東大との関係は，険悪なものとなっていった

伝染病研究所設立

東大ににらまれた北里の伝染病研究所設立計画は，前途多難であった

私には，金も土地もない．しかし，やらねばならん……

そんな北里に共感する者があらわれた
慶應義塾大学の創設者であり，「学問の父」とよばれる思想家，福沢諭吉である

学問に熱心なことは大変結構なことです

福沢 諭吉
（1835〜1901）

福沢は，日本が西欧諸国と並ぶ近代国家となるために一番大切なことは，学問で国を興すことだと考えていた

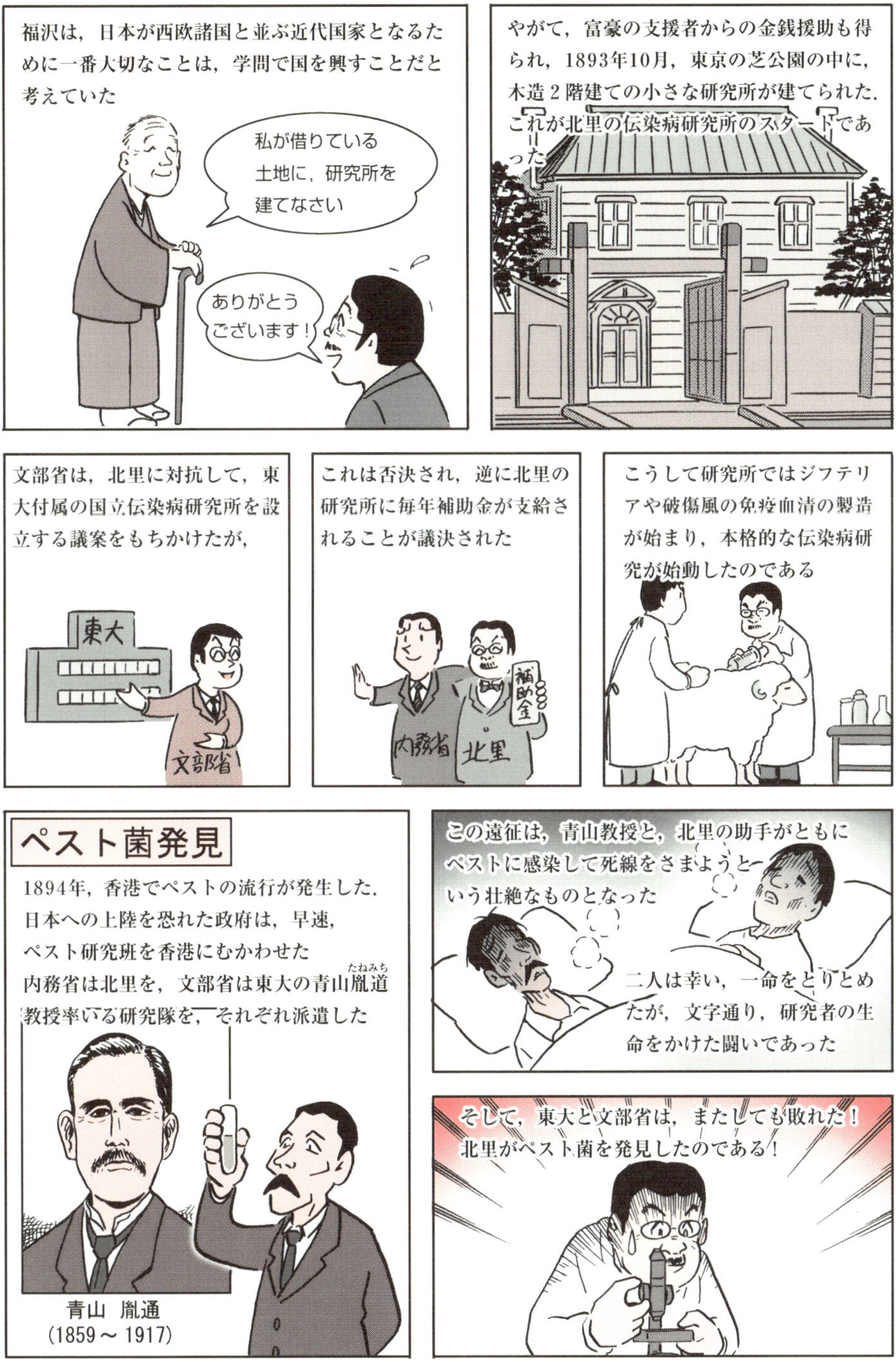

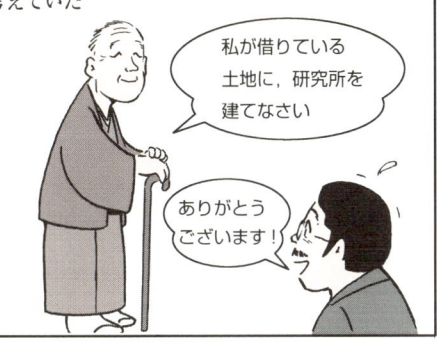

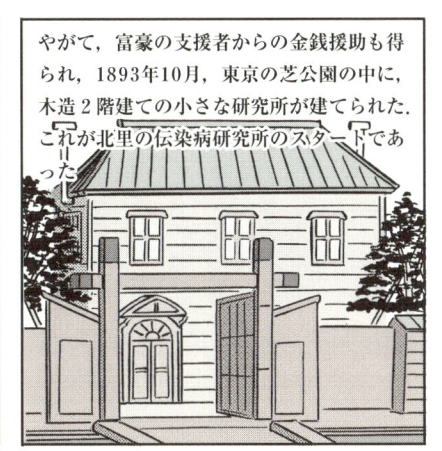

「私が借りている土地に，研究所を建てなさい」

「ありがとうございます！」

やがて，富豪の支援者からの金銭援助も得られ，1893年10月，東京の芝公園の中に，木造2階建ての小さな研究所が建てられた．これが北里の伝染病研究所のスタートであった

文部省は，北里に対抗して，東大付属の国立伝染病研究所を設立する議案をもちかけたが，

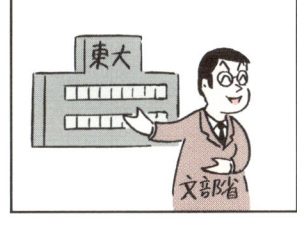

これは否決され，逆に北里の研究所に毎年補助金が支給されることが議決された

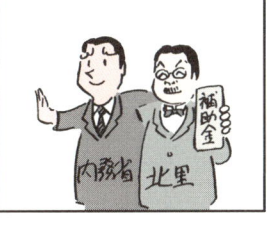

こうして研究所ではジフテリアや破傷風の免疫血清の製造が始まり，本格的な伝染病研究が始動したのである

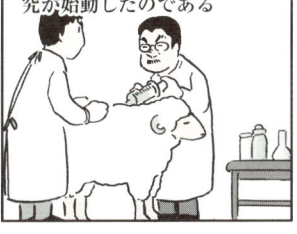

ペスト菌発見

1894年，香港でペストの流行が発生した．日本への上陸を恐れた政府は，早速，ペスト研究班を香港にむかわせた．内務省は北里を，文部省は東大の青山胤通（たねみち）教授率いる研究隊を，それぞれ派遣した

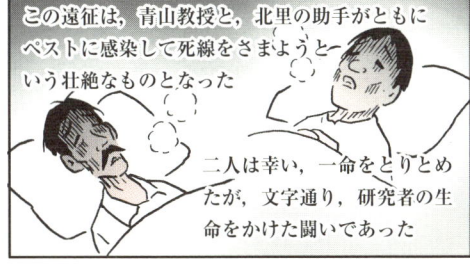

青山 胤通
(1859〜1917)

この遠征は，青山教授と，北里の助手がともにペストに感染して死線をさまようという壮絶なものとなった

二人は幸い，一命をとりとめたが，文字通り，研究者の生命をかけた闘いであった

そして，東大と文部省は，またしても敗れた！北里がペスト菌を発見したのである！

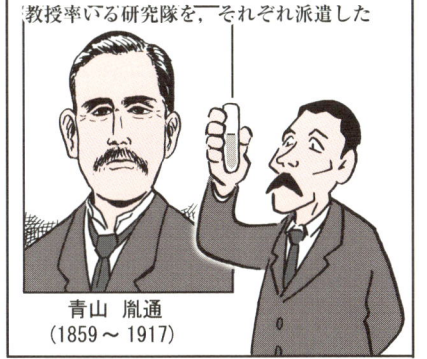

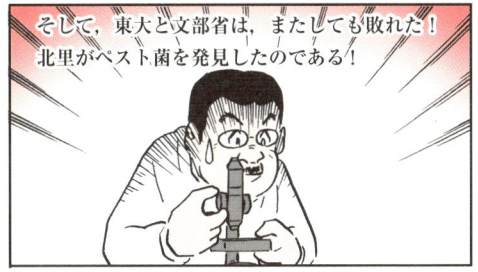

北里の報告は，ただちに「ランセット」誌に発表された
しかし同じ頃，フランス　パスツール研究所のスイス人研究者，アレクサンダー・イェルサンもまた，ペスト菌を発見していた

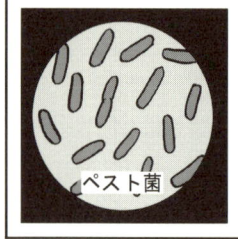

現在，ペスト菌は，イェルサンの名をとって Yersinia pestis と呼ばれているが，北里は，イェルサンと同時期にペスト菌を発見した学者として，国際的に認められている

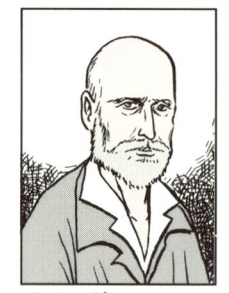

ペスト菌

アレクサンダー・イェルサン
(1863 〜 1943)

1895年，伝染病研究所は，芝の愛宕町に移転した．その後研究所の事業は，内務省に移されて国立となり，北里は，国立研究所の所長となった

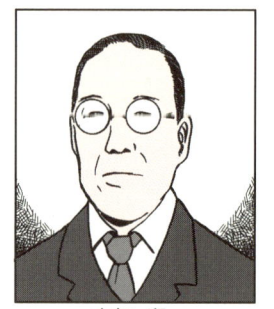

志賀 潔
(1871 〜 1957)

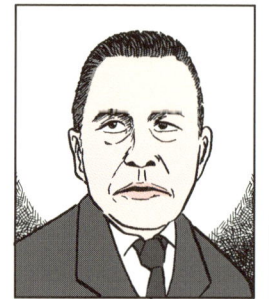

秦 佐八郎
(1873 〜 1938)

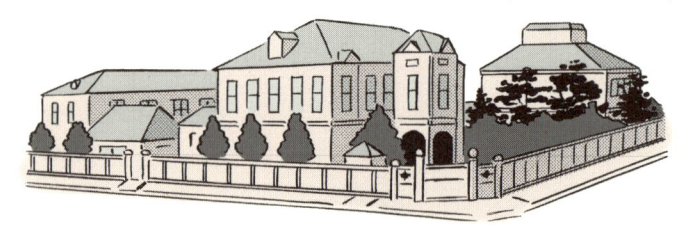

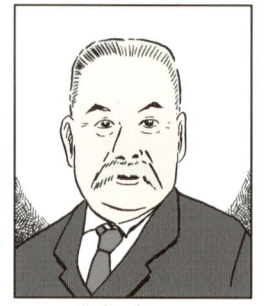

北島 多一
(1870 〜 1956)

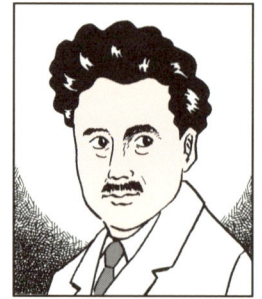

野口 英世
(1876 〜 1928)

やがて伝染病研究所は，赤痢菌を発見した志賀潔，梅毒の治療薬，サルバルサンを開発した秦佐八郎，ハブ咬傷の血清療法を開発した北島多一，黄熱病の研究で有名な野口英世など，世界的な業績をあげる医学者たちを次々と輩出していったのである

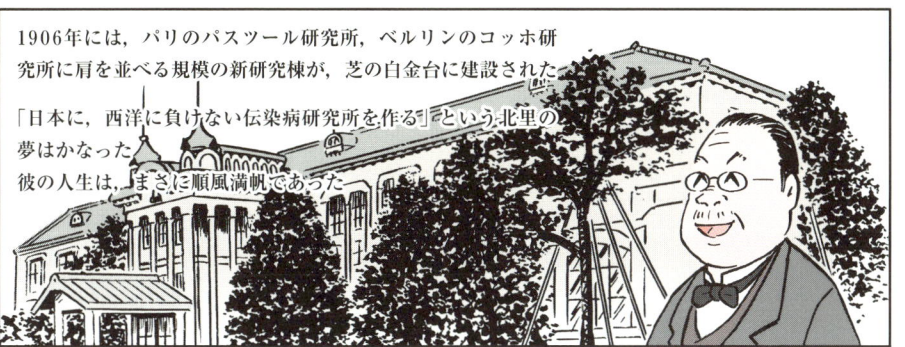

1906年には，パリのパスツール研究所，ベルリンのコッホ研究所に肩を並べる規模の新研究棟が，芝の白金台に建設された．

「日本に，西洋に負けない伝染病研究所を作る」という北里の夢はかなった．

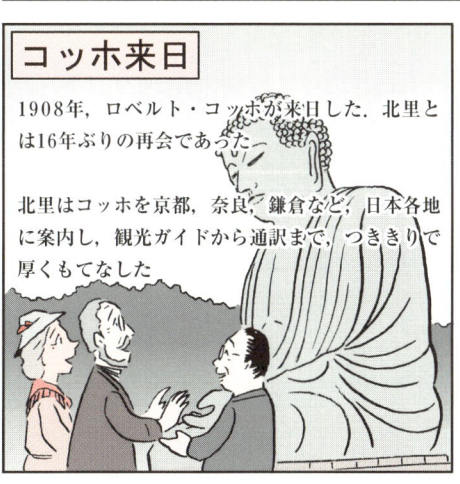

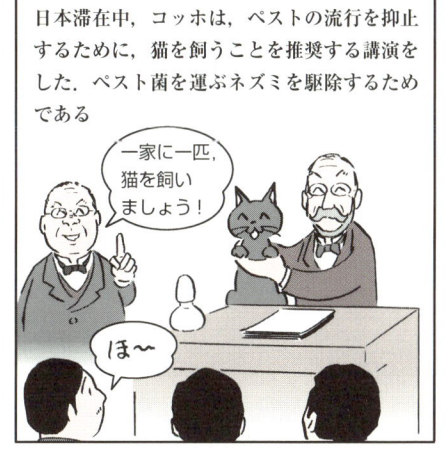

彼の人生は，まさに順風満帆であった．

コッホ来日

1908年，ロベルト・コッホが来日した．北里とは16年ぶりの再会であった．

北里はコッホを京都，奈良，鎌倉など，日本各地に案内し，観光ガイドから通訳まで，つききりで厚くもてなした

日本滞在中，コッホは，ペストの流行を抑止するために，猫を飼うことを推奨する講演をした．ペスト菌を運ぶネズミを駆除するためである

一家に一匹，猫を飼いましょう！

ほ〜

実際，中世のヨーロッパでは「魔女狩り」のさい，魔女の手下とされた猫も大虐殺されたため，ネズミが大量発生し，ペストが蔓延した歴史もあった

魔物を払おうとして，かえって災厄をまきちらしてしまう——「魔女狩り」とは，そんなものだ

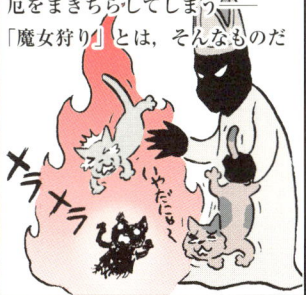

これをうけて，政府は家猫を増やす政策をとり，ペストの上陸地である横浜では，飼い猫の支援金制度まで整えられた

翌年には，ハンブルグなどから15,000匹もの猫が輸入され，わが国の飼い猫は一挙に増えた．抗生物質の無い時代，明治政府は猫の手も借りたい思いだったのだ

にゃんにゃんにゃにゃ〜ん

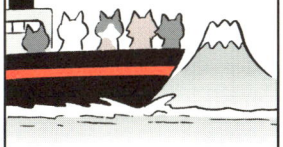

2年後，コッホは世を去った

北里は，研究所に「コッホ神社」という社を建てて，彼の御霊を祀ったのである

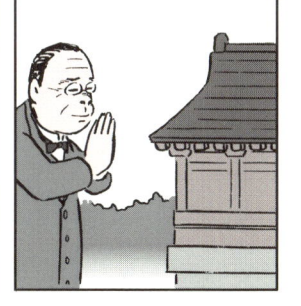

北里研究所設立

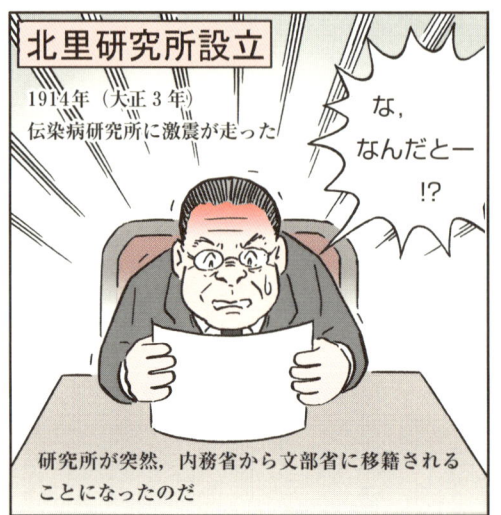

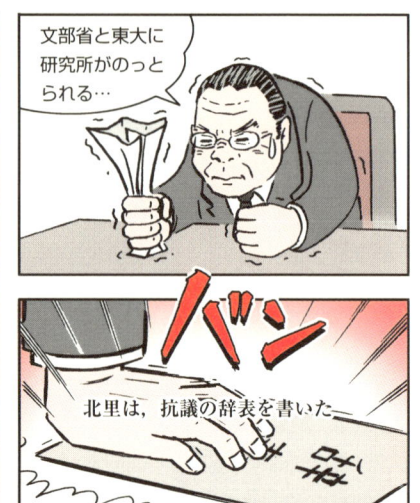

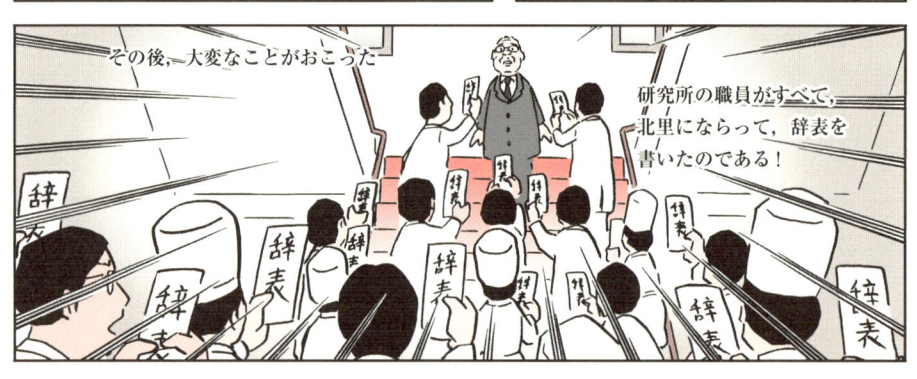

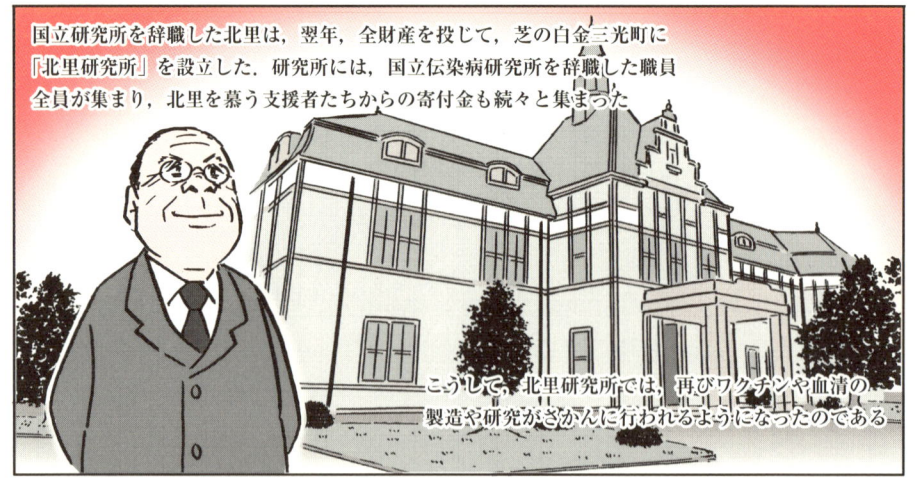

1914年（大正3年）伝染病研究所に激震が走った

な，なんだとー！？

研究所が突然，内務省から文部省に移籍されることになったのだ

文部省と東大に研究所がのっとられる…

北里は，抗議の辞表を書いた

その後，大変なことがおこった

研究所の職員がすべて，北里にならって，辞表を書いたのである！

国立研究所を辞職した北里は，翌年，全財産を投じて，芝の白金三光町に『北里研究所』を設立した．研究所には，国立伝染病研究所を辞職した職員全員が集まり，北里を慕う支援者たちからの寄付金も続々と集まった

こうして，北里研究所では，再びワクチンや血清の製造や研究がさかんに行われるようになったのである

慶應義塾大学医学部

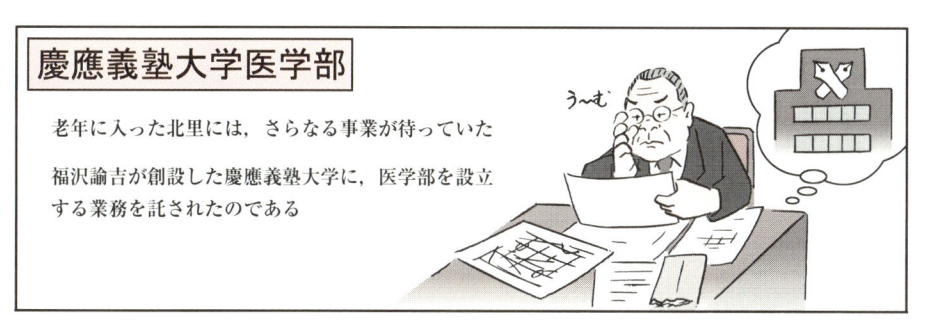

老年に入った北里には，さらなる事業が待っていた

福沢諭吉が創設した慶應義塾大学に，医学部を設立する業務を託されたのである

福沢は，北里が研究所を設立する時，はじめに助力をしてくれた人物であった

「私の土地に研究所を建てなさい」

今度は，北里が，その恩に報いる番だ

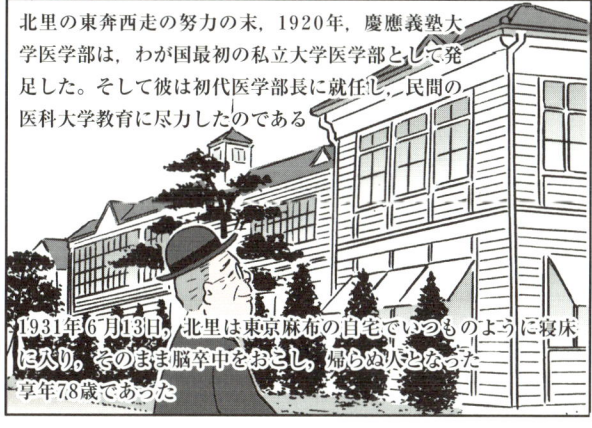

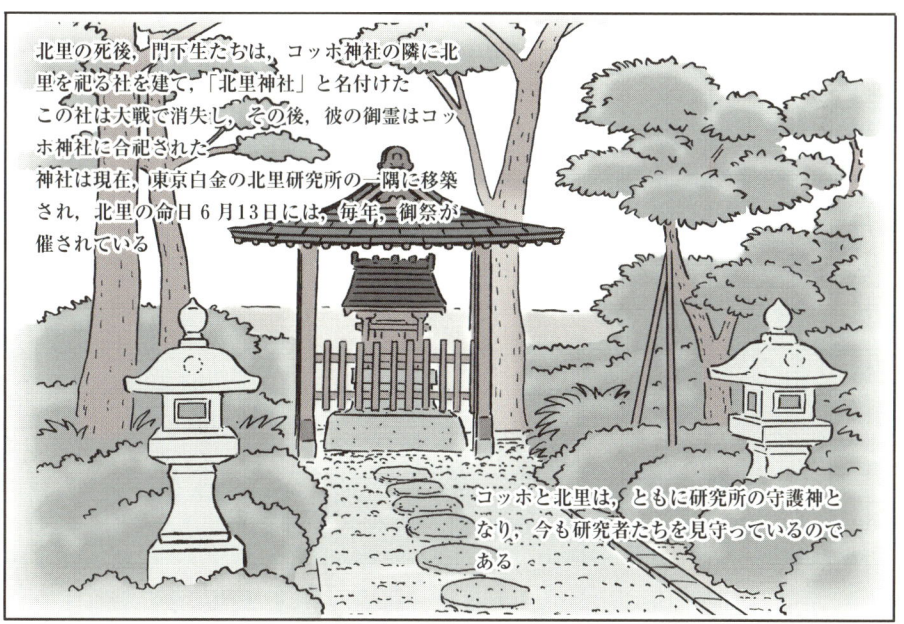

北里の東奔西走の努力の末，1920年，慶應義塾大学医学部は，わが国最初の私立大学医学部として発足した。そして彼は初代医学部長に就任し，民間の医科大学教育に尽力したのである

1931年6月13日，北里は東京麻布の自宅でいつものように寝床に入り，そのまま脳卒中をおこし，帰らぬ人となった 享年78歳であった

北里の死後，門下生たちは，コッホ神社の隣に北里を祀る社を建て，「北里神社」と名付けた
この社は大戦で消失し，その後，彼の御霊はコッホ神社に合祀された
神社は現在，東京白金の北里研究所の一隅に移築され，北里の命日6月13日には，毎年，御祭が催されている

コッホと北里は，ともに研究所の守護神となり，今も研究者たちを見守っているのである

第41話 野口英世 ①

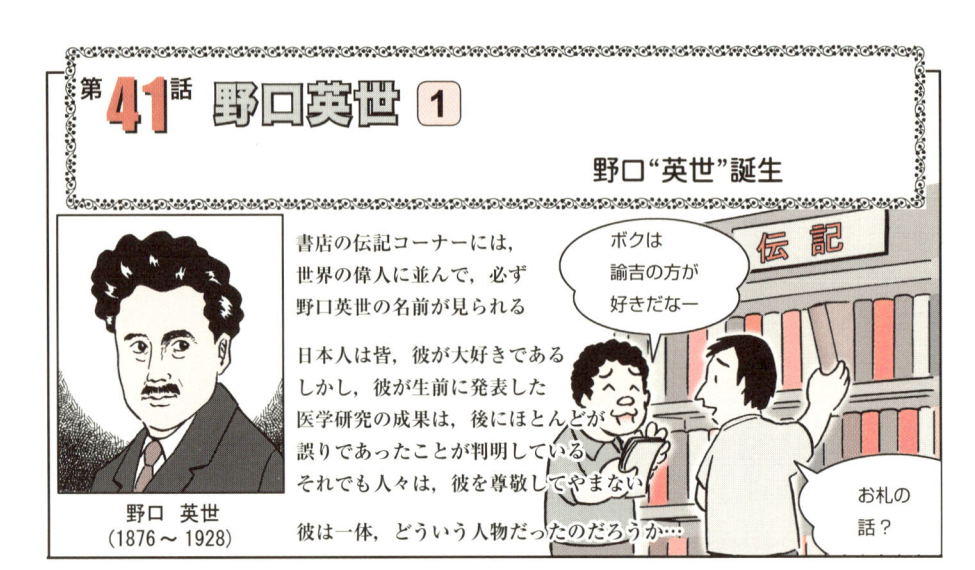

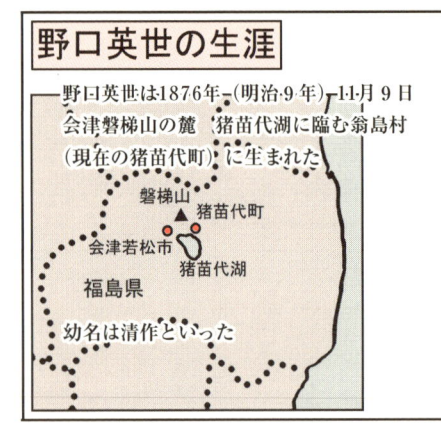

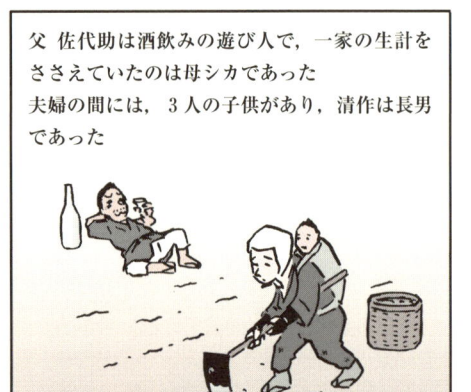

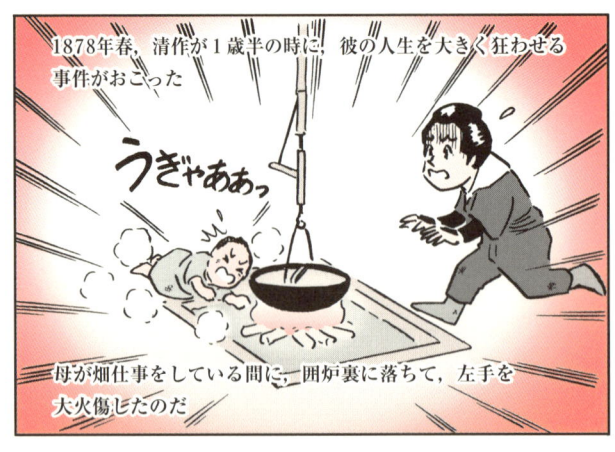

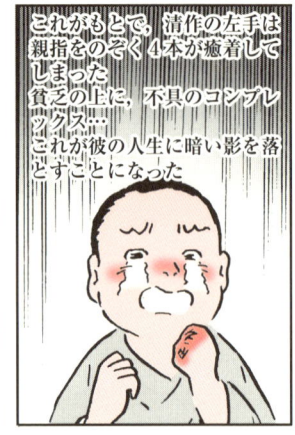

野口"英世"誕生

書店の伝記コーナーには，世界の偉人に並んで，必ず野口英世の名前が見られる

日本人は皆，彼が大好きである
しかし，彼が生前に発表した医学研究の成果は，後にほとんどが誤りであったことが判明している
それでも人々は，彼を尊敬してやまない

彼は一体，どういう人物だったのだろうか…

野口 英世
（1876～1928）

ボクは諭吉の方が好きだなー

お札の話？

野口英世の生涯

野口英世は1876年（明治9年）11月9日
会津磐梯山の麓，猪苗代湖に臨む翁島村
（現在の猪苗代町）に生まれた

磐梯山　猪苗代町
会津若松市　猪苗代湖
福島県

幼名は清作といった

父 佐代助は酒飲みの遊び人で，一家の生計をささえていたのは母シカであった
夫婦の間には，3人の子供があり，清作は長男であった

1878年春，清作が1歳半の時に，彼の人生を大きく狂わせる事件がおこった

うぎゃああっ

母が畑仕事をしている間に，囲炉裏に落ちて，左手を大火傷したのだ

これがもとで，清作の左手は親指をのぞく4本が癒着してしまった
貧乏の上に，不具のコンプレックス…
これが彼の人生に暗い影を落とすことになった

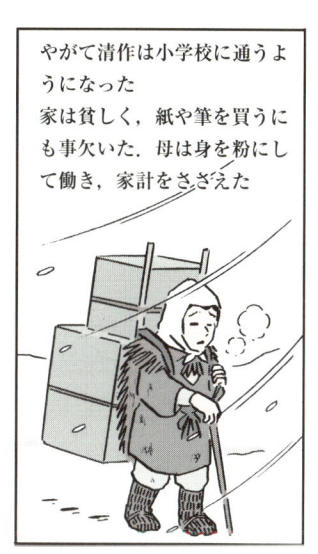

やがて清作は小学校に通うようになった
家は貧しく，紙や筆を買うにも事欠いた．母は身を粉にして働き，家計をささえた

しかし，学校は彼にとって居心地のよいところではなかった
同級生にいじめられるからだ

やーい
手ん棒*ー

＊棒のようになった左手をからかう表現

登校拒否となった清作に母はこうさとした

お前は，こんな体だからこそ，他人に負けないために，しっかり勉強しなくちゃいけないんだよ！

やがて彼は，学校一の秀才として知られるようになった

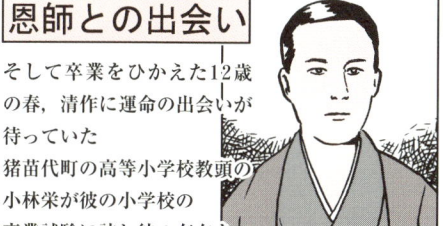

恩師との出会い

そして卒業をひかえた12歳の春，清作に運命の出会いが待っていた
猪苗代町の高等小学校教頭の小林栄が彼の小学校の卒業試験に訪れ彼の存在を知ったのだ

小林 栄
（1860 ～ 1940）

君は，ずいぶん優秀な成績だけど，その左手は，どうしたんだい？

実は…

清作は，自分の生い立ちを語った

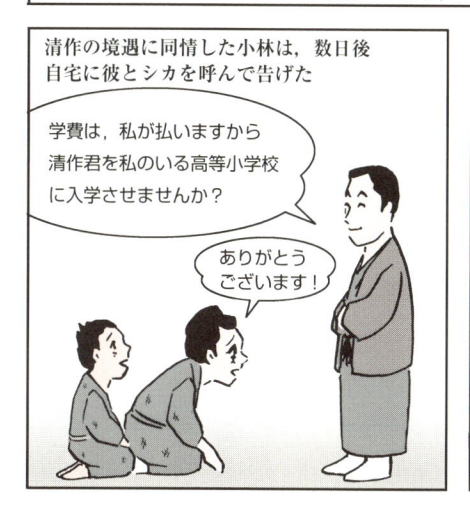

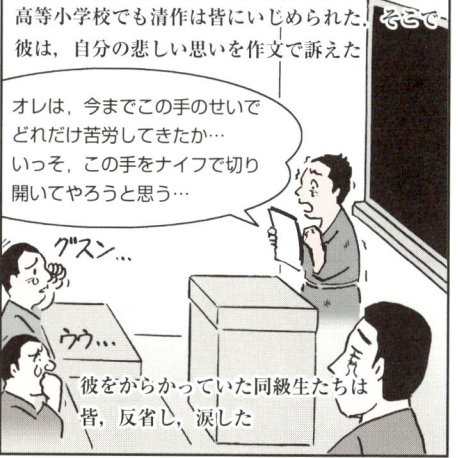

清作の境遇に同情した小林は，数日後自宅に彼とシカを呼んで告げた

学費は，私が払いますから清作君を私のいる高等小学校に入学させませんか？

ありがとうございます！

高等小学校でも清作は皆にいじめられた．彼は，自分の悲しい思いを作文で訴えた

オレは，今までこの手のせいでどれだけ苦労してきたか…
いっそ，この手をナイフで切り開いてやろうと思う…

そこで

グスン…

ウウ…

彼をからかっていた同級生たちは皆，反省し，涙した

教員も，彼を気の毒に思った

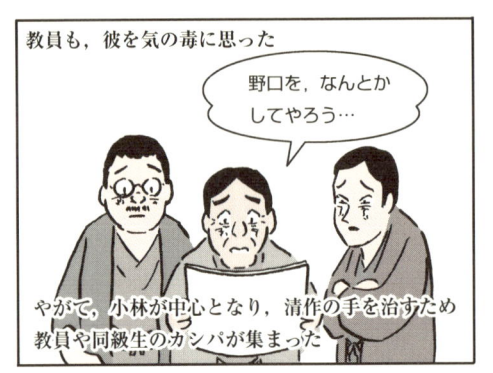

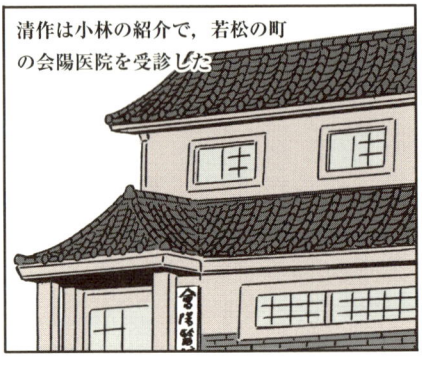

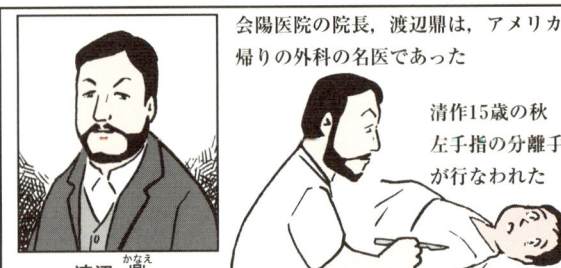

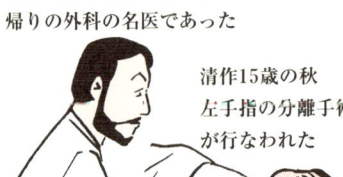

「野口を，なんとかしてやろう…」

やがて，小林が中心となり，清作の手を治すため教員や同級生のカシパが集まった

清作は小林の紹介で，若松の町の会陽医院を受診した

会陽医院の院長，渡辺鼎は，アメリカ帰りの外科の名医であった

清作15歳の秋 左手指の分離手術が行なわれた

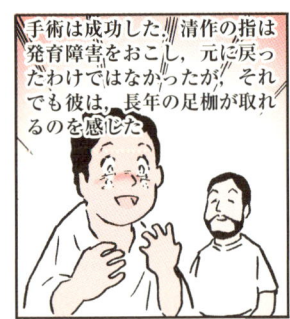

渡辺 鼎（かなえ）
（1858〜1932）

手術は成功した．清作の指は発育障害をおこし，元に戻ったわけではなかったが，それでも彼は，長年の足枷が取れるのを感じた

医学というもののすばらしさに感動した清作は，医者になろうと心に決めた

当時，医者になるにはふたつの方法があった．官立の医学校を卒業するか，医術開業試験に合格するかである．後者は大学入試よりはるかに難しかったが，野口家に，医学校の学費は払えない

清作は働きながら医師開業試験の勉強をすることにした

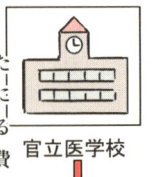

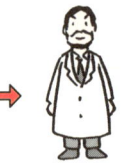

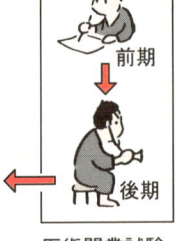

官立医学校 → 医師 ← 医術開業試験（前期／後期）

そこで彼は，手術をしてくれた渡辺医師の書生となり

住み込みで働きながら，医学・英語・独語・仏語を，ほとんど独学で学んだ

「ナポレオンは，1日に3時間しか寝なかった！オレもやるぞー！」

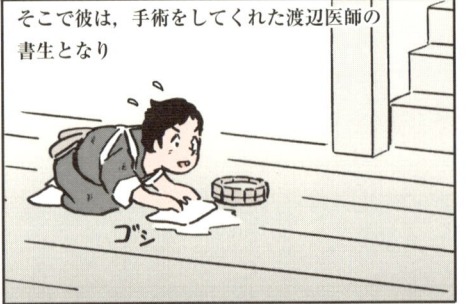

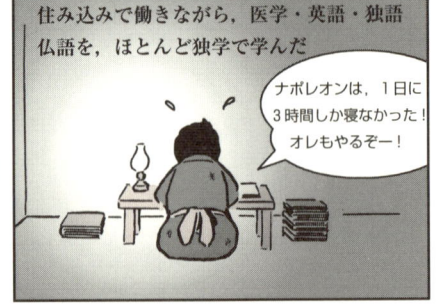

250

ここで清作は，さらなる支援者と出会った
東京の高山歯科医学院（現在の東京歯科大学）の
幹事である歯科医　血脇守之助である
血脇は会津への出張診療のおり，渡辺医師
のもとを訪れ，秀才野口清作を知った

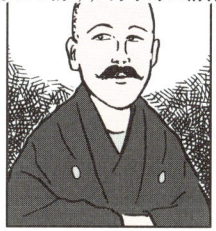

血脇 守之助
（1870 〜 1947）

おどろいたな！ 君は，フランス語の病理学書を原書で読んでいるのか!!

「上京したら，うちに訪ねて来なさい」血脇は清作に言い残して東京に戻った

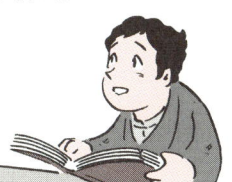

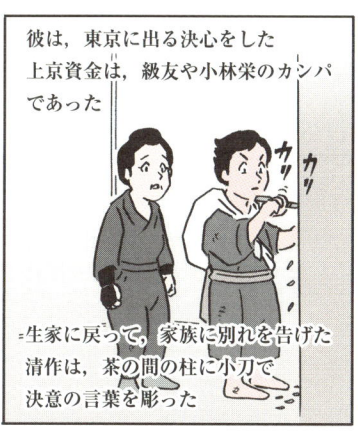

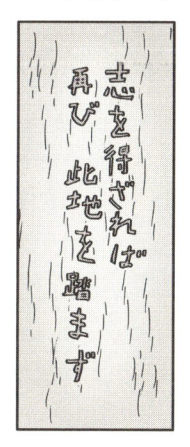

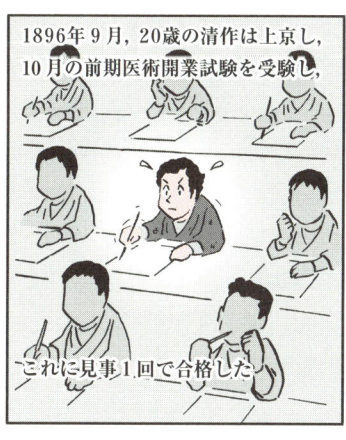

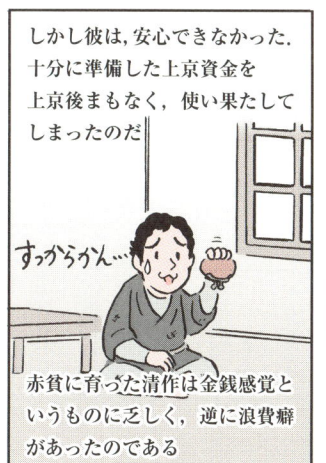

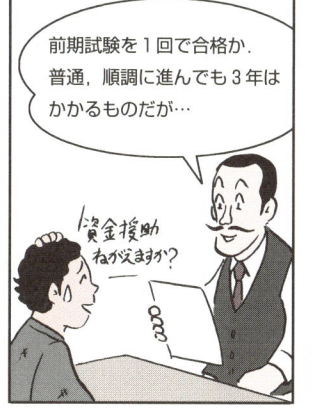

彼は，東京に出る決心をした
上京資金は，級友や小林栄のカンパであった

生家に戻って，家族に別れを告げた
清作は，茶の間の柱に小刀で
決意の言葉を彫った

志を得ざれば再び此地を踏まず

1896年9月，20歳の清作は上京し，10月の前期医術開業試験を受験し，

これに見事1回で合格した

しかし彼は，安心できなかった．
十分に準備した上京資金を
上京後まもなく，使い果たして
しまったのだ

すっからかん…

赤貧に育った清作は金銭感覚というものに乏しく，逆に浪費癖があったのである

そこで清作は，血脇を訪ねた

前期試験を1回で合格か．
普通，順調に進んでも3年は
かかるものだが…

資金援助ねがえますか？

血脇は清作に学校の用務員の職を与え，生活費を支援することにした

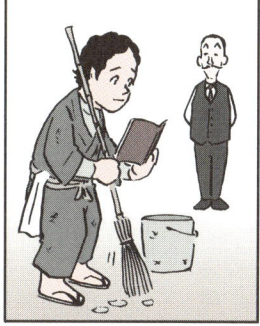

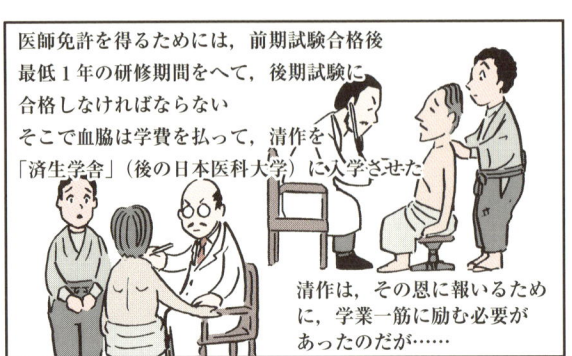

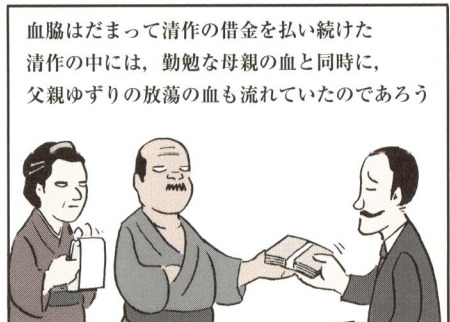

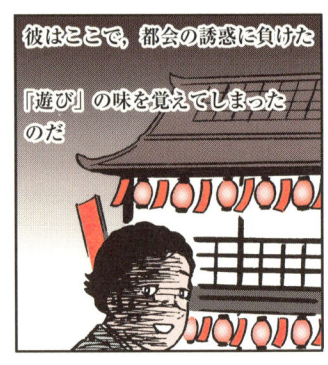

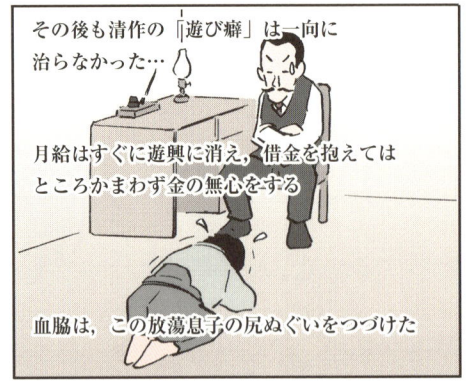

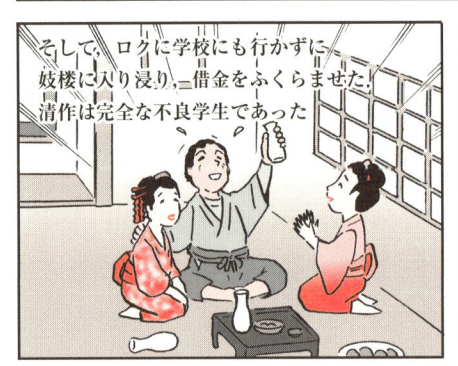

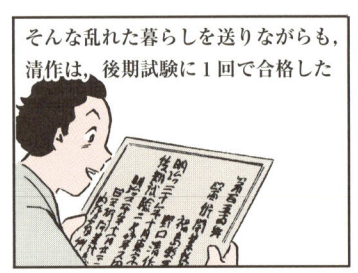

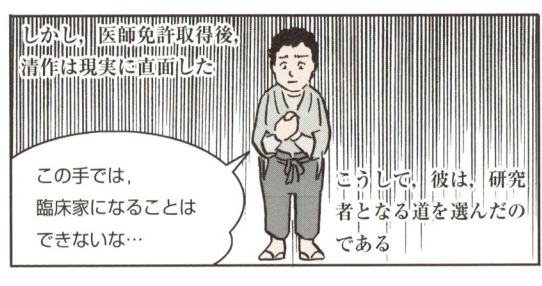

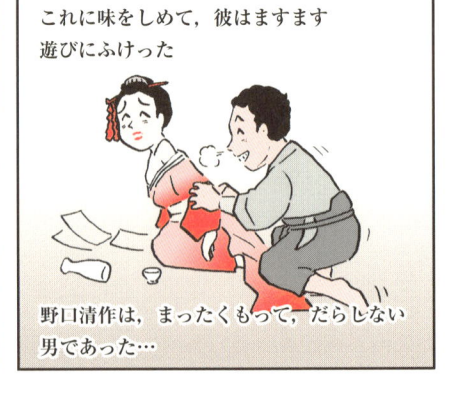

医師免許を得るためには，前期試験合格後最低1年の研修期間をへて，後期試験に合格しなければならない
そこで血脇は学費を払って，清作を「済生学舎」(後の日本医科大学) に入学させた

清作は，その恩に報いるために，学業一筋に励む必要があったのだが……

彼はここで，都会の誘惑に負けた「遊び」の味を覚えてしまったのだ

そして，ロクに学校にも行かずに妓楼に入り浸り，借金をふくらませた。清作は完全な不良学生であった

血脇はだまって清作の借金を払い続けた
清作の中には，勤勉な母親の血と同時に，父親ゆずりの放蕩の血も流れていたのであろう

そんな乱れた暮らしを送りながらも，清作は，後期試験に1回で合格した

しかし，医師免許取得後，清作は現実に直面した

この手では，臨床家になることはできないな…

こうして，彼は，研究者となる道を選んだのである

その後も清作の「遊び癖」は一向に治らなかった…

月給はすぐに遊興に消え，借金を抱えてはところかまわず金の無心をする

血脇は，この放蕩息子の尻ぬぐいをつづけた

これに味をしめて，彼はますます遊びにふけった

野口清作は，まったくもって，だらしない男であった…

しかし，彼は研究者としての夢を捨てたわけではなかった
当時は，ドイツのコッホ，フランスのパスツールによって確立された細菌学の進歩が，世界の注目を集めていた時代であった
清作は，紆余曲折の末，北里柴三郎が所長をつとめる伝染病研究所の助手のポストを得た
しかし，ここは彼にとって，非常にフラストレーションのたまる職場であった

北里柴三郎
(1853 ～ 1931)

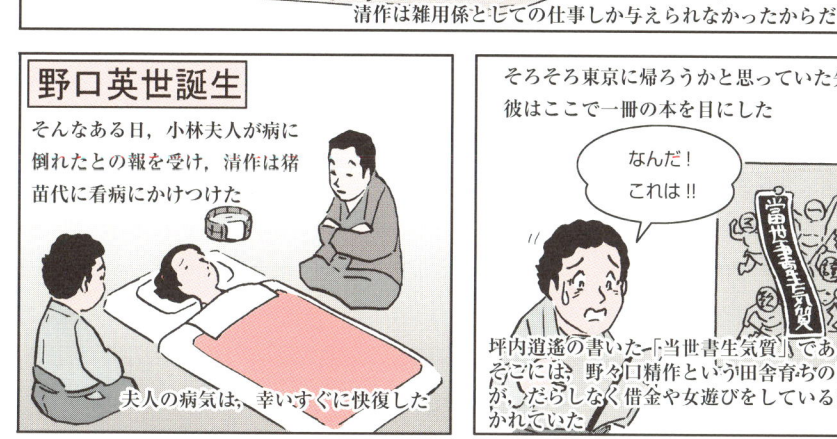

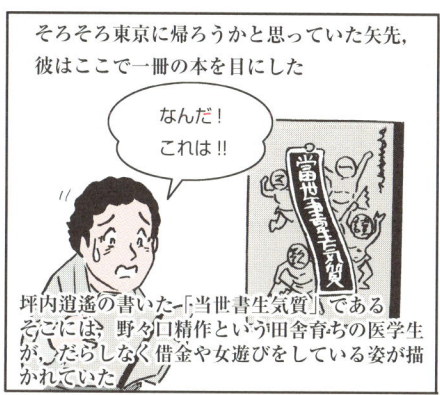

研究所は帝大出身のエリート研究者が多く，大学を出ていない清作は雑用係としての仕事しか与えられなかったからだ

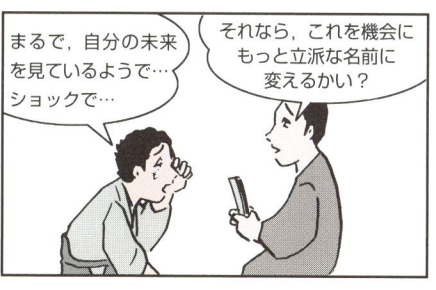

野口英世誕生

そんなある日，小林夫人が病に倒れたとの報を受け，清作は猪苗代に看病にかけつけた

夫人の病気は，幸いすぐに快復した

そろそろ東京に帰ろうかと思っていた矢先，彼はここで一冊の本を目にした

なんだ！
これは!!

坪内逍遙の書いた「当世書生気質」である
そこには，野々口精作という田舎育ちの医学生が，だらしなく借金や女遊びをしている姿が描かれていた

まるで，自分の未来を見ているようで…
ショックで…

それなら，これを機会にもっと立派な名前に変えるかい？

これはどうだろう？
「英」はわが小林家に代々伝わる名乗り，
「世」は「広い」という意味を持つ

医者の「英雄」になって「世界」に名を残すという思いを込めたんだが

英世

野口英世
……

こうして，野口英世が誕生した
野口21歳の時であった

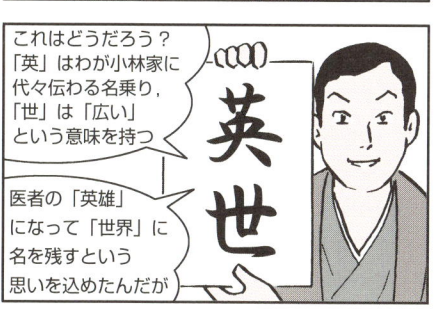

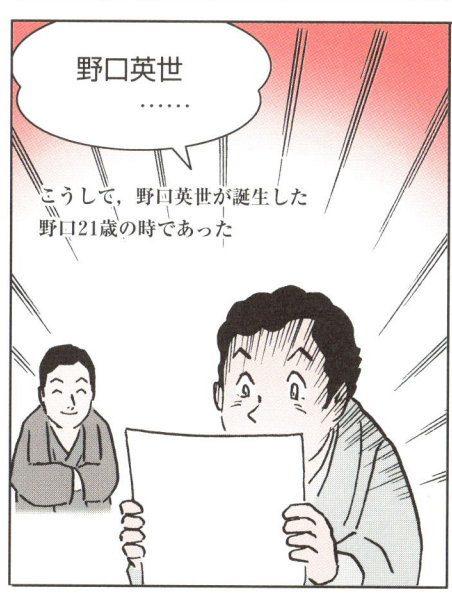

第42話 野口英世 ②

"私にはわからない"

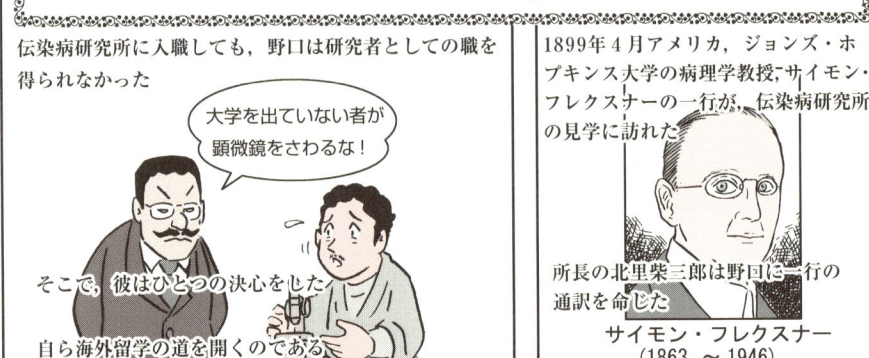

伝染病研究所に入職しても，野口は研究者としての職を得られなかった

「大学を出ていない者が顕微鏡をさわるな！」

そこで，彼はひとつの決心をした

自ら海外留学の道を開くのである

1899年4月アメリカ，ジョンズ・ホプキンス大学の病理学教授，サイモン・フレクスナーの一行が，伝染病研究所の見学に訪れた

所長の北里柴三郎は野口に一行の通訳を命じた

サイモン・フレクスナー（1863 ～ 1946）

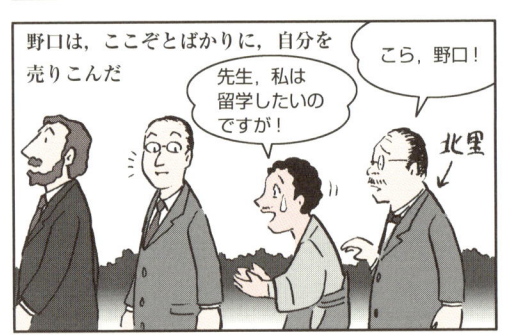

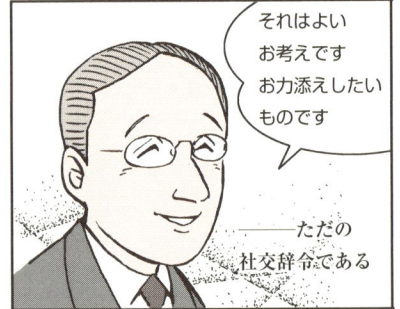

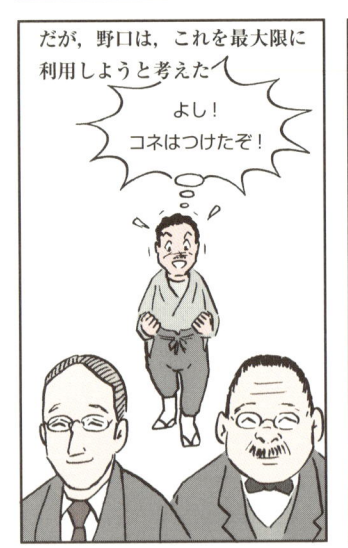

野口は，ここぞとばかりに，自分を売りこんだ

「先生，私は留学したいのですが！」

「こら，野口！」

北里

「それはよいお考えですお力添えしたいものです」

――ただの社交辞令である

だが，野口は，これを最大限に利用しようと考えた

「よし！コネはつけたぞ！」

血脇の知人に，野口を娘の婿養子にと望む，裕福な老婦人がいた

野口は，「帰国後，必ず娘と結婚するから」と，彼女から結納金として，海外渡航費300円をせしめた

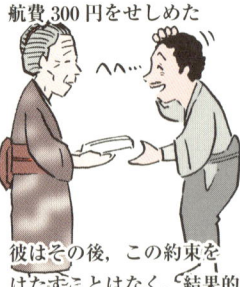

彼はその後，この約束をはたすことはなく，結果的には結婚詐欺であった

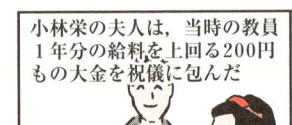

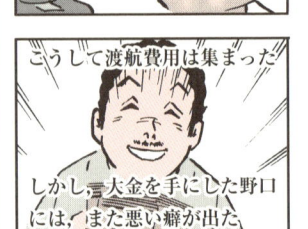

小林栄の夫人は，当時の教員1年分の給料を上回る200円もの大金を祝儀に包んだ

こうして渡航費用は集まった

しかし，大金を手にした野口には，また悪い癖が出た

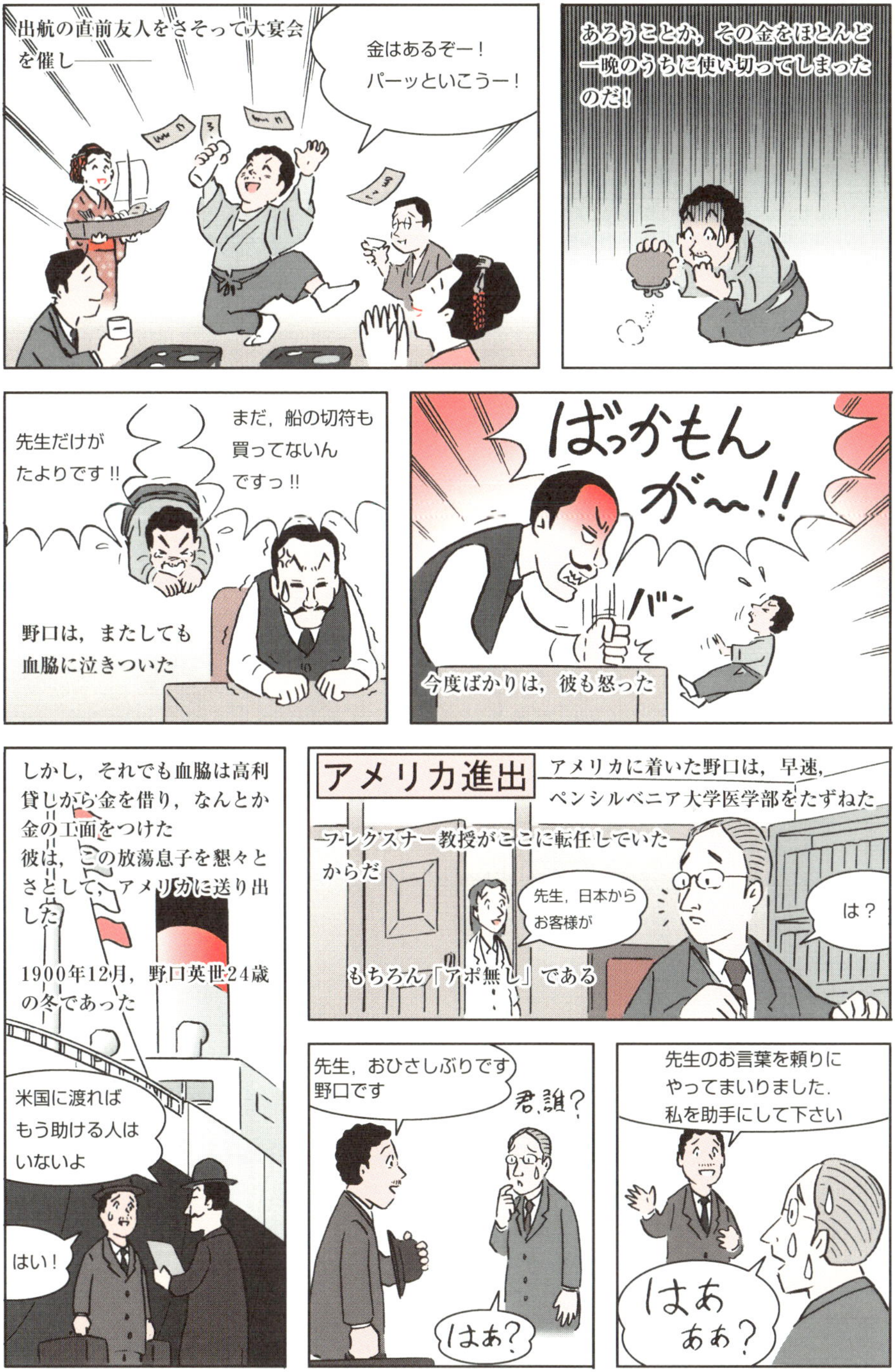

出航の直前友人をさそって大宴会を催し――――
金はあるぞー！
パーッといこうー！
あろうことか，その金をほとんど一晩のうちに使い切ってしまったのだ！
先生だけがたよりです!!
まだ，船の切符も買ってないんですっ!!
野口は，またしても血脇に泣きついた
ばっかもんが～!!
バン
今度ばかりは，彼も怒った
しかし，それでも血脇は高利貸しから金を借り，なんとか金の工面をつけた
彼は，この放蕩息子を懇々とさとして，アメリカに送り出した
1900年12月，野口英世24歳の冬であった
米国に渡ればもう助ける人はいないよ
はい！
アメリカ進出
アメリカに着いた野口は，早速，ペンシルベニア大学医学部をたずねた
フレクスナー教授がここに転任していたからだ
先生，日本からお客様が
は？
もちろん「アポ無し」である
先生，おひさしぶりです野口です
君，誰？
はあ？
先生のお言葉を頼りにやってまいりました．私を助手にして下さい
はあ　ああ？

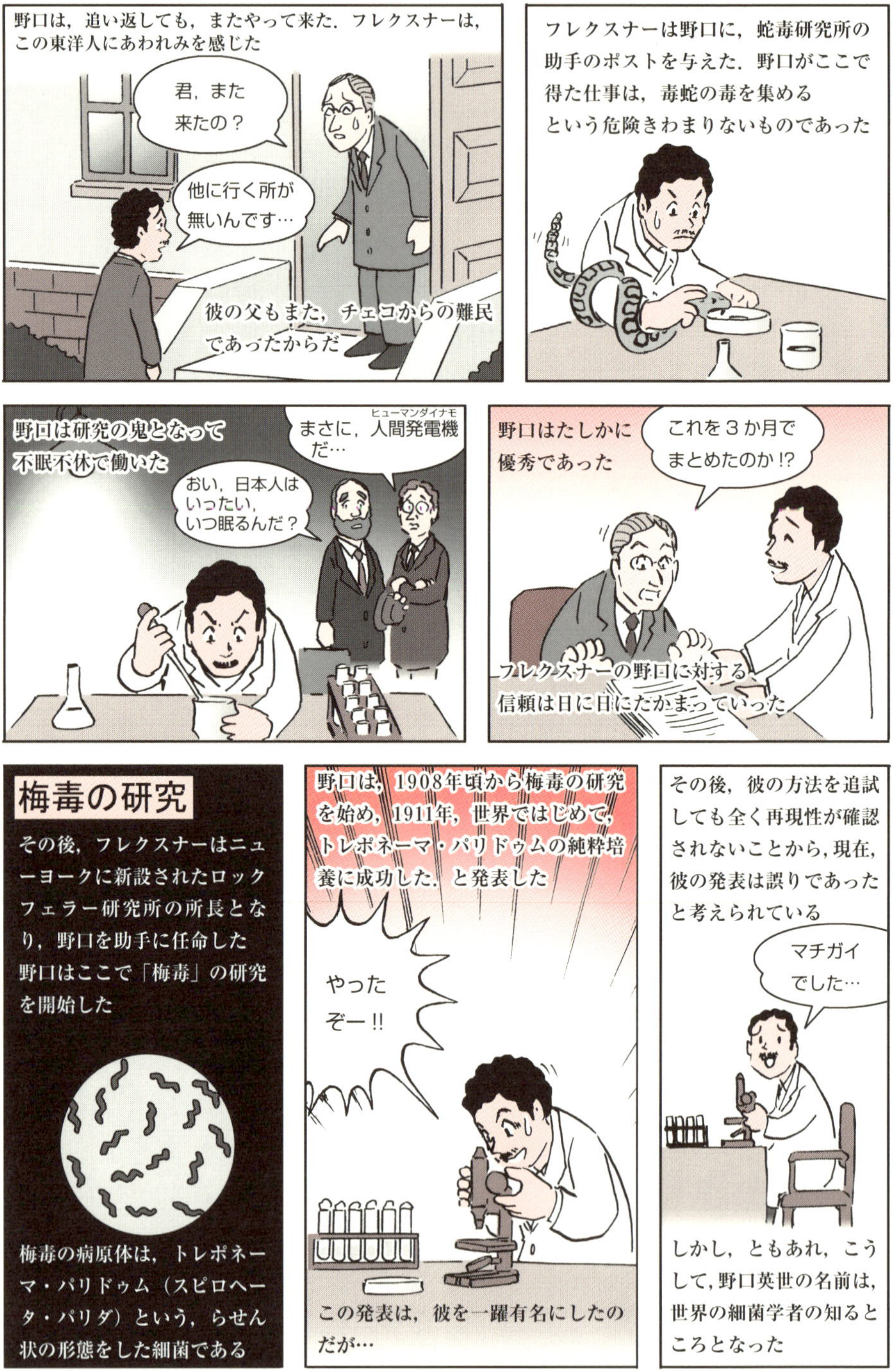
野口は，追い返しても，またやって来た．フレクスナーは，この東洋人にあわれみを感じた
君，また来たの？
他に行く所が無いんです…
彼の父もまた，チェコからの難民であったからだ
フレクスナーは野口に，蛇毒研究所の助手のポストを与えた．野口がここで得た仕事は，毒蛇の毒を集めるという危険きわまりないものであった
野口は研究の鬼となって不眠不休で働いた
まさに，人間発電機（ヒューマンダイナモ）だ…
おい，日本人はいったい，いつ眠るんだ？
野口はたしかに優秀であった
これを３か月でまとめたのか !?
フレクスナーの野口に対する信頼は日に日にたかまっていった
梅毒の研究
その後，フレクスナーはニューヨークに新設されたロックフェラー研究所の所長となり，野口を助手に任命した
野口はここで「梅毒」の研究を開始した
梅毒の病原体は，トレポネーマ・パリドゥム（スピロヘータ・パリダ）という，らせん状の形態をした細菌である
野口は，1908年頃から梅毒の研究を始め，1911年，世界ではじめて，トレポネーマ・パリドゥムの純粋培養に成功した，と発表した
やったぞー !!
この発表は，彼を一躍有名にしたのだが…
その後，彼の方法を追試しても全く再現性が確認されないことから，現在，彼の発表は誤りであったと考えられている
マチガイでした…
しかし，ともあれ，こうして，野口英世の名前は，世界の細菌学者の知るところとなった

この年，彼は米国で知り会った6歳年下のアイルランド系アメリカ人，メリー・ダージスと結婚した．そして新婚生活に酔う暇もなく，次なる研究に入った

それは，精神病と梅毒との関連の証明であった

トレポネーマは，長い潜伏期をへて，ヒトの中枢神経を冒す当時の「精神疾患」の約半数はこうした神経梅毒によるものだった

しかし，その頃は誰も梅毒と精神疾患の因果関係の証明には成功していなかった

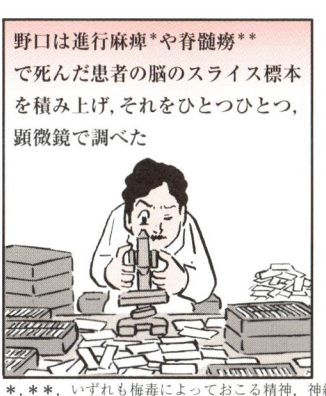

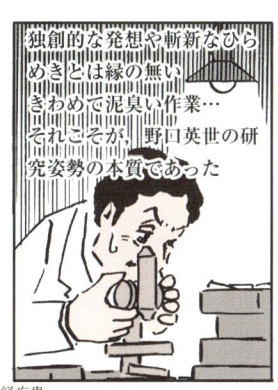

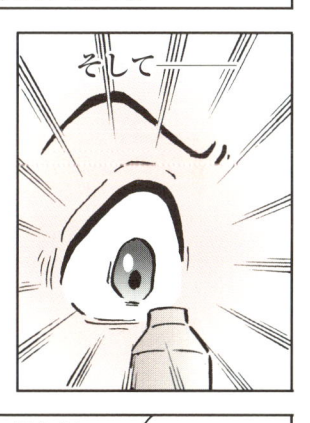

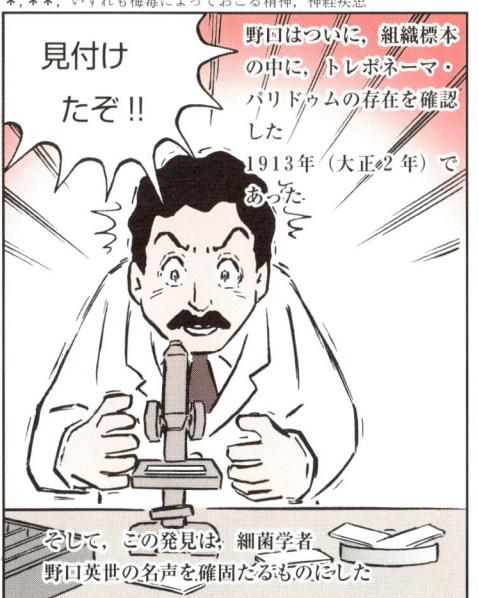

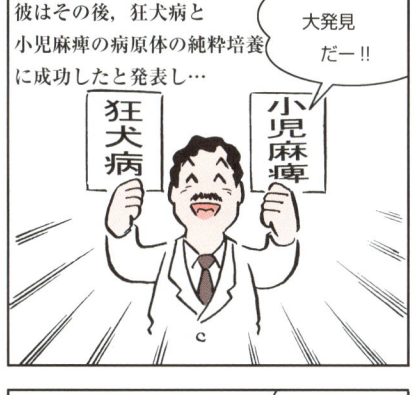

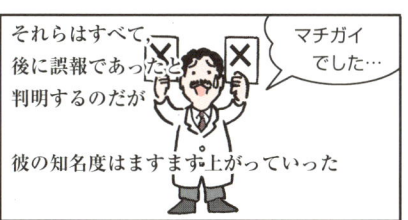

野口は進行麻痺*や脊髄癆**で死んだ患者の脳のスライス標本を積み上げ，それをひとつひとつ，顕微鏡で調べた

独創的な発想や斬新なひらめきとは縁の無い，きわめて泥臭い作業…それこそが，野口英世の研究姿勢の本質であった

そして――

*，**，いずれも梅毒によっておこる精神，神経疾患

見付けたぞ!!

野口はついに，組織標本の中に，トレポネーマ・パリドゥムの存在を確認した．1913年（大正2年）であった

そして，この発見は，細菌学者野口英世の名声を確固たるものにした

彼はその後，狂犬病と小児麻痺の病原体の純粋培養に成功したと発表し…

大発見だー!!

狂犬病　小児麻痺

それらはすべて，後に誤報であったと判明するのだが

マチガイでした…

彼の知名度はますます上がっていった

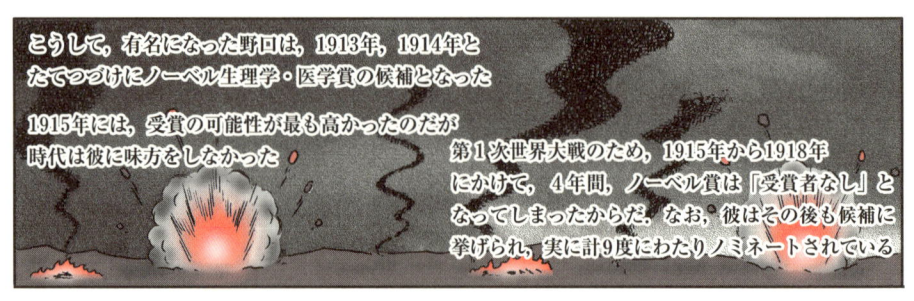

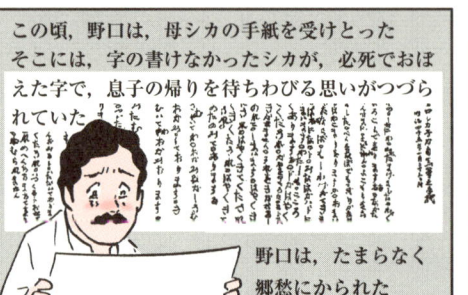

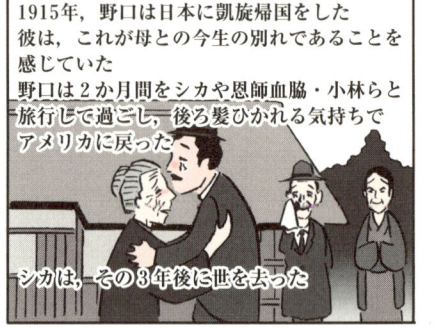

こうして、有名になった野口は、1913年、1914年とたてつづけにノーベル生理学・医学賞の候補となった

1915年には、受賞の可能性が最も高かったのだが時代は彼に味方をしなかった

第1次世界大戦のため、1915年から1918年にかけて、4年間、ノーベル賞は『受賞者なし』となってしまったからだ。なお、彼はその後も候補に挙げられ、実に計9度にわたりノミネートされている

この頃、野口は、母シカの手紙を受けとった そこには、字の書けなかったシカが、必死でおぼえた字で、息子の帰りを待ちわびる思いがつづられていた

野口は、たまらなく郷愁にかられた

1915年、野口は日本に凱旋帰国をした 彼は、これが母との今生の別れであることを感じていた
野口は2か月間をシカや恩師血脇・小林らと旅行して過ごし、後ろ髪ひかれる気持ちでアメリカに戻った

シカは、その3年後に世を去った

黄熱病の研究

1918年、ロックフェラー研究所は、黄熱病の研究のため野口をエクアドルに派遣することを決めた

黄熱病は、黄熱病ウイルスによる感染症で、罹ると高熱と黄疸をおこし、致死率はきわめて高い

アメリカは数年前にパナマ運河を完成させており、熱帯感染症の克服は、国にとっての一大事だったのである

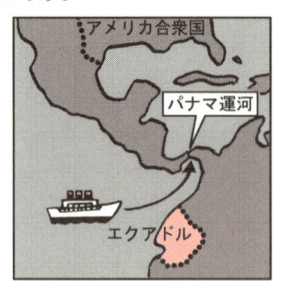

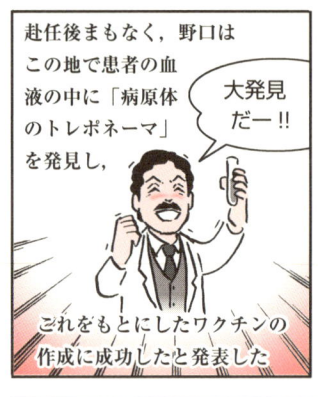

赴任後まもなく、野口はこの地で患者の血液の中に「病原体のトレポネーマ」を発見し、

大発見だー!!

これをもとにしたワクチンの作成に成功したと発表した

しかし、実はこれも全くの間違いであった

マチガイでした…

黄熱病の原因はウイルスであり、顕微鏡で見えるトレポネーマではない
野口のワクチンにも、実際効果は無かった

野口はそれでも屈することなく、黄熱病の研究を続けた。そして、1928年、アフリカの黄熱病の流行地、ガーナのアクラに赴き、ここで研究中、黄熱病に倒れた

アメリカ合衆国 / パナマ運河 / エクアドル

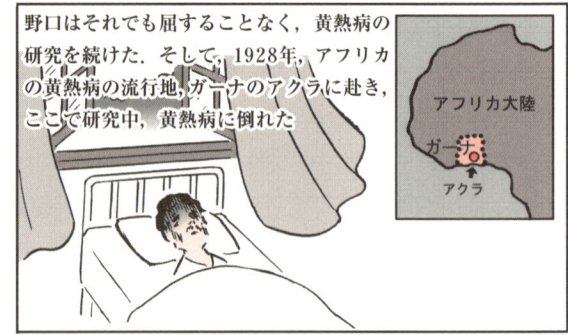

アフリカ大陸 / ガーナ / アクラ

発病8日目の午後,
助手が病床の彼を見舞った

> 君は,大丈夫かい?

> はい

> 私には…わからない…

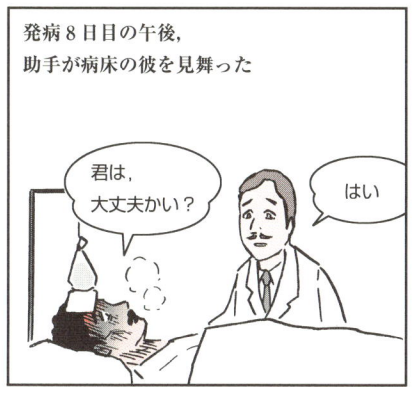

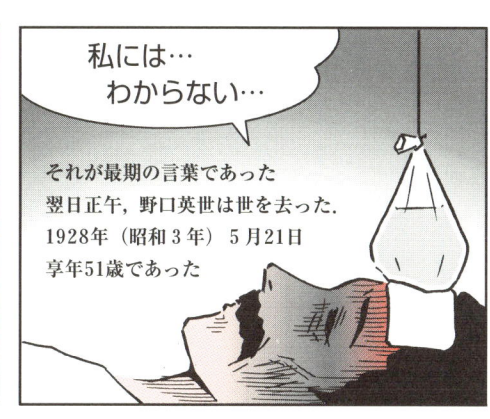

それが最期の言葉であった
翌日正午,野口英世は世を去った.
1928年(昭和3年)5月21日
享年51歳であった

───私には,わからない───
　　野口は最期に,何を言いたかったのか?
　　　自分の病についてのことか? 研究の内容についてのことか? それとも…

野口英世は,明治・大正・昭和と,近代化の道を歩むわが国が「世界に誇る英雄」を必要とした時代に生きた.彼の人生は「忍耐」「克己」「孝行」「自己犠牲」など,道徳教育にかっこうの素材であった

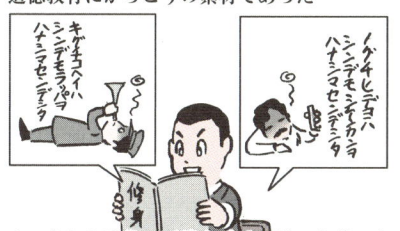

> ノグチヒデヨハ シンデモシニ シカラハナミニマセンデシタ

> イケナイデヨハ シンデモシニマカラ ハナニマセンデシタ

そのためこうした時代の要請を受け,彼の名前はなかば神格化されて,人々に語り継がれることとなったのだ

それは,戦後の民主主義社会においても同様であった
子供向けの本に梅毒という病名はふさわしくないため,彼が何も業績を残していない黄熱病の研究だけが描かれ続けた

───しかし,それはけして悪いことではない───

> 野口英世ってすごかったのねー

> そうよ,たくさん大発見をしたのよ

子供には美しいウソが必要なのだ

いつの世も,メディアが伝えるものは虚実おりまぜた「情報」である
人々は,それを取捨選択して取り込んで,自らの中に「真実」を作る

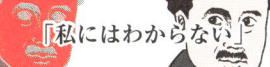

「私にはわからない」

野口英世は,後世,自分を偉人として語り継ぐ人々に対して
最期に大きな「なぞかけ」をしたのかもしれない

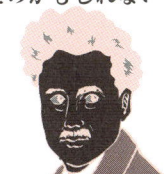

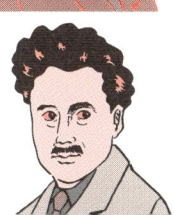

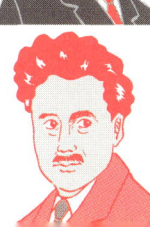

第43話 X線の発見 ①

運命の7週間

紀元前500年頃の中国の名医扁鵲は，秘薬によって得た透視力で病人の五臓六腑を覗き見ることができたという

もちろん，これは「伝説」であるが，人は太古の昔から，透視眼を持つ夢を抱いてきた

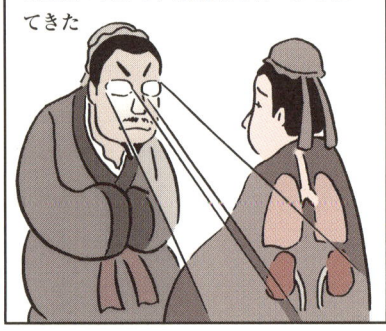

19世紀末，1人の男が，これを可能にした
ドイツの物理学者　ウィルヘルム・レントゲンである

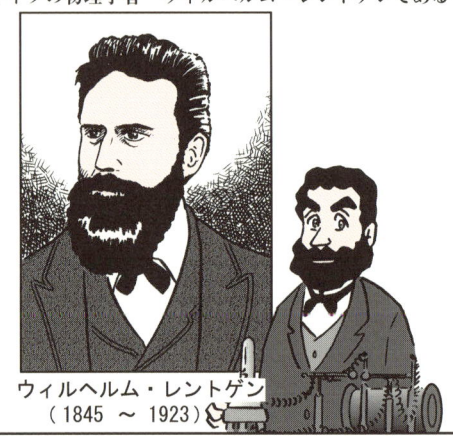

ウィルヘルム・レントゲン
（1845 〜 1923）

X線撮影は，臨床診断に欠くことができない検査である．X線は一般に「レントゲン」と呼称されている
学者個人の名前が，特定の事物と，これほど強く結びついている例は少ない

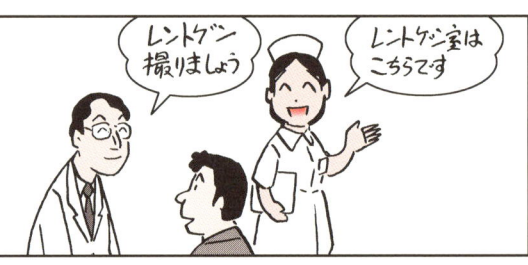

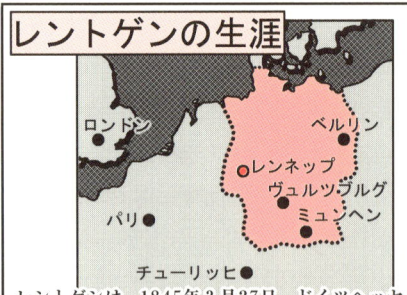

「レントゲン撮りましょう」
「レントゲン室はこちらです」

レントゲンの生涯

1865年，レントゲンは機械工学の技術者になるため，チューリッヒの工業高等専門学校（後のチューリッヒ工科大学）に入学した
ここで彼は，チューリッヒ大学の物理学教授アウグスト・クントと出会い，彼の研究室に出入りするうちに物理学研究の道に入った

レントゲンは，1845年3月27日，ドイツヘッセン州のレンネップ（現レムシャイトレンネップ）に，織物工場を経営する父の一人息子として生まれた．レントゲンは赤緑色弱であったが，後の研究生活で，それがハンディになったという記録はない．一家は，彼が3歳の頃，オランダに移住し，レントゲンはここで少年期をすごした

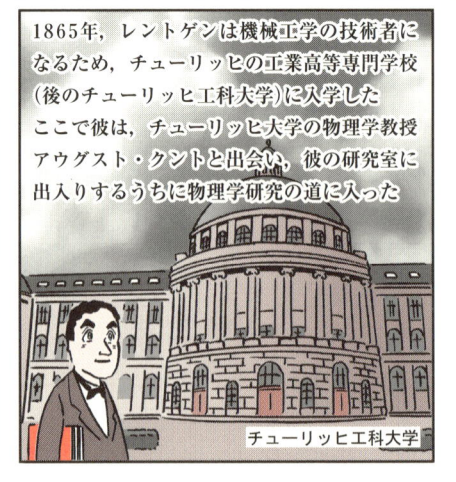

チューリッヒ工科大学

260

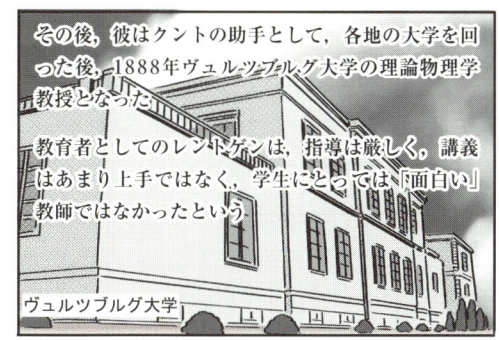

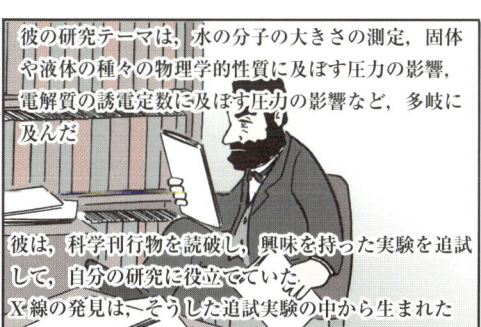

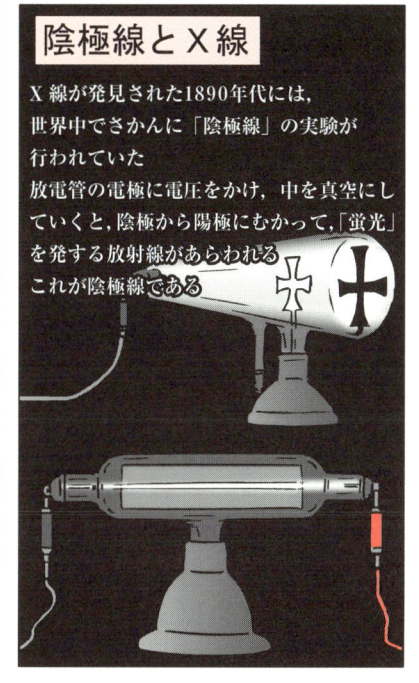

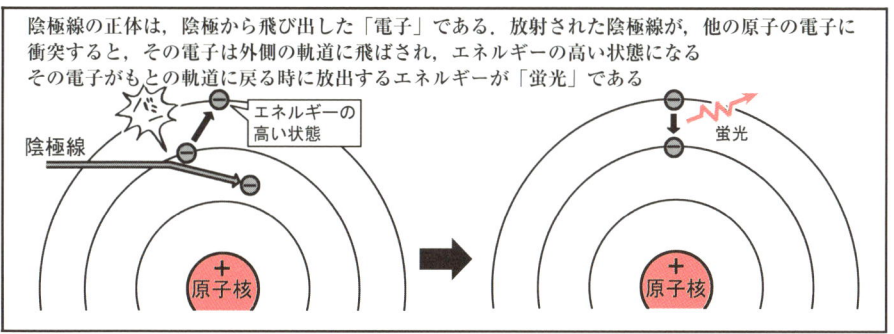

その後，彼はクントの助手として，各地の大学を回った後，1888年ヴュルツブルグ大学の理論物理学教授となった。

教育者としてのレントゲンは，指導は厳しく，講義はあまり上手ではなく，学生にとっては「面白い」教師ではなかったという

ヴュルツブルグ大学

彼の研究テーマは，水の分子の大きさの測定，固体や液体の種々の物理学的性質に及ぼす圧力の影響，電解質の誘電定数に及ぼす圧力の影響など，多岐に及んだ

彼は，科学刊行物を読破し，興味を持った実験を追試して，自分の研究に役立てていた。
X線の発見は，そうした追試実験の中から生まれた

陰極線とX線

X線が発見された1890年代には，世界中でさかんに「陰極線」の実験が行われていた
放電管の電極に電圧をかけ，中を真空にしていくと，陰極から陽極にむかって，「蛍光」を発する放射線があらわれる
これが陰極線である

陰極線の正体は，陰極から飛び出した「電子」である．放射された陰極線が，他の原子の電子に衝突すると，その電子は外側の軌道に飛ばされ，エネルギーの高い状態になる
その電子がもとの軌道に戻る時に放出するエネルギーが「蛍光」である

陰極線　エネルギーの高い状態　蛍光　原子核

この作用が原子核に近い電子におよんだ場合や，原子核の近くを通った陰極線（電子）が減速されるさいには，蛍光よりも高いエネルギーが放出される．これが「X線」である

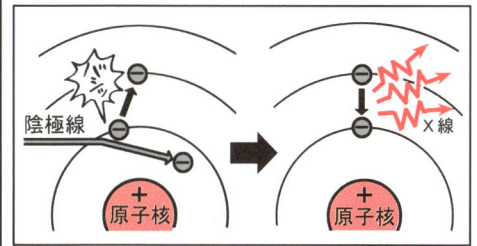

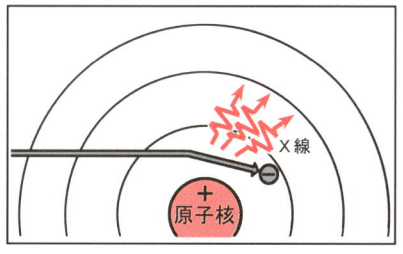

陰極線　X線　原子核

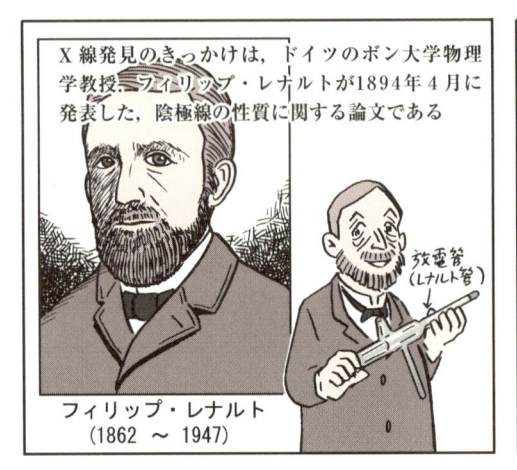

X線発見のきっかけは，ドイツのボン大学物理学教授．フィリップ・レナルトが1894年4月に発表した，陰極線の性質に関する論文である

フィリップ・レナルト
(1862～1947)

レナルトは，放電管の陰極線のあたる部分のガラスに，薄いアルミ箔を貼った小さな孔を開けることで，この孔から陰極線を空気中に，2センチほど飛び出させることに成功したと報告した

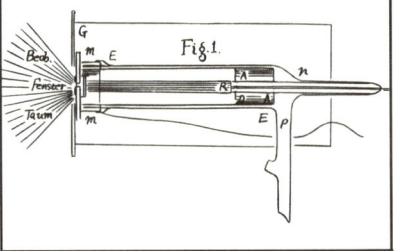

この時代，すでに陰極線は「負の電荷を持った物資の微粒子である」ということは，知れていた科学者たちは，陰極線の正体を知るために，その性質を知るための実験をさかんに行った

陰極線が磁力で曲がる

陰極線の衝突により羽根車が回る

ヴァーリーの実験（1871年）　　クルックスの実験（1878年）

レナルトは，放電管の外に取り出した陰極線（彼はレナルト線と名付けた）には，「写真の感光板を感光させ，アルミニウムは通過するが石英ガラスに通過しない」という性質があるのだと報告した

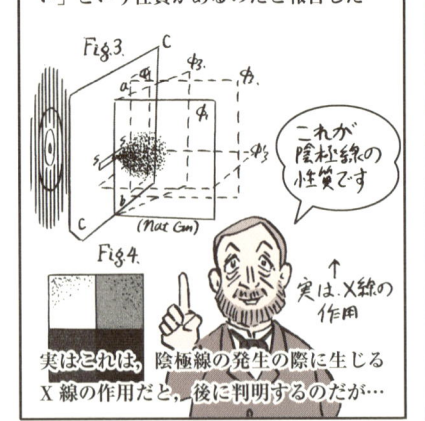

これが陰極線の性質です

実は，X線の作用

実はこれは，陰極線の発生の際に生じるX線の作用だと，後に判明するのだが…

レントゲンは，レナルトの実験を追試したいと思い，彼に手紙を書いた．レナルトは，レントゲンに放電管製作技術者を紹介し，さらに自分が実験に使用している，貴重なアルミ箔を提供した

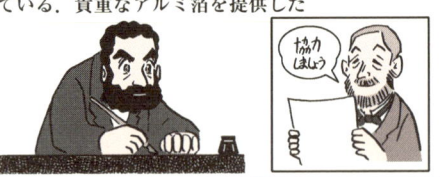

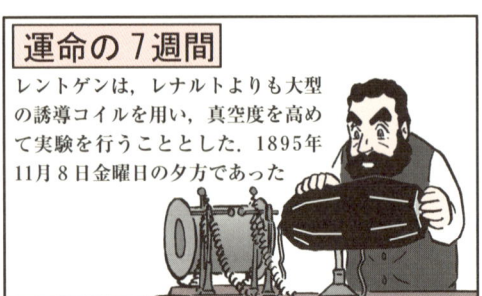

協力しよう

運命の7週間

レントゲンは，レナルトよりも大型の誘導コイルを用い，真空度を高めて実験を行うこととした．1895年11月8日金曜日の夕方であった

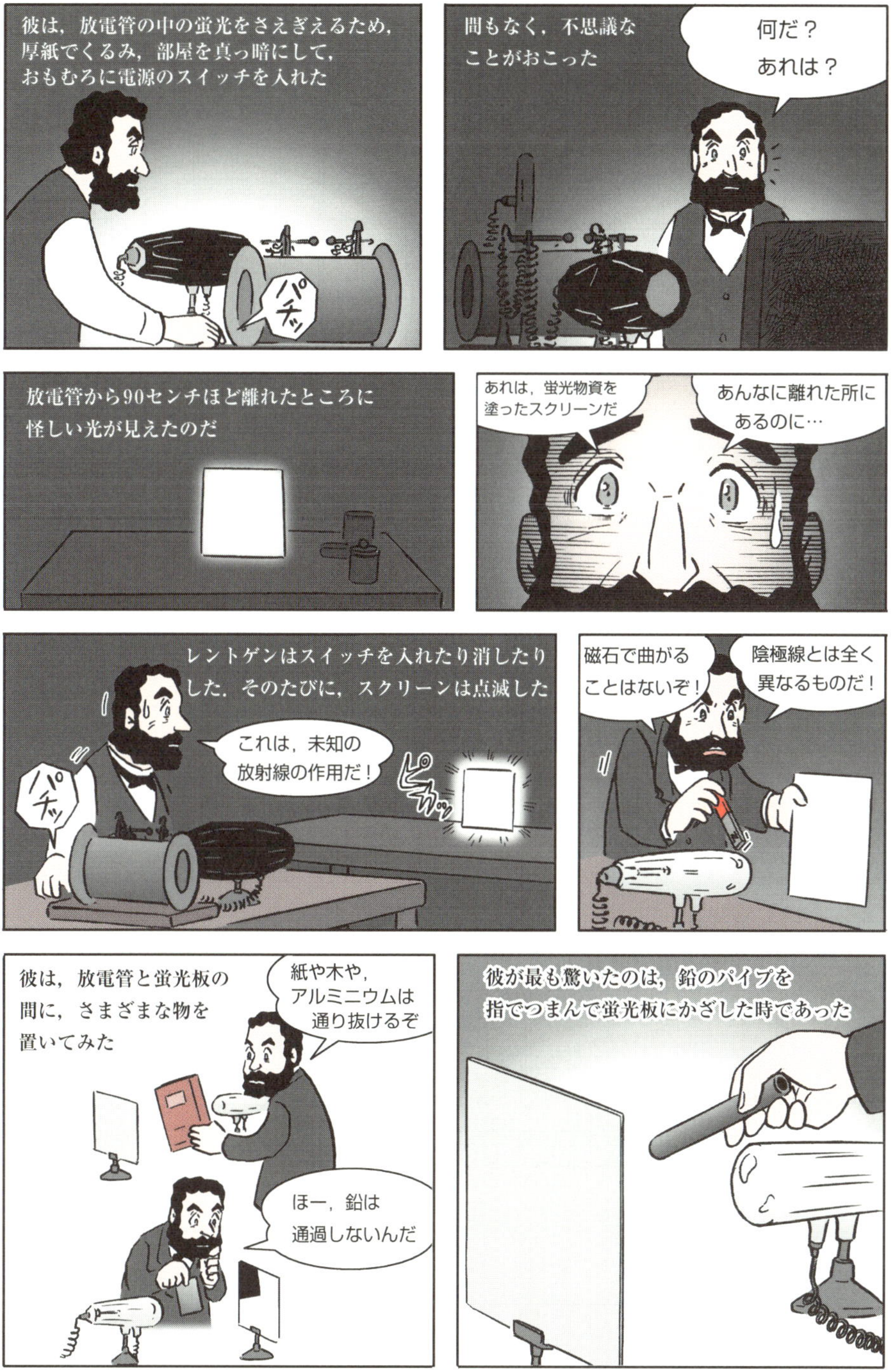
彼は，放電管の中の蛍光をさえぎえるため，
厚紙でくるみ，部屋を真っ暗にして，
おもむろに電源のスイッチを入れた
パチッ
間もなく，不思議な
ことがおこった
何だ？
あれは？
放電管から90センチほど離れたところに
怪しい光が見えたのだ
あれは，蛍光物質を
塗ったスクリーンだ
あんなに離れた所に
あるのに…
レントゲンはスイッチを入れたり消したり
した．そのたびに，スクリーンは点滅した
パチッ
これは，未知の
放射線の作用だ！
ピカッ
磁石で曲がる
ことはないぞ！
陰極線とは全く
異なるものだ！
彼は，放電管と蛍光板の
間に，さまざまな物を
置いてみた
紙や木や，
アルミニウムは
通り抜けるぞ
ほー，鉛は
通過しないんだ
彼が最も驚いたのは，鉛のパイプを
指でつまんで蛍光板にかざした時であった

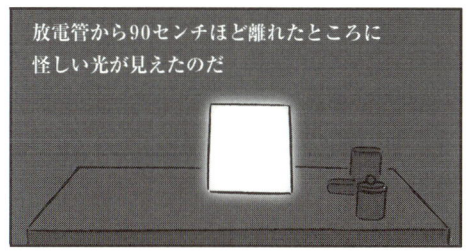

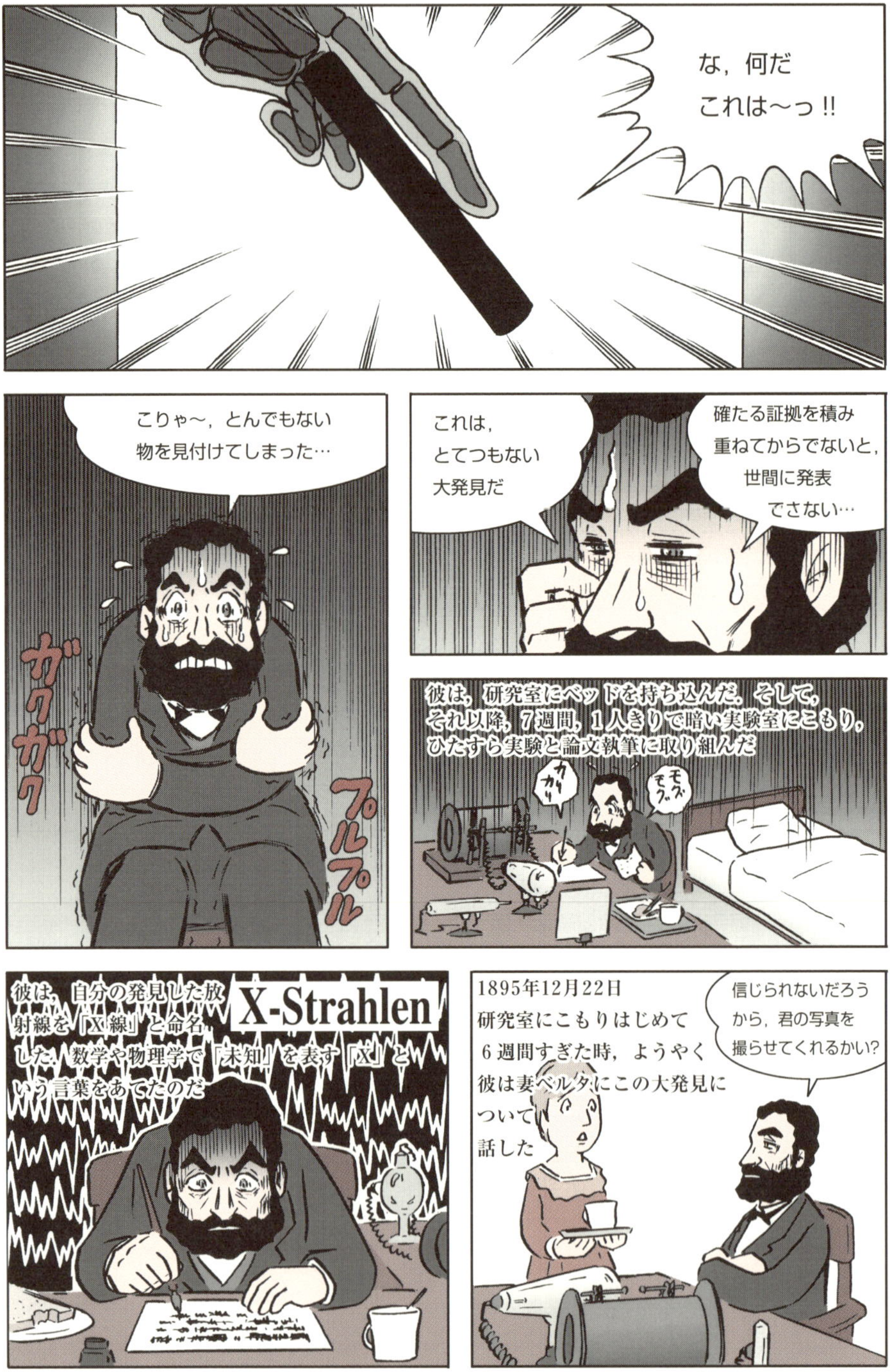

な，何だ
これは～っ!!
こりゃ～，とんでもない
物を見付けてしまった…
ガクガク
プルプル
これは，
とてつもない
大発見だ
確たる証拠を積み
重ねてからでないと，
世間に発表
できない…
彼は，研究室にベッドを持ち込んだ．そして，
それ以降，7週間，1人きりで暗い実験室にこもり，
ひたすら実験と論文執筆に取り組んだ
カリカリ
モグモグ
彼は，自分の発見した放射線を「X線」と命名した．数学や物理学で「未知」を表す「X」という言葉をあてたのだ
X-Strahlen
1895年12月22日
研究室にこもりはじめて
6週間すぎた時，ようやく
彼は妻ベルタにこの大発見に
ついて
話した
信じられないだろう
から，君の写真を
撮らせてくれるかい?

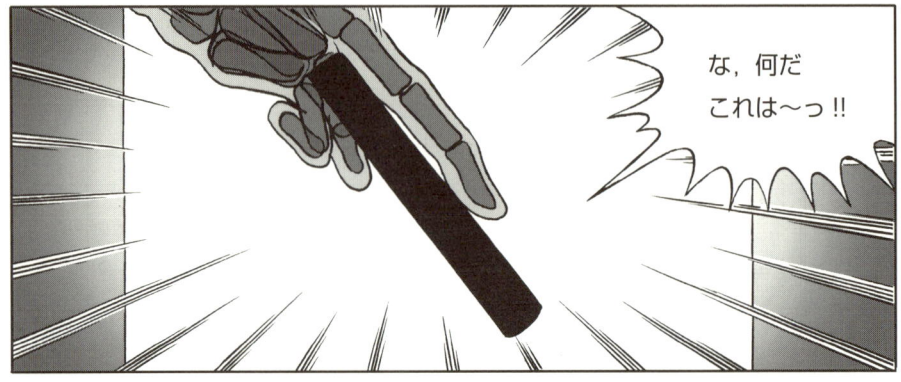

ここに手を置いて…

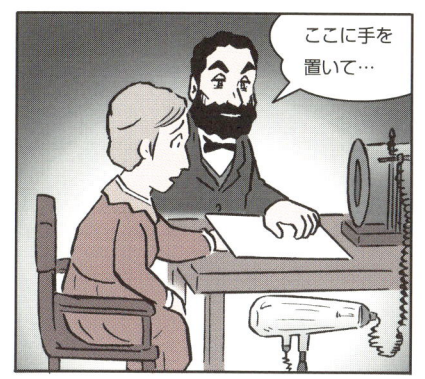

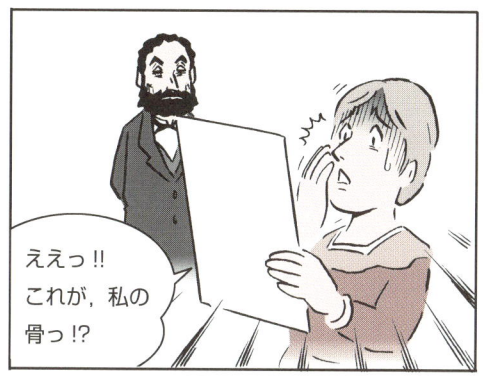

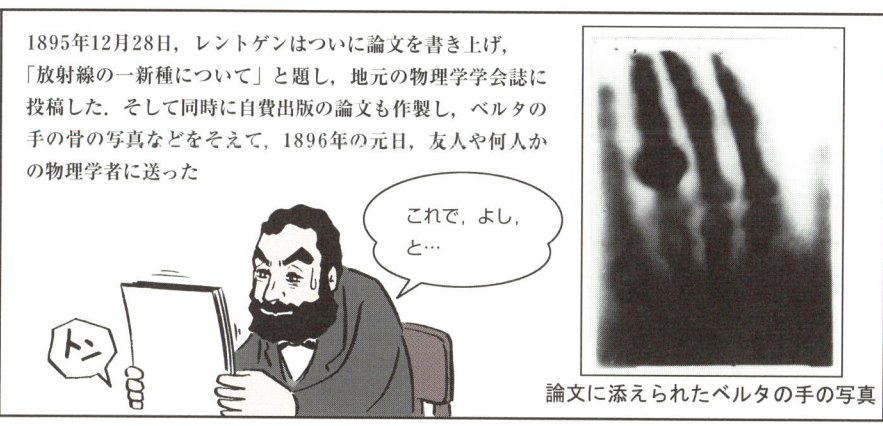

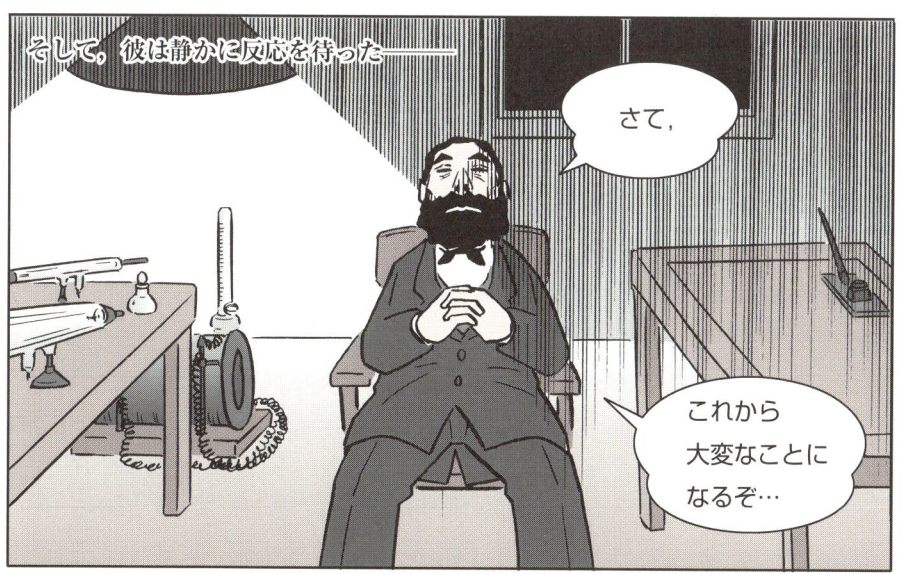

ええっ!! これが,私の骨っ!?

1895年12月28日,レントゲンはついに論文を書き上げ,「放射線の一新種について」と題し,地元の物理学学会誌に投稿した.そして同時に自費出版の論文も作製し,ベルタの手の骨の写真などをそえて,1896年の元日,友人や何人かの物理学者に送った

これで,よし,と…

論文に添えられたベルタの手の写真

そして,彼は静かに反応を待った――

さて,

これから大変なことになるぞ…

第44話 X線の発見 ②

孤高の学者レントゲン

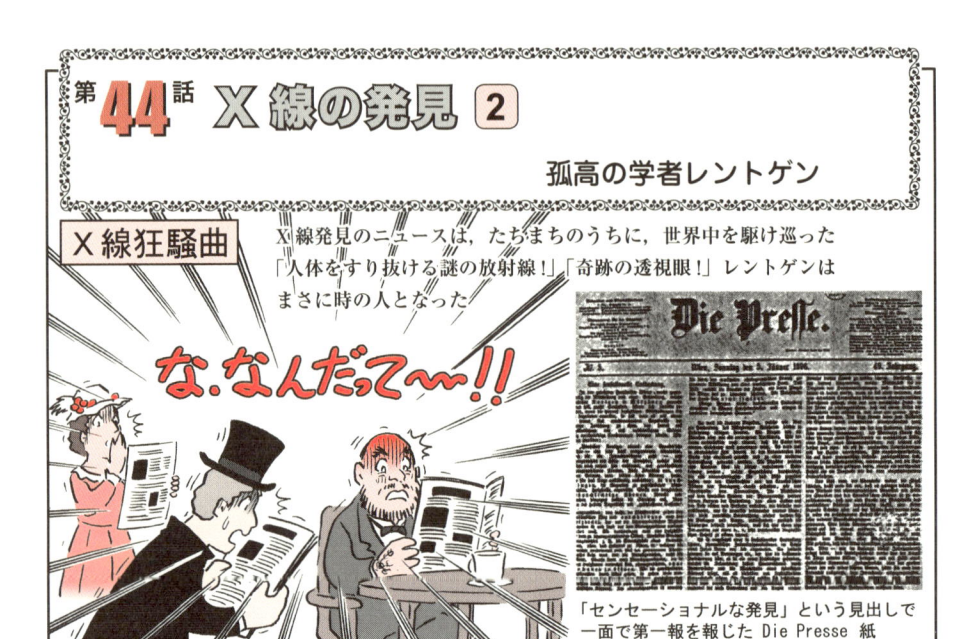

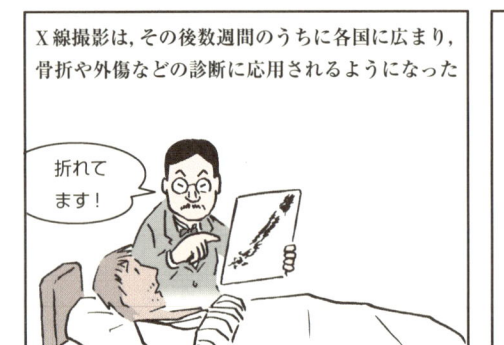

X線狂騒曲

X線発見のニュースは，たちまちのうちに，世界中を駆け巡った．「人体をすり抜ける謎の放射線！」「奇跡の透視眼！」レントゲンはまさに時の人となった．

な，なんだって〜‼

「センセーショナルな発見」という見出しで一面で第一報を報じた Die Presse 紙

X線撮影は，その後数週間のうちに各国に広まり，骨折や外傷などの診断に応用されるようになった

折れてます！

しかし，これを興味半分に使う者や，金儲けに利用する者も現れた．巷ではX線撮影を余興にする商売が人気になったが，

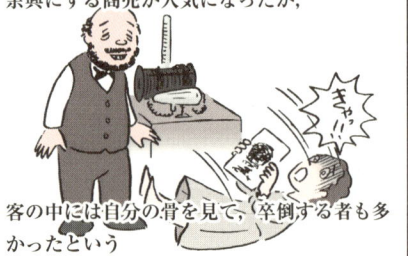

客の中には自分の骨を見て，卒倒する者も多かったという

新聞は，「レントゲンの装置を使えば，家の内部が丸見えになる」「プライバシーがなくなるのでX線を遮断するスクリーンが必要である」と，書きたてた

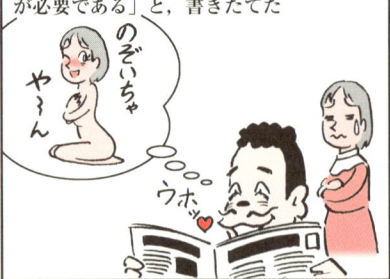

のぞいちゃや〜ん
ウホ♥

これを商機とばかりに，「X線防護下着」や，「X線メガネ」というあやしい透視器具を販売する者も現れた

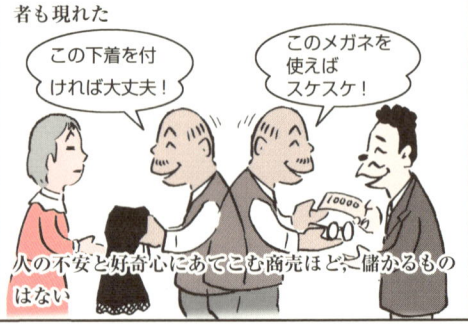

この下着を付ければ大丈夫！
このメガネを使えばスケスケ！

人の不安と好奇心にあてこむ商売ほど，儲かるものはない

「X線のような目に見えないエネルギーの存在は、人間の魂の存在を実証している」と、宗教や神がかり的なものと結びつける者も現れた

今も昔も「うさんくさい輩（やから）」ほど、都合のよい歪曲に科学を利用するものである

レントゲンの元には、取材や講演の依頼が殺到した。しかし、こうした社会の狂乱にとまどった彼は、すっかり「マスコミ嫌い」になってしまった

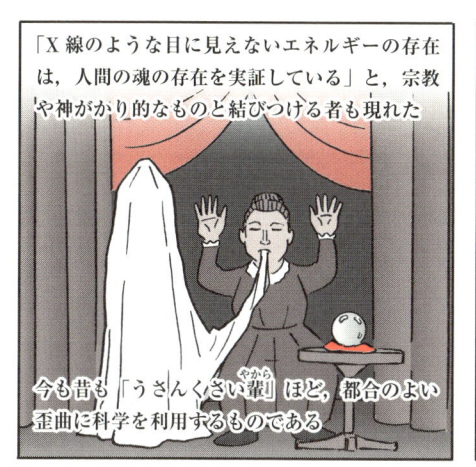

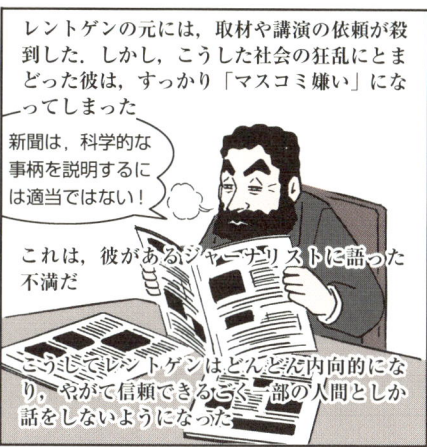

新聞は、科学的な事柄を説明するには適当ではない！

これは、彼があるジャーナリストに語った不満だ

こうしてレントゲンはどんどん内向的になり、やがて信頼できるごく一部の人間としか話をしないようになった

その年の春には、レントゲンをさらに人間嫌いにさせる事態が発生した
「X線はレントゲンより前に、他の学者によって発見されていた」という風評が飛び交いはじめたのだ

ボクが先に…！
実はワシが
オレ！
ワタシが一番！

その代表がアメリカペンシルヴァニア大の物理学教授グッドスピードの写真である

グッドスピードの「世界初のX線写真」
1890年2月22日 放電実験のさい近くに置いてあった乾板を現像したところ、偶然、上に乗っていた銅貨の像が写り込んでいたもの
当初、彼はこの現象を説明できず、レントゲンの発表後、その意味に気付いた

彼は、当時の心境を知人にこう語っている

X線を発見したことで私が何か悪いことでもしたかのような気分だ

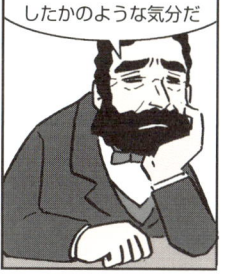

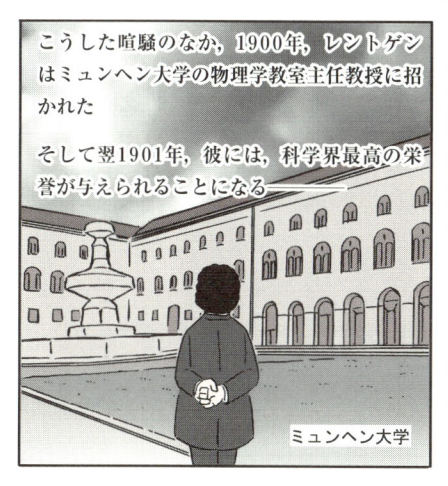

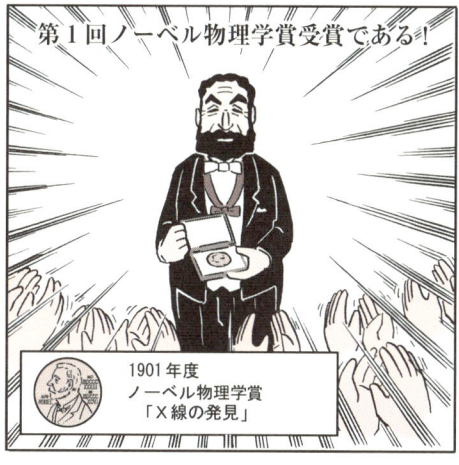

こうした喧騒のなか、1900年、レントゲンはミュンヘン大学の物理学教室主任教授に招かれた

そして翌1901年、彼には、科学界最高の栄誉が与えられることになる

ミュンヘン大学

第1回ノーベル物理学賞受賞である！

1901年度
ノーベル物理学賞
「X線の発見」

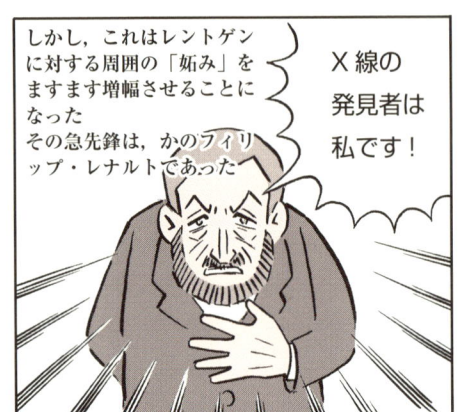

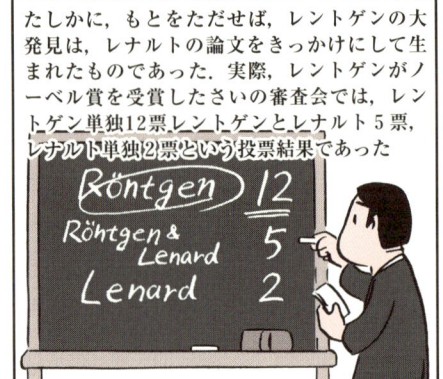

しかし，これはレントゲンに対する周囲の「妬み」をますます増幅させることになった
その急先鋒は，かのフィリップ・レナルトであった

X線の発見者は私です！

たしかに，もとをただせば，レントゲンの大発見は，レナルトの論文をきっかけにして生まれたものであった．実際，レントゲンがノーベル賞を受賞したさいの審査会では，レントゲン単独12票，レントゲンとレナルト5票，レナルト単独2票という投票結果であった

レナルトも後に，陰極線研究の功績を評価されて，ノーベル賞を授与されるのだが，彼はX線発見の栄誉がレントゲン1人に与えられたことに生涯恨みを抱いていた
そして自著では，「X線」という単語を一切使わず「高周波線」という用語を用いた

1905年度
ノーベル物理学賞
「陰極線に関する研究」

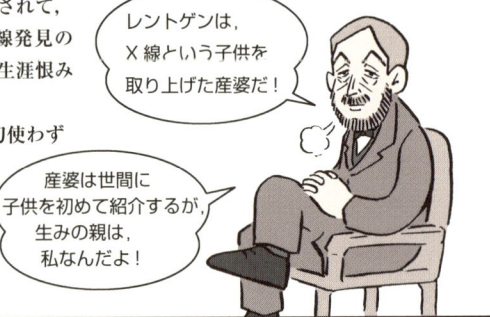

レントゲンは，X線という子供を取り上げた産婆だ！

産婆は世間に子供を初めて紹介するが，生みの親は，私なんだよ！

放射線科学の時代

レントゲンの発見と平行して，各国では放射線科学の大発見が相次いだ．レントゲンがX線を発見した2か月後には，フランスのベクレルがウラニウムから放射線が出ることを発見し，1902年には，マリー・キュリーがウラニウムよりはるかに強い放射能を持つ純ラジウム塩の抽出に成功した

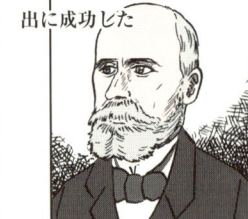

アンリ・ベクレル
（1852 〜 1908）

ピエール・キュリー
（1859 〜 1906）

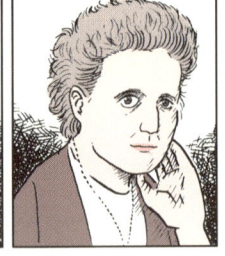

マリー・キュリー
（1867 〜 1934）

1903年度
ノーベル物理学賞
「放射能の発見」

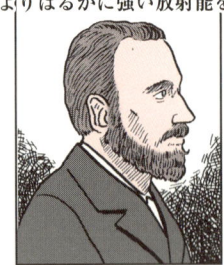

1903年度
ノーベル物理学賞
「ラジウムの研究」

その頃，イギリスでは，ラザフォードがラジウムの元素崩壊の研究から，原子の構造を明らかにし，

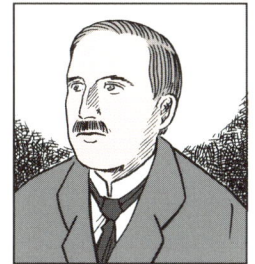

アーネスト・ラザフォード
（1871 〜 1937）

1908年度
ノーベル化学賞
「元素の崩壊、放射性物質の化学に関する研究」

その数年後，アルベルト・アインシュタインは特殊相対性理論(1905年)，一般相対性理論(1915年)を発表して，物理学界に，ニュートン登場以来の革命をもたらした

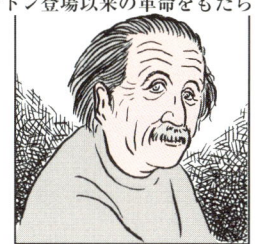

アルベルト・アインシュタイン
（1879 〜 1955）

1921年度
ノーベル物理学賞
「光電効果の法則の発見等」

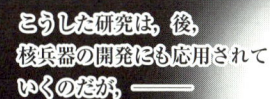

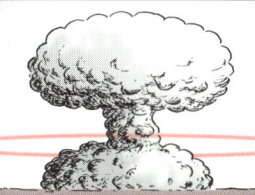

こうした研究は，後，核兵器の開発にも応用されていくのだが，――

このように20世紀前半は放射線と核物理学の基礎が確立され，人々の生活をめまぐるしく変えていった時代であった

清貧の晩年

さて，その後のレントゲンがどうなったかというと，その晩年の生活は，科学界での評価とは不釣り合いなほどつつましいものであった

科学者たちは皆，X線を「レントゲン線」と呼んだ

しかし，彼はこれを良く思わなかった

「自然現象に，個人の名前を付けることは，好ましくありません」

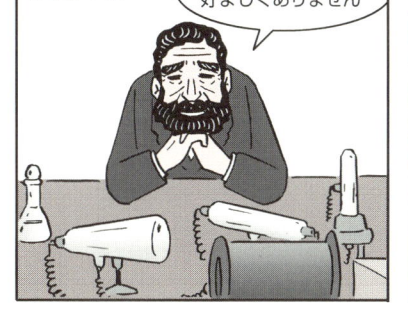

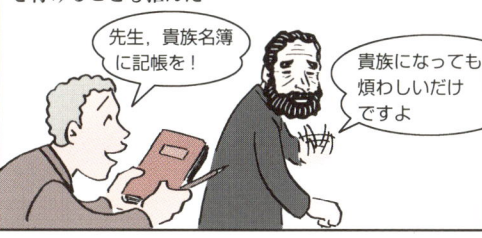

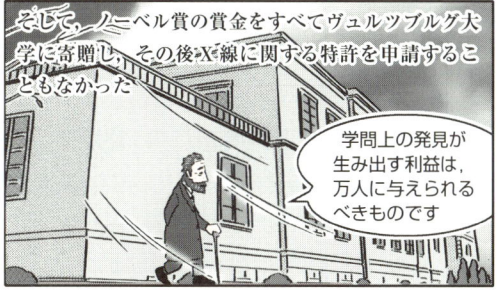

世俗的な名誉に関心の無かった彼は，「Von」の称号を付けることも拒んだ

「先生，貴族名簿に記帳を！」

「貴族になっても煩わしいだけですよ」

そして，ノーベル賞の賞金をすべてヴュルツブルグ大学に寄贈し，その後X線に関する特許を申請することもなかった

「学問上の発見が生み出す利益は，万人に与えられるべきものです」

こうした「清貧」の姿勢を貫いたレントゲンの生活は，第一次大戦後のドイツ敗戦によるインフレの中，どんどん困窮においこまれていった
1919年秋に妻ベルタに先立たれた後は，彼の生活は，ますます貧しく寂しいものになっていく

そして翌年，ミュンヘン大学を辞し，公職から退いた後は，すっかり病気がちになり，1923年2月10日，77歳の生涯を終えたのである

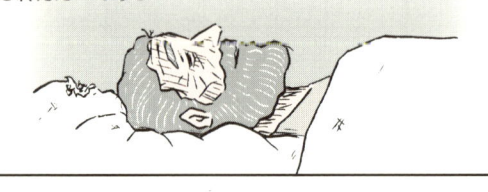

レントゲンは，人類の科学に大きな遺産を残し，自身は無一文で死んだ
彼の灰はギーセンの霊園にある墓に，両親と妻ベルタの遺骨とともに，納められている

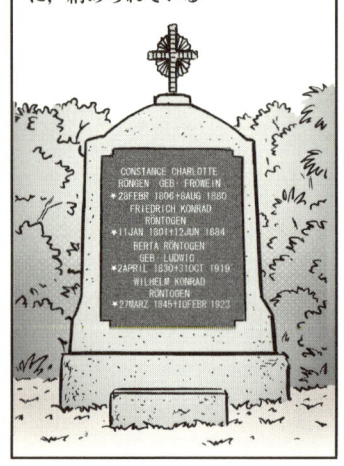

CTの発明

X線診断学がさらに画期的な進歩を遂げるのは，レントゲンの死後半世紀を経た1972年，イギリスのコンピューター技師，ハウンズフィールドらによるCTの発明である

はじめは，牛の頭で実験しました

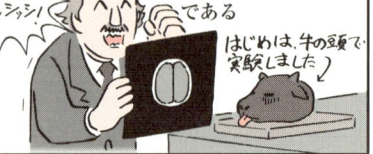

CTスキャナーは，X線束と検出器を対象の周りで移動させ，得られた信号をコンピューター演算処理することで，断層写真を撮る装置である
この装置はそれまで診断が困難であった頭蓋内病変の描出などに画期的な威力を発揮した

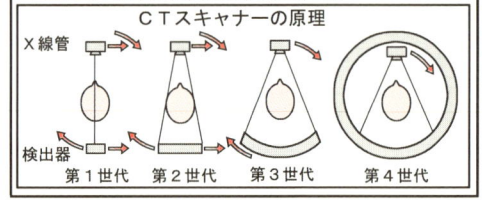

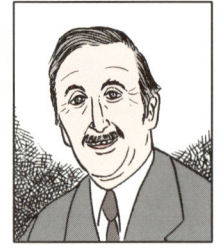

CTスキャナーの原理

X線管／検出器
第1世代　第2世代　第3世代　第4世代

ゴッドフリー・ハウンズフィールド
（1919 〜 2004）

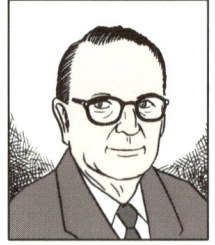

アラン・コーマック
（1924 〜 1998）

ハウンズフィールドは，この業績を評価され，彼に先立ってCT装置の論文を発表していた南アフリカ出身のアメリカ人物理学者コーマックとともに，ノーベル生理学・医学賞を受賞したのである

1979年度
ノーベル生理学・医学賞
「コンピューターを用いたX線断層撮影技術の開発」

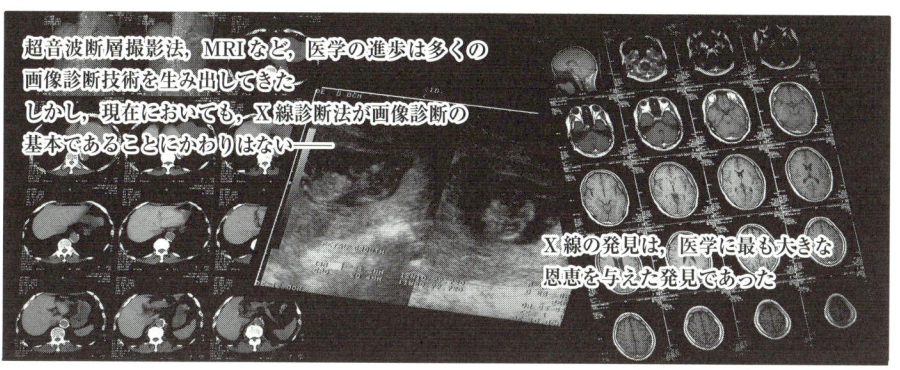

超音波断層撮影法，MRIなど，医学の進歩は多くの
画像診断技術を生み出してきた
しかし，現在においても，X線診断法が画像診断の
基本であることにかわりはない———

X線の発見は，医学に最も大きな
恩恵を与えた発見であった

マスコミ嫌いであったレントゲンが，X線発見当初に語った
貴重なインタビュー記事が残されている
「X線の現象を発見した瞬間 どう考えたのか」との質問に，
彼はただ，こう答えた———

私は，考えたのではなく
ひたすら実験を繰り返した
のです…

自分を大きく見せようとも，ドラマチックに語ろう
ともしない，彼らしい表現である

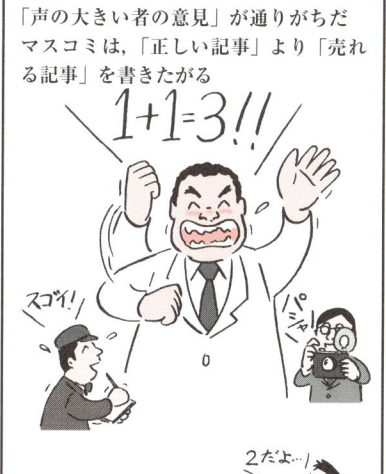

人は「面白い話」を聞きたがる．社会は
「声の大きい者の意見」が通りがちだ
マスコミは，「正しい記事」より「売れ
る記事」を書きたがる

1+1=3!!

スゴイ!!

パシャ

2だよ…

しかし，科学的な「真実」
や「真理」を見つめる姿勢
というものは，そうした
「あざといパフォーマンス」
とは無縁なものなのだ

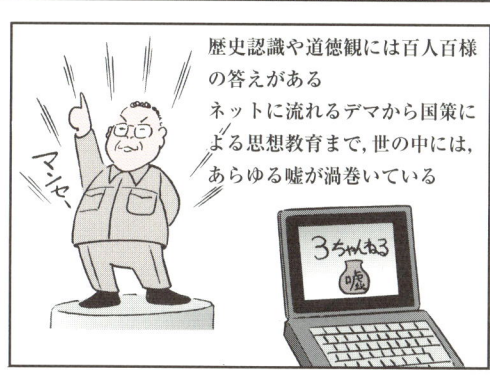

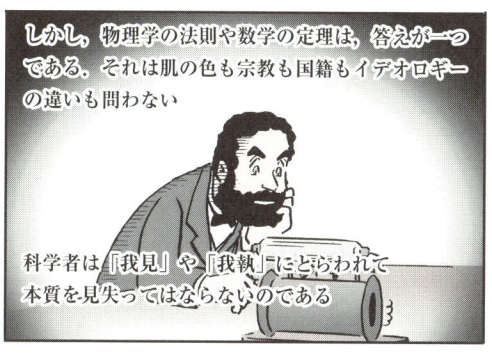

歴史認識や道徳観には百人百様
の答えがある
ネットに流れるデマから国策に
よる思想教育まで，世の中には，
あらゆる嘘が渦巻いている

マンセー

3ちゃんねる
嘘

しかし，物理学の法則や数学の定理は，答えが一つ
である．それは肌の色も宗教も国籍もイデオロギー
の違いも問わない

科学者は「我見」や「我執」にとらわれて
本質を見失ってはならないのである

第45話 抗生物質の発見 ①

不思議なアオカビ

「発見のチャンスは，準備された心を持つ者だけに微笑む」
これは，ルイ・パスツールの有名な言葉である．アレクサンダー・フレミングによる「ペニシリンの発見」ほど，この言葉がふさわしいものはない

フレミングはシャーレに混入したアオカビが細菌のコロニーを溶かしていたことから，世界初の抗生物質＝ペニシリンを発見した

これは科学史上，最も有名な「偶然が生み出した発見」である

アレクサンダー・フレミング
（1881～1955）

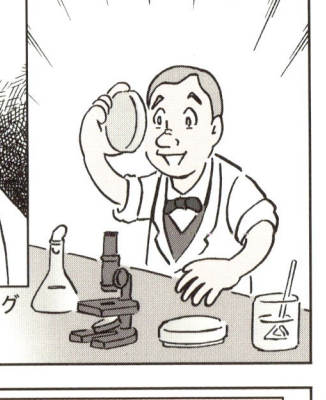

しかし，ペニシリンが世界中に広まることになったのは，その10年後，オックスフォード大学の研究者，ハワード・フローリーとエルンスト・チェーンがフレミングの論文を「再発見」し，ペニシリンの精製と大量生産の道を拓いたからである

つまり，フレミング自身も「準備された心」を持つ学者たちにチャンスを与えられたといえよう

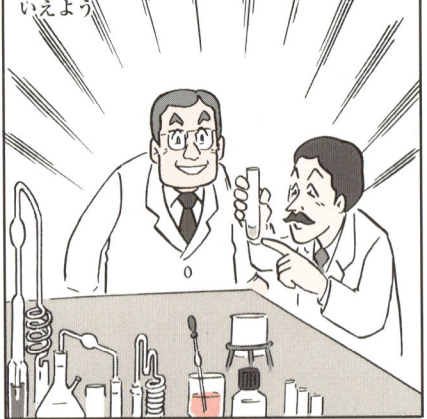

「対症療法」と「原因療法」

ペニシリンは細菌感染に対する「化学療法」を確立した．「化学療法*」とは，「癌に対する抗癌剤」「細菌に対する抗菌剤」といった「病気の原因に対する治療」のことである

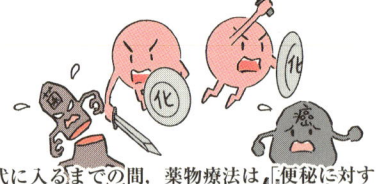

近代に入るまでの間，薬物療法は，「便秘に対する下剤」「痛みに対する鎮痛剤」等，「症状に対する治療」＝「対症療法」が中心であった

そんな中，人々が求めたのは，がまの油のように何にでも効く万能薬であった
特に中世ヨーロッパでは，「テリアカ」とよばれる秘薬が万能薬として長い間珍重された

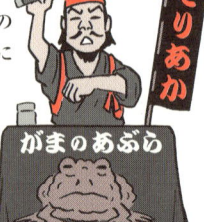

＊化学療法（chemotherapy）とは，パウル・エールリッヒの造語．もともとは感染症の化学薬品による治療を意味していたが，その後，化学薬品でない薬物療法にも用いられるようになり，最近では，抗癌剤治療を指す場合が多い

テリアカは，薬草などを調合した配合薬であり，その処方の一部は我が国にも伝えられ，丹波康頼の医心方にも記載されている
しかし，「万病に効く薬」など所詮，人間の願望が生み出した幻想にすぎなかった

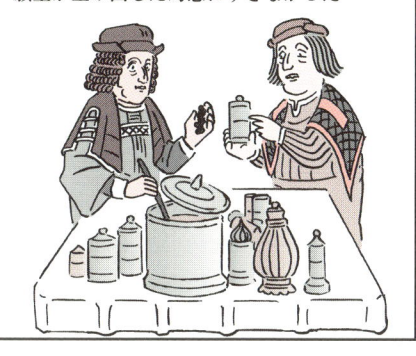

17世紀，新大陸からヨーロッパに「キナ」の木皮が輸入された．これは，ペルーでマラリアの特効薬として使われていたものを，イエズス会士が持ち込んだのである

マラリアに感染すると，快復までに数ヵ月を要し，時には死に至る．しかしキナ皮を用いると，2・3日で軽快する

ヨーロッパ人は，その効果に驚嘆した

キナ
学名：CINCONA OFFICINALIS

キナは，マラリアのみに効果を持ち，他の病気には薬効は無い．これは，化学療法の原点といえるものであった
キナには，マラリア原虫に対して駆虫作用を持つ成分が含まれており，その有効成分を抽出してい作られた薬が，抗マラリア薬「キニーネ」である

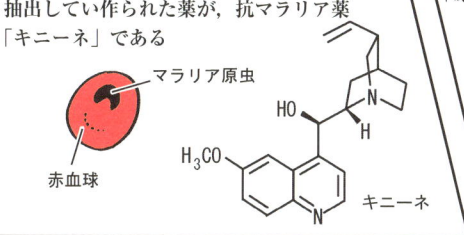

マラリア原虫
赤血球
キニーネ

19世紀，コッホらによって細菌学の基礎が固められると，「感染症に対しては，その病原体を取り除くことが治療になる」という概念が生まれた
つまり「対症療法」に対する「原因療法」である

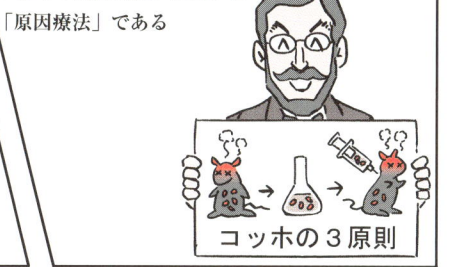

コッホの3原則

サルバルサンの開発

19世紀後半には，化学技術の進歩とともに，人類は様々な新しい化合物を手にすることとなる
こうした化学物の中から，梅毒の特効薬「サルバルサン」を発見したのが，免疫学の研究でノーベル賞を受賞したドイツの細菌学者　パウル・エールリッヒである

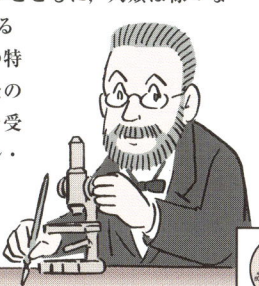

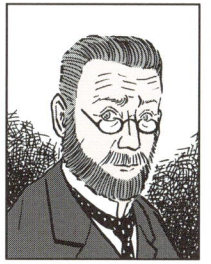

パウル・エールリッヒ
（1854 ～ 1915）

1908年度
ノーベル生理学・医学賞
「免疫の研究」

エールリッヒは，ベルリン大学で，白血球が染色性の差から3種類に分類されることや，メチレンブルー染色による細胞呼吸の研究，アニリン色素による結核菌の染色など，色素と染色に関する発見を次々と発表した

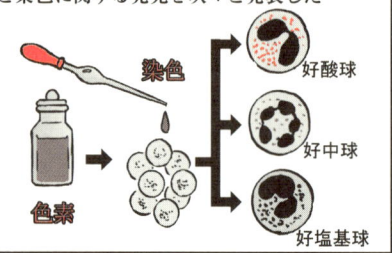

好酸球
好中球
好塩基球

やがて彼は，コッホが所長を務める伝染病研究所の助教授として，免疫学の研究に入り，ノーベル賞を受賞したベーリングの血清療法の開発を助けた

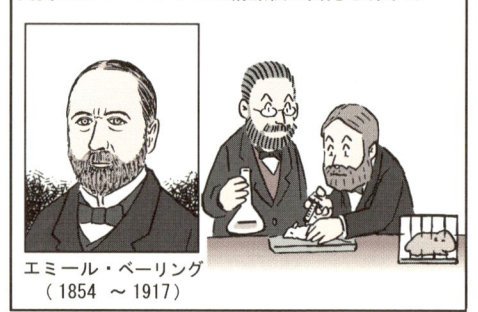

エミール・ベーリング
（1854 ～ 1917）

その後彼は，1906年，化学療法研究所を主宰し，ここで化学療法剤の開発に，取り組んだ

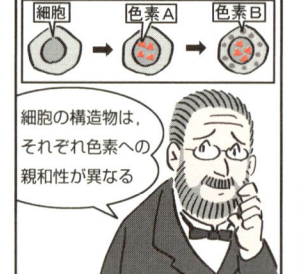

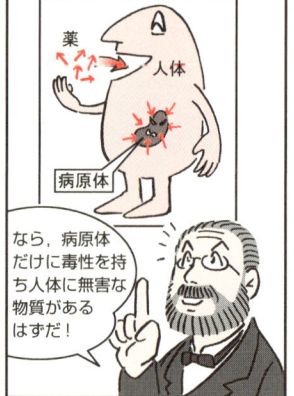

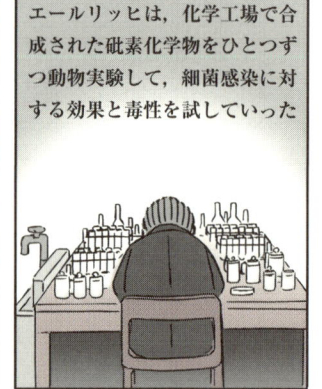

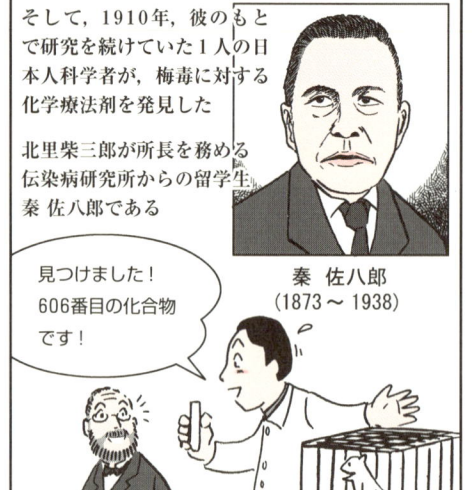

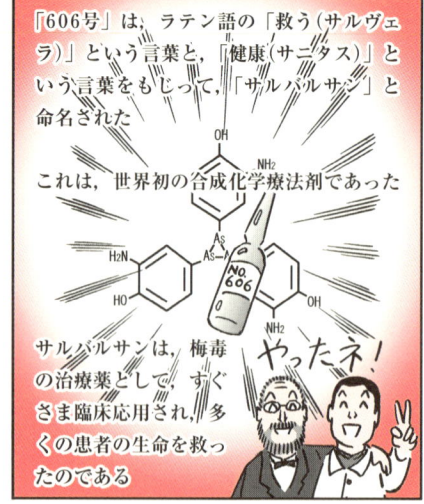

細胞　色素A　色素B

細胞の構造物は，それぞれ色素への親和性が異なる

薬
人体
病原体

なら，病原体だけに毒性を持ち人体に無害な物質があるはずだ！

エールリッヒは，化学工場で合成された砒素化学物をひとつずつ動物実験して，細菌感染に対する効果と毒性を試していった

そして，1910年，彼のもとで研究を続けていた1人の日本人科学者が，梅毒に対する化学療法剤を発見した

北里柴三郎が所長を務める伝染病研究所からの留学生秦 佐八郎である

見つけました！
606番目の化合物です！

秦 佐八郎
（1873 ～ 1938）

「606号」は，ラテン語の「救う（サルヴェラ）」という言葉と，「健康（サニタス）」という言葉をもじって，「サルバルサン」と命名された

これは，世界初の合成化学療法剤であった

サルバルサンは，梅毒の治療薬として，すぐさま臨床応用され，多くの患者の生命を救ったのである

やったネ！

ペニシリンの発見

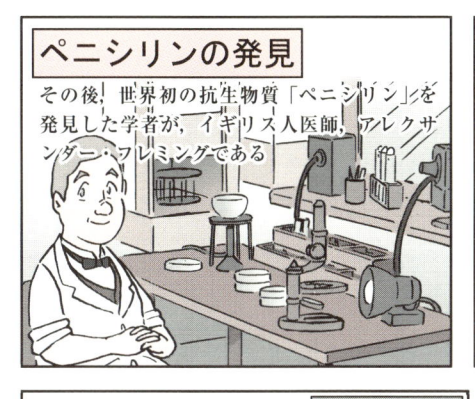

その後，世界初の抗生物質「ペニシリン」を発見した学者が，イギリス人医師，アレクサンダー・フレミングである

自然界の生物は，すべて自分が生きるための「縄張り争い」をしている．カビや放線菌などの微生物は細菌との生存競争に負けないために，抗菌作用のある有機物質を産生する．これが，「抗生物質」である

フレミングは，1881年8月6日スコットランド　ロッホフィールドの農家の8人兄弟の6番目に生まれた
体は小格で，水泳や射撃などのスポーツが得意な青年であった

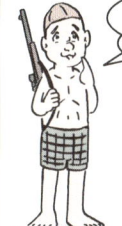

将来，何になろうかな～

彼ははじめ医者になるつもりはなく，船会社の事務職に就職したしかし，おじの遺産が入ったことをきっかけに，医学を学ぶことを決心した

フレミングが医学教育を受けたのは，ロンドンのセントメリー病院医学校であった．彼がセントメリー病院を選んだのは，学生時代にこの病院のチームと水球の試合をしたことがあったからだ
卒業の後，彼に内科医として同病院の予防接種部に入るが，その理由も，接種部のライフル部がチーム強化のために，射撃の上手い彼を勧誘したためだった
このように，彼が細菌学研究の道に入ったのは，「はずみ」や「偶然」の結果であった

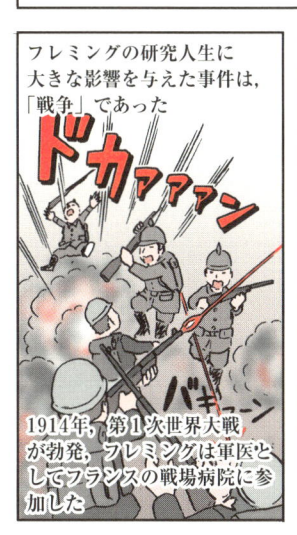

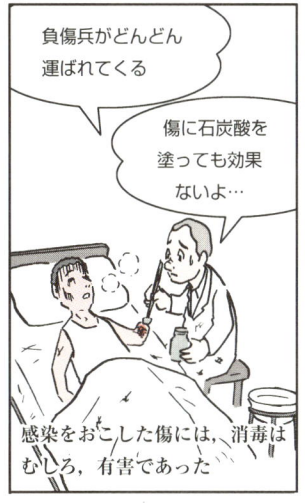

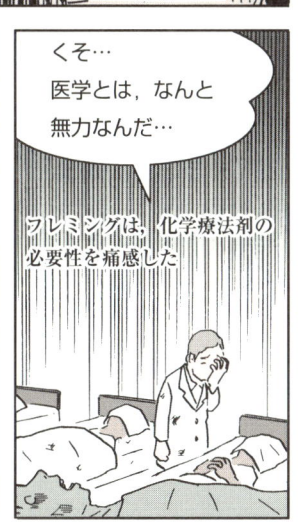

セントメリー病院

フレミングの研究人生に大きな影響を与えた事件は，「戦争」であった

ドカァァァン
バキューン

1914年，第1次世界大戦が勃発．フレミングは軍医としてフランスの戦場病院に参加した

負傷兵がどんどん運ばれてくる

傷に石炭酸を塗っても効果ないよ…

感染をおこした傷には，消毒はむしろ，有害であった

くそ…
医学とは，なんと無力なんだ…

フレミングは，化学療法剤の必要性を痛感した

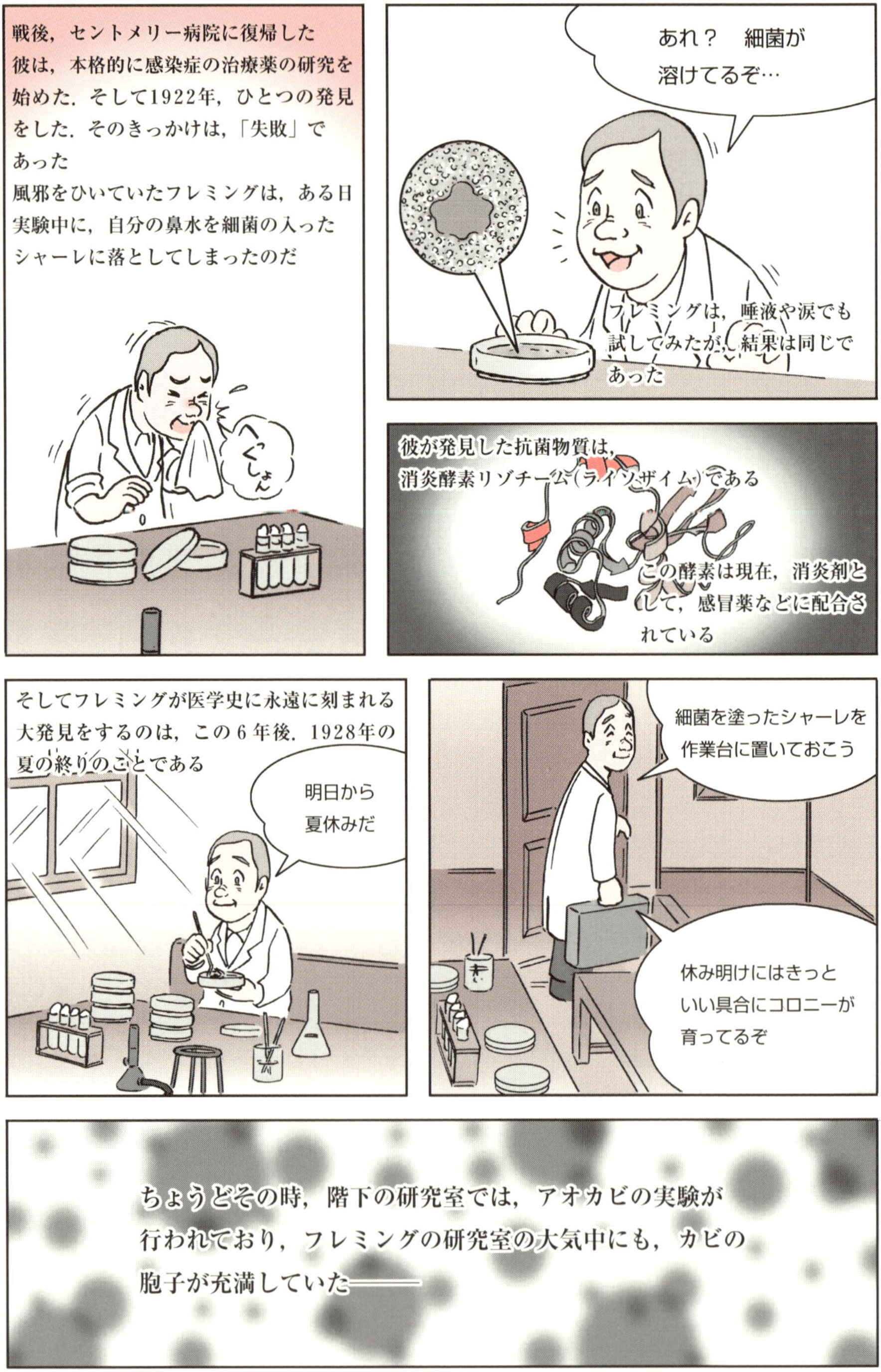
戦後，セントメリー病院に復帰した彼は，本格的に感染症の治療薬の研究を始めた．そして1922年，ひとつの発見をした．そのきっかけは，「失敗」であった
風邪をひいていたフレミングは，ある日実験中に，自分の鼻水を細菌の入ったシャーレに落としてしまったのだ
へっくしょん
あれ？　細菌が溶けてるぞ…
フレミングは，唾液や涙でも試してみたが，結果は同じであった
彼が発見した抗菌物質は，消炎酵素リゾチーム（ライソザイム）である
この酵素は現在，消炎剤として，感冒薬などに配合されている
そしてフレミングが医学史に永遠に刻まれる大発見をするのは，この6年後．1928年の夏の終りのことである
明日から夏休みだ
細菌を塗ったシャーレを作業台に置いておこう
休み明けにはきっといい具合にコロニーが育ってるぞ
ちょうどその時，階下の研究室では，アオカビの実験が行われており，フレミングの研究室の大気中にも，カビの胞子が充満していた――

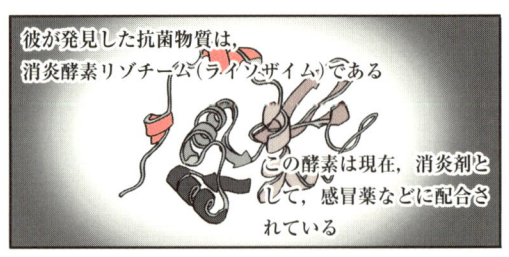

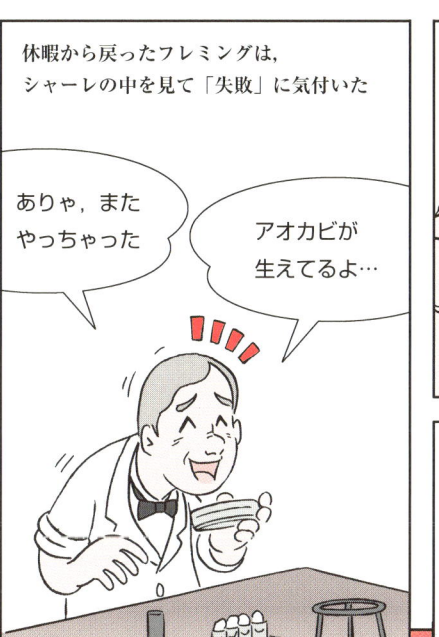

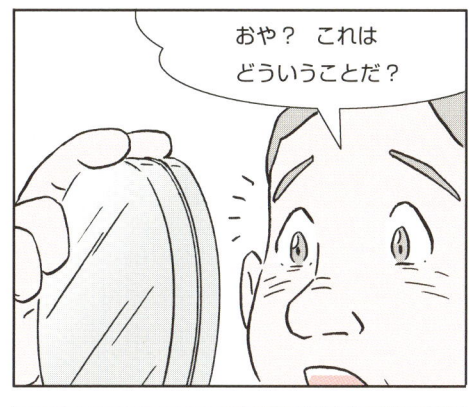

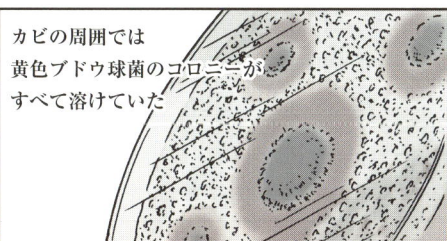

休暇から戻ったフレミングは，シャーレの中を見て「失敗」に気付いた

ありゃ，またやっちゃった

アオカビが生えてるよ…

おや？ これはどういうことだ？

カビの周囲では黄色ブドウ球菌のコロニーがすべて溶けていた

これが，後に，世界を揺るがす大発見の瞬間だとは

この時のフレミングは，全く気づいていなかった――

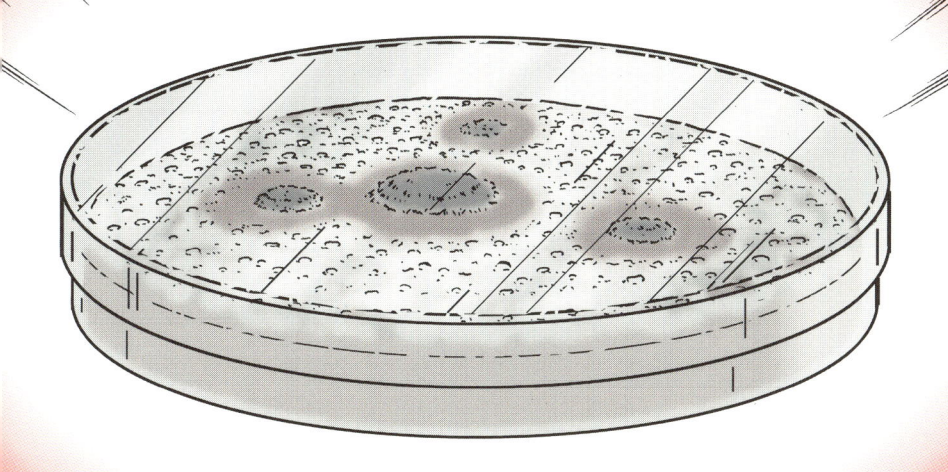

第46話 抗生物質の発見 2

魔法の弾丸ペニシリン

フレミングは，アオカビの抗菌作用に気づいた．しかし，この現象を記録したのは彼がはじめてではない

実は1875年，イギリスの物理学者 ジョン・ティンダルがフレミングと同様の現象を観察し，記録しているのだ

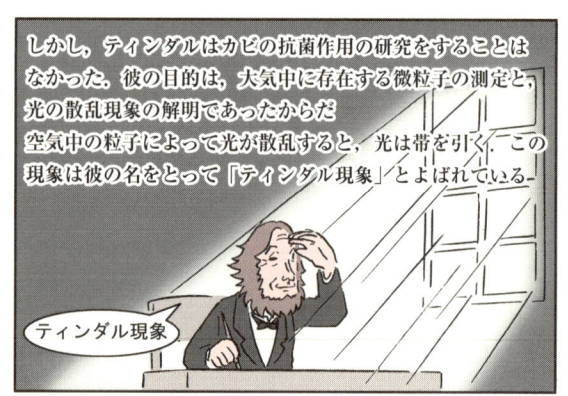

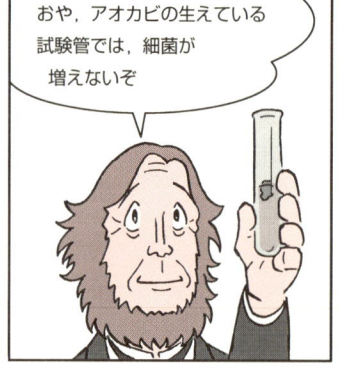

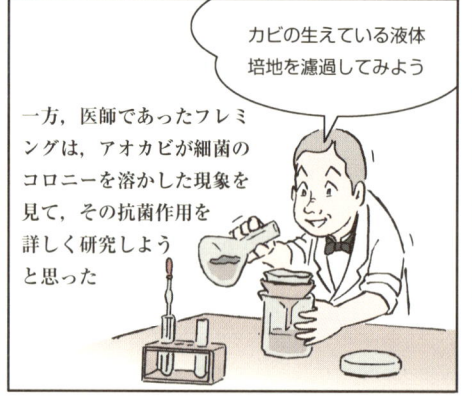

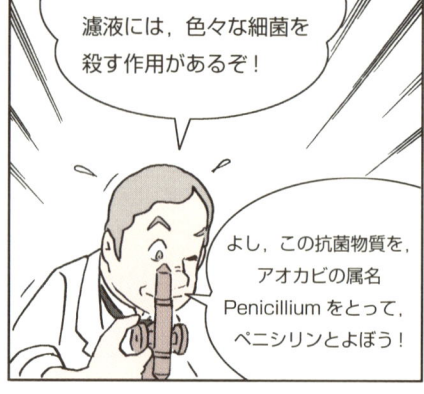

ジョン・ティンダル
（1820～1893）

「培養液の入った試験管を100本並べて，落下菌の数を調べよう」

「おや，アオカビの生えている試験管では，細菌が増えないぞ」

しかし，ティンダルはカビの抗菌作用の研究をすることはなかった．彼の目的は，大気中に存在する微粒子の測定と，光の散乱現象の解明であったからだ
空気中の粒子によって光が散乱すると，光は帯を引く．この現象は彼の名をとって「ティンダル現象」とよばれている

ティンダル現象

一方，医師であったフレミングは，アオカビが細菌のコロニーを溶かした現象を見て，その抗菌作用を詳しく研究しようと思った

「カビの生えている液体培地を濾過してみよう」

「濾液には，色々な細菌を殺す作用があるぞ！」

「よし，この抗菌物質を，アオカビの属名 Penicillium をとって，ペニシリンとよぼう！」

彼は，様々なアオカビのペニシリン産生能を調べたその結果，たまたまその日，シャーレに落ちた種（ペニシリウム ノータツムの変異株）が，ペニシリンをたくさん産生する株であることがわかった

なんたる幸運！

彼は，患者の感染創に，カビの濾過液を塗った．効果は上々であった

これは，治療に使えるぞ！

かくして，フレミングは，ペニシリンの発見に関する論文を1929年と1932年に発表した　これは歴史的な論文である

しかし，当時の評価は，それほど高くなかった

その論文で彼は，ペニシリンの外用薬としての治療効果を石炭酸と比較しただけだったからだ

フレミング自身，当時はペニシリンが全身投与が可能な優れた抗菌剤であるという認識はなかったのである

そのため，ペニシリンは「優れた消毒剤」程度の評価を受けるにとどまり，

……
……

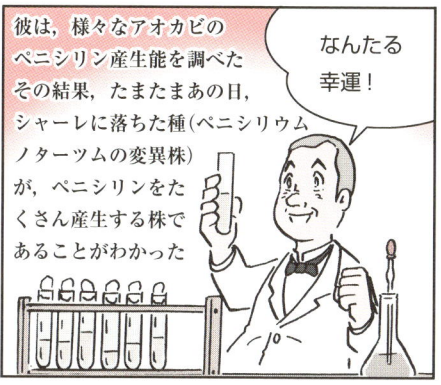

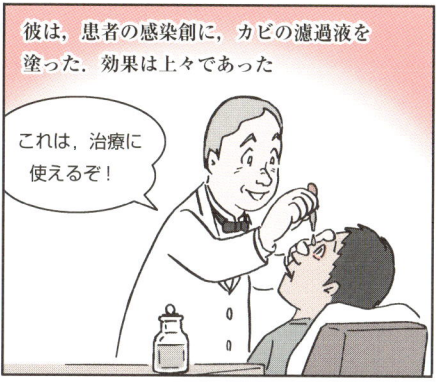

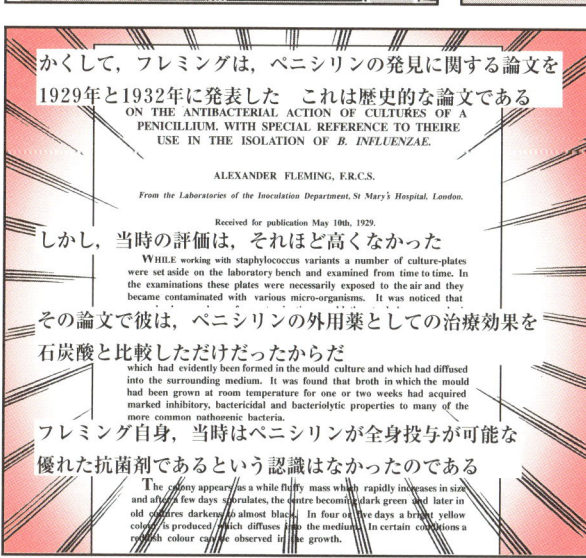

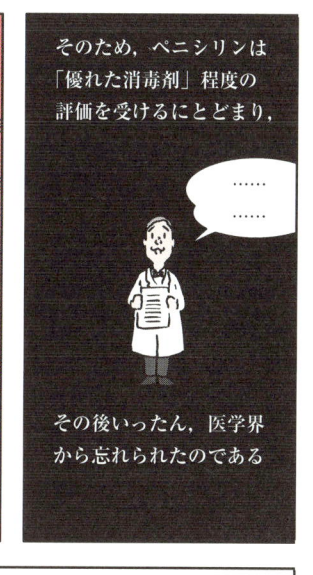

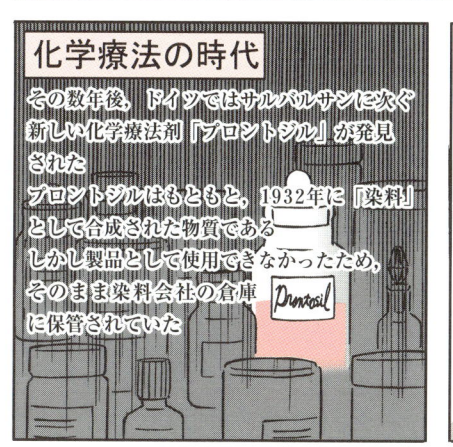

その後いったん，医学界から忘れられたのである

化学療法の時代

その数年後，ドイツではサルバルサンに次ぐ新しい化学療法剤『プロントジル』が発見された

プロントジルはもともと，1932年に『染料』として合成された物質である

しかし製品として使用できなかったため，そのまま染料会社の倉庫に保管されていた

1935年，その会社の研究者であったゲルハルト・ドーマクは，この赤い染料を動物に静脈注射すれば，連鎖球菌感染症が治癒することを発見した

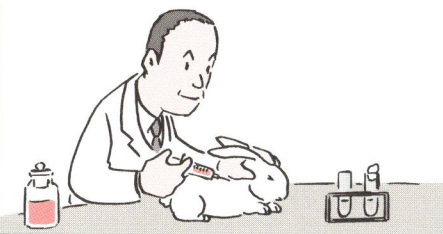

このプロントジルをもとに，後に多くの誘導体が合成され，いわゆる「サルファ剤」が生み出されていくこととなる．ドーマクは，プロントジル発見の功績を評価されて1939年，ノーベル賞を受賞した

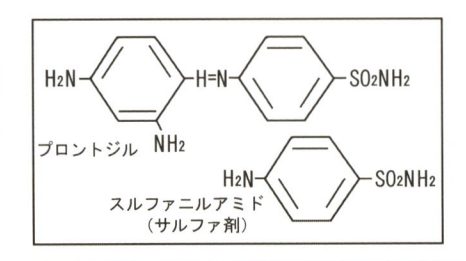

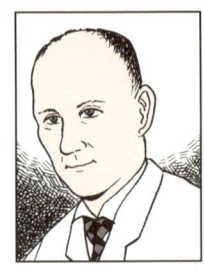

プロントジル: $H_2N-\phenyl-H=N-\phenyl-SO_2NH_2$, NH_2

スルファニルアミド（サルファ剤）: $H_2N-\phenyl-SO_2NH_2$

ゲルハルト・ドーマク
（1895 〜 1964）

1939年度
ノーベル生理学・医学賞
「プロントジルの抗菌効果の発見」

ペニシリンの再発見

プロントジルの発見がきっかけとなり，世界中で化学療法剤の研究がさかんとなった．そして，第2次大戦の最中，フレミングの論文に注目したのが，イギリスに住むオーストラリア人ハワード・フローリーであった

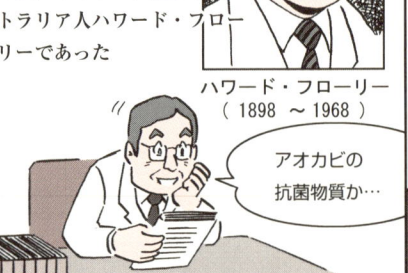

ハワード・フローリー
（1898 〜 1968）

「アオカビの抗菌物質か…」

オクスフォード大の病理学の主任教授であったフローリーは，ナチスから逃れてイギリスで研究生活を送っていたドイツ生まれのユダヤ系生化学者，エルンスト・チェーンらと，ペニシリン研究のためのチームを作った

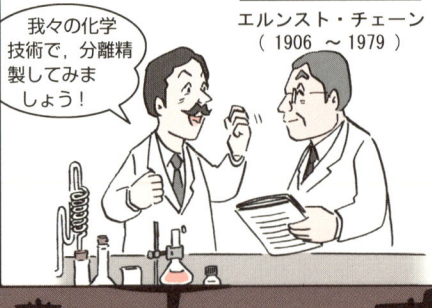

エルンスト・チェーン
（1906 〜 1979）

「我々の化学技術で，分離精製してみましょう！」

1939年，ナチスドイツ軍のポーランド侵攻に始まる第2次大戦は，ヨーロッパ全土に戦火を広げていた

研究所のスタッフは皆，ヒトラーのイギリス占領を覚悟した

ゴォ〜 ウゥ ドドン ドドド

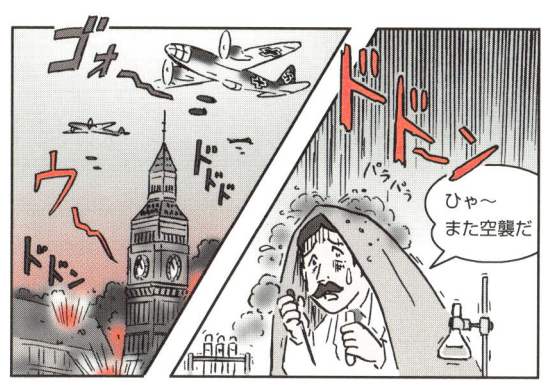

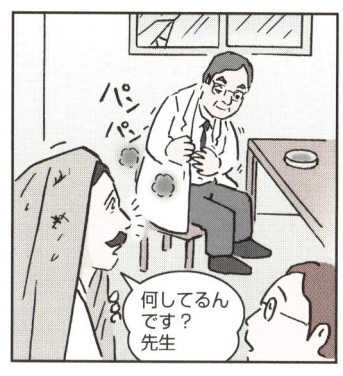

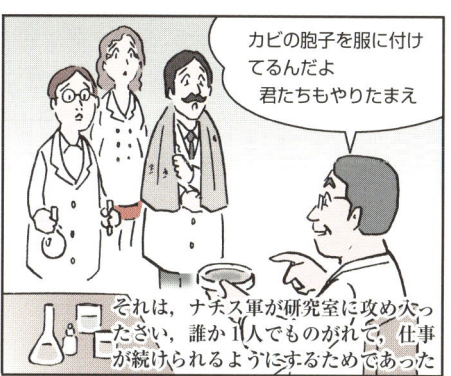

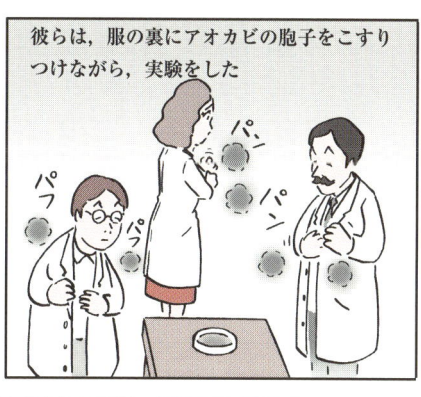

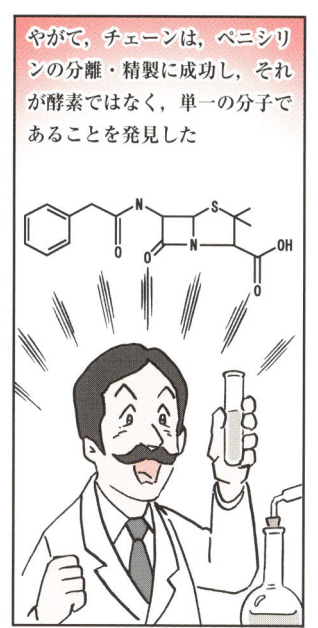

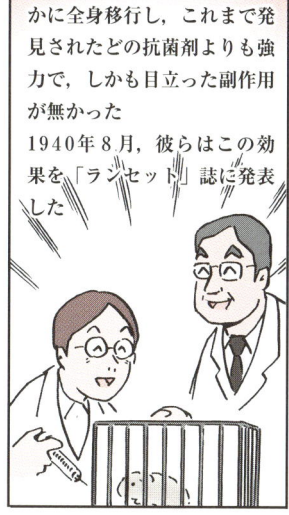

ドドーン パラバラ

ひゃ〜 また空襲だ

パンパン

何してるんです？先生

カビの胞子を服に付けてるんだよ 君たちもやりたまえ

それは、ナチス軍が研究室に攻め入ったさい、誰か1人でものがれて、仕事が続けられるようにするためであった

彼らは、服の裏にアオカビの胞子をこすりつけながら、実験をした

やがて、チェーンは、ペニシリンの分離・精製に成功し、それが酵素ではなく、単一の分子であることを発見した

助手のハートリーは、動物実験のデータを積み重ねた
ペニシリンは静脈注射で速やかに全身移行し、これまで発見されたどの抗菌剤よりも強力で、しかも目立った副作用が無かった
1940年8月、彼らはこの効果を「ランセット」誌に発表した

ペニシリンは細菌の細胞壁の形成を阻害する薬剤である
細胞壁は細菌の生存に必須な構造であるが、ヒトを含めた真核生物には存在しない

細胞壁を合成する酵素
PBP

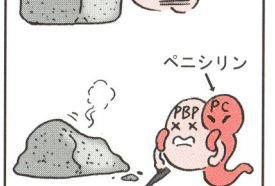

ペニシリン
PBP PC

そのため、ペニシリンは細菌に対する選択毒性が強く、ヒトに対する毒性が非常に少ないのである

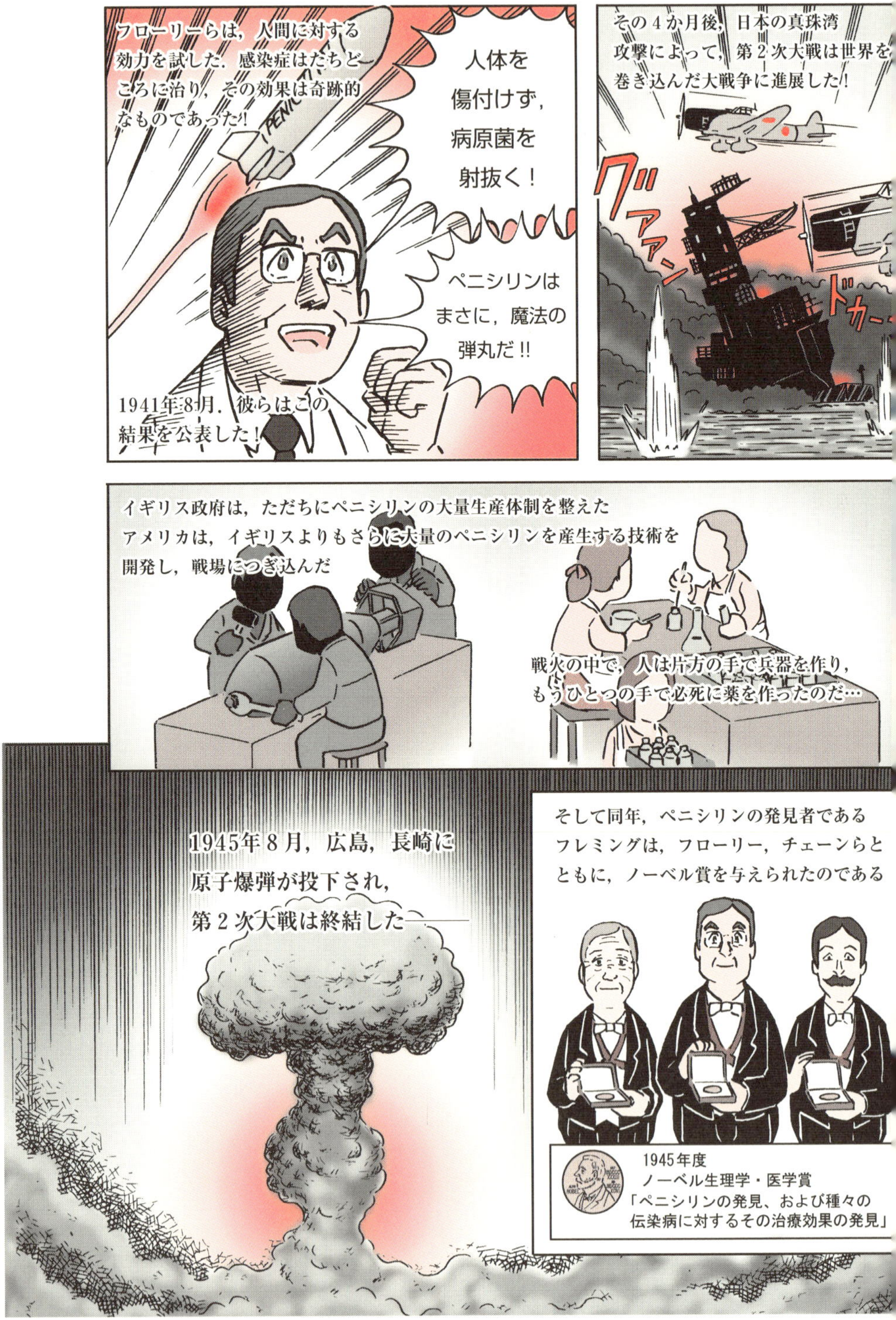
フローリーらは，人間に対する効力を試した．感染症はたちどころに治り，その効果は奇跡的なものであった!!
人体を傷付けず，病原菌を射抜く！
ペニシリンはまさに，魔法の弾丸だ!!
1941年8月，彼らはこの結果を公表した！
その4か月後，日本の真珠湾攻撃によって，第2次大戦は世界を巻き込んだ大戦争に進展した!!
グァアーン
ドカー
イギリス政府は，ただちにペニシリンの大量生産体制を整えた
アメリカは，イギリスよりもさらに大量のペニシリンを産生する技術を開発し，戦場につぎ込んだ
戦火の中で，人は片方の手で兵器を作り，もうひとつの手で必死に薬を作ったのだ…
1945年8月，広島，長崎に原子爆弾が投下され，第2次大戦は終結した――
そして同年，ペニシリンの発見者であるフレミングは，フローリー，チェーンらとともに，ノーベル賞を与えられたのである
1945年度
ノーベル生理学・医学賞
「ペニシリンの発見、および種々の伝染病に対するその治療効果の発見」

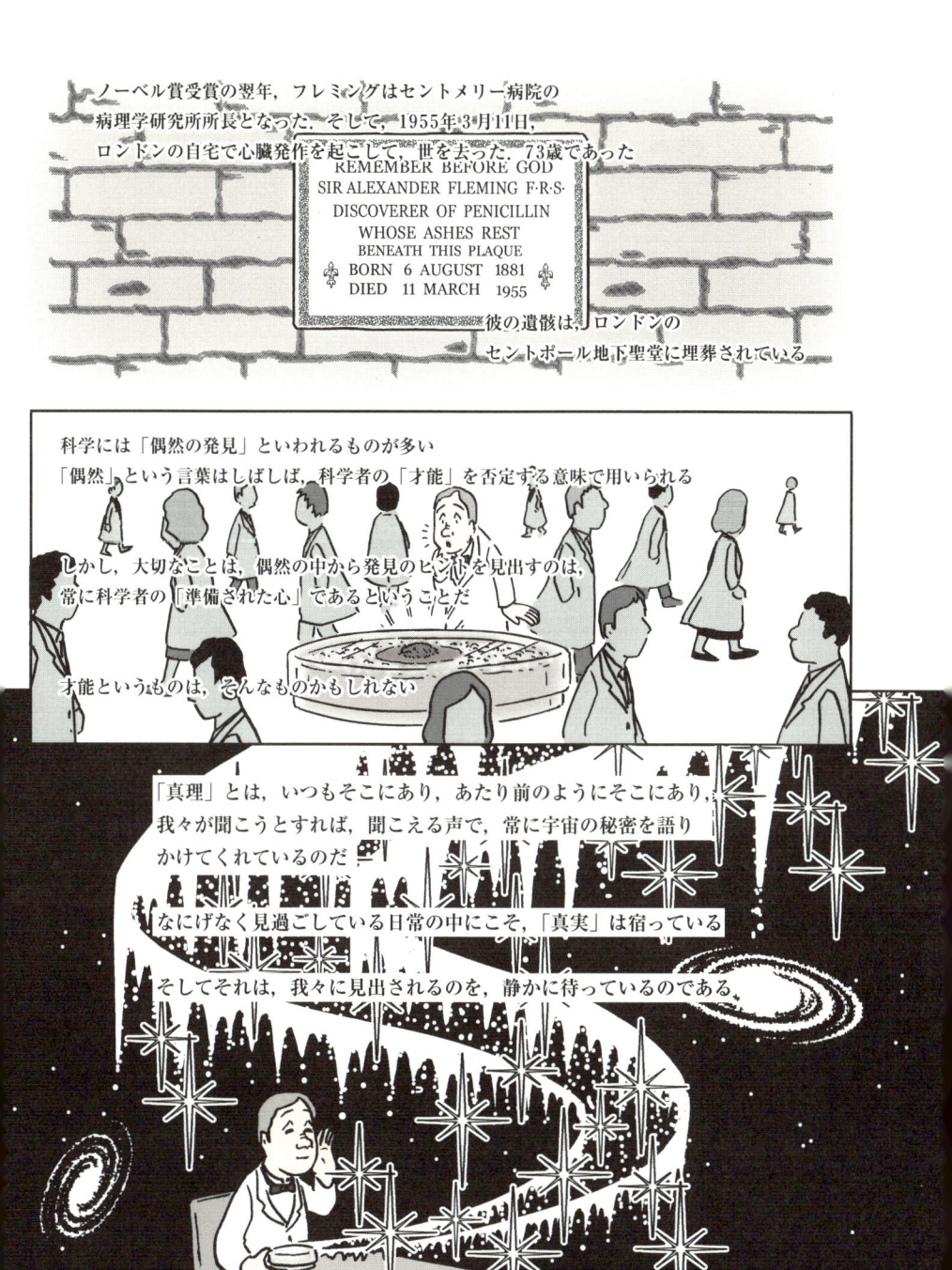

ノーベル賞受賞の翌年，フレミングはセントメリー病院の病理学研究所所長となった。そして，1955年3月11日，ロンドンの自宅で心臓発作を起こして，世を去った。73歳であった

REMEMBER BEFORE GOD
SIR ALEXANDER FLEMING F·R·S·
DISCOVERER OF PENICILLIN
WHOSE ASHES REST
BENEATH THIS PLAQUE
BORN 6 AUGUST 1881
DIED 11 MARCH 1955

彼の遺骸は，ロンドンのセントポール地下聖堂に埋葬されている

科学には「偶然の発見」といわれるものが多い
「偶然」という言葉はしばしば，科学者の「才能」を否定する意味で用いられる

しかし，大切なことは，偶然の中から発見のヒントを見出すのは，常に科学者の「準備された心」であるということだ

才能というものは，そんなものかもしれない

「真理」とは，いつもそこにあり，あたり前のようにそこにあり，我々が聞こうとすれば，聞こえる声で，常に宇宙の秘密を語りかけてくれているのだ

なにげなく見過ごしている日常の中にこそ，「真実」は宿っている

そしてそれは，我々に見出されるのを，静かに待っているのである

第47話 DNAの発見 １

遺伝子と核酸

歴史とは，らせん階段のようなものだ ある方向から見ると，ジグザグと上に昇っているようだが，視点を変えると同じところをグルグル回っているだけに見える

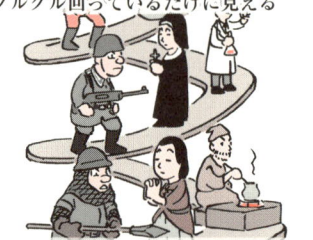

生命の歴史を運ぶDNAがらせんを刻んでいることも，何かの啓示なのかもしれない

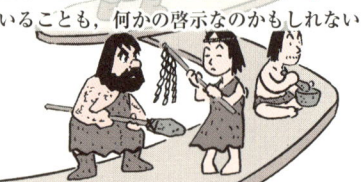

DNAの二重らせん構造は，発見者である２人の学者の名前を冠して「ワトソン・クリックモデル」と呼ばれている

遺伝情報を伝える核酸は塩基と糖とリン酸からなる「ヌクレオチド」が連なって形成されている．核酸にはデオキシリボースを糖に持つDNAと，リボースを糖に持つRNAがある

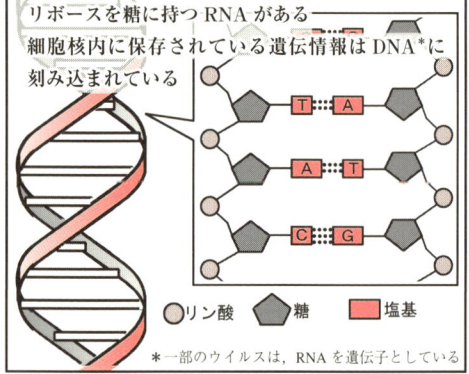

細胞核内に保存されている遺伝情報はDNA*に刻み込まれている

○ リン酸　⬟ 糖　■ 塩基

*一部のウイルスは，RNAを遺伝子としている

塩基には，プリンとピリミジンというふたつのグループがあり，プリン塩基にはアデニン(A)とグアニン(G)，ピリミジン塩基にはシトシン(C)とチミン*(T)がある

アデニン　グアニン
プリン塩基

シトシン　チミン
ピリミジン塩基

*RNAは，チミンの代わりにウラシル(U)を塩基に持つ

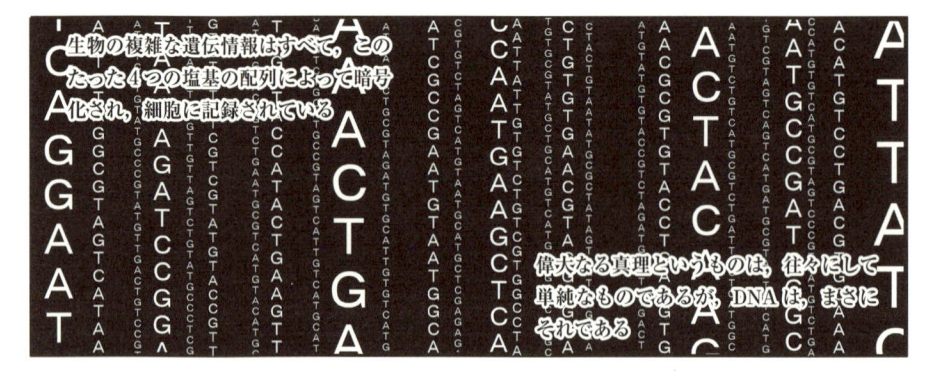

生物の複雑な遺伝情報はすべて，このたった４つの塩基の配列によって暗号化され，細胞に記録されている

偉大なる真理というものは，往々にして単純なものであるが，DNAは，まさにそれである

メンデルの法則

遺伝学の研究分野で，最初に成された大きな発見は「メンデルの法則」であろう

19世紀のオーストリアの修道僧グレゴール・メンデル（1822～1884）は，修道院の裏庭でエンドウマメの交雑実験を行ない，遺伝法則を発見した

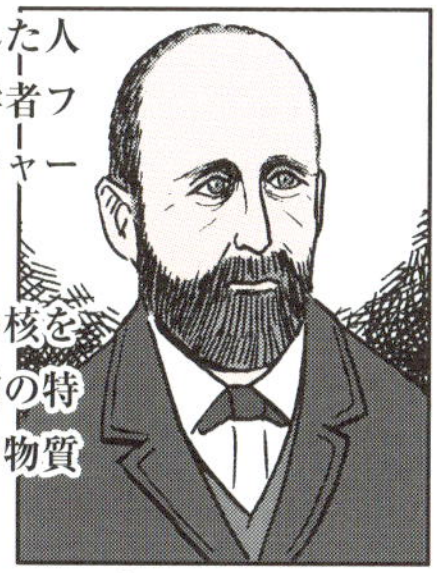

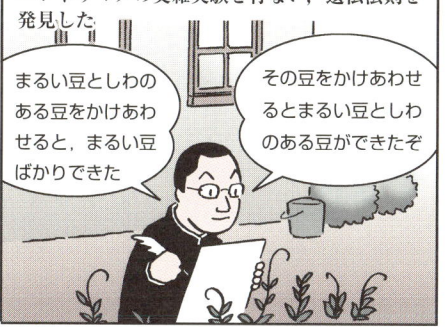

「まるい豆としわのある豆をかけあわせると，まるい豆ばかりできた」

「その豆をかけあわせるとまるい豆としわのある豆ができたぞ」

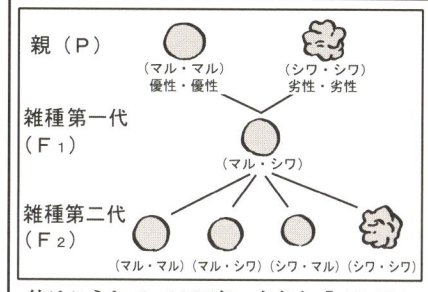

親（P）
（マル・マル）優性・優性
（シワ・シワ）劣性・劣性

雑種第一代（F$_1$）
（マル・シワ）

雑種第二代（F$_2$）
（マル・マル）（マル・シワ）（シワ・マル）（シワ・シワ）

彼はこうして，1865年，有名な「メンデルの法則」を発表した．メンデルの法則は，彼の生前は評価されることはなかったが，1900年，ド・フリース*らにより再発見され，広く知られるようになった

*ユーゴー・ド・フリース　1848～1935．オランダの植物学者．進化は突然変異によっておこるという「突然変異説」の提唱者

核酸の発見

遺伝物質の本体である「核酸」をはじめて抽出した人物は，スイスの生化学者フリードリッヒ・ミーシャーである

ミーシャーは，細胞の核を形成している化学物質の特性を調べようと，その物質の抽出を図った

フリードリッヒ・ミーシャー（1844～1895）

彼は，核内物質を抽出する材料として白血球に目をつけた．白血球は核が大きく，細胞質が少ないからだ．そこで彼は，病院で捨てられる包帯をかき集め，そこに付着している膿から白血球を回収した

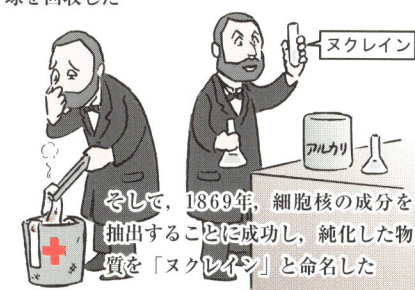

ヌクレイン

アルカリ

そして，1869年，細胞核の成分を抽出することに成功し，純化した物質を「ヌクレイン」と命名した

ヌクレインは蛋白質と，「リンを多量に含む化学物質」とで構成されていた

「ヌクレインは，遺伝物質として機能する可能性があるぞ！」

ミーシャーはこう思ったが遺伝物質は，ヌクレインの中の蛋白質であると考えていた

リン酸を多量に含む化学物質こそが「核酸」であった

その後，19世紀から20世紀にかけて，ヌクレインから核酸が分離され，核酸にはリン酸塩，プリン，ピリミジン，2-デオキシ-D-リボースなどの分子が含まれていることなどが，明らかにされていった

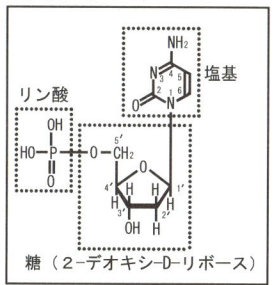

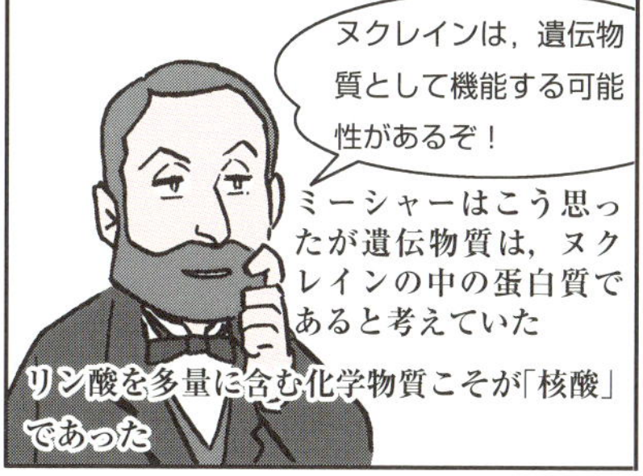

リン酸
塩基
糖（2-デオキシ-D-リボース）

ヌクレオチドの構造

遺伝子の正体

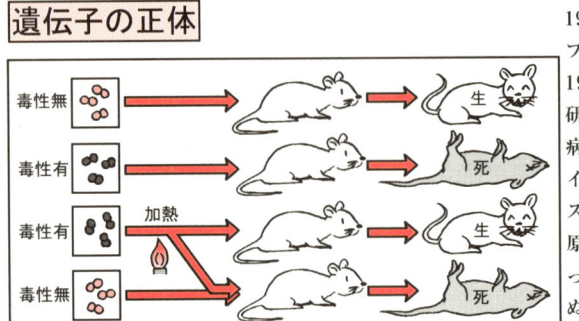

1928年，イギリスの物理学者フレデリック・グリフィス(1879～1941)が遺伝子研究の分岐点となる研究を報告する。肺炎双球菌には，病原性のあるタイプのものとないタイプのものがあるのだが，グリフィスは病原性のない生菌と殺菌した病原菌を混ぜて注射すると，無害であった菌が病原性を持ち，ネズミが死ぬことを発見した
そして変異した細菌の子孫は病原性のあるタイプに変異していたのだ

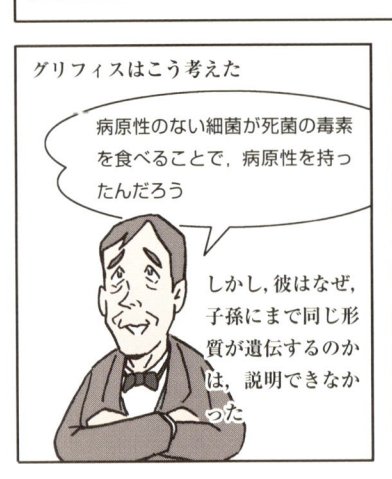

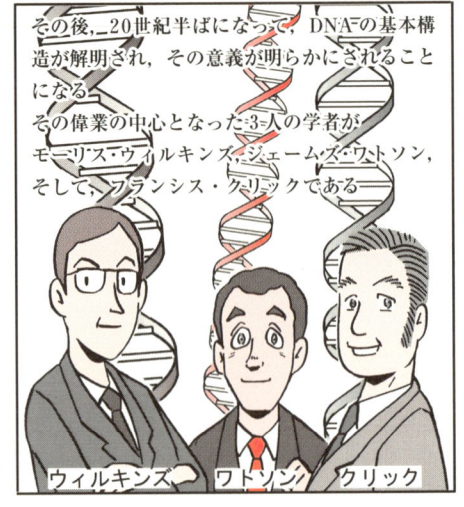

グリフィスの実験

- 毒性無 → 生
- 毒性有 → 死
- 毒性有（加熱）→ 生
- 毒性無 → 死

グリフィスはこう考えた

「病原性のない細菌が死菌の毒素を食べることで，病原性を持ったんだろう」

しかし，彼はなぜ，子孫にまで同じ形質が遺伝するのかは，説明できなかった

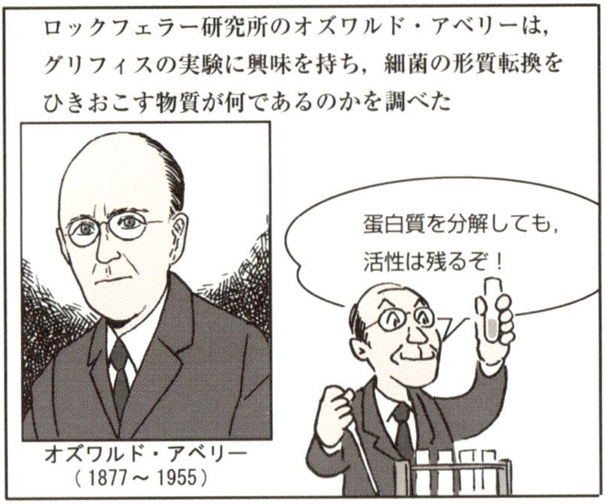

ロックフェラー研究所のオズワルド・アベリーは，グリフィスの実験に興味を持ち，細菌の形質転換をひきおこす物質が何であるのかを調べた

「蛋白質を分解しても，活性は残るぞ！」

オズワルド・アベリー
（1877～1955）

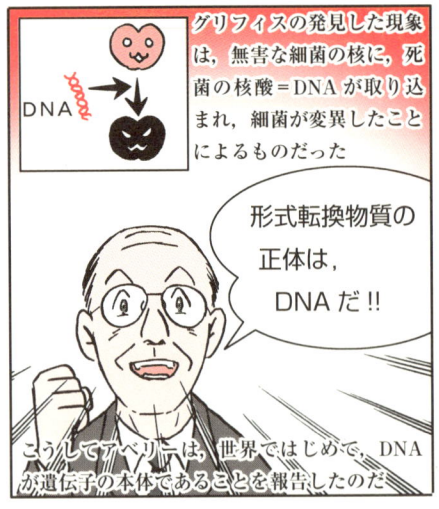

グリフィスの発見した現象は，無害な細菌の核に，死菌の核酸＝DNAが取り込まれ，細菌が変異したことによるものだった

「形式転換物質の正体は，DNAだ!!」

こうしてアベリーは，世界ではじめて，DNAが遺伝子の本体であることを報告したのだ

その後，20世紀半ばになって，DNAの基本構造が解明され，その意義が明らかにされることになる
その偉業の中心となった3人の学者がモーリス・ウィルキンズ，ジェームズ・ワトソン，そして，フランシス・クリックである

ウィルキンズ　ワトソン　クリック

二重らせんモデルの誕生

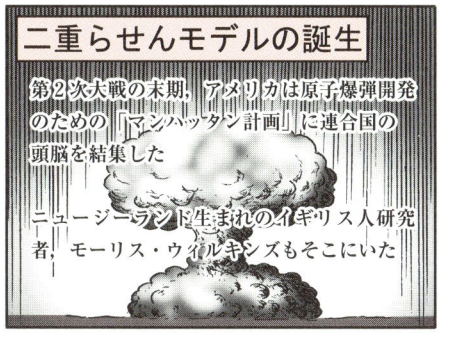

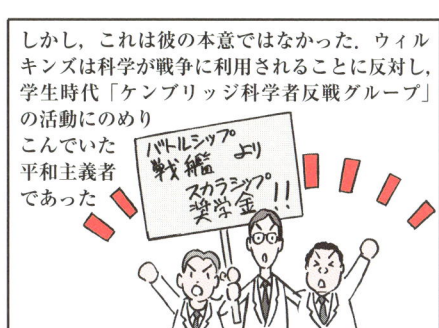

第2次大戦の末期，アメリカは原子爆弾開発のための「マンハッタン計画」に連合国の頭脳を結集した

ニュージーランド生まれのイギリス人研究者，モーリス・ウィルキンズもそこにいた

しかし，これは彼の本意ではなかった．ウィルキンズは科学が戦争に利用されることに反対し，学生時代「ケンブリッジ科学者反戦グループ」の活動にのめりこんでいた平和主義者であった

バトルシップより戦艦スカラシップ奨学金!!

終戦後，彼は核物理学の研究から離れ，1947年ロンドンのキングス・カレッジに移った
そしてここで，遺伝子の研究を開始した

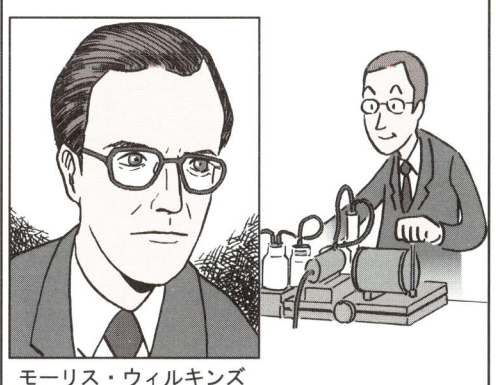

モーリス・ウィルキンズ
（1916〜2004）

ウィルキンズの研究テーマは，X線回折によるDNAの構造解析であった．X線は単一の結晶に当たると，感光板に特有の影を落とす．これはX線が結晶中の原子と衝突して回折するためにおこる現象である．こうしたX線回折写真は，分子の構造を知るために有効な手段であり，当時，蛋白質の研究に広く用いられていた

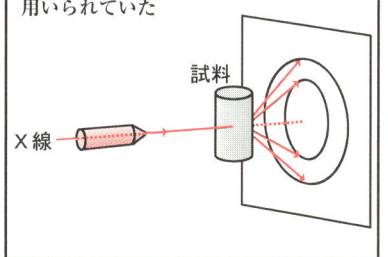

試料
X線

1951年1月，1人の女性研究者が，この研究に参加することになった
X線結晶学のスペシャリスト，ロザリンド・フランクリンである

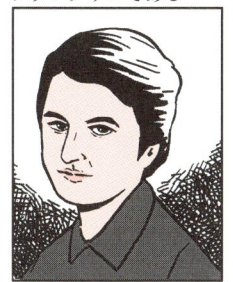

ロザリンド・フランクリン
（1920〜1958）

フランクリンは科学者としては優秀であったが，協調性に乏しい性格であった
そのため，彼女はウィルキンズとたびたび衝突をした

DNAのX線回折のシゴトは，あたしの担当なんですからネ!!
あなたは，昔やってた研究に戻りなさい!!

なんで，上司のボクが，こんな言われ方するの？

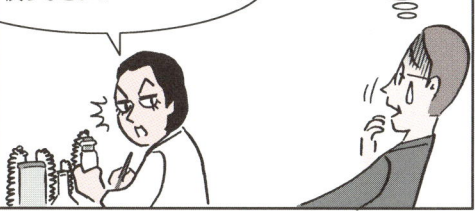

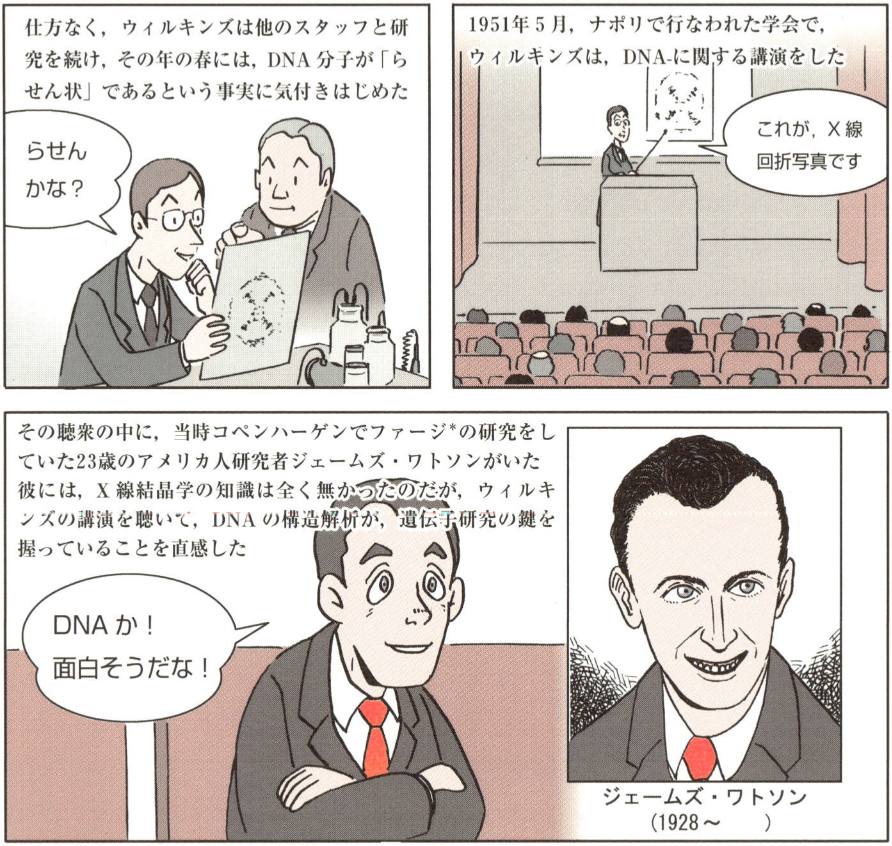

＊バクテリアに感染するウイルスのような生物

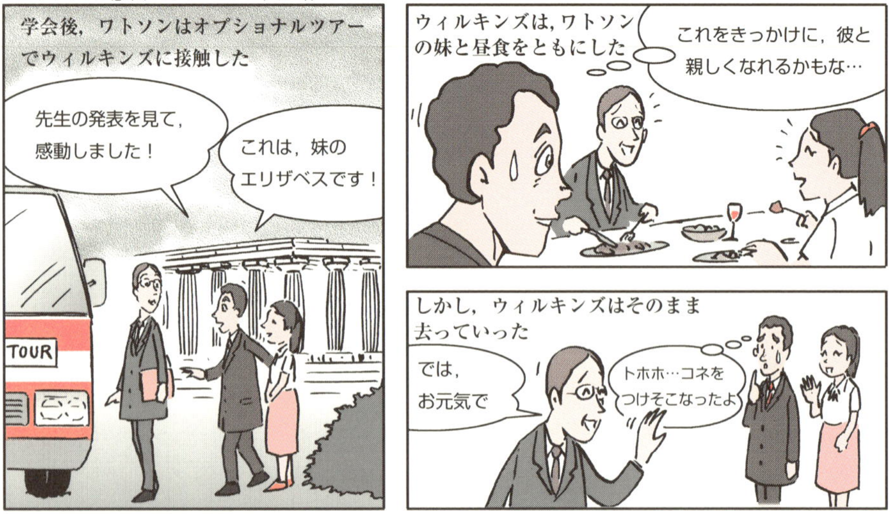

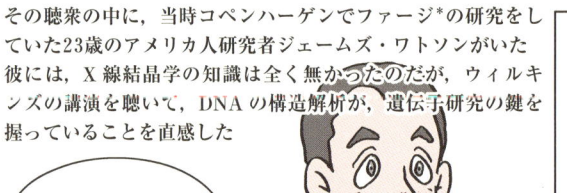

コペンハーゲンに戻ったワトソンは、カリフォルニア工科大学のライナス・ポーリングが蛋白質の高次構造＝αヘリックスを発見したというニュースを知った
後にポーリングはこの業績を評価されてノーベル賞を受賞することになるのだが、ワトソンはこの研究がDNAの構造解析に応用できると感じた

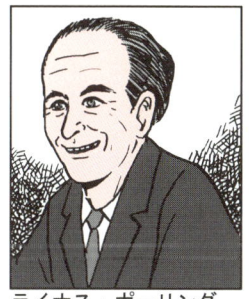

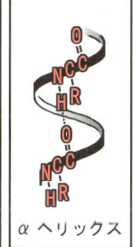

ライナス・ポーリング
（1901〜1994）

αヘリックス

1954年度
ノーベル化学賞
「化学結合の本性、ならびに複雑な分子の構造研究」

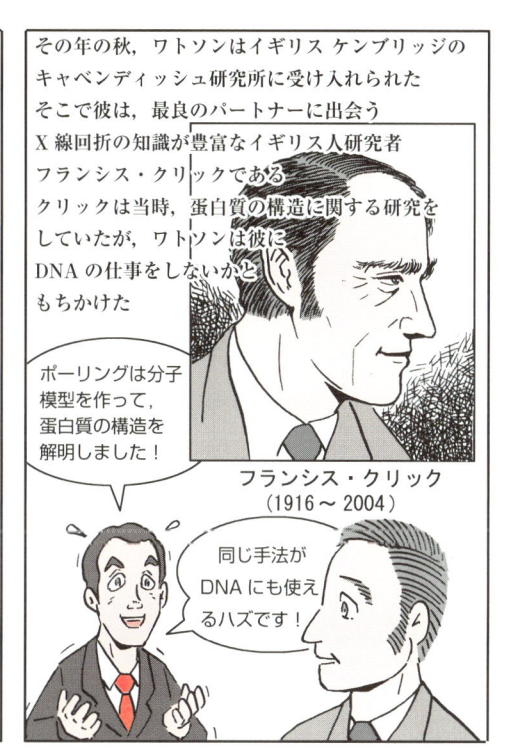

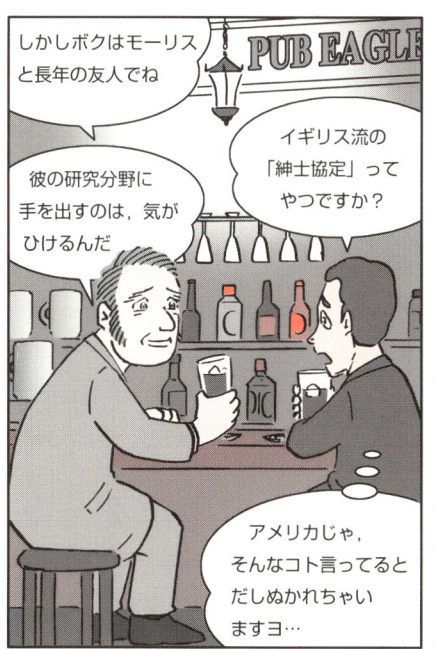

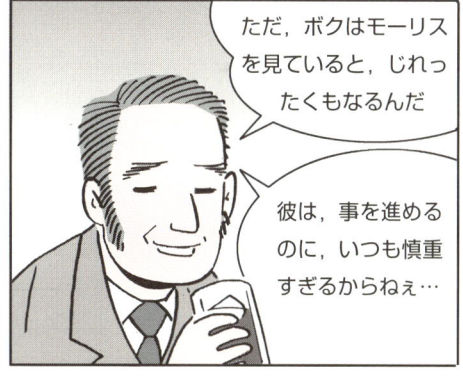

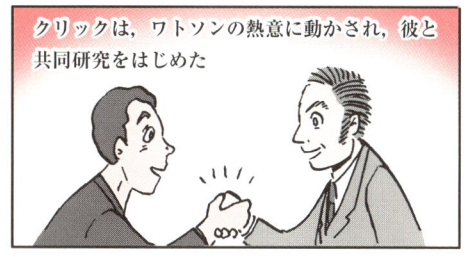

その年の秋、ワトソンはイギリス ケンブリッジのキャベンディッシュ研究所に受け入れられた
そこで彼は、最良のパートナーに出会う
X線回折の知識が豊富なイギリス人研究者フランシス・クリックである
クリックは当時、蛋白質の構造に関する研究をしていたが、ワトソンは彼にDNAの仕事をしないかともちかけた

フランシス・クリック
（1916〜2004）

「ポーリングは分子模型を作って、蛋白質の構造を解明しました！」

「同じ手法がDNAにも使えるハズです！」

「しかしボクはモーリスと長年の友人でね」

「彼の研究分野に手を出すのは、気がひけるんだ」

「イギリス流の『紳士協定』ってやつですか？」

「アメリカじゃ、そんなコト言ってるとだしぬかれちゃいますヨ…」

「ただ、ボクはモーリスを見ていると、じれったくもなるんだ」

「彼は、事を進めるのに、いつも慎重すぎるからねぇ…」

クリックは、ワトソンの熱意に動かされ、彼と共同研究をはじめた

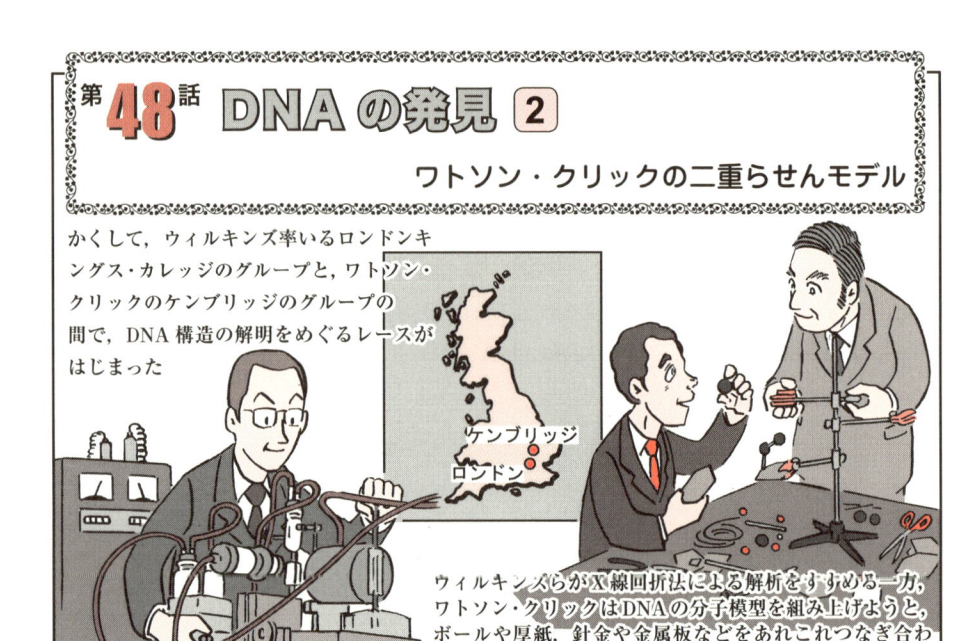

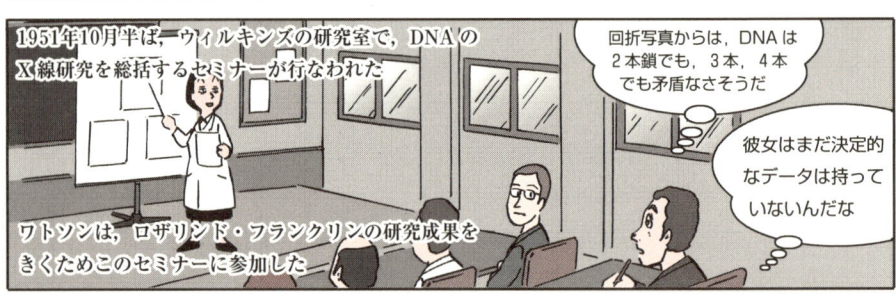

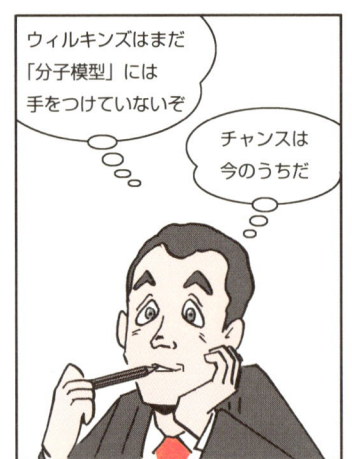

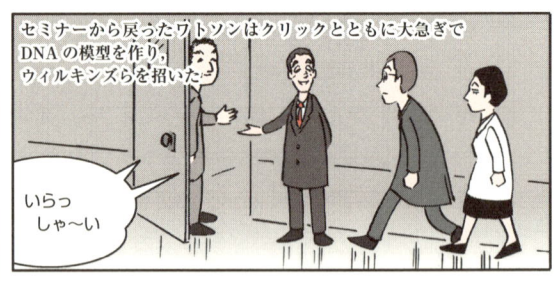

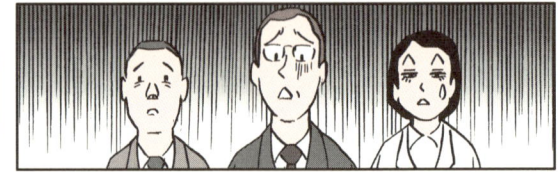

第48話 DNAの発見 ②
ワトソン・クリックの二重らせんモデル

かくして、ウィルキンズ率いるロンドンキングス・カレッジのグループと、ワトソン・クリックのケンブリッジのグループの間で、DNA構造の解明をめぐるレースがはじまった

ウィルキンズらがX線回折法による解析をすすめる一方、ワトソン・クリックはDNAの分子模型を組み上げようと、ボールや厚紙、針金や金属板などをあれこれつなぎ合わせていた

1951年10月半ば、ウィルキンズの研究室で、DNAのX線研究を総括するセミナーが行なわれた

ワトソンは、ロザリンド・フランクリンの研究成果をきくためこのセミナーに参加した

回折写真からは、DNAは2本鎖でも、3本、4本でも矛盾なさそうだ

彼女はまだ決定的なデータは持っていないんだな

ウィルキンズはまだ「分子模型」には手をつけていないぞ

チャンスは今のうちだ

セミナーから戻ったワトソンはクリックとともに大急ぎでDNAの模型を作り、ウィルキンズらを招いた

いらっしゃ〜い

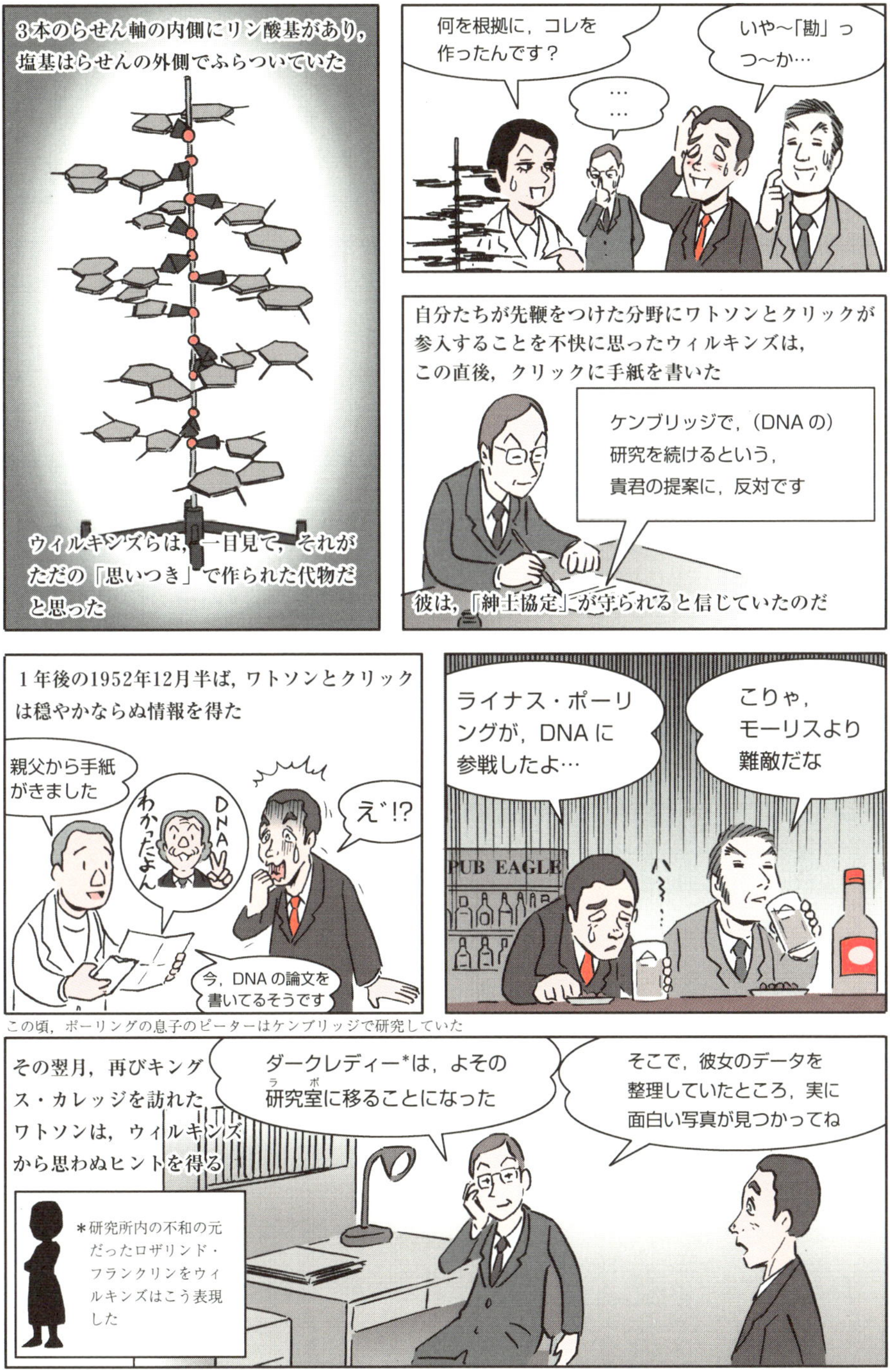

3本のらせん軸の内側にリン酸基があり，塩基はらせんの外側でふらついていた
ウィルキンズらは，一目見て，それがただの「思いつき」で作られた代物だと思った
何を根拠に，コレを作ったんです？
……
いや～「勘」っつ～か…
自分たちが先鞭をつけた分野にワトソンとクリックが参入することを不快に思ったウィルキンズは，この直後，クリックに手紙を書いた
ケンブリッジで，（DNAの）研究を続けるという，貴君の提案に，反対です
彼は，「紳士協定」が守られると信じていたのだ
1年後の1952年12月半ば，ワトソンとクリックは穏やかならぬ情報を得た
親父から手紙がきました
わかったよん DNA
えﾞ!?
今，DNAの論文を書いてるそうです
ライナス・ポーリングが，DNAに参戦したよ…
こりゃ，モーリスより難敵だな
PUB EAGLE
ハ～…
この頃，ポーリングの息子のピーターはケンブリッジで研究していた
その翌月，再びキングス・カレッジを訪れたワトソンは，ウィルキンズから思わぬヒントを得る
ダークレディー*は，よその研究室(ラボ)に移ることになった
そこで，彼女のデータを整理していたところ，実に面白い写真が見つかってね
*研究所内の不和の元だったロザリンド・フランクリンをウィルキンズはこう表現した

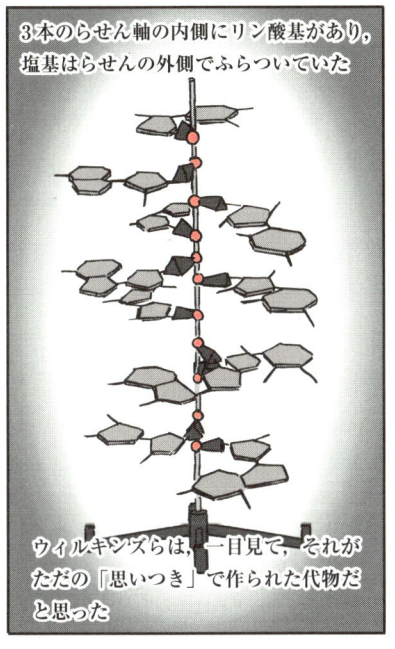

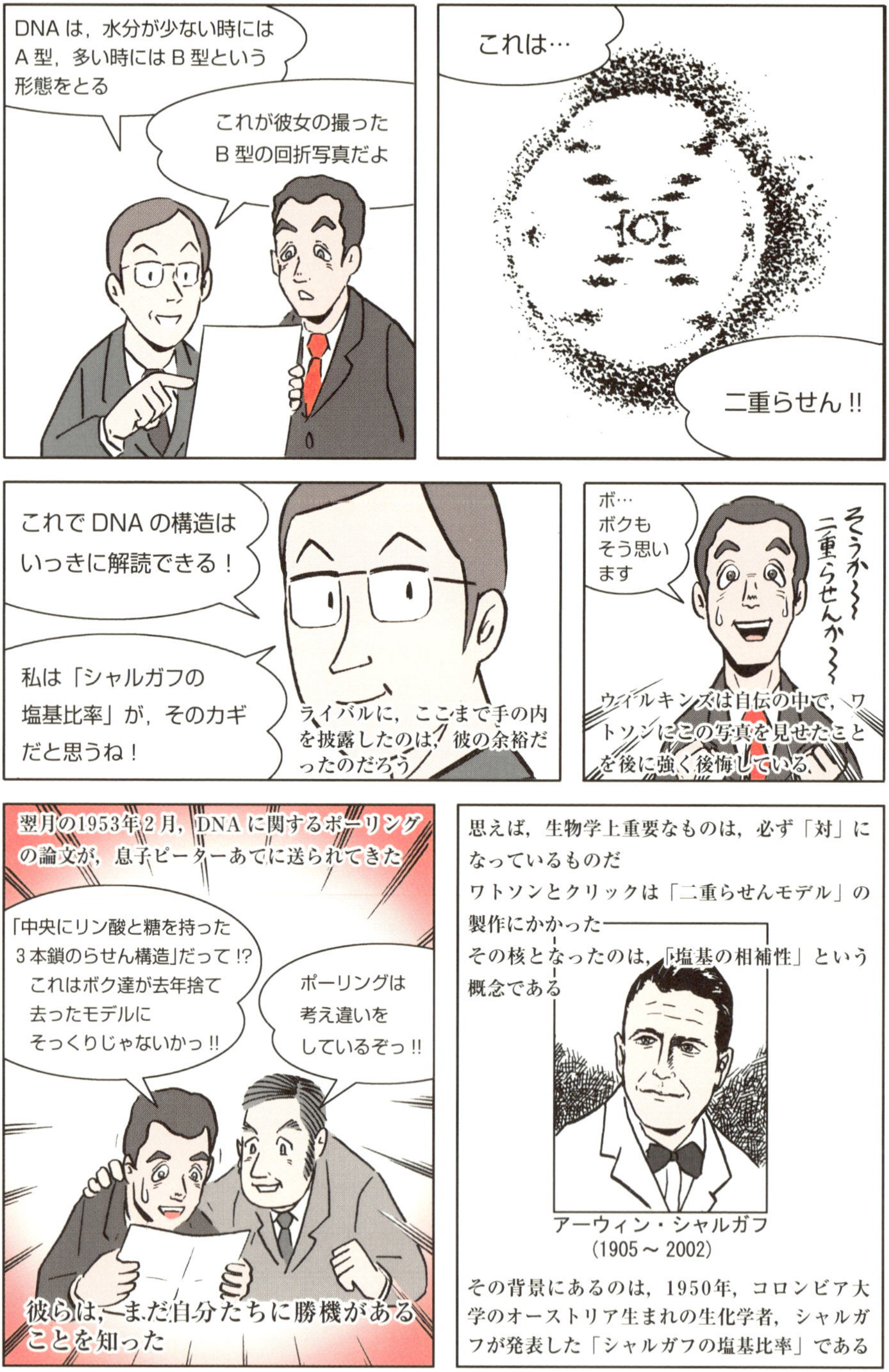
DNA は，水分が少ない時には A 型，多い時には B 型という形態をとる
これが彼女の撮った B 型の回折写真だよ
これは…
二重らせん !!
これで DNA の構造はいっきに解読できる！
私は「シャルガフの塩基比率」が，そのカギだと思うね！
ライバルに，ここまで手の内を披露したのは，彼の余裕だったのだろう
ボ…ボクもそう思います
そうか〜〜二重らせんか〜〜
ウィルキンズは自伝の中で，ワトソンにこの写真を見せたことを後に強く後悔している
翌月の1953年 2 月，DNA に関するポーリングの論文が，息子ピーターあてに送られてきた
「中央にリン酸と糖を持った 3 本鎖のらせん構造」だって !? これはボク達が去年捨て去ったモデルにそっくりじゃないかっ !!
ポーリングは考え違いをしているぞっ !!
彼らは，まだ自分たちに勝機があることを知った
思えば，生物学上重要なものは，必ず「対」になっているものだ
ワトソンとクリックは「二重らせんモデル」の製作にかかった
その核となったのは，「塩基の相補性」という概念である
アーウィン・シャルガフ
(1905～2002)
その背景にあるのは，1950年，コロンビア大学のオーストリア生まれの生化学者，シャルガフが発表した「シャルガフの塩基比率」である

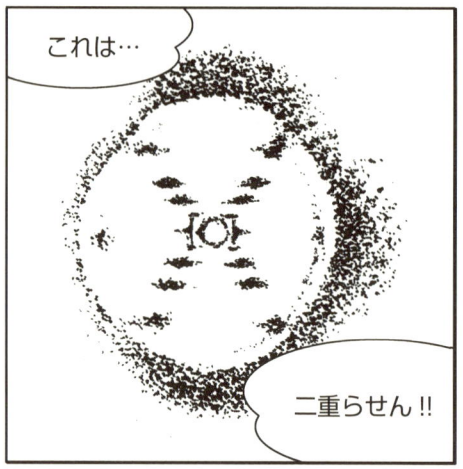

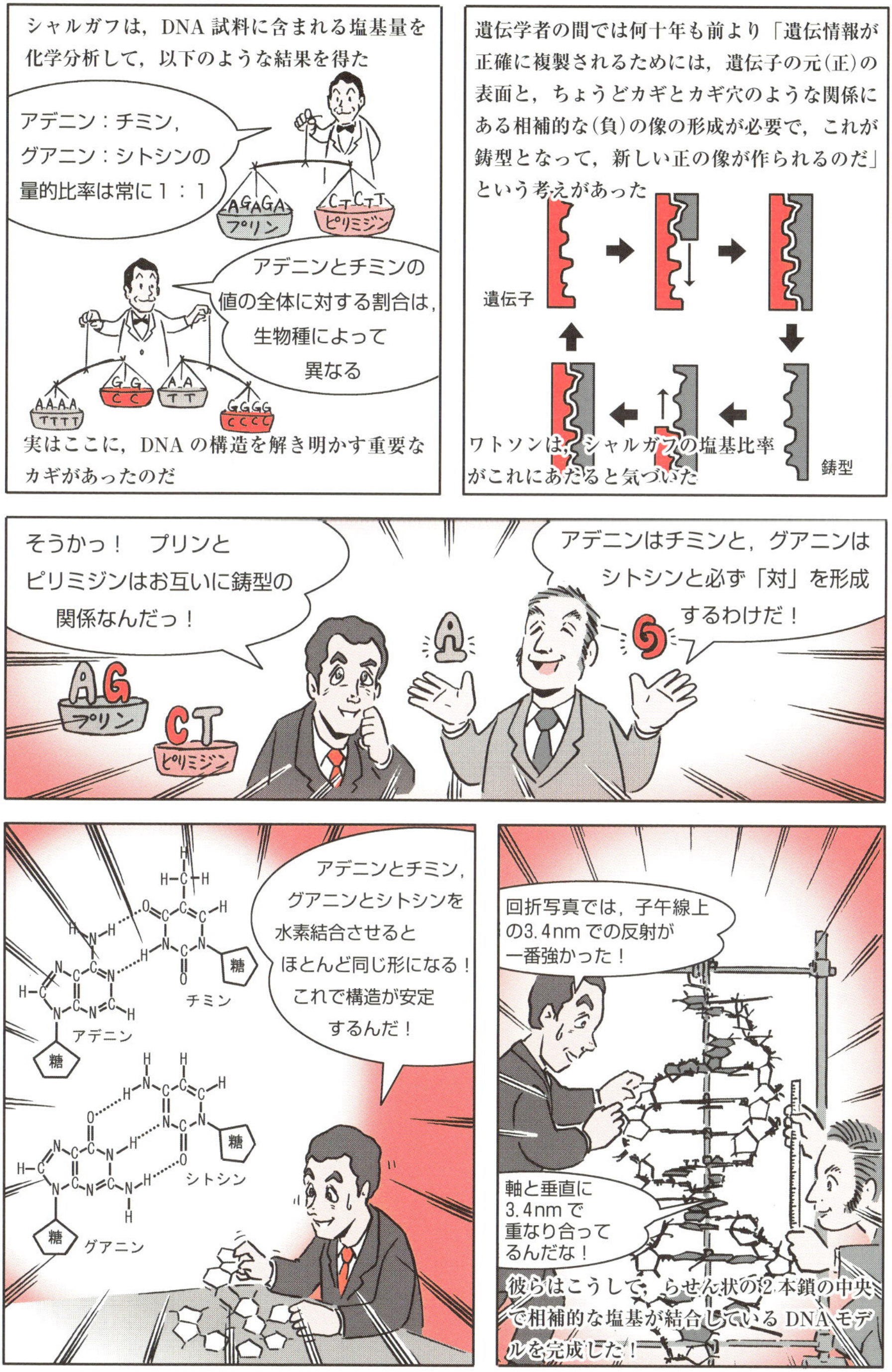
シャルガフは，DNA 試料に含まれる塩基量を化学分析して，以下のような結果を得た
アデニン：チミン，グアニン：シトシンの量的比率は常に１：１
AGAGA
プリン
CTCTT
ピリミジン
アデニンとチミンの値の全体に対する割合は，生物種によって異なる
AAAA
TTTT
GG
CC
AA
TT
GGGG
CCCC
実はここに，DNA の構造を解き明かす重要なカギがあったのだ
遺伝学者の間では何十年も前より「遺伝情報が正確に複製されるためには，遺伝子の元(正)の表面と，ちょうどカギとカギ穴のような関係にある相補的な(負)の像の形成が必要で，これが鋳型となって，新しい正の像が作られるのだ」という考えがあった
遺伝子
鋳型
ワトソンは，シャルガフの塩基比率がこれにあたると気づいた
そうかっ！　プリンとピリミジンはお互いに鋳型の関係なんだっ！
アデニンはチミンと，グアニンはシトシンと必ず「対」を形成するわけだ！
AG
プリン
CT
ピリミジン
チミン
アデニン
糖
シトシン
グアニン
アデニンとチミン，グアニンとシトシンを水素結合させるとほとんど同じ形になる！　これで構造が安定するんだ！
回折写真では，子午線上の3.4nm での反射が一番強かった！
軸と垂直に3.4nm で重なり合ってるんだな！
彼らはこうして，らせん状の２本鎖の中央で相補的な塩基が結合している DNA モデルを完成した！

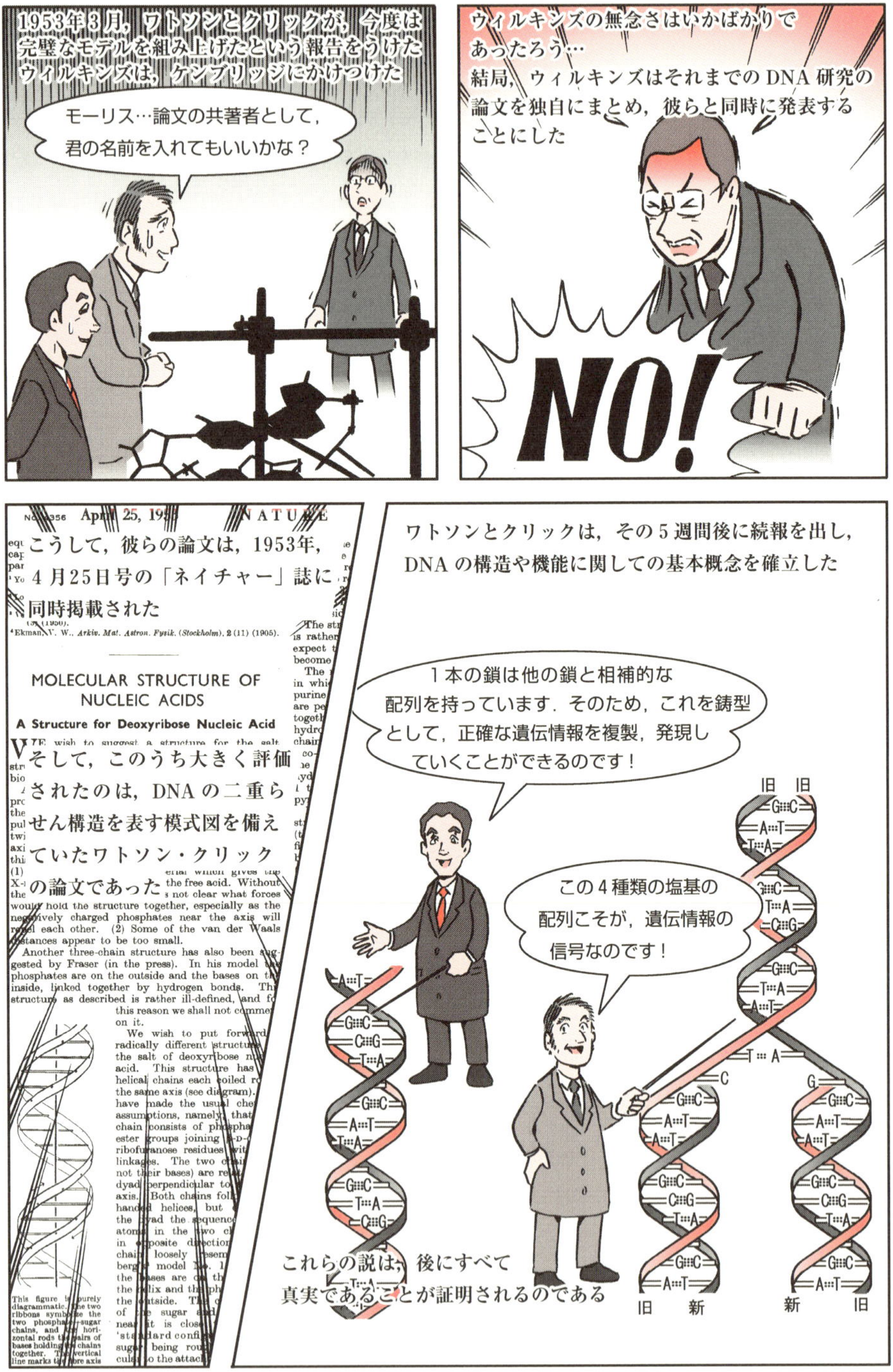
1953年3月，ワトソンとクリックが，今度は完璧なモデルを組み上げたという報告をうけたウィルキンズは，ケンブリッジにかけつけた
モーリス…論文の共著者として，君の名前を入れてもいいかな？
ウィルキンズの無念さはいかばかりであったろう…
結局，ウィルキンズはそれまでのDNA研究の論文を独自にまとめ，彼らと同時に発表することにした
NO!
April 25, 1953 NATURE
こうして，彼らの論文は，1953年，4月25日号の「ネイチャー」誌に同時掲載された
MOLECULAR STRUCTURE OF NUCLEIC ACIDS
A Structure for Deoxyribose Nucleic Acid
そして，このうち大きく評価されたのは，DNAの二重らせん構造を表す模式図を備えていたワトソン・クリックの論文であった
ワトソンとクリックは，その5週間後に続報を出し，DNAの構造や機能に関しての基本概念を確立した
1本の鎖は他の鎖と相補的な配列を持っています．そのため，これを鋳型として，正確な遺伝情報を複製，発現していくことができるのです！
この4種類の塩基の配列こそが，遺伝情報の信号なのです！
旧 旧
旧 新
新 旧
これらの説は，後にすべて真実であることが証明されるのである

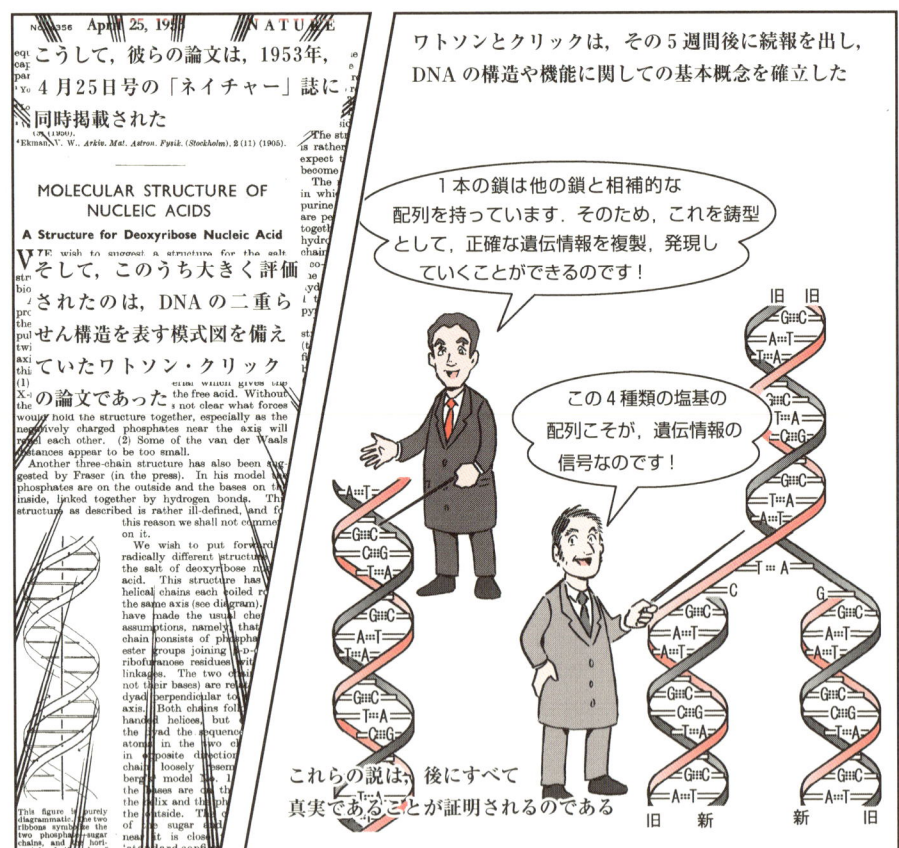

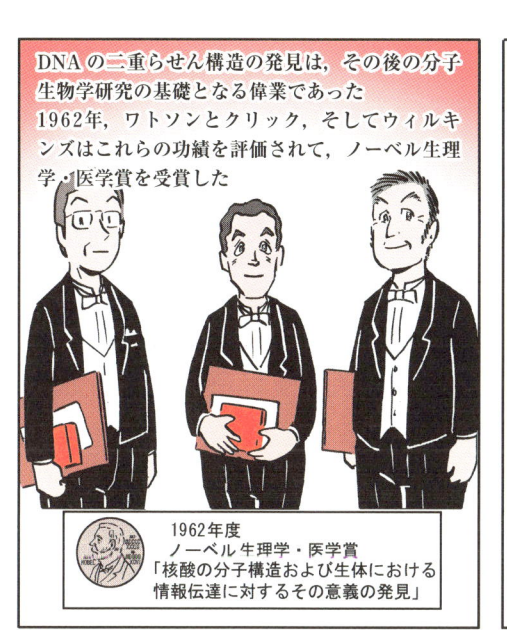

DNAの二重らせん構造の発見は,その後の分子生物学研究の基礎となる偉業であった
1962年,ワトソンとクリック,そしてウィルキンズはこれらの功績を評価されて,ノーベル生理学・医学賞を受賞した

1962年度
ノーベル生理学・医学賞
「核酸の分子構造および生体における情報伝達に対するその意義の発見」

なお,彼らのライバルであったポーリングは,永年の反核運動が評価され,同年のノーベル平和賞を授与されたこともつけくわえておこう

核実験反対!!

2度目のノーベル賞だよ〜ん

1962年度
ノーベル平和賞
「地上核実験に対する反対運動の業績」

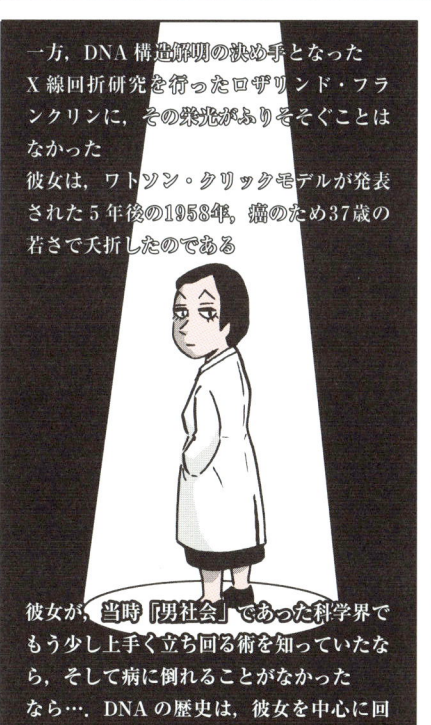

一方,DNA構造解明の決め手となったX線回折研究を行ったロザリンド・フランクリンに,その栄光がふりそそぐことはなかった
彼女は,ワトソン・クリックモデルが発表された5年後の1958年,癌のため37歳の若さで夭折したのである

彼女が,当時「男社会」であった科学界でもう少し上手く立ち回る術を知っていたなら,そして病に倒れることがなかったなら…. DNAの歴史は,彼女を中心に回っていたかもしれない

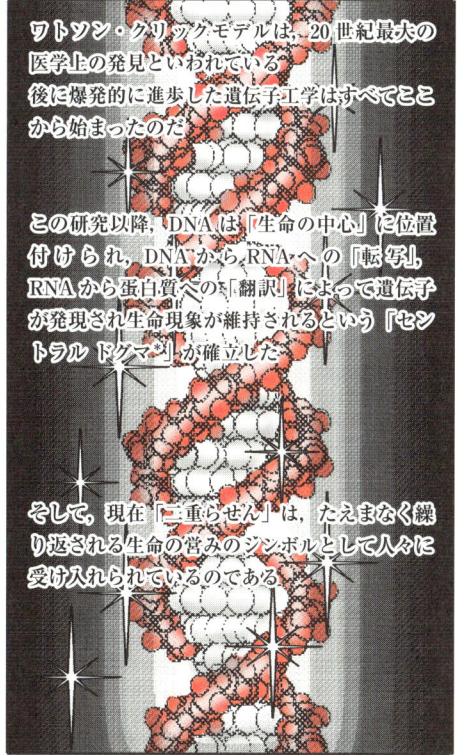

ワトソン・クリックモデルは,20世紀最大の医学上の発見といわれている
後に爆発的に進展した遺伝子工学はすべてここから始まったのだ

この研究以降,DNAは「生命の中心」に位置付けられ,DNAからRNAへの「転写」,RNAから蛋白質への「翻訳」によって遺伝子が発現され生命現象が維持されるという『セントラルドグマ*』が確立した

そして,現在「二重らせん」は,たえまなく繰り返される生命の営みのシンボルとして人々に受け入れられているのである

＊(central dogma) 直訳すれば「中心教義」．クリックが1958年に提唱した概念．最近は,「原理中の原理といえる大法則」という意味で分子生物学以外にも広く用いられている

第49話 移植医療の進歩 ①

キメラ誕生

外科の基本は臓器の「切除」と「修復」である．しかし，それだけで失われた機能をすべて回復させることはできない
そこで人々は病んだ臓器を代替物で補おうと試みた．義手や義足，眼鏡などがそのはじまりである

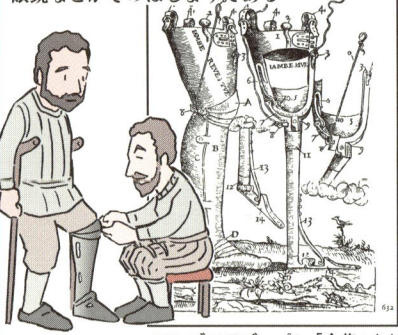

アンブロアズ・パレ「全集」より

この試みは，20世紀に入り「人工臓器」の開発に受け継がれた．しかしこれらの多くは体外で使用するものであり，臓器の働きを完全に代行することはできない

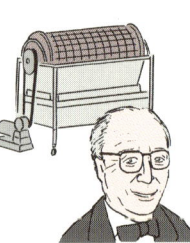

1945年　コルフ（オランダ）
初の人工透析に成功

1953年　ギボン（アメリカ）
初の人工心肺手術に成功

そこで人々が強く求めたものは，生物の臓器による補完であった

個性の力

16世紀のイタリアの外科医タリアコッツィはユニークな「造鼻術」の開発者である
当時のヨーロッパでは犯罪者への刑罰として鼻を削ぎ落とす行為が行われていた
彼はこうした人々を気の毒に思い，その修復法を開発したのだ

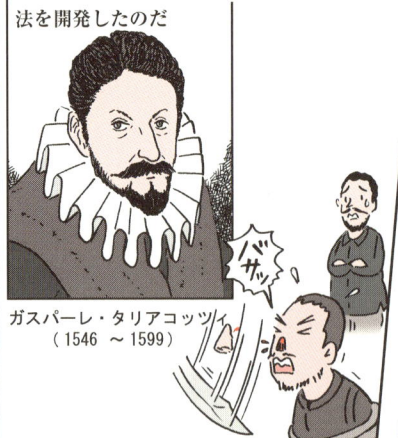

ガスパーレ・タリアコッツィ
（1546 ～ 1599）

彼は上腕の皮膚をそこにつなげたまま鼻に移植した．そしてそれが生着したところで腕から切り離し修復を加えることで新しい鼻を作った
現在でいう「有茎皮弁」である

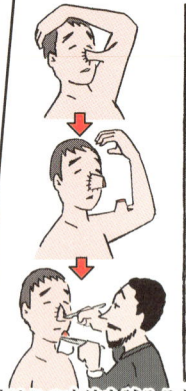

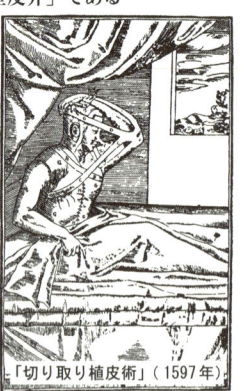

「切り取り植皮術」（1597年）

彼はこの方法を試みる前に，同じ方法で他人の組織を移植する方法も何度か試したが，成功しなかった
2人の人間をつなぎとめておくことが難しかったからであるが，もうひとつの理由に，彼が「個性の力」とよんだ「拒絶反応」があった

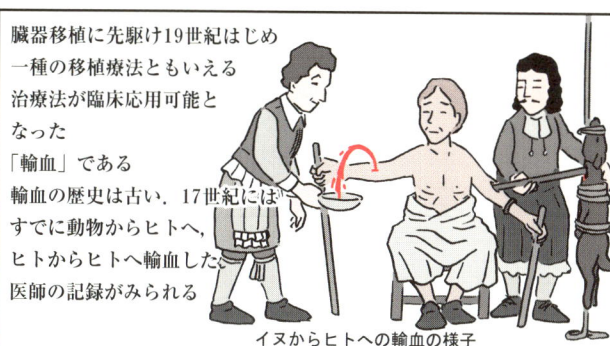

臓器移植に先駆け19世紀はじめ一種の移植療法ともいえる治療法が臨床応用可能となった
「輸血」である
輸血の歴史は古い．17世紀にはすでに動物からヒトへ，ヒトからヒトへ輸血した医師の記録がみられる

動物からヒトへ輸血した後は，輸血された動物の赤血球が固まり，血管が破裂した

ヒトからヒトへの輸血はときに無害でときに患者は死亡した

人々は，この理由がわからなかった

イヌからヒトへの輸血の様子

1900年，ウィーン大学病理学部の助手であったオーストリア人医師ラントシュタイナーは，ヒトの血清の中には，他のヒトの赤血球を凝集させる物質があることを発見した

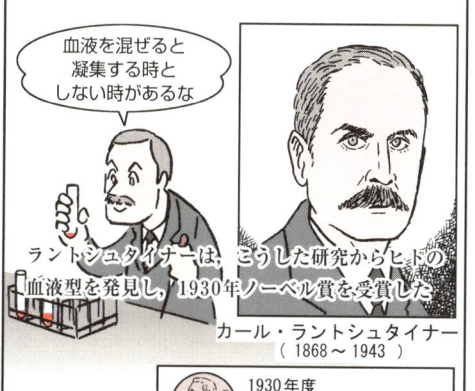

血液を混ぜると凝集する時としない時があるな

ラントシュタイナーは，こうした研究からヒトの血液型を発見し，1930年ノーベル賞を受賞した

カール・ラントシュタイナー
（1868～1943）

1930年度
ノーベル生理学・医学賞
「人間の血液型の発見」

一方，白血球や血小板に関する凝集反応は，赤血球よりはるかに複雑であった

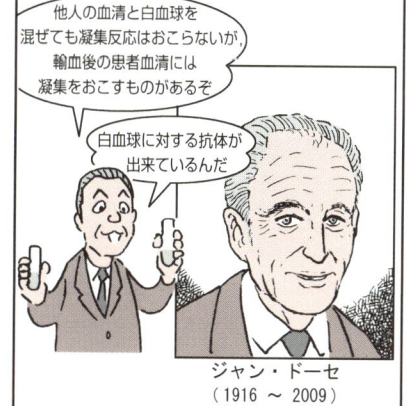

他人の血清と白血球を混ぜても凝集反応はおこらないが，輸血後の患者血清には凝集をおこすものがあるぞ

白血球に対する抗体が出来ているんだ

ジャン・ドーセ
（1916～2009）

フランスのドーセがこうした研究を通してヒトの白血球抗原(HLA)を発見するのは1965年のことである

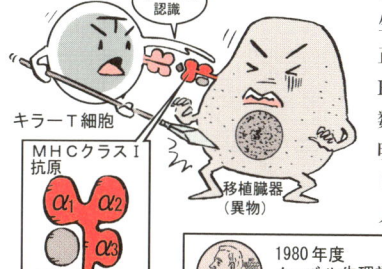

非自己を認識

キラーT細胞

MHCクラスI抗原

α_1 α_2
α_3

移植臓器
（異物）

実は，このHLAこそが，ヒト移植臓器の生着に関与する抗原（主要組織適合性抗原＝MHC）の正体だった
HLAの抗原性は多様で，完全に一致するのは数千分の一の確率であるのだが，その機能が明らかにされていくのは，1970年代以降のことである
ドーセは，後にこの功績を評価され，ノーベル賞を授与される

1980年度
ノーベル生理学・医学賞
「免疫反応を調節する 細胞表面の遺伝的構造に関する研究」

血管縫合技術の完成

こうした組織適合性抗原の発見に先立ち、臓器移植に必要な外科技術を研究した男がいた　血管外科学の樹立者，アレクシス・カレルである

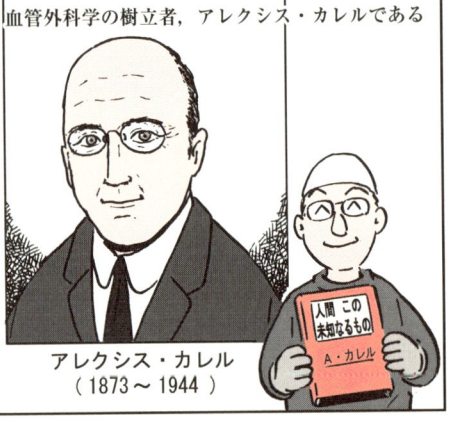

アレクシス・カレル
（1873〜1944）

フランスからアメリカに渡って移植の研究をしていた生物学者カレルは，1904年から1910年にかけて，動物を使った腎臓や心臓の移植実験をさかんに行い，臓器を短期間生着させうる血管縫合技術を完成した

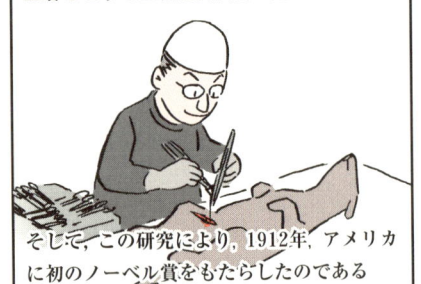

そして，この研究により，1912年，アメリカに初のノーベル賞をもたらしたのである

1912年度
ノーベル生理学・医学賞
「血管縫合および臓器の移植に関する研究」

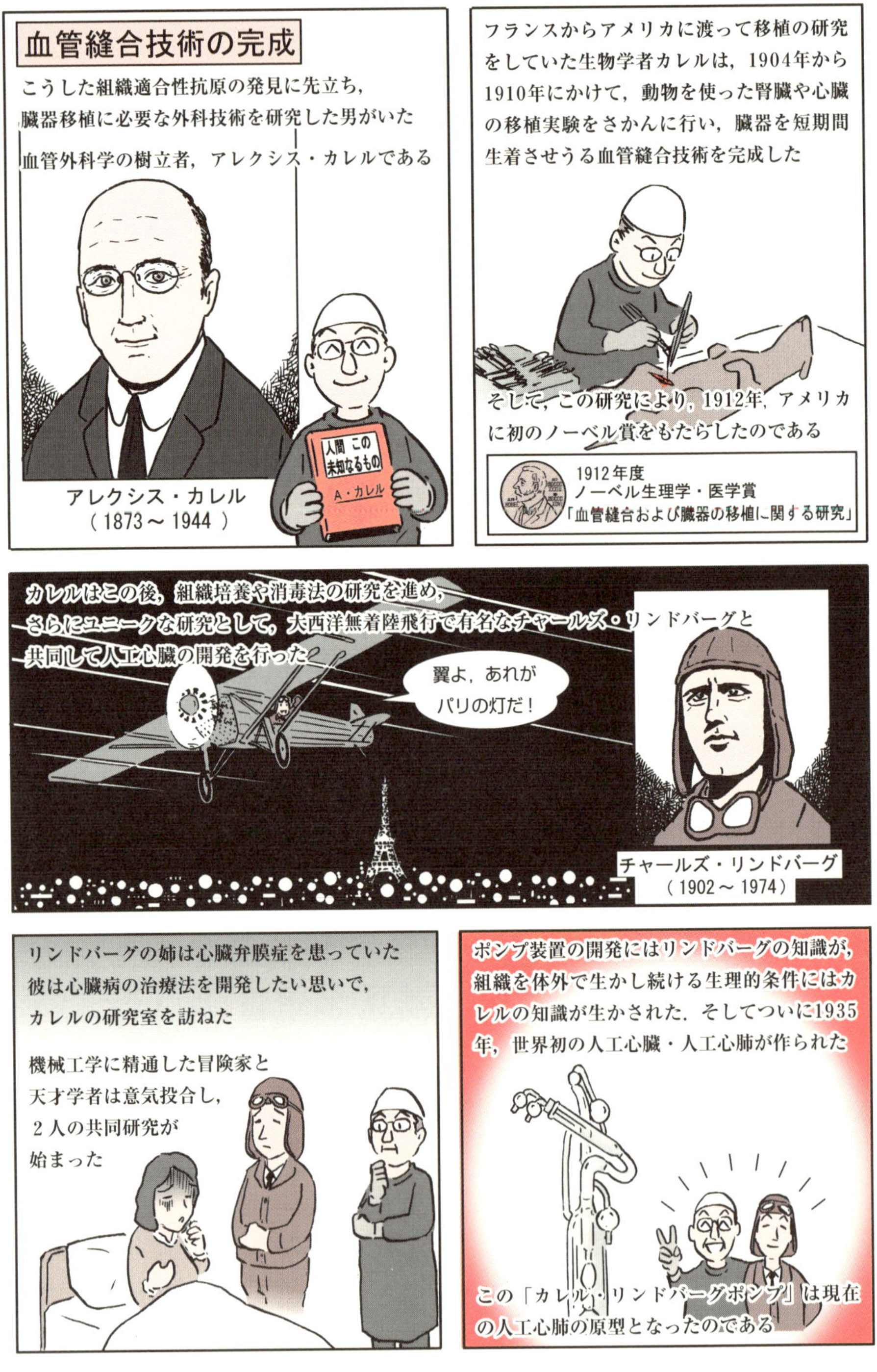

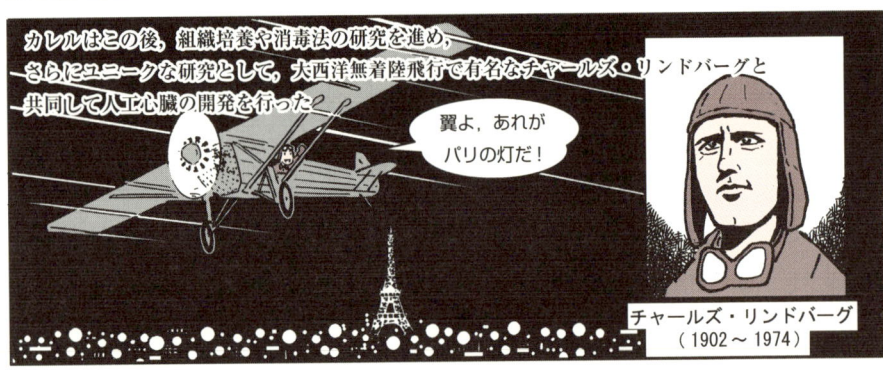

カレルはこの後，組織培養や消毒法の研究を進め，さらにユニークな研究として，大西洋無着陸飛行で有名なチャールズ・リンドバーグと共同して人工心臓の開発を行った

翼よ，あれがパリの灯だ！

チャールズ・リンドバーグ
（1902〜1974）

リンドバーグの姉は心臓弁膜症を患っていた　彼は心臓病の治療法を開発したい思いで，カレルの研究室を訪ねた

機械工学に精通した冒険家と天才学者は意気投合し，2人の共同研究が始まった

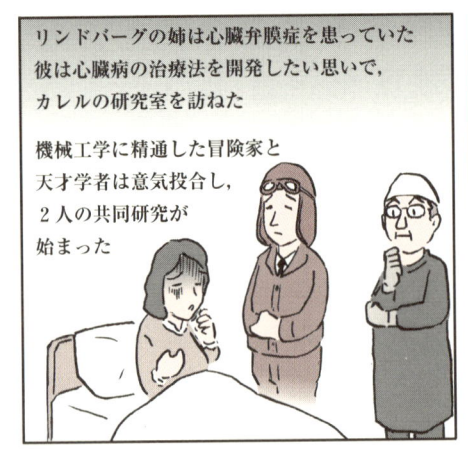

ポンプ装置の開発にはリンドバーグの知識が，組織を体外で生かし続ける生理的条件にはカレルの知識が生かされた．そしてついに1935年，世界初の人工心臓・人工心肺が作られた

この「カレル・リンドバーグポンプ」は現在の人工心肺の原型となったのである

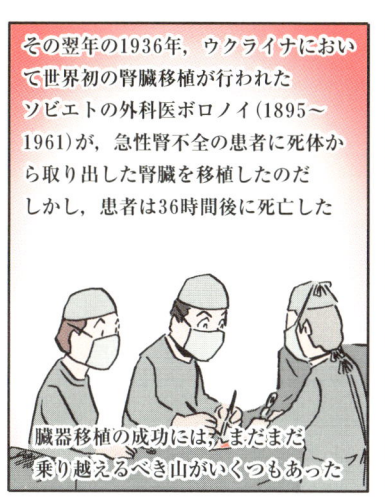

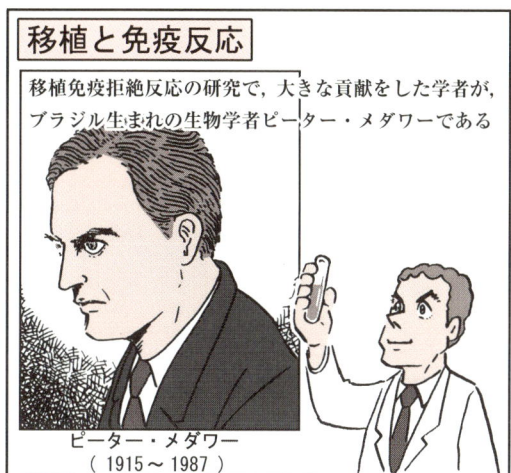

その翌年の1936年，ウクライナにおいて世界初の腎臓移植が行われた ソビエトの外科医ボロノイ（1895〜1961）が，急性腎不全の患者に死体から取り出した腎臓を移植したのだ しかし，患者は36時間後に死亡した

臓器移植の成功には，まだまだ乗り越えるべき山がいくつもあった

移植と免疫反応

移植免疫拒絶反応の研究で，大きな貢献をした学者が，ブラジル生まれの生物学者ピーター・メダワーである

ピーター・メダワー
（1915〜1987）

メダワーは，ペニシリン開発の初期の時代，オックスフォード大学のフローリーの研究室で研究生活に入った

これがアオカビの作る抗菌物質だよ

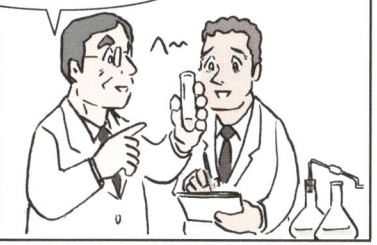

時はおりしも第2次大戦のさなか，メダワーは，負傷兵の治療のための皮膚移植の研究を命ぜられた．そこで，彼は，不思議な現象に気づいた

同じ提供者の皮膚を使うと1回目よりも2回目の生着期間が短くなるぞ

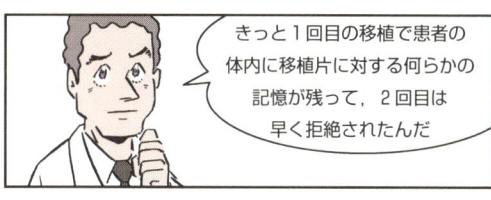

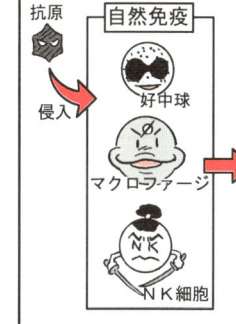

きっと1回目の移植で患者の体内に移植片に対する何らかの記憶が残って，2回目は早く拒絶されたんだ

メダワーが観察したのは，移植組織の拒絶における「獲得免疫」であった

抗原
侵入
自然免疫
好中球
マクロファージ
NK細胞

獲得免疫
Tリンパ球
Bリンパ球

異物や病原体の排除には，抗原が侵入したさいにまず，ヒトの体にもともと備わっている先天的な免疫反応が働く，

いわゆる「自然免疫」である

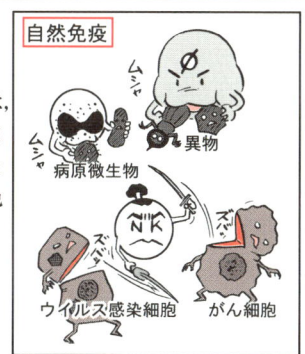

自然免疫
異物
病原微生物
ウイルス感染細胞
がん細胞

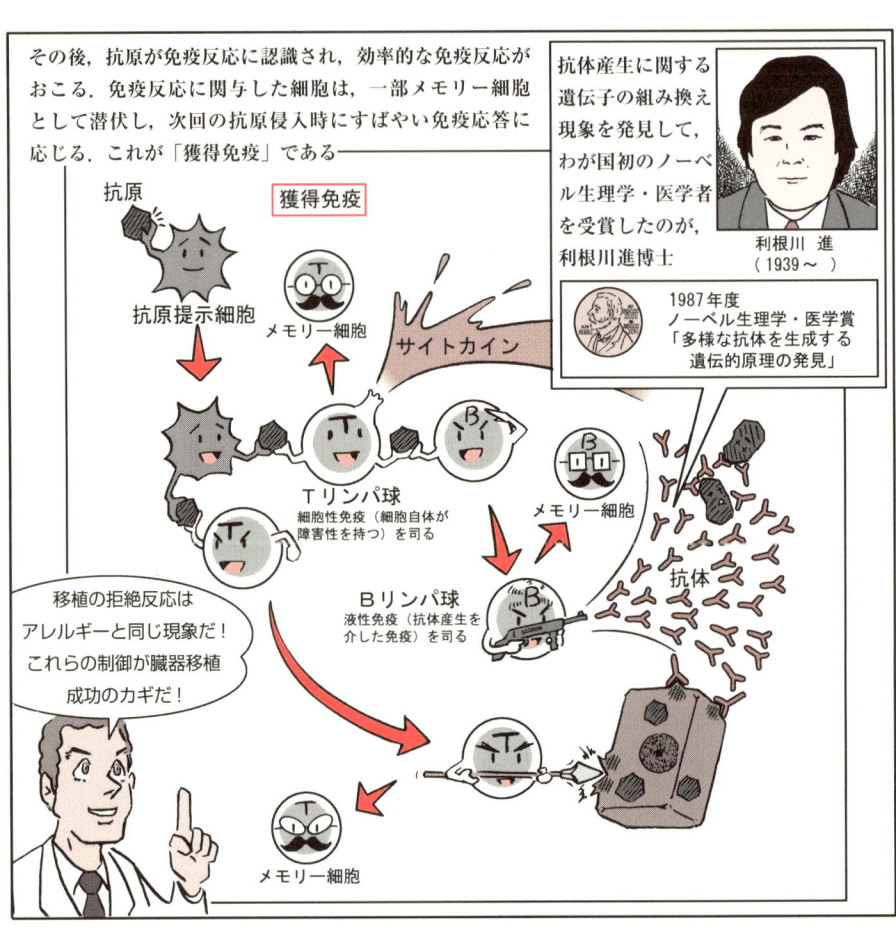

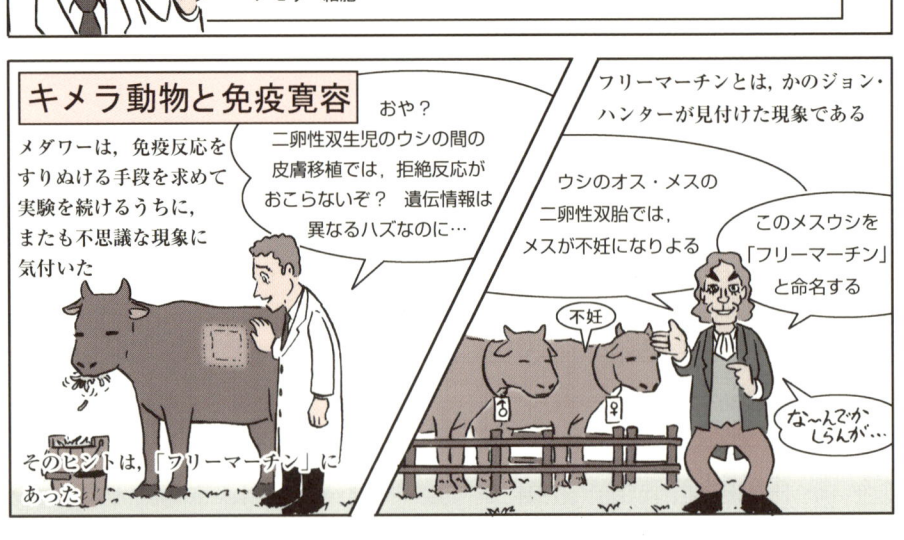

その後，抗原が免疫反応に認識され，効率的な免疫反応がおこる．免疫反応に関与した細胞は，一部メモリー細胞として潜伏し，次回の抗原侵入時にすばやい免疫応答に応じる．これが「獲得免疫」である

抗体産生に関する遺伝子の組み換え現象を発見して，わが国初のノーベル生理学・医学者を受賞したのが，利根川進博士

利根川 進
（1939～　）

1987年度
ノーベル生理学・医学賞
「多様な抗体を生成する遺伝的原理の発見」

獲得免疫

抗原

抗原提示細胞

メモリー細胞

サイトカイン

Tリンパ球
細胞性免疫（細胞自体が障害性を持つ）を司る

Bリンパ球
液性免疫（抗体産生を介した免疫）を司る

メモリー細胞

抗体

メモリー細胞

移植の拒絶反応はアレルギーと同じ現象だ！これらの制御が臓器移植成功のカギだ！

キメラ動物と免疫寛容

メダワーは，免疫反応をすりぬける手段を求めて実験を続けるうちに，またも不思議な現象に気付いた

おや？
二卵性双生児のウシの間の皮膚移植では，拒絶反応がおこらないぞ？　遺伝情報は異なるハズなのに…

そのヒントは，「フリーマーチン」にあった

フリーマーチンとは，かのジョン・ハンターが見付けた現象である

ウシのオス・メスの二卵性双胎では，メスが不妊になりよる

このメスウシを「フリーマーチン」と命名する

不妊

な～んでかしらんが…

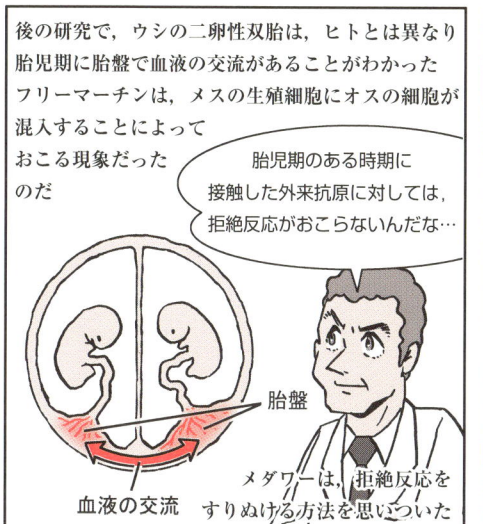

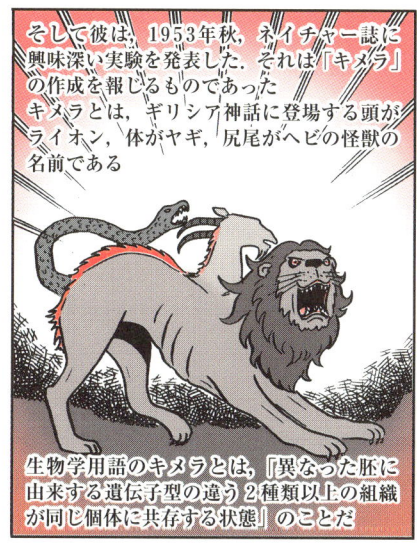

後の研究で，ウシの二卵性双胎は，ヒトとは異なり胎児期に胎盤で血液の交流があることがわかった．フリーマーチンは，メスの生殖細胞にオスの細胞が混入することによっておこる現象だったのだ

> 胎児期のある時期に接触した外来抗原に対しては，拒絶反応がおこらないんだな…

胎盤
血液の交流

メダワーは，拒絶反応をすりぬける方法を思いついた

そして彼は，1953年秋，ネイチャー誌に興味深い実験を発表した．それは「キメラ」の作成を報じるものであった
キメラとは，ギリシア神話に登場する頭がライオン，体がヤギ，尻尾がヘビの怪獣の名前である

生物学用語のキメラとは，「異なった胚に由来する遺伝子型の違う2種類以上の組織が同じ個体に共存する状態」のことだ

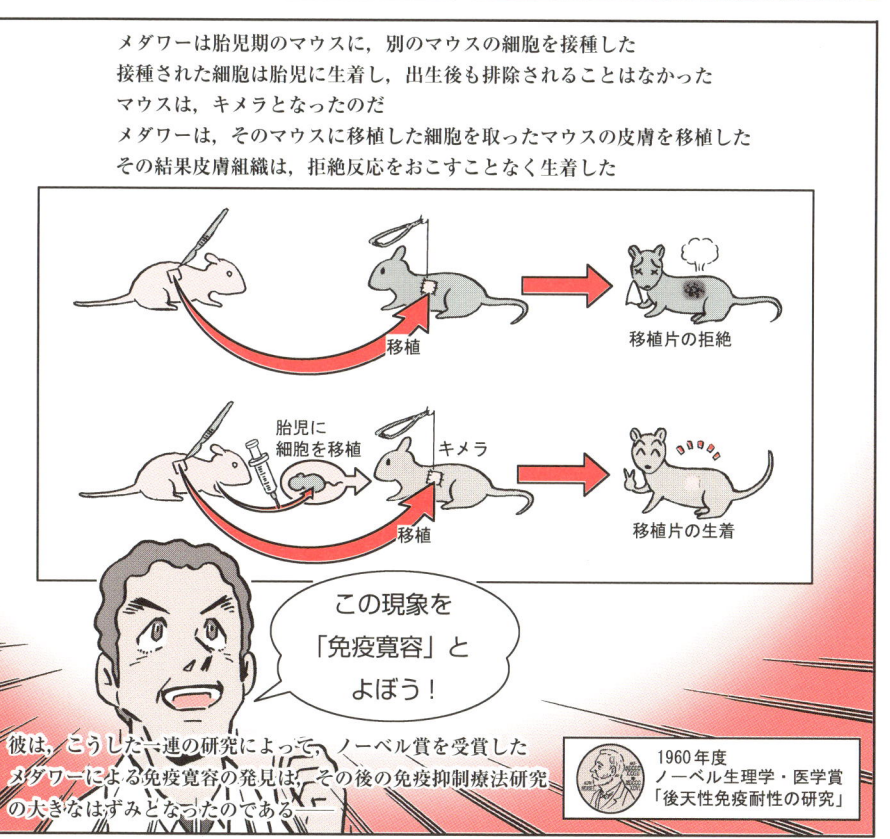

メダワーは胎児期のマウスに，別のマウスの細胞を接種した
接種された細胞は胎児に生着し，出生後も排除されることはなかった
マウスは，キメラとなったのだ
メダワーは，そのマウスに移植した細胞を取ったマウスの皮膚を移植した
その結果皮膚組織は，拒絶反応をおこすことなく生着した

移植 → 移植片の拒絶

胎児に細胞を移植 キメラ 移植 → 移植片の生着

> この現象を「免疫寛容」とよぼう！

彼は，こうした一連の研究によって，ノーベル賞を受賞した．メダワーによる免疫寛容の発見は，その後の免疫抑制療法研究の大きなはずみとなったのである

1960年度
ノーベル生理学・医学賞
「後天性免疫耐性の研究」

第50話 移植医療の進歩 ②

拒絶反応との闘い

1954年ボストン，ピーター・ベント ブリガム病院の内科医メリルと外科医マレイらは，一卵性双生児間の腎臓移植を成功させた．これは，臓器移植の手術技術の完成を意味する出来事であった

ヨセフ・マレイ
（1919～2012）

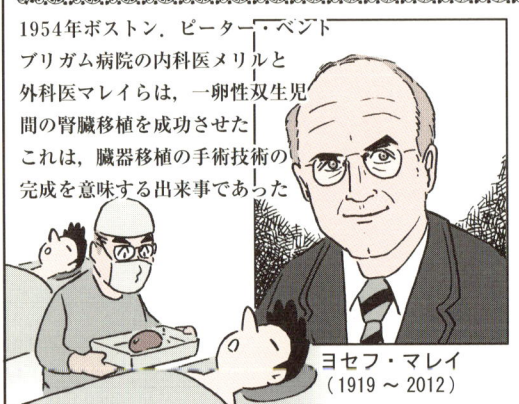

拒絶反応との闘い

かくして，1950年代以降，移植医療のテーマは，「いかにして拒絶反応を防ぐか」というテーマに集約されることとなった

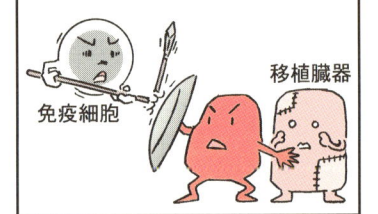

免疫細胞　移植臓器

初期の段階で行なわれたのは，レシピエント（移植を受ける患者）へのX線全身照射である．放射線によって，拒絶反応を担う白血球を死滅させるのだ．1950年代後半から1960年代前半にかけての臓器移植では，こうした方法がさかんに試みられた

しかし，患者の多くは拒絶反応よりも，放射線の副作用で死亡した

X線　白血球　病原体　移植臓器

その一方で，様々な免疫抑制剤が開発された
その頃すでにステロイドなどが免疫反応に影響を与えることが知られており，薬剤を用いた免疫抑制に関する関心が高まっていた

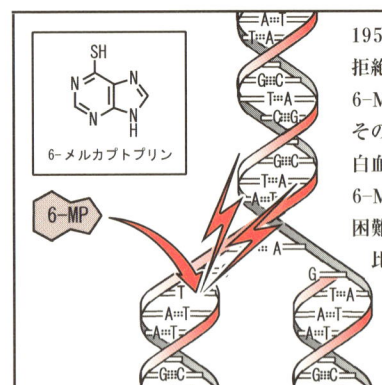

6-メルカプトプリン

6-MP

1958年，6-メルカプトプリン（6-MP）という新薬が拒絶反応の抑制に効果があることがわかった
6-MPは，核酸の構成要素であるプリン塩基に構造が似ている
そのためこの薬剤は正常の核酸代謝を拮抗阻害して白血球などの核酸合成を阻害するのだ
6-MPは副作用のため，免疫抑制剤としての臨床応用は困難であったが*，その誘導体であるアザチオプリンは，比較的副作用が少なかった

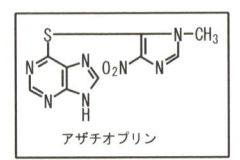

アザチオプリン

*現在，6-MPは抗がん剤として，白血病治療などに用いられている

一卵性双生児間の腎移植を成功させたヨセフ・マレイは，1961年からヒトの腎臓移植にアザチオプリンを用いた．薬剤は移植腎の生着期間を延長させ，臓器移植の予後の向上に，免疫抑制剤が有効であることが証明された

そしてマレイは，6-MPやアザチオプリンを開発したアメリカのジョージ・ヒッチングスとガートルード・エリオンらとともに，ノーベル賞を受賞したのである

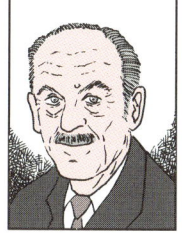

ジョージ・ヒッチングス
（1905〜1998）

ガートルード・エリオン
（1918〜1999）

1990年度
ノーベル生理学・医学賞
「人間の病気治療に関する臓器および細胞移植の研究」

1988年度
ノーベル生理学・医学賞
「薬物療法における重要な原理の発見」

腎移植に続き，1960年代には，肝臓移植や心臓移植が行なわれるようになった
肺移植（1963年）膵臓移植（1966年）の第一例が行なわれたのもこの頃である

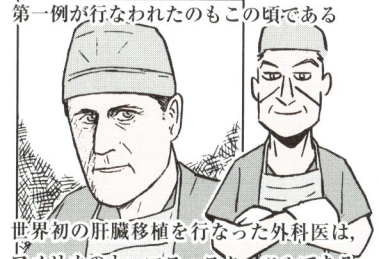

世界初の肝臓移植を行なった外科医は，アメリカのトーマス・スタールである

トーマス・スタール
（1926〜2017）

史上初の肝臓移植は，1963年，コロラド大学にて行なわれた．第1例は先天性胆道閉鎖症の3歳児であったが，術中出血により死亡した
以後，スタールはこの年の3月から7月にかけて4例の肝臓移植を行なったが，第2例は術後22日目に死亡，3例目は術後7日，4例目は6日で死亡した

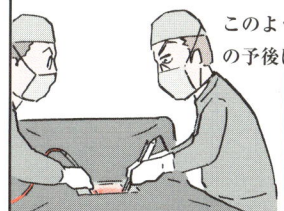

このように黎明期の肝臓移植の予後は悲壮なものであった

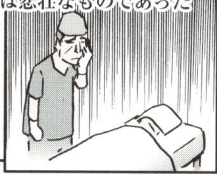

世界初の心臓移植は，1967年クリスチャン・バーナードが南アフリカのケープタウンで行ない，世界中に衝撃を与えた
この患者は術後18日目に死亡したが，その後心臓移植はアメリカを中心に堰を切ったように行なわれ，翌年の1968年には，世界で約100例もの手術が施行された

クリスチャン・バーナード
（1922〜2001）

しかし，優れた免疫抑制剤のなかった60年代後半，心臓移植の予後は，肝臓移植同様，大変厳しいものであった

シクロスポリンの登場

その後，1980年代に入って，ひとつの薬剤の登場をきっかけにして臓器移植の成績は画期的な改善を遂げる

免疫抑制剤シクロスポリンである

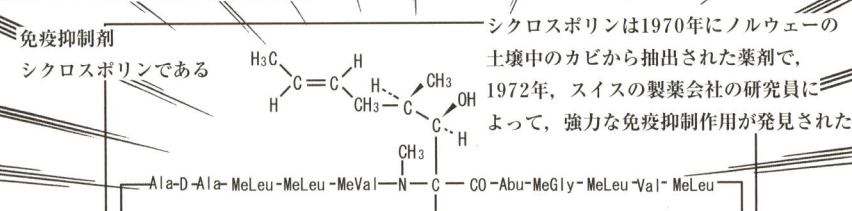

シクロスポリンは1970年にノルウェーの土壌中のカビから抽出された薬剤で，1972年，スイスの製薬会社の研究員によって，強力な免疫抑制作用が発見された

この薬剤は，リンパ球（特にT細胞）に選択的に作用するため，骨髄抑制等の副作用が少なかった．そのため，その後，臓器移植後の免疫抑制のキードラッグとなり，移植の予後を飛躍的に向上させたのだ

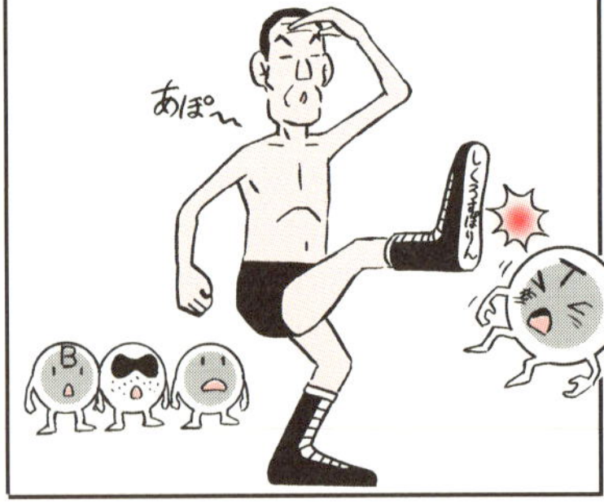

ピッツバーグ大学に移り，肝臓移植の症例を積み重ねていたスターツルは1980年，シクロスポリンを使用することで，その予後を著明に改善させた
移植後の1年生存率は，アザチオプリンが38%であったのに対し，シクロスポリンで78%となったのだ

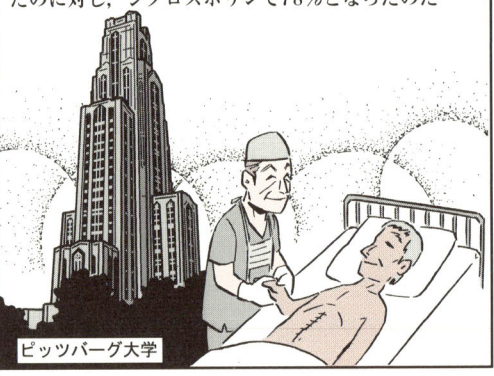

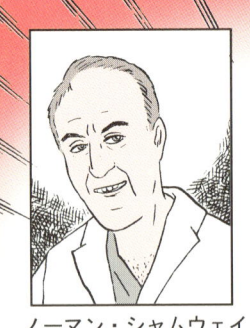

ピッツバーグ大学

心臓移植の成績が画期的に改善されたのも，この薬剤によるものである

1960年代初めから心臓移植の基礎実験を続けていたスタンフォード大の心臓外科医ノーマン・シャムウェイは，1980年，シクロスポリンを使用することで80%を越える1年生存率を得ることに成功した

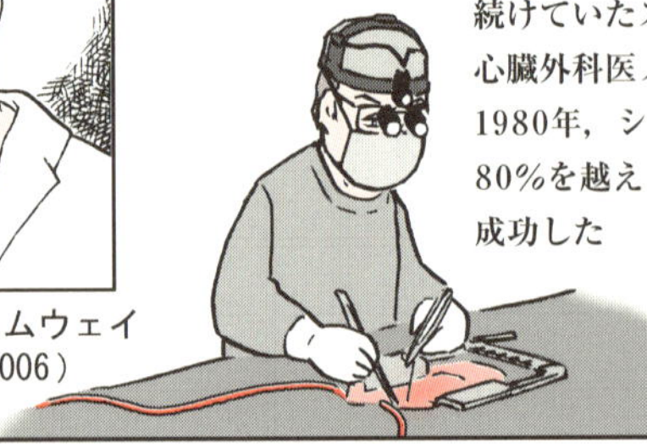

ノーマン・シャムウェイ
（1923 ～ 2006）

かくして臓器移植は，実験的医療を超え，臨床技術として確立した

現在，移植後の5年生存率は腎臓80%以上，心臓70%以上，肝臓60%となり，病に苦しむ多くの人々にとって大きな福音となっている

しかし，忘れてはならない事実がある

移植を受ける患者の裏には必ず臓器を提供するドナー患者がいることだ

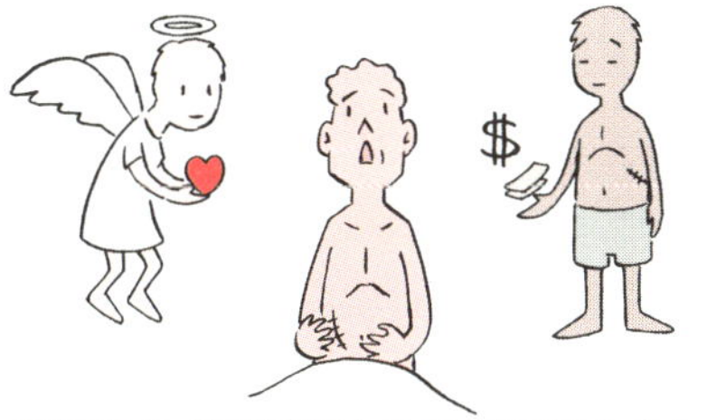

「脳死」や「臓器売買」など，移植をめぐる法的・哲学的・倫理的問題は山積している

万能幹細胞と再生医療

こうした問題を解決するため，近年，研究されている技術が，ヒトの体を構成するすべての細胞に分化する能力を持つ細胞＝「万能幹細胞」の作成である

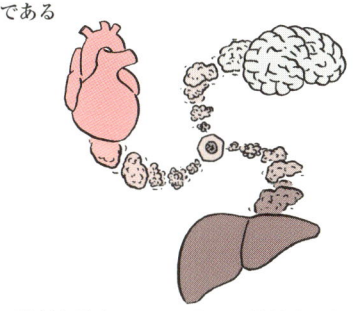

万能幹細胞として，はじめて注目されたのが「ES細胞（胚性幹細胞）」である

ヒトの胚は受精後5日目頃には，将来ヒトの体になる内細胞塊と，胎盤など胚を支える部分になる栄養胚細胞の部分に分かれる

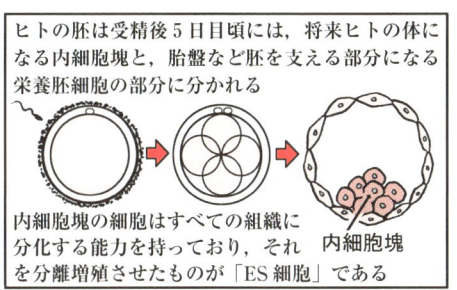

内細胞塊の細胞はすべての組織に分化する能力を持っており，それを分離増殖させたものが「ES細胞」である

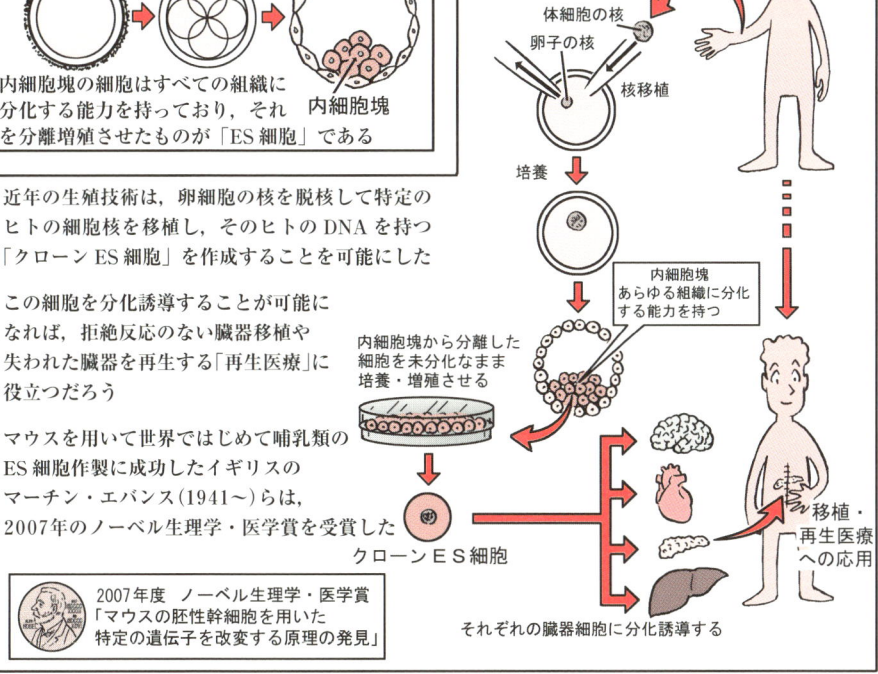

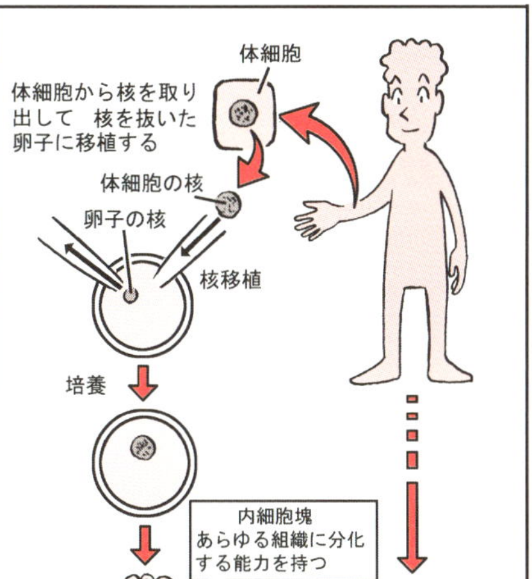

近年の生殖技術は，卵細胞の核を脱核して特定のヒトの細胞核を移植し，そのヒトのDNAを持つ「クローンES細胞」を作成することを可能にした

この細胞を分化誘導することが可能になれば，拒絶反応のない臓器移植や失われた臓器を再生する「再生医療」に役立つだろう

マウスを用いて世界ではじめて哺乳類のES細胞作製に成功したイギリスのマーチン・エバンス（1941〜）らは，2007年のノーベル生理学・医学賞を受賞した

2007年度　ノーベル生理学・医学賞
「マウスの胚性幹細胞を用いた特定の遺伝子を改変する原理の発見」

体細胞から核を取り出して　核を抜いた卵子に移植する

体細胞
体細胞の核
卵子の核
核移植

培養

内細胞塊
あらゆる組織に分化する能力を持つ

内細胞塊から分離した細胞を未分化なまま培養・増殖させる

クローンES細胞

それぞれの臓器細胞に分化誘導する

移植・再生医療への応用

しかし，ES細胞は生命の萌芽である卵子や受精卵を作成に用いる点で，倫理的な問題を内包している

この問題を解決したのが「iPS細胞（人工多能性幹細胞）」である

iPS細胞は，分化した細胞にいくつかの遺伝子を導入することによって胚と同様すべての臓器の細胞に分化できる段階にまで「初期化」した細胞である

世界ではじめてiPS細胞の作成に成功したのは，現在京都大学iPS細胞研究所所長である山中伸弥である

研修医時代はセンパイから「ジャマナカ」とよばれてました

手術の要領は悪かったっス…

山中 伸弥
（1962〜 ）

山中は，東大阪市の町工場の子供として生まれ，神戸大学医学部を卒業後，整形外科医として臨床経験を積んだ後，基礎研究に転身し奈良先端科学技術大学院大学でiPS細胞の研究をはじめた

分化したマウスの体細胞をES細胞と融合させると多能性を持つという報告があるぞ…

体細胞　ES細胞
多能性細胞

多田の実験

ならば，ES細胞で働き，分化した細胞で働いていない遺伝子をリストアップすればそこに体細胞を初期化させる遺伝子が存在するハズだ！

体細胞
↓培養
Oct3/4, Sox2, Klf4, c-Myc
初期化を誘導する遺伝子を導入
↓
iPS細胞
様々な臓器の細胞に分化させる
移植・再生医療への応用

山中はこう考え，遺伝子データベースを活用し，候補の遺伝子を絞り，ひとつひとつの遺伝子の導入実験を行い，最終的に初期化を誘導する4つの遺伝子の組合せを見つけ出した

そして2006年にマウス，2007年にヒトのiPS細胞の作成に成功したのである

山中はこの業績を評価され，2012年ノーベル生理学・医学賞を受賞した

iPS細胞には，生着後の発癌などのリスクが考えられるため，これが臓器移植にとってかわるにはまだ多くの研究が必要であるが，今後，この細胞の分化増殖の制御が確立されれば，拒絶反応のない臓器移植・再生医療が可能になるかもしれない

2012年度　ノーベル生理学・医学賞
「成熟細胞が初期化され多能性をもつこと（人工多能性幹細胞：iPS細胞）の発見」

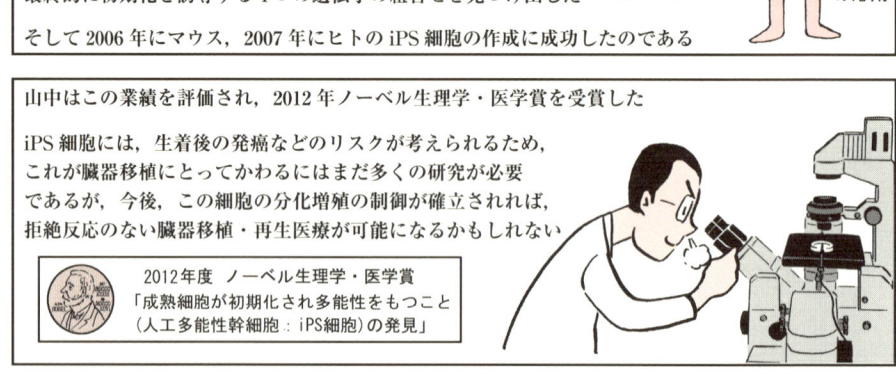

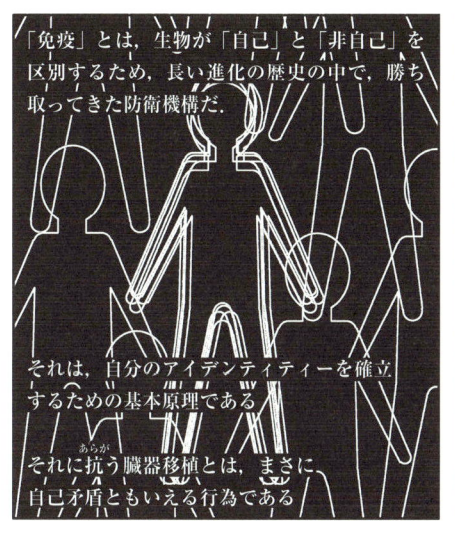

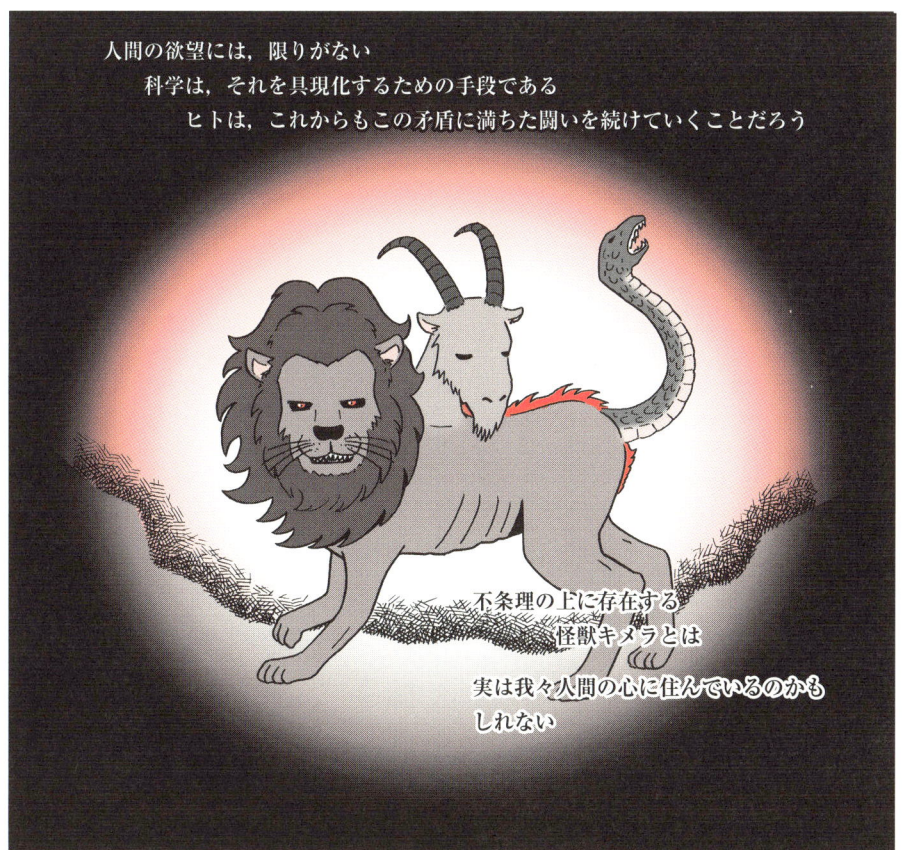

「免疫」とは,生物が「自己」と「非自己」を区別するため,長い進化の歴史の中で,勝ち取ってきた防衛機構だ.

それは,自分のアイデンティティーを確立するための基本原理である

それに抗う臓器移植とは,まさに,自己矛盾ともいえる行為である

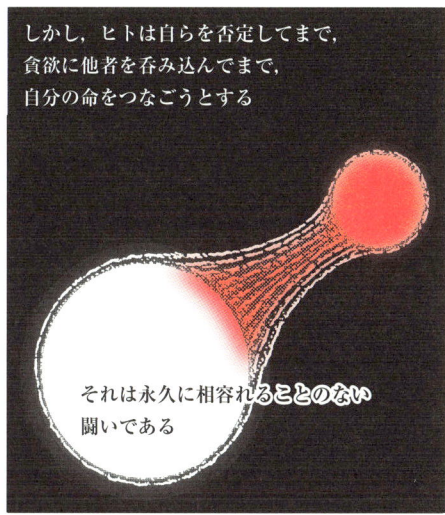

しかし,ヒトは自らを否定してまで,貪欲に他者を呑み込んでまで,自分の命をつなごうとする

それは永久に相容れることのない闘いである

人間の欲望には,限りがない

科学は,それを具現化するための手段である

ヒトは,これからもこの矛盾に満ちた闘いを続けていくことだろう

不条理の上に存在する
怪獣キメラとは
実は我々人間の心に住んでいるのかもしれない

第51話 生殖医療の進歩 ①

試験管ベビーの誕生

不妊症と生殖補助技術

妊娠とは、卵巣から排卵された卵子が卵管に飲み込まれ、子宮内を遡上した精子と受精し、受精卵が子宮に着床する現象だ
こうした一連のプロセスに障害が生じた時、ヒトは不妊となる
不妊症はカップルの約1割にみられる頻度の高い疾患である

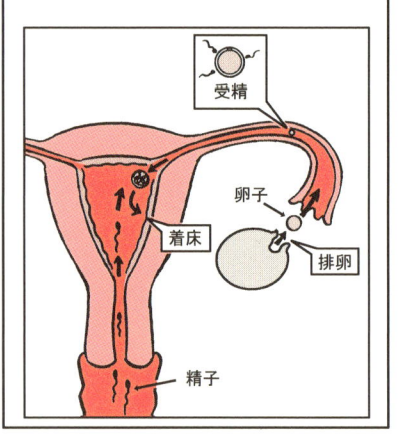

20世紀、医学の進歩は排卵誘発剤やホルモン剤、子宮や卵管の新しい手術法を生み出してきた。しかし、難治性不妊症の治療成績は、けして改善しなかった
そこで登場したのが、配偶子（精子・卵子）を直接用いて行なう不妊治療、「生殖補助技術」である

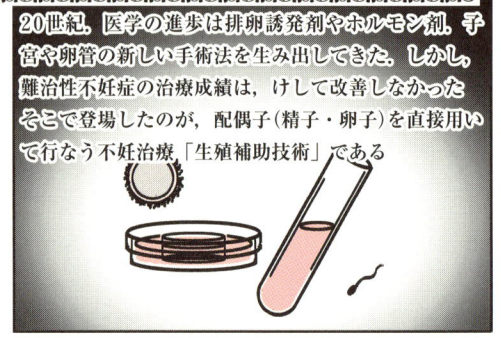

生殖補助技術の原点は、「人工授精」だ。これは精液を子宮の中に人工的に注入する手法で、ヒトにおける最初の成功例は、18世紀ジョン・ハンターが行なったものである

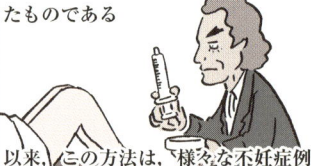

以来、この方法は、様々な不妊症例に適用されているが、高度の男性不妊や卵管性不妊など重度の不妊症には無効である

そこで開発されたのが、「体外受精－胚移植」である。これは卵巣から卵子を取り出し、培養液の中で精子と受精させた後、子宮に移植する技術である。この方法の登場により、多くの難治性不妊症例に妊娠が望めるようになった

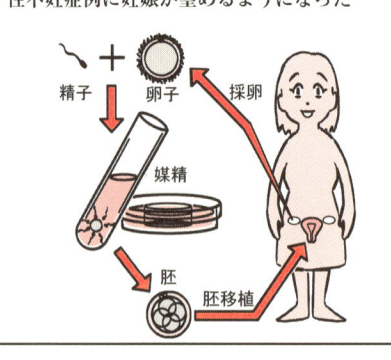

体外受精技術は現在、「顕微授精」や、「胚生検」等、生殖に関連する多くの治療・検査に応用されている。「遺伝子操作」や「クローン動物の作成」等、研究室内で行なわれる様々な生殖医学の実験もすべてこの技術を基礎に行なわれている

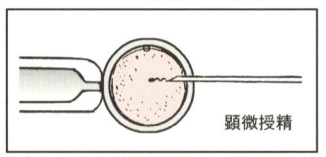

体外受精は、生殖医療を抜本的に変えた、画期的な技術なのである

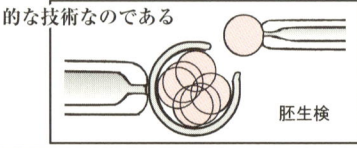

体外受精-胚移植の誕生

世界で初めて体外受精-胚移植を成功させた医学者は，二人のイギリス人，生物学者ロバート・エドワーズと医師パトリック・ステプトウである

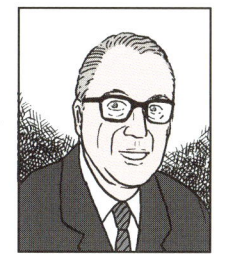

パトリック・ステプトウ
（1913～1988）

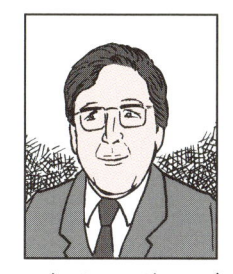

ロバート・エドワーズ
（1925～2013）

ロバート・エドワーズは1925年，イギリスのリーズで生まれた．バンガー大学で農学を専攻し，1951年からエジンバラ大学動物遺伝学研究所で，マウスの人工授精の研究に従事した．エジンバラでの彼の研究テーマは，人工的に染色体異常（半数体や3倍体・4倍体）のマウスを作ることだった

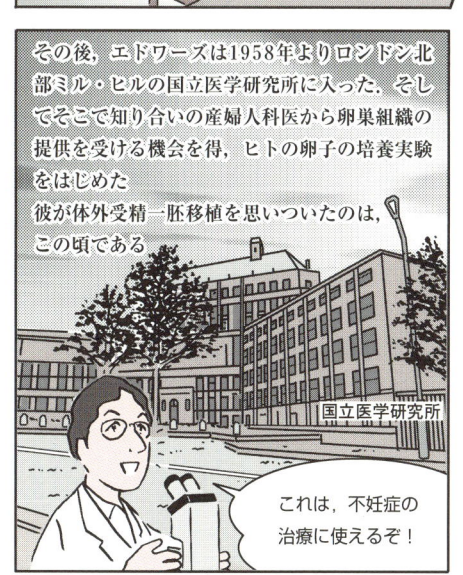

そして顕微鏡でマウスの卵細胞の変化を詳細に調べるうちに，彼はヒトの卵子の培養に興味を抱いたのである

その後，エドワーズは1958年よりロンドン北部ミル・ヒルの国立医学研究所に入った．そしてそこで知り合いの産婦人科医から卵巣組織の提供を受ける機会を得，ヒトの卵子の培養実験をはじめた
彼が体外受精-胚移植を思いついたのは，この頃である

国立医学研究所

これは，不妊症の治療に使えるぞ！

しかし，当時の研究所所長は，エドワーズの実験には反対であった

ヒトの卵子の受精実験は，やってもらいたくないねぇ

いわば新しい生命の誕生の瞬間である「受精」をシャーレや試験管の中でおこそうという行為は，非倫理的なものととらえられたのだ

その後，研究所に新しい所長が着任した．キメラ動物の作成で名高いピーター・メダワーである
彼は，体外受精の研究を許可したが——

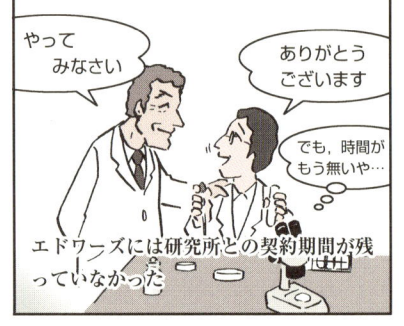

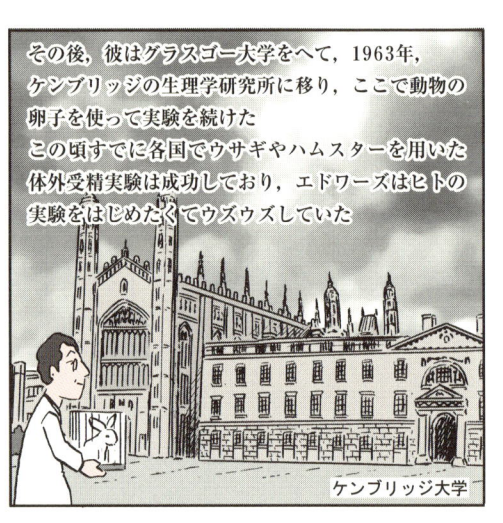

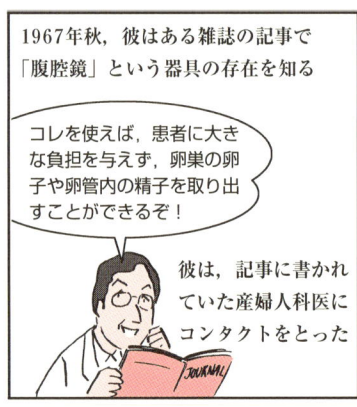

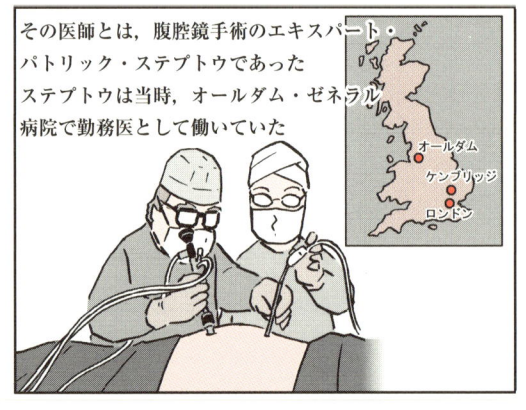

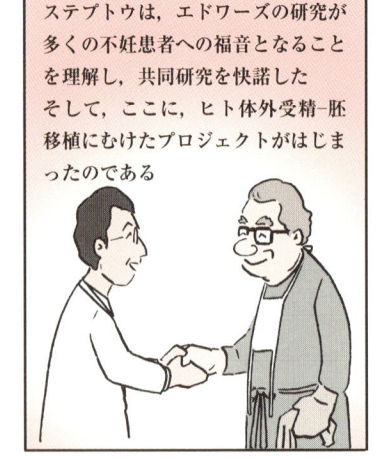

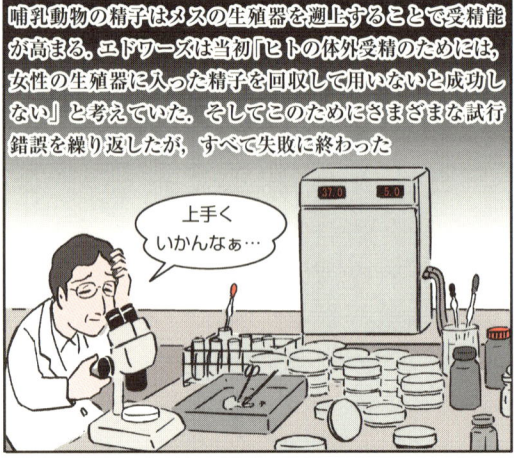

やってみなさい

ありがとうございます

でも，時間がもう無いや…

エドワーズには研究所との契約期間が残っていなかった

その後，彼はグラスゴー大学をへて，1963年，ケンブリッジの生理学研究所に移り，ここで動物の卵子を使って実験を続けた
この頃すでに各国でウサギやハムスターを用いた体外受精実験は成功しており，エドワーズはヒトの実験をはじめたくてウズウズしていた

ケンブリッジ大学

1967年秋，彼はある雑誌の記事で「腹腔鏡」という器具の存在を知る

コレを使えば，患者に大きな負担を与えず，卵巣の卵子や卵管内の精子を取り出すことができるぞ！

彼は，記事に書かれていた産婦人科医にコンタクトをとった

その医師とは，腹腔鏡手術のエキスパート・パトリック・ステプトウであった
ステプトウは当時，オールダム・ゼネラル病院で勤務医として働いていた

オールダム
ケンブリッジ
ロンドン

ステプトウは，エドワーズの研究が多くの不妊患者への福音となることを理解し，共同研究を快諾した
そして，ここに，ヒト体外受精-胚移植にむけたプロジェクトがはじまったのである

哺乳動物の精子はメスの生殖器を遡上することで受精能が高まる．エドワーズは当初「ヒトの体外受精のためには，女性の生殖器に入った精子を回収して用いないと成功しない」と考えていた．そしてこのためにさまざまな試行錯誤を繰り返したが，すべて失敗に終わった

上手くいかんなぁ…

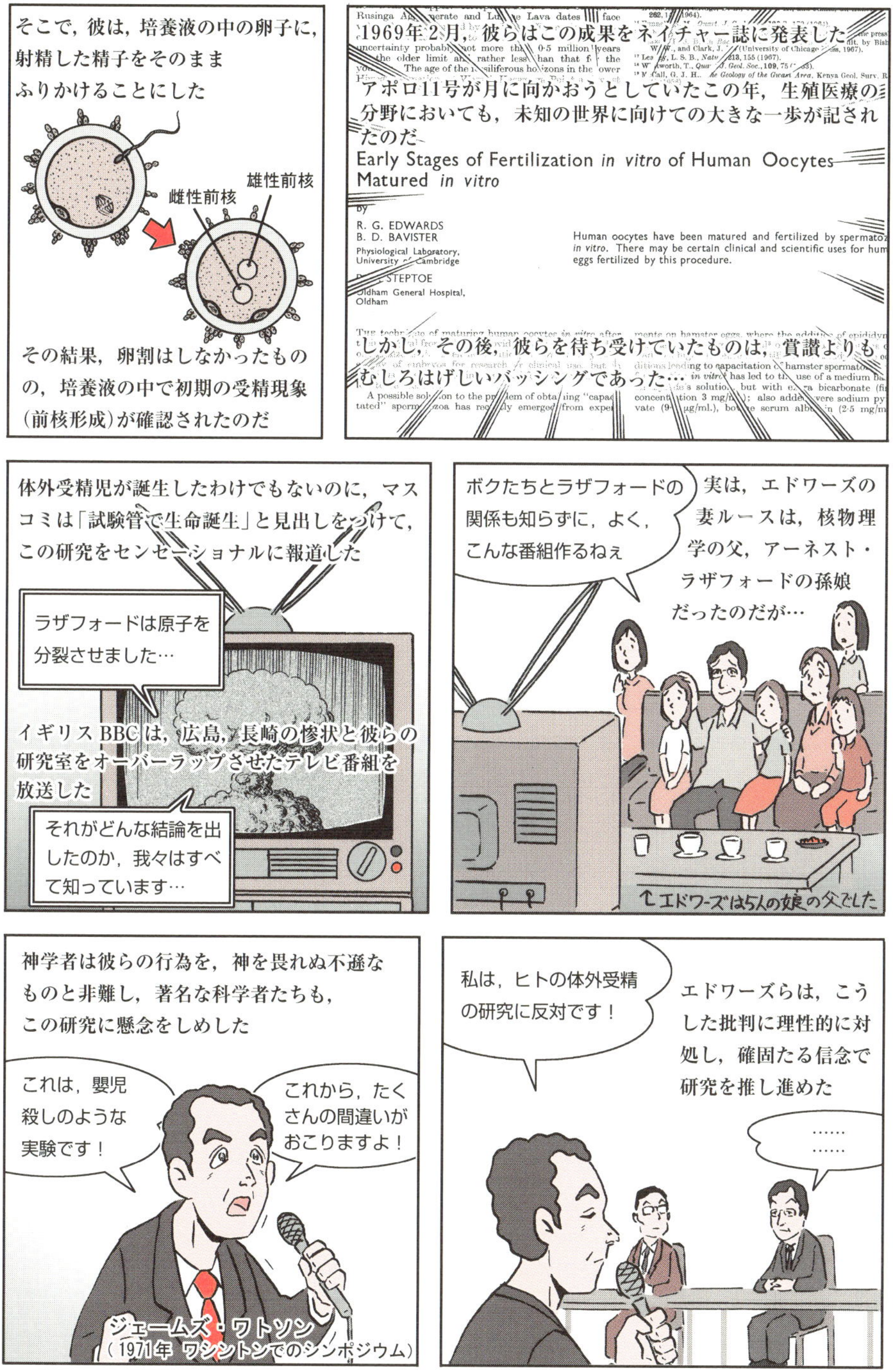

そこで，彼は，培養液の中の卵子に，射精した精子をそのままふりかけることにした

雌性前核　雄性前核

その結果，卵割はしなかったものの，培養液の中で初期の受精現象（前核形成）が確認されたのだ

1969年2月，彼らはこの成果をネイチャー誌に発表した

アポロ11号が月に向かおうとしていたこの年，生殖医療の分野においても，未知の世界に向けての大きな一歩が記されたのだ

Early Stages of Fertilization in vitro of Human Oocytes Matured in vitro

by
R. G. EDWARDS
B. D. BAVISTER
Physiological Laboratory, University — Cambridge

P. C. STEPTOE
Oldham General Hospital, Oldham

しかし，その後，彼らを待ち受けていたものは，賞讃よりもむしろはげしいバッシングであった

体外受精児が誕生したわけでもないのに，マスコミは「試験管で生命誕生」と見出しをつけて，この研究をセンセーショナルに報道した

ラザフォードは原子を分裂させました…

イギリスBBCは，広島，長崎の惨状と彼らの研究室をオーバーラップさせたテレビ番組を放送した

それがどんな結論を出したのか，我々はすべて知っています…

ボクたちとラザフォードの関係も知らずに，よく，こんな番組作るねぇ

実は，エドワーズの妻ルースは，核物理学の父，アーネスト・ラザフォードの孫娘だったのだが…

※エドワーズは5人の娘の父でした

神学者は彼らの行為を，神を畏れぬ不遜なものと非難し，著名な科学者たちも，この研究に懸念をしめした

これは，嬰児殺しのような実験です！

これから，たくさんの間違いがおこりますよ！

ジェームズ・ワトソン
（1971年 ワシントンでのシンポジウム）

私は，ヒトの体外受精の研究に反対です！

エドワーズらは，こうした批判に理性的に対処し，確固たる信念で研究を推し進めた

……

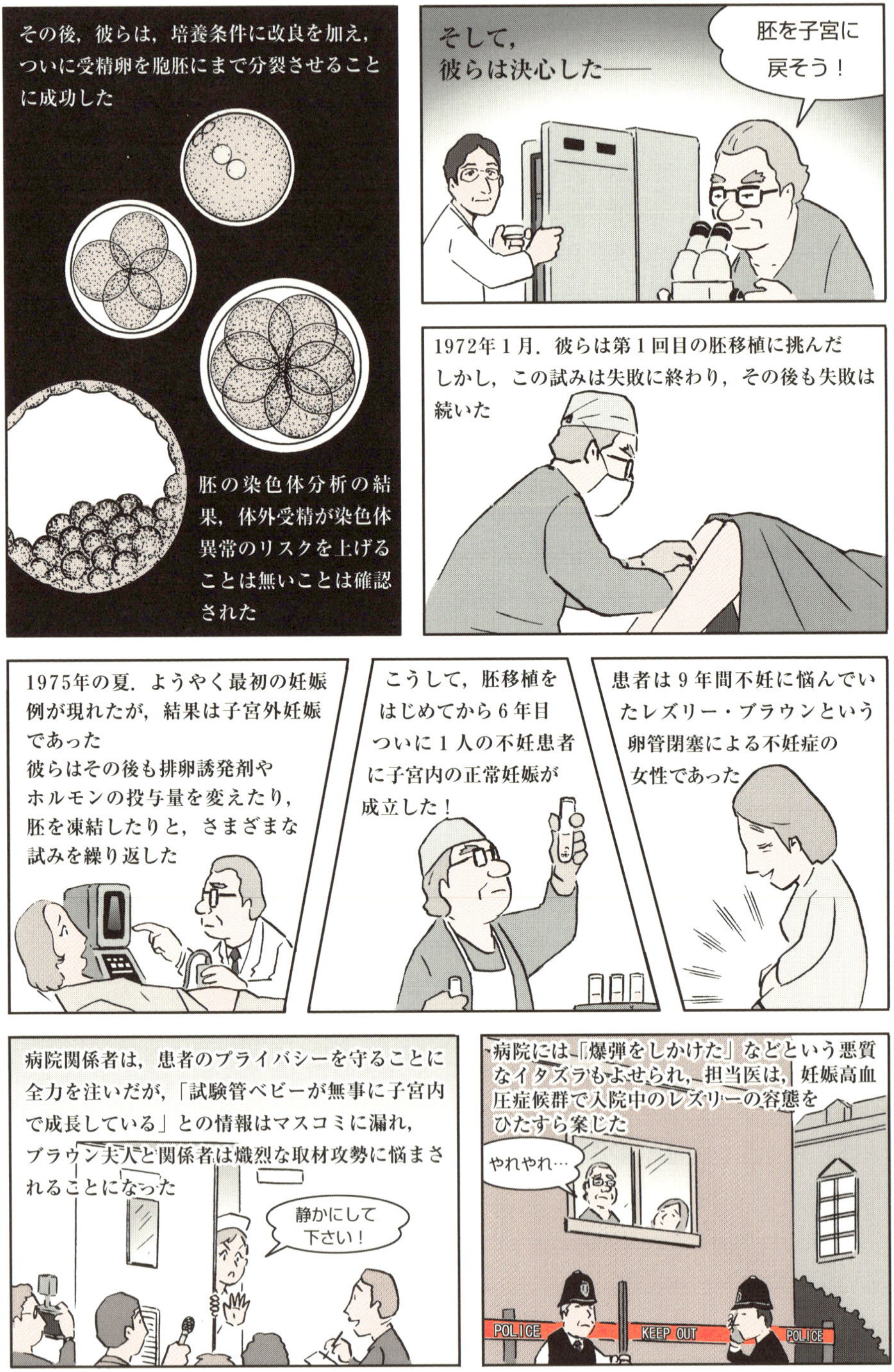

その後，彼らは，培養条件に改良を加え，ついに受精卵を胚盤胞にまで分裂させることに成功した

胚の染色体分析の結果，体外受精が染色体異常のリスクを上げることは無いことは確認された

そして，彼らは決心した――

胚を子宮に戻そう！

1972年1月，彼らは第1回目の胚移植に挑んだ　しかし，この試みは失敗に終わり，その後も失敗は続いた

1975年の夏．ようやく最初の妊娠例が現れたが，結果は子宮外妊娠であった
彼らはその後も排卵誘発剤やホルモンの投与量を変えたり，胚を凍結したりと，さまざまな試みを繰り返した

こうして，胚移植をはじめてから6年目　ついに1人の不妊患者に子宮内の正常妊娠が成立した！

患者は9年間不妊に悩んでいたレズリー・ブラウンという卵管閉塞による不妊症の女性であった

病院関係者は，患者のプライバシーを守ることに全力を注いだが，「試験管ベビーが無事に子宮内で成長している」との情報はマスコミに漏れ，ブラウン夫人と関係者は熾烈な取材攻勢に悩まされることになった

静かにして下さい！

病院には「爆弾をしかけた」などという悪質なイタズラもよせられ，担当医は，妊娠高血圧症候群で入院中のレズリーの容態をひたすら案じた

やれやれ…

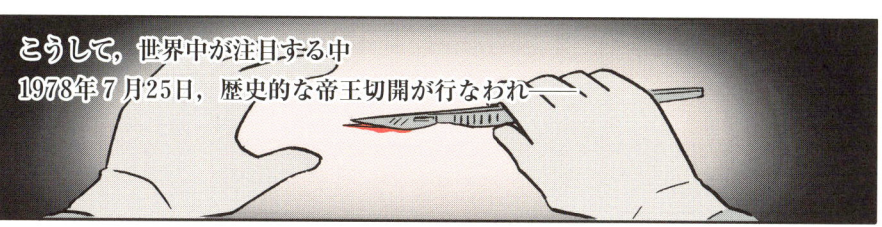

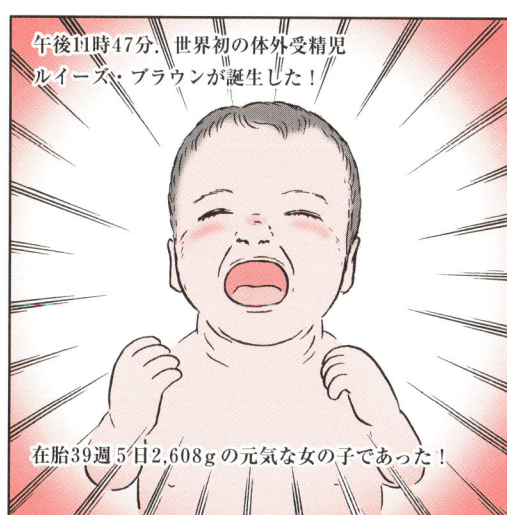

こうして，世界中が注目する中
1978年7月25日，歴史的な帝王切開が行なわれ——

午後11時47分，世界初の体外受精児ルイーズ・ブラウンが誕生した！

在胎39週5日2,608gの元気な女の子であった！

ステプトウは，両親からルイーズのミドルネームを付けてほしいと依頼を受け，「ジョイ」という名を与えた．彼女が多くの人々と喜びを分かち合うことを願ってのことである．その名のとおり，これを機に，体外受精は世界中にひろがり，多くの歓喜を生み出すことになった！

エドワーズとステプトウはその2年後，ケンブリッジ近くに世界初の体外受精クリニック ボーンホールクリニックを開設し，ここで多くの不妊症患者の治療にあたった
ステプトウは，1988年に亡くなるまで，この病院の診療部長を勤めた．エドワーズはケンブリッジ大学教授となり，2010年ノーベル賞を受賞したのである．

2006年12月21日，ルイーズ・ジョイ・ブラウンは，自然妊娠による男児を出産し，「体外受精で生まれた女性は，将来健康な子供を産むことができないのではないか」という巷間の疑念を払拭した

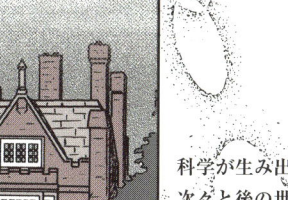

科学が生み出した命は，これからも次々と後の世代へと受け継がれていく

理性的な検証をもって，それを見守っていくのは，科学を生み出した我々人類の責任である

2010年度 ノーベル生理学・医学賞
「体外受精技術の確立」

ボーンホールクリニック

第52話 生殖医療の進歩 ②

クローン――生命を創る

分化と初期化

異なった性質を持つ細胞の集合体である「動物の体」は、もとはひとつの受精卵が分化して形作られたものである

しかし、心臓の細胞の役割を、神経細胞がはたすことはできない

このような違いが生じる理由は細胞内の遺伝子発現の違いにある

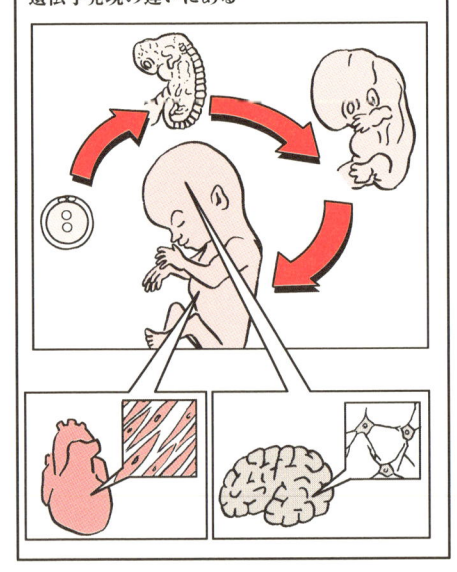

DNA の情報は、それぞれの細胞にとって必要とされる一部の領域しか働かず、他の部分はメチル化などの化学的修飾でブロックされている

このブロックが、細胞の性質を決めているのだ

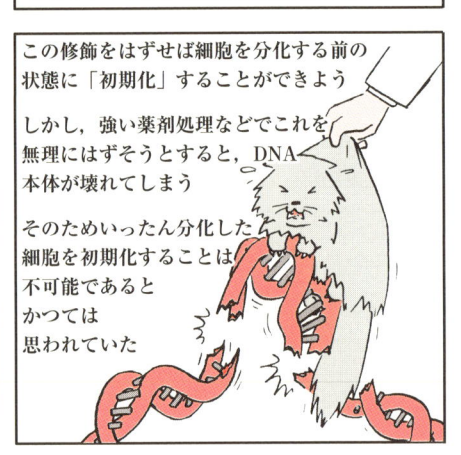

この修飾をはずせば細胞を分化する前の状態に「初期化」することができよう

しかし、強い薬剤処理などでこれを無理にはずそうとすると、DNA本体が壊れてしまう

そのためいったん分化した細胞を初期化することは不可能であるとかつては思われていた

しかし 1962 年、イギリスのジョン・ガードンは、オタマジャクシの腸の細胞から取り出した核を卵子に移植することによって、カエルのクローンを作ることに成功した

つまり、分化に伴って遺伝子にかけられた「鍵」をはずす力が、卵細胞の中に存在していたのだ

ガードンは、遺伝子導入技術により体細胞を初期化し iPS 細胞を作成した山中伸弥とともに 2012 年ノーベル生理学・医学賞を受賞した

未受精卵の核を破壊

体細胞の核を移植

カエルのクローン

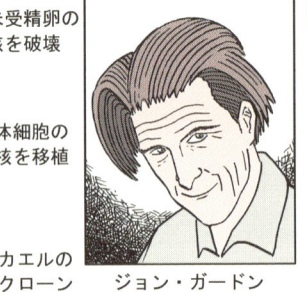

ジョン・ガードン
（1933～　）

2012年度 ノーベル生理学・医学賞
「成熟細胞が初期化され多能性をもつこと（人工多能性幹細胞：iPS細胞）の発見」

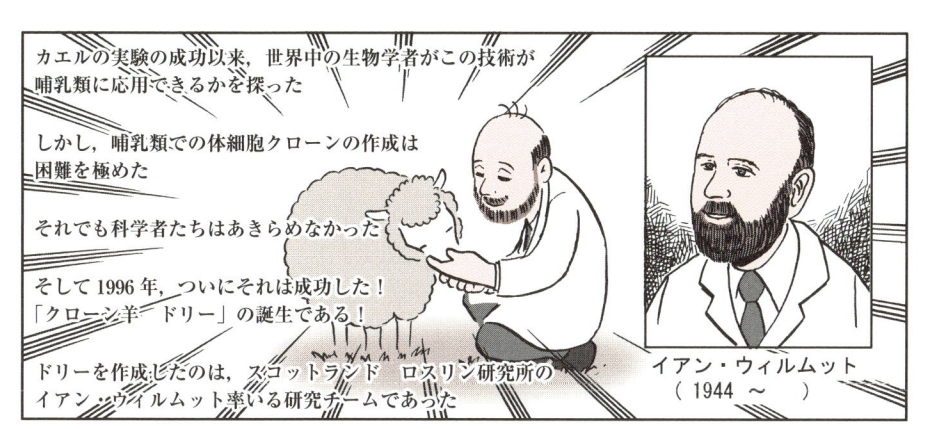

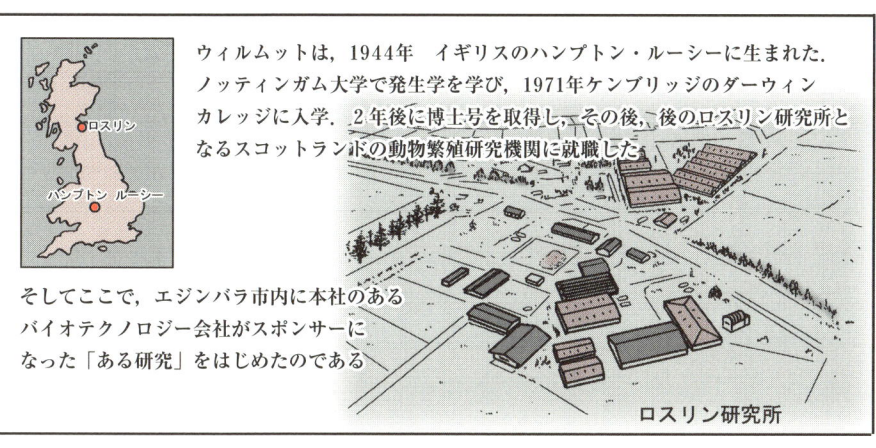

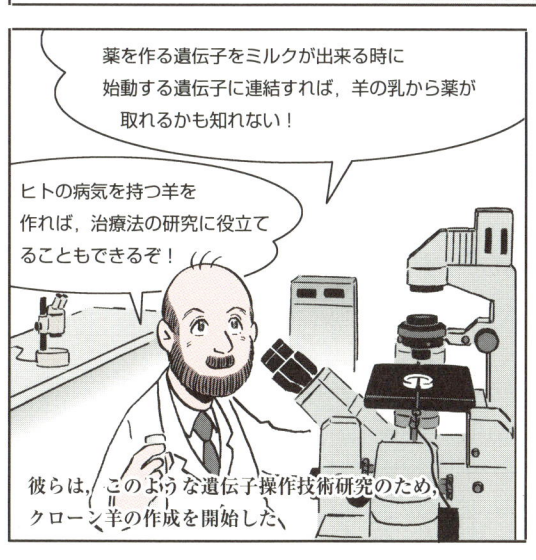

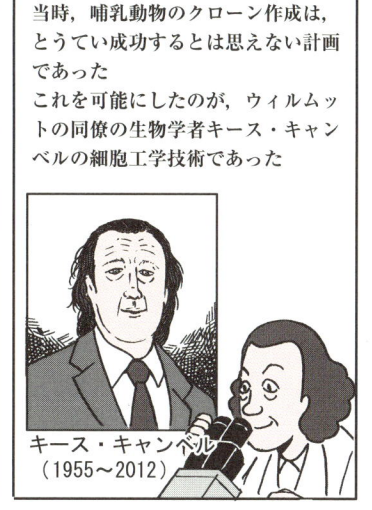

カエルの実験の成功以来，世界中の生物学者がこの技術が哺乳類に応用できるかを探った

しかし，哺乳類での体細胞クローンの作成は困難を極めた

それでも科学者たちはあきらめなかった

そして1996年，ついにそれは成功した！「クローン羊 ドリー」の誕生である！

ドリーを作成したのは，スコットランド ロスリン研究所のイアン・ウィルムット率いる研究チームであった

イアン・ウィルムット
（1944～　）

ウィルムットは，1944年 イギリスのハンプトン・ルーシーに生まれた．ノッティンガム大学で発生学を学び，1971年ケンブリッジのダーウィンカレッジに入学．2年後に博士号を取得し，その後，後のロスリン研究所となるスコットランドの動物繁殖研究機関に就職した

そしてここで，エジンバラ市内に本社のあるバイオテクノロジー会社がスポンサーになった「ある研究」をはじめたのである

ロスリン
ハンプトン・ルーシー

ロスリン研究所

薬を作る遺伝子をミルクが出来る時に始動する遺伝子に連結すれば，羊の乳から薬が取れるかも知れない！

ヒトの病気を持つ羊を作れば，治療法の研究に役立てることもできるぞ！

彼らは，このような遺伝子操作技術研究のため，クローン羊の作成を開始した

当時，哺乳動物のクローン作成は，とうてい成功するとは思えない計画であった

これを可能にしたのが，ウィルムットの同僚の生物学者キース・キャンベルの細胞工学技術であった

キース・キャンベル
（1955～2012）

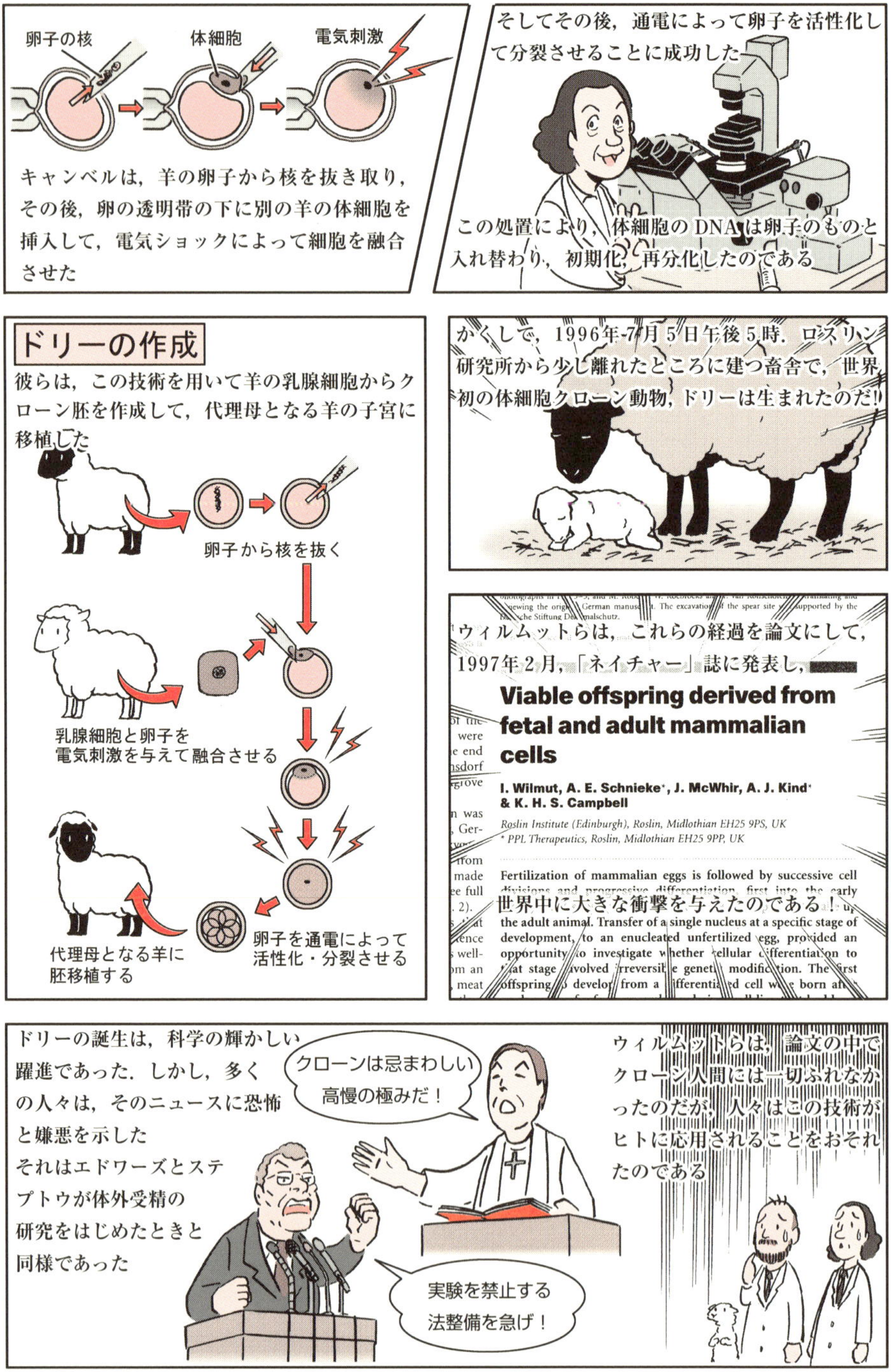

卵子の核　体細胞　電気刺激

キャンベルは，羊の卵子から核を抜き取り，その後，卵の透明帯の下に別の羊の体細胞を挿入して，電気ショックによって細胞を融合させた

そしてその後，通電によって卵子を活性化して分裂させることに成功した

この処置により，体細胞のDNAは卵子のものと入れ替わり，初期化，再分化したのである

ドリーの作成

彼らは，この技術を用いて羊の乳腺細胞からクローン胚を作成して，代理母となる羊の子宮に移植した

卵子から核を抜く

乳腺細胞と卵子を電気刺激を与えて融合させる

代理母となる羊に胚移植する

卵子を通電によって活性化・分裂させる

かくして，1996年7月5日午後5時，ロスリン研究所から少し離れたところに建つ舎で，世界初の体細胞クローン動物，ドリーは生まれたのだ

ウィルムットらは，これらの経過を論文にして，1997年2月，「ネイチャー」誌に発表し，

Viable offspring derived from fetal and adult mammalian cells

I. Wilmut, A. E. Schnieke*, J. McWhir, A. J. Kind*
& K. H. S. Campbell

Roslin Institute (Edinburgh), Roslin, Midlothian EH25 9PS, UK
* PPL Therapeutics, Roslin, Midlothian EH25 9PP, UK

世界中に大きな衝撃を与えたのである！

ドリーの誕生は，科学の輝かしい躍進であった．しかし，多くの人々は，そのニュースに恐怖と嫌悪を示した
それはエドワーズとステプトウが体外受精の研究をはじめたときと同様であった

クローンは忌まわしい高慢の極みだ！

実験を禁止する法整備を急げ！

ウィルムットらは，論文の中でクローン人間には一切ふれなかったのだが，人々はこの技術がヒトに応用されることをおそれたのである

クローン技術の危険性

クローン人間の作成は，倫理的に許されるものではないというのが，現在多くの国々でのコンセンサスである
また，医学的見地から見ても，それは危険である
クローン動物は，普通の動物に比べ明らかに病弱で短命な場合が多いからだ

たとえば，普通の羊の寿命が11～12歳であるのに対し，ドリーは5歳半で，老齢の羊に多く見られる関節炎を発症し，その後，重篤な肺疾患を併発して，6歳で安楽死させられた

クローン動物が早死にするのは，「テロメア」の短縮が一因と考えられている
テロメアとは，マクリントック(1939)とマラー(1938)によって発見された染色体末端の構造である
DNAは，複製のさいに，末端部が少しずつ磨り減って短くなる．そのため，細胞が分裂を繰り返すうちに遺伝子が失われないように，末端に長い遊びの部分がある．これがテロメアである

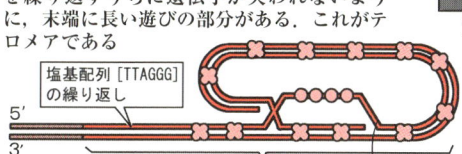

塩基配列 [TTAGGG] の繰り返し

テロメア

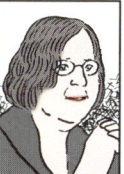

エリザベス・ブラックバーン (1948～)
キャロル・グライダー (1961～)
ジャック・ショスタク (1952～)

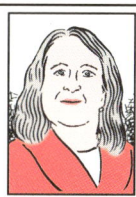

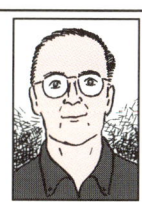

2009年度 ノーベル生理学・医学賞
「テロメアとテロメラーゼ酵素が染色体を保護する機序の発見」

テロメアは，細胞が分裂するたびに削られて短くなり，ある程度まで磨り減れば，細胞の寿命は尽きる．寿命の長い動物は，テロメアも長い．子供のテロメアは，大人より長い
生殖細胞は，配偶子を作る際にテロメアを伸長させるため，新生児のテロメアは初期化され長くなっている

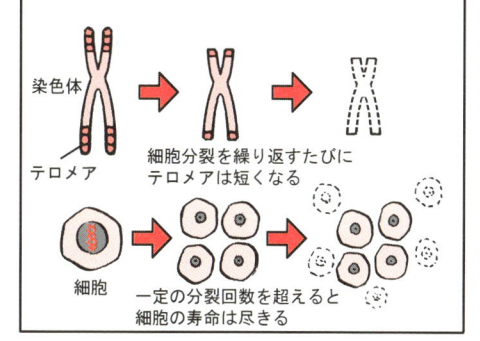

染色体
テロメア

細胞分裂を繰り返すたびにテロメアは短くなる

細胞

一定の分裂回数を超えると細胞の寿命は尽きる

しかし，卵子に無理やりDNAを押し込んだ場合は，この作用が上手く働かないため，クローン動物のテロメアは短いのである
いいかえれば，クローンは生まれた時から年をとっているのだ

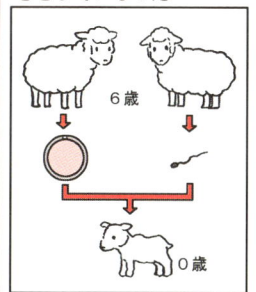

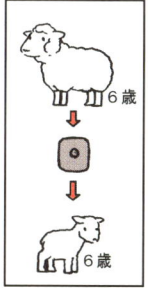

6歳　6歳　　　　6歳

0歳　　　　　　　6歳

もちろん，将来テロメアを自在に伸長させる技術が開発されれば，クローンは完全なコピーに近づくのかもしれない．しかし，その操作が新たな危険を生む可能性もあろう

たとえば旺盛な増殖力を持つ「がん細胞」は，テロメアを伸長させる酵素(テロメラーゼ)を持ち，そのため無制限な分裂を繰り返して正常組織を浸潤し，生体を死に至らしめる

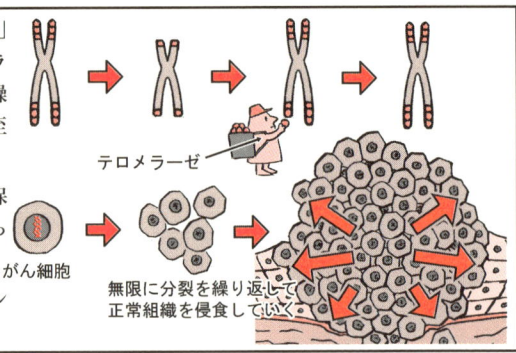

生物の体は，細胞が，それぞれ協調性を保ちながら誕生と死を繰り返すことによって，生命をつないでいる

同じことは，近年発見された「アポトーシス」という現象をみてもいえるであろう

テロメラーゼ

がん細胞

無限に分裂を繰り返して正常組織を侵食していく

アポトーシスとは，個体を良い状態に保つために，細胞が自ら積極的に死んでいく「管理・調節された死」のことである．癌の排除や器官の発生など，生体を正常に保つためのあらゆる側面でこの現象はみられる

つまり，生物はみな，その中に内在する死との調和の中にこそ，生命を与えられるのである

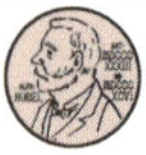

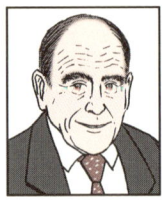

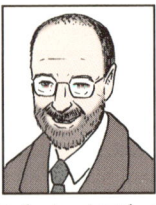

アポトーシスの発見

シドニー・ブレナー
（1927 〜 2019）

ロバート・ホロビッツ
（1947 〜 ）

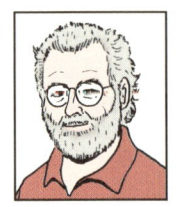

ジョン・サルストン
（1942 〜 2018）

2002年度　ノーベル生理学・医学賞
「器官発生と，プログラム化された細胞死の遺伝制御に関する発見」

生命を創る

2003年．米国が中心となっておしすすめてきた「ヒトゲノム計画」が完了した．これはヒトDNAの30億対にもおよぶ塩基配列をすべて解析するという壮大な計画であった

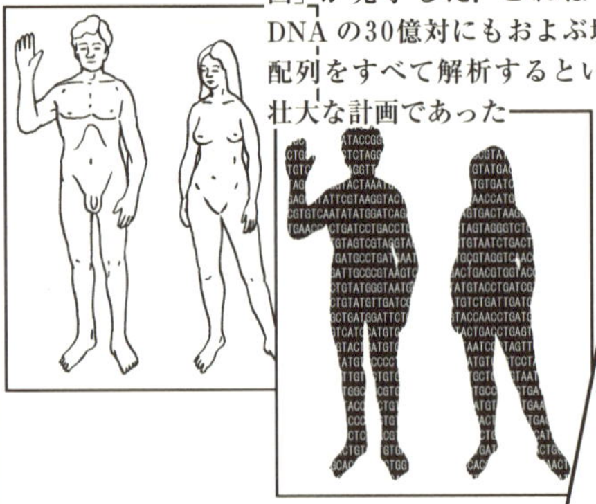

人類は，DNAの二重らせん構造発見から半世紀で，ついに自らの完全なる「設計図」を手に入れたのだ！

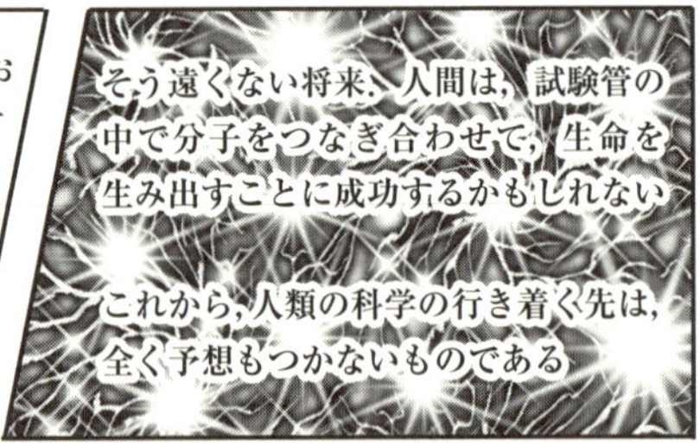

そう遠くない将来，人間は，試験管の中で分子をつなぎ合わせて，生命を生み出すことに成功するかもしれない

これから，人類の科学の行き着く先は，全く予想もつかないものである

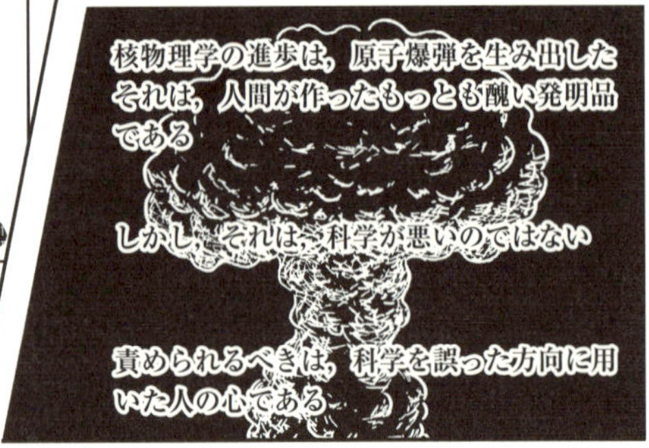

核物理学の進歩は，原子爆弾を生み出した

それは，人間が作ったもっとも醜い発明品である

しかし，それは，科学が悪いのではない

責められるべきは，科学を誤った方向に用いた人の心である

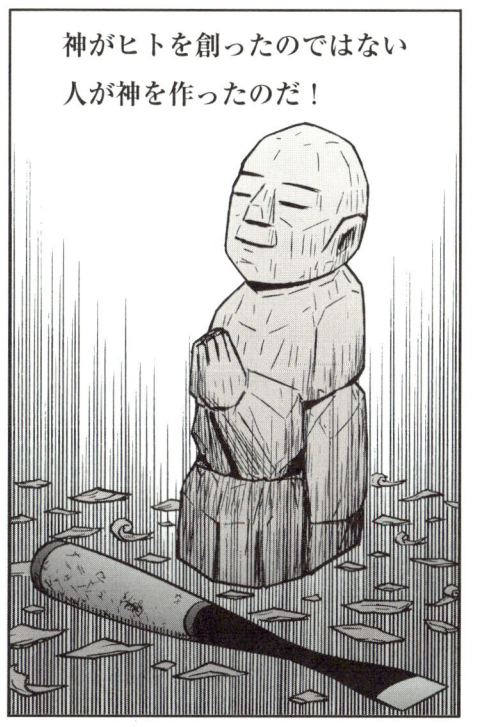

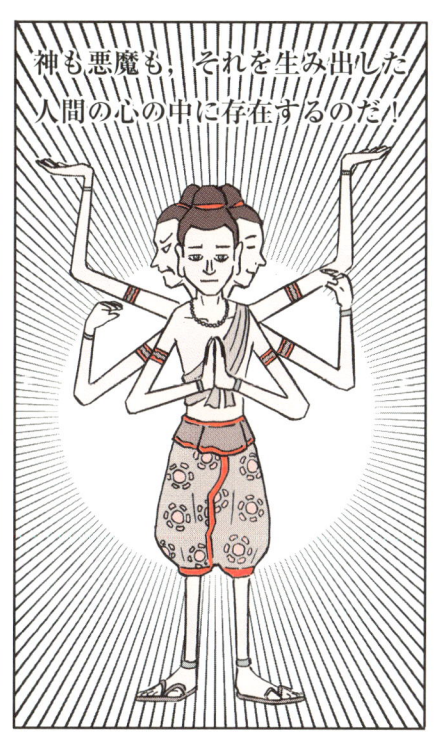

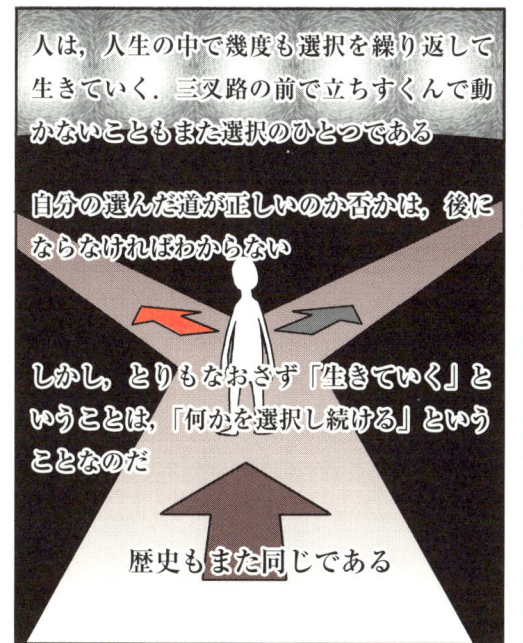

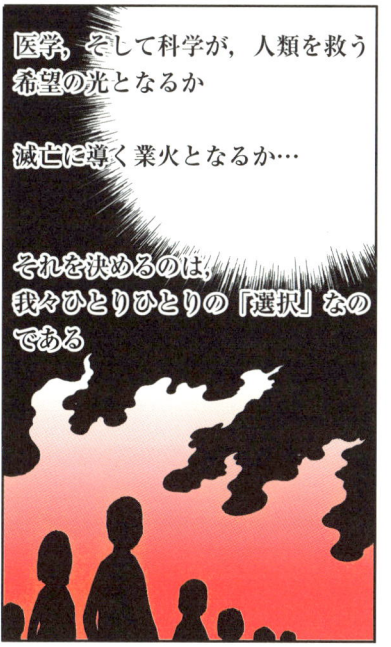

神がヒトを創ったのではない
人が神を作ったのだ！

神も悪魔も，それを生み出した
人間の心の中に存在するのだ！

人は，人生の中で幾度も選択を繰り返して生きていく．三叉路の前で立ちすくんで動かないこともまた選択のひとつである

自分の選んだ道が正しいのか否かは，後にならなければわからない

しかし，とりもなおさず「生きていく」ということは，「何かを選択し続ける」ということなのだ

歴史もまた同じである

医学，そして科学が，人類を救う希望の光となるか

滅亡に導く業火となるか…

それを決めるのは，
我々ひとりひとりの「選択」なのである

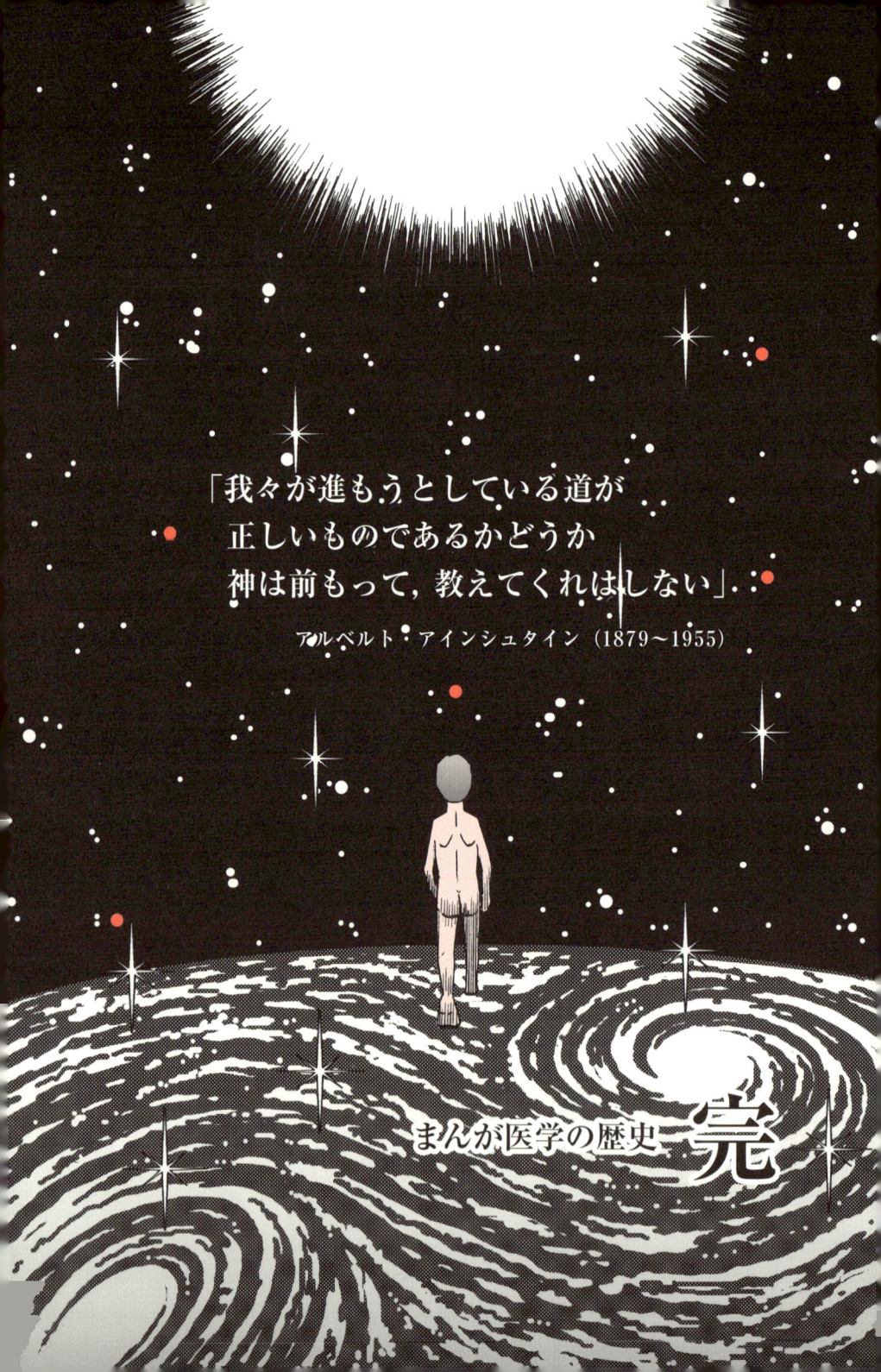

「我々が進もうとしている道が
　正しいものであるかどうか
　神は前もって，教えてくれはしない」
　　　　アルベルト・アインシュタイン（1879〜1955）

まんが医学の歴史　完

あとがき

　同窓会でひさしぶりに友人に会うと，「あの頃，お前こんなコトしたよな」と，身に覚えの無い思い出話をされることがあります．他人の心の中に残る自分の印象とは予期せぬもので，ほんのささいな言動でうらまれたり感謝されたり，レッテルが貼られたり……けれど自分が他人に抱いている印象もきっと同じようなものなのでしょうね．
　人間は相対的にしか物事を測れません．立場が変わると物の見え方もずいぶん違ってきます．人が自分で自分の体を持ち上げることができないように，人間には本当の意味で人間を語ることは出来ないのかもしれません．もし死後の世界が存在するなら，彼岸にたどりついてはじめて，人は人を理解できるのかもしれないと思うこともあります．

　本書を執筆中，ボクの立ち居地もずいぶん変わりました．勤務医から開業医となり，経営者の苦労も理解できるようになりました．立場が変われば医療に対する姿勢もおのずと変わります．それが「進歩」なのか「退化」なのかはわかりません．いや，そもそも進化論の本質からいうと，「進歩と退化は同義」なんですが……．

　ボクは歴史学者ではなく医者（兼漫画家）です．本書はこれまでに書かれた歴史書を，凡庸な臨床医であるボクが，自分の「フィルター」でろ過して再構築した創作物です．そこには独自の歴史的発見などというものはなく，その代わりにボクの「主観」が入っていることをご容赦ください．
　たとえばDNAの二重らせん構造の発見譚では，ボクは　ジェームズ・ワトソンとモーリス・ウィルキンズの書いた本を参考にしました．ワトソンとクリックが完成した二重らせんモデルをはじめてウィルキンズに見せるシーンは，DNA発見物語の山場です．

この瞬間をワトソンは自著『二重らせん』の中で，

「彼(ウィルキンズ)の顔にはうらみがましい様子などみじんも見えなかった．そして例のとおり柔和な控え目な態度ながら，この構造は生物学に偉大な貢献を果たすであろうと興奮の色を現していた．」

と書いています．しかし，ウィルキンズは自伝『二重らせん 第三の男』の中で，

「私はかどの立つような言い方をし，フランシスは私をアンフェアだと言った．フランシスとジムから，著者に加えると提案されても感謝できなかった．(中略)後日ジムがこの発見のことを書いた本では，この時の私の怒りの爆発については触れていない．」

と述べています．どちらの著述を優先して漫画を描くか……悩んだ結果，ボクはこのシーンでウィルキンズに「NO！」と言わせました．
　この回の原稿を読んだ担当編集者の青木さんは「歴史＝history とは　his story　ですから．茨木先生なりの歴史観で story を作ってくだされればいんです．読者もそれは理解しますよ．」と言ってくれました．ですから，本書を読んで医学史に興味を持たれた方は，是非，巻末にあげた参考文献を読んで，皆さんなりの story を再構築してください．本書がそんな「入り口」になればさいわいです．

　とはいえ，歴史を自分の史観で描くことには後ろめたさがともないます．それは当事者(死者)への冒涜ではないかと思うこともあります．ボクは今年の夏，フジテレビの「はだしのゲン」というドラマの制作を手伝っていました．この物語は広島の原爆を扱った話で，原作は漫画家の中沢啓治先生が少年期の実体験を元に描いた漫画です．
　しかしドラマの制作スタッフは皆，戦後生まれの世代の者ばかり……ボクは「戦争体験のない者が，その悲惨さを語り継ぐ物語を作ってよいのか」とい

う疑問を感じましたが，実は多くのスタッフが同じことを思っていたようです．さいわい，ドラマは高視聴率で，多くの視聴者から好意的な感想が寄せられました．

　大切なことは，背伸びをしてでも語り継ぐべきものなのでしょうね．そして，作り手に大切なことは，「背伸びをする後ろめたさ」を常に忘れないことなのだと思います．

　解体新書の章で紹介した玄白と良沢のスタンスの違い……「不正確なところがあっても，少しでも早く世に出したい」，「いや，完璧になるまで世に出すべきではない」という思いの相克は，古今東西，表現に携わるすべての人々が普遍的に経験してきた葛藤ではないかと，ボクは思います．

　連載が始まってしばらくした頃，こんな事がありました．ある日曜の朝のこと，ウチの近くの道路の脇で，一匹の猫が車にはねられて死んでいたのです．猫の死体はカラスにつつかれて傷みはじめています．公道の事故だからと，役所に電話したのですが「休日だから回収にいけない」という返事．ボクは猫を，そのままにしていました．

　本音をいうと，血で汚れた死骸に手を出すのが嫌だったのです．ボクがやらずとも，他の誰かがやるだろうとも思ったのです．そして，何時間かして，もう一度窓の外を見ると，猫は消えていました．ボクは 10 年前に死んだ父のことを思い出しました……．

　ボクがまだ小学生だった時のこと，学校の校庭の隅で犬が死んでいました．死骸は腹が破れ内臓が飛び出し，怖いものみたさの悪ガキたちの「おもちゃ」になっていました．ボクは学校から帰ると，父にこの話をしました．彼は「そうか」と言ってそれきりでした．

　翌朝，学校に行くと校庭から犬の死骸は消えていました．けれど後で聞いた話では，実はあの日遅くに，父親が一人でスコップを持って校庭に現れ，犬の死骸を埋めたそうです．父はその事をボクに話しませんでしたし，ボクも父にたずねませんでした．多分，彼にとってそれは「特別な事」ではなかっ

たのでしょう．

　父は無学な工場職人で，いつも油で汚れた服を着ている人でした．若い頃のボクはそんな父を心の底で小馬鹿にして大人になりました．けれど父親になった今では，「ボクは結局，親父を超えることはできないのかな」とも思います．

　「記憶」の断片が，人の中に「真実」を作ります．記憶の連鎖が「歴史」を紡ぎます．もしボクが死んだ後，死後の世界でもう一度父に会って，あの時の事をたずねても，彼は犬のことなどまったく覚えていないかもしれません．同じように，父が心の中に大切にしていたボクの記憶もまた，ボクにとってどうでもいいようなささいなことばかりかもしれません．人の心の中の真実というのはきっとそんなものでしょう．歴史の本質というものも，きっとそんなものだと思います．

　歴史に名を残した天才たちの人生はすばらしい．けれど，平凡な毎日を一所懸命に生き抜いた無名の人々の生涯もまた同様にすばらしいものです．パスツールは「発見のチャンスは，準備の出来た精神を持つ者だけに微笑む」といいました．けだし名言です．何気ない日常のそこここに，大切な真理は宿っているのです．ただ，ボクたちがそれに気づかないだけで……
　ボクは神の存在を信じませんが，それが存在するとすれば，神様が我々に与えてくれる「愛」というものも，きっと，そんなものなのだと思います．

　医学史の本はいつも書店では専門書のコーナーの片隅にひっそりと置かれています．けれど本書を読んだ読者の皆さんが，今まで見過ごしてきたモノの中に，大切なことを見つけるきっかけになれば，とてもうれしく思います．この本はそんな思いを込めて描きあげました．最後まで読んでくださってありがとうございました．

本書の制作には，多くの方々にお世話になりました．立案にご協力いただいた医学書院の横田公博さん，雑誌連載の企画を立ててくださった看護出版部長の林田秀治さん，連載時の担当編集 川中幸子さん，鶴淵友子さん，そして単行本化にあたって原稿を統括してくださった書籍編集部の青木大祐さん，制作部の後藤エリカさん，本当にありがとうございました．

　取材協力をいただいた日本歯科大学「医の博物館」さん，診療の合間に原稿をかかえて飛び回るヤブ医者をおおらかに許してくださった大和成和病院のスタッフの皆さん，いたらぬ院長をいつもフォローしてくれるいばらきレディースクリニックの職員さん，本当にありがとうございました．

　そして，毎日，ボクの仕事を陰でささえてくれた妻と娘，3匹の猫たち，ボクを生み育ててくれた今は亡き両親に，胸いっぱいの感謝をこめて，この本をささげたいと思います．

平成 19 年 12 月

　　　　　　　　　　　　　　　　　　　　　　　　　　　茨木　保

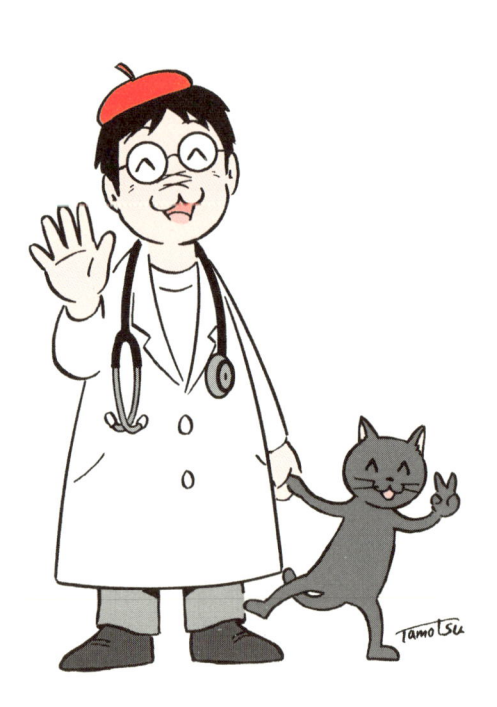

参考資料

「図説　医学の歴史」アルバート・S・ライオンズ，R・ジョセフ・ペトルセリ(著)　小川　鼎三(監訳)　学習研究社 1980
「図説　医学史」マイヤー・シュタイネック，カール・ズートホフ(著)　小川　鼎三(監訳)　酒井　シヅ・三浦　尤三　(共訳)　朝倉書店 1982
「図説　医学の歴史」ロベルト・マルゴッタ(著)　岩本　淳(訳)　講談社 1972
「医学の歴史」小川　鼎三(著)　中央公論社 1964
「医学史への誘い」酒井　シヅ(著)　診療新社 2000
「医学の10大発見─その歴史の真実─」マイヤー・フリードマン，ジェラルド・W・フリードランド(著)　鈴木　邑(訳)　ニュートンプレス 2000
「医学をきずいた人びと　名医の伝記と近代医学の歴史」シャーウィン・B・ヌーランド(著)　曽田　能宗(訳)　河出書房新社 1991
「医学史探訪　医学を変えた100人」二宮　陸雄(著)　日経BP社 1999
「図説　日本医療文化史」宗田　一(著)　思文閣出版 1989
「日本の西洋医学の生い立ち」吉良　枝郎　築地書館 2000
「医学史ものがたり」井上　清恒　内田老鶴圃 1991
「〈新訳〉医学を変えた発見の物語」ジュリアス・H・コムロウ, Jr.（著)　諏訪　邦夫(訳) 1984
「外科学の歴史」クロード・ダレーヌ(著)　小林　武夫，川村　よし子(訳)　白水社 1988
「中国医学の歴史」傅　維康・呉　鴻洲(著)　川井　正久(編訳)　川井　正久，川合　重孝，山本　恒久(翻訳)　東洋学術出版社 1997
「まんが中国医学の歴史」山本　徳子(原作・監修)　藤原　りょうじ(画) 1992
「アラビアの医術」前嶋　信次(著)　平凡社 1996
「新訂　ヒポクラテス全集」大槻　真一郎(翻訳・編集)　エンタプライズ株式会社 1988
「謎の解剖学者　ヴェサリウス」坂井　建雄(著)　筑摩書房 1999
「動物の心臓ならびに血液の運動に関する解剖学的研究」ハーヴェイ(著)　暉峻　義等(訳)　岩波書店 1961
「ロバート・フック　ニュートンに消された男」中島　秀人　朝日新聞社 1996
「蘭学事始」杉田　玄白　全訳注　片桐　一男　講談社 2000
「新装版解体新書」現代語訳　酒井　シヅ　講談社 1998
「漫画　人物科学の歴史　杉田玄白／平賀源内」奥平　修平(監修・指導)　もり・せ・いちる　スタジオ・ネコマンマ(漫画)　草川　昭(シナリオ)　ほるぷ出版 1991

「外科の夜明け」J・トールワルド（著）　大野 和基（訳）　小学館 1995
「外科医の世紀 近代医学のあけぼの」J・トールワルド（著）　小川 道雄（訳）　へるす出版 2007
「孤高の科学者 W.C. レントゲン」山崎 岐男　医療科学社 1995
「正伝 野口英世」北 篤（著）　毎日新聞社 2003
「アトムポケット人物館　野口英世」中島 健志・手塚プロダクション（漫画）　すぎた とおる（シナリオ）2003
「二重らせん」ジェームス・D・ワトソン（著）　江上 不二夫, 中村 桂子（訳）　講談社 1986
「二重らせん　第三の男」モーリス・ウィルキンズ（著）　長野 敬, 丸山 敬（訳）　岩波書店 2005
「ノーベル賞からみた　免疫学入門」石田 寅夫　化学同人 2002
「ノーベル賞からみた　遺伝子の分子生物学入門」石田 寅夫　化学同人 1998
「試験管ベビー」ロバート・エドワーズ, パトリック・ステプトウ（著）　飯塚 理八（訳）　時事通信社 1980
「クローン羊ドリー」ジーナ・コラータ（著）　中俣 真知子（訳）　アスキー出版局 1998
「思い違いの科学史」青木 国夫, 板倉 聖宣, 市場 泰男, 鈴木 善次, 立川 昭二, 中山 茂, 朝日新聞社 2002
「学習漫画　世界の歴史」集英社 2002
「学習漫画　世界の発明・発見事典」飯野 貞雄, 中川 徹（監修）　集英社 1989
「学習漫画　世界の伝記」集英社 2003
whonamedit.com　http://www.whonamedit.com/
トランスプラント・コミュニケーション　http://www.medi-net.or.jp/tcnet/
「偉人たちの夢」サイエンスチャンネル / 科学技術振興機構　http://sc-smn.jst.go.jp/
文部科学省　iPS 細胞等研究ネットワーク　http://www.ips-network.mext.go.jp/network/

まんが医学の歴史●関連年表

西　暦	で　き　ご　と	関連話
(人類の起源)	《経験的医療の始まり》	第1話
	《呪術的医療の始まり》	第1話
B.C.28世紀頃	『神農本草経』(医薬書)の原形が生まれたと伝えられる　《黄河文明》	第1話
B.C.26世紀頃	医神イムホテプがエジプト医学の原形を作ったと伝えられる 《エジプト文明》	第1話
B.C.22世紀頃	くさび形文字の医学書(現存する世界最古の医学書)が作られる	第1話
B.C.18世紀頃	『ハンムラビ法典』が(最古の医療制度)まとめられる　《メソポタミア文明》	第1話
B.C.15世紀頃	アーユルヴェーダ(伝承哲学)の発展　《インダス文明》	第1話
B.C.5〜3世紀	ヒポクラテス,「四体液説」提唱.『ヒポクラテス全集』として体系化	第2, 21話
1世紀頃	「陰陽五行説」が体系化される,『黄帝内経』(医学書)がまとめられる	第4, 16話
2世紀頃	ガレノス,「四体液説」を完成,「精気説」提唱　《ギリシア・ローマ文明》 《形而上科学的医療の始まり》	第2, 3, 5, 15話
2〜3世紀	張仲景,『傷寒雑病論』を著す	第4, 16話
390年	ファビオラ,ローマに病院を設立	第5話
9世紀	この頃,サレルノ医学校が設立される	第5話
982年	丹波康頼,『医心方』を著す　《現存日本最古の医学書》	第16話
9〜11世紀	イブン・シーナー(アヴィセンナ),『医学典範』を著す・アラビア医学の発展	第5話
1498年	田代三喜,12年の中国(明朝)留学から帰国　《金元医学(李朱医学)の伝来》	第16話
1530年	パラケルスス,『パラグラヌム(奇蹟の医の糧)』を著す 《ガレノス理論の批判,医化学の誕生》	第10, 11, 27話
1543年	ヴェサリウス,『ファブリカ(人体構造論7巻)』を著す 《近代解剖学の開祖》	第6, 7, 15話
1545年	パレ,『銃創治療法』を著す　《近代外科学の開祖》	第8話
1574年	曲直瀬道三,『啓迪集』を著す　《道三流医学(「後世派」)の発展》	第16話
1590年	ヤンセン父子,顕微鏡を発明	第12話
1597年	タリアコッツィ,有茎皮弁による造鼻術を開発	第49話
1612年	サントリオ,体温計を発明　《体重計,脈拍計も考案,計量医学の開祖》	第11話
1628年	ハーヴェイ,『動物の心臓ならびに血液の運動に関する解剖学的研究』を著す　《近代生理学の開祖》《自然科学的医療の始まり》	第10, 12, 15話
1633年	デカルト,『世界論』を著す(公刊1664年)　《機械論の開祖》	第11話

1648 年	ファン・ヘルモント，没後 4 年で『医学の曙』が出版される《気体化学の開祖》	第 11 話
1658 年頃	ド・ル・ボゥエイ(シルヴィウス)，生体現象は化学反応と変わらないと主張《医化学派の開祖》	第 11 話
1660 年	マルピギー，顕微鏡で毛細血管を発見 《ハーヴェイの血液循環理論の証明》	第 12 話
1665 年	フック，『ミクログラフィア』を著す 《顕微鏡学の開祖》	第 12，13，14 話
1676 年	レーウェンフック，顕微鏡で細菌を発見《微生物の存在を証明，顕微鏡学の確立》	第 14，31 話
1686 年	ニュートン，『プリンキピア』を著す 《近代物理学の開祖》	第 13 話
1708 年	ブールハーフェ，『医学論』を著す 《ベッドサイド教育，臨床病理カンファレンスの確立》	第 22 話
1733 年	後藤艮山，亡くなる 《「後世派」に対する「古方派」の開祖》	第 16 話
1759 年	山脇東洋，『蔵志』を著す 《日本初の人体解剖書》	第 16 話
1761 年	モルガーニ，『解剖により明らかにされた病気の座と原因』を著す《初の本格的な病理解剖書》	第 15 話
1761 年	アウエンブルッガー，『新しい考案』(打診法の発表)を著す	第 21 話
1773 年	杉田玄白ら，『解体新書』を著す〔『クルムス解剖書(ターヘル・アナトミア)の翻訳〕	第 16 話
1786 年	ハンター，『性病の研究』を著す 《実験医学の父》	第 22，23 話
1796 年	ジェンナー，牛痘種痘実験に成功	第 23，24 話
1798 年	ジェンナー，『牛痘の原因と効能』を著す 《近代免疫学の父》	第 23，24 話
1804 年	華岡青洲，全身麻酔下での乳癌摘出手術手術を行う《世界初の全身麻酔手術事例》	第 19，20，27 話
1808 年	コルヴィサール，アウエンブルッガーの打診法をフランス語で翻訳紹介	第 21 話
1818 年	ラエンネック，『間接聴診法』を著す(聴診器の発明)《近代臨床医学の始まり》	第 21 話
1824 年	シーボルト，長崎で鳴滝塾を開く 《日本最初の本格的医学教育》	第 25 話
1838 年	緒方洪庵，適塾を開く 《大阪大学医学部の前身》	第 26 話
1838 年	シュライデン，植物の細胞説を発表	第 32 話
1839 年	シュワン，動物の細胞説を発表	第 32 話
1842 年	クラーク，エーテルによる無痛抜歯を行う	第 30 話
1842 年	ロング，エーテルによる無痛手術を行う 《吸入麻酔法の始まり》	第 20，27，30 話
1843 年	ホームズ，産褥熱を発表 《消毒法のさきがけ》	第 31 話
1844 年	ウェルズ，笑気麻酔を発見	第 20，28 話

年	出来事	話数
1845 年	ウェルズ，笑気麻酔の公開実験失敗	第 29, 30 話
1846 年	モートン，エーテル麻酔の公開実験成功 《吸入麻酔法の確立》	第 20, 27, 30 話
1847 年	ゼンメルワイス，洗面器(塩素水)を用いた手洗い消毒を実施	第 31, 32 話
1847 年	シンプソン，クロロホルムによる全身麻酔手術を行う	第 34 話
1848 年	スノー，コレラ患者調査からロンドンに下水道導入を提案 《公衆衛生学の父》	第 34 話
1849 年	伊東玄朴の勧めにより，楢林宗建とモーニケによる牛痘種痘実施	第 26 話
1853 年	スノー，クロロホルム麻酔でヴィクトリア女王の無痛分娩に成功	第 27 話
1858 年	伊東玄朴，お玉が池種痘所を設立	第 26 話
1858 年	ウィルヒョウ，『理的及び病理学的組織学に基づく細胞病理学』を著す 《細胞病理学説の提唱》	第 32 話
1859 年	ダーウィン，『種の起源』を著す	第 35 話
1860 年	ゼンメルワイス，『産褥熱の原因，概念および予防』を著す(ウィルヒョウらの反対に遭う)	第 32 話
1861 年	パスツール，『自然発生説の検討』を著す 《自然発生説の否定》	第 35 話
1861 年	パスツール，液体の低温殺菌法を発明	第 35 話
1861 年	お玉が池種痘所，西洋医学所に改編 《東京大学医学部の前身》	第 26 話
1865 年	リスター，消毒法を発見	第 27, 34 話
1865 年	メンデル，遺伝の法則を発見 《メンデルの法則》	第 47 話
1869 年	ミーシャー，ヌクレインを発見 《核酸の発見》	第 47 話
1875 年	ティンダル，アオカビの抗菌作用を発見	第 46 話
1876 年	コッホ，炭疽菌の研究からコッホの3原則を発表 《細菌学の父》	第 36 話
1882 年	コッホ，結核菌を発見 《細菌染色法，固形培地，培養技術などの開発》	第 36, 37 話
1884 年	コッホ，コレラ菌を発見	第 37 話
1885 年	パスツール，狂犬病ワクチンを発明 《予防接種原理の確立》	第 38 話
1890 年	ハルステッド，手術用ゴム手袋を使用	第 34 話
1890 年	北里柴三郎，血清療法を開発 《日本近代医学の父》	第 39, 40 話
1894 年	イェルサン，北里柴三郎，ペスト菌を発見	第 39 話
1895 年	レントゲン，「放射線の一新種について」を著す 《X線の発見》	第 43, 44 話
1900 年	ラントシュタイナー，血液型を発見	第 49 話
1910 年	エールリッヒ，秦佐八郎，サルバルサンを開発 《世界初の合成化学療法薬》	第 45 話
1910 年	カレル，動物実験による臓器移植，血管縫合技術を確立	第 49 話
1913 年	野口英世，進行性麻痺・脊髄癆と梅毒の関連を発見	第 42 話
1928 年	野口英世，研究中の黄熱病で亡くなる	第 41, 42 話

1928年	フレミング，ペニシリンを発見 《世界初の抗生物質》	第45, 46話
1928年	グリフィス，肺炎双球菌の実験 《形質転換物質の発見》	第47話
1935年	ドーマク，プロントジルを開発 《サルファ剤の発明》	第46話
1936年	ボロノイ，初の腎臓移植手術(36時間後に患者死亡)	第49話
1938年	マラー，X線照射による突然変異を発見 《テロメアの発見》	第52話
1939年	マクリントック，染色体末端のキャップ構造を推測 《テロメアの発見》	第52話
1941年	フローリー，チェーンらペニシリンの感染症治療効果を証明	第46話
1944年	アベリー，形質転換物質の実験 《DNA遺伝子説》	第47話
1945年	コルフ，初の人工透析に成功	第49話
1948年	シャルガフ，塩基比率の相補性を発表	第48話
1951年	フランクリン，ウィルキンスのDNAのX線解析の研究に参加	第47, 48話
1953年	ワトソン，クリック，DNAの二重らせんモデルを発表	第47, 48話
1953年	ギボン，初の人工心肺手術に成功	第49話
1953年	メダワー，免疫寛容を発表 《免疫抑制療法のおこり》	第49話
1954年	メリル，マレイ，一卵性双生児間の腎臓移植手術に成功	第50話
1963年	スターツル，初の肝臓移植手術を行う	第50話
1965年	ドーセ，白血球抗原(HLA)を発見	第49話
1967年	バーナード，初の心臓移植手術を行う	第50話
1969年	エドワーズ，ステプトウ，体外受精実験の成果を発表	第51話
1972年	ハウンズフィールドら，CTを発明	第44話
1972年	カーら，アポトーシスを提唱	第52話
1978年	シクロスポリンの移植医療への応用はじまる	第50話
1978年	エドワーズ，ステプトウ，世界初の体外受精児ルイーズ・ジョイ・ブラウンの出産に成功	第51話
1987年	利根川，抗体生成に関する研究によりノーベル賞受賞	第49話
1996年	ウィルムット，キャンベル，クローン羊ドリーを誕生させる	第52話
1998年	トムスン，ヒトES細胞の取り出し・培養に成功	第50話
2002年	ブレナーら，線虫を用いたアポトーシス研究によりノーベル賞受賞	第52話
2003年	ヒトゲノム計画完了 《ヒトDNA30億対の塩基配列の全解析》	第52話
2007年	山中ら，ヒト人工多機能性幹細胞(iPS細胞)の作成に成功	第50話
2012年	山中，ガードン，ノーベル賞受賞	第50話

ノーベル生理学・医学賞 歴代受賞者

年度	受賞者	国籍(出身)	業績
1901年	エミール・アドルフ・フォン・ベーリング Emil Adolf von Behring	ドイツ	ジフテリアに対する血清療法の研究
1902年	ロナルド・ロス Ronald Ross	イギリス	マラリアに関する研究
1903年	ニールス・フィンセン Niels Ryberg Finsen	デンマーク	狼瘡の光線治療法の研究
1904年	イワン・ペトロヴィッチ・パブロフ Ivan Petrovich Pavlov	ロシア	消化生理に関する研究
1905年	ロベルト・コッホ Robert Koch	ドイツ	結核に関する研究
1906年	カミロ・ゴルジ Camillo Golgi	イタリア	神経系の構造研究
	サンティアゴ・ラモン・イ・カハール Santiago Ramón y Cajal	スペイン	
1907年	シャルル・ルイ・アルフォンス・ラヴラン Charles Louis Alphonse Laveran	フランス	疾病発生における原虫類の役割に関する研究
1908年	パウル・エールリッヒ Paul Ehrlich	ドイツ	免疫の研究
	イリヤ・メチニコフ Ilya Ilyich Mechnikov	ロシア	
1909年	エミール・テオドール・コッヘル Emil Theodor Kocher	スイス	甲状腺の生理学，病理学および外科学的研究
1910年	アルブレヒト・コッセル Albrecht Kossel	ドイツ	蛋白質，核酸に関する研究
1911年	アルヴァル・グルストランド Allvar Gullstrand	スウェーデン	眼の屈折機能に関する研究
1912年	アレクシス・カレル Alexis Carrel	フランス	血管縫合および臓器の移植に関する研究
1913年	シャルル・ロベール・リシェ Charles Robert Richet	フランス	アナフィラキシーの研究
1914年	ローベルト・バーラーニ Robert Barany	オーストリア (ハンガリー)	内耳系の生理学および病理学に関する研究
1915-18年	受賞者なし		

1919年	ジュール・ボルデ Jules Bordet	ベルギー	免疫に関する諸発見
1920年	アウグスト・クローグ Schack August Steenberg Krogh	デンマーク	毛細血管運動に関する調整機構の発見
1921年	受賞者なし		
1922年	アーチボルド・ヒル Archibald Vivian Hill	イギリス	筋肉中の熱発生に関する研究
	オットー・マイヤーホフ Otto Fritz Meyerhof	ドイツ	筋肉における乳酸生成と酸素消費についての研究
1923年	フレデリック・バンティング Frederick Grant Banting	カナダ	インシュリンの発見
	ジョン・マクラウド John James Richard Macleod	カナダ (スコットランド)	
1924年	ウィレム・アイントホーフェン Willem Einthoven	オランダ	心電図法の発見
1925年	受賞者なし		
1926年	ヨハネス・フィビゲル Johannes Andreas Grib Fibiger	デンマーク	スピロプテラ・カルシノーマの発見
1927年	ユリウス・ワーグナー・ヤウレック Julius Wagner von Jauregg	オーストリア	麻痺性痴呆に対するマラリア接種の治療効果の発見
1928年	シャルル・ニコル Charles Jules Henri Nicolle	フランス	チフスに関する研究
1929年	クリスティアーン・エイクマン Christiaan Eijkman	オランダ	抗神経炎ビタミンの発見
	フレデリック・ホプキンズ Frederick Gowland Hopkins	イギリス	成長を促進するビタミンの発見
1930年	カール・ラントシュタイナー Karl Landsteiner	オーストリア	人間の血液型の発見
1931年	オットー・ワールブルク Otto Heinrich Warburg	ドイツ	呼吸酵素の特性および作用機構の発見
1932年	チャールズ・シェリントン Charles Scott Sherrington	イギリス	神経細胞の機能に関する発見
	エドガー・エイドリアン Edgar Douglas Adrian	イギリス	
1933年	トーマス・モーガン Thomas Hunt Morgan	アメリカ	遺伝における染色体の役割に関する研究

1934 年	ジョージ・ウィップル George Hoyt Whipple	アメリカ	貧血に対する肝臓療法の発見
	ジョージ・マイノット George Richards Minot	アメリカ	
	ウィリアム・マーフィ William Parry Murphy	アメリカ	
1935 年	ハンス・シュペーマン Hans Spemann	ドイツ	胚の成長における誘導作用の発見
1936 年	ヘンリー・デール Henry Hallett Dale	イギリス	神経刺激の化学的伝達に関する発見
	オットー・レーヴィ Otto Loewi	オーストリア (ドイツ)	
1937 年	アルベルト・セント=ジェルジ Albert von Szent-Györgyi Nagyrapolt	ハンガリー	生物学的燃焼過程，特にビタミンCおよびフマル酸の触媒作用に関する研究
1938 年	コルネイユ・ハイマンス Corneille Jean François Heymans	ベルギー	呼吸調節における静脈洞と大動脈機構の演ずる役割の発見
1939 年	ゲルハルト・ドーマク Gerhard Domagk	ドイツ	プロントジルの抗菌効果の発見
1940-42 年	受賞者なし		
1943 年	ヘンリク・ダム Carl Peter Henrik Dam	デンマーク	ビタミン K の発見
	エドワード・ドイジー Edward Adelbert Doisy	アメリカ	ビタミン K の化学的本性の発見
1944 年	ジョセフ・アーランガー Joseph Erlanger	アメリカ	個々の神経繊維の高度な機能的差異に関する研究
	ハーバート・ガッサー Herbert Spencer Gasser	アメリカ	
1945 年	アレクサンダー・フレミング Alexander Fleming	イギリス	ペニシリンの発見，および種々の伝染病に対するその治療効果の発見
	エルンスト・チェーン Ernst Boris Chain	イギリス	
	ハワード・フローリー Howard Walter Florey	オーストラリア	
1946 年	ハーマン・マラー Hermann Joseph Muller	アメリカ	X 線照射による突然変異体発生の発見

年	受賞者	国籍	業績
1947年	カール・コリ Carl Ferdinand Cori	アメリカ 〔オーストリア （チェコ）〕	触媒作用によるグリコーゲン消費の発見
	ゲルティー・コリ Gerty Theresa Cori	アメリカ 〔オーストリア （チェコ）〕	
	バーナード・ウッセイ Bernardo Alberto Houssay	アルゼンチン	糖の物質代謝において脳下垂体前葉ホルモンの演ずる役割の発見
1948年	パウル・ミュラー Paul Hermann Müller	スイス	多数の節足動物に対するDDTの接触毒としての強力な作用の発見
1949年	ウォルター・ルドルフ・ヘス Walter Rudolf Hess	スイス	内臓の活動を統合する間脳の機能の発見
	アントニオ・エガス・モニス Antonio Caetano de Abreu Freire Egas Moniz	ポルトガル	ある種の精神病に対する前額部大脳神経切断の治療的意義の発見
1950年	エドワード・ケンダル Edward Calvin Kendall	アメリカ	諸種の副腎皮質ホルモンの発見およびその構造と生物学的作用の発見
	タデウシュ・ライヒスタイン Tadeus Reichstein	スイス （ポーランド）	
	フィリップ・ヘンチ Philip Showalter Hench	アメリカ	
1951年	マックス・タイラー Max Theiler	南アフリカ	黄熱ワクチンの発明
1952年	セルマン・ワクスマン Selman Waksman	アメリカ （ウクライナ）	ストレプトマイシンの発見
1953年	フリッツ・リップマン Fritz Albert Lipmann	アメリカ （ドイツ）	代謝における高エネルギーリン酸結合の意義，およびコエンザイムAの発見
	ハンス・クレブス Hans Adolf Krebs	イギリス （ドイツ）	トリカルボン酸サイクルの発見
1954年	ジョン・エンダース John Franklin Enders	アメリカ	小児麻痺の病原ウイルスの試験管内での組織培養の研究とその完成
	トマス・ウェラー Thomas Huckle Weller	アメリカ	
	フレデリック・ロビンス Frederick Chapman Robbins	アメリカ	
1955年	ヒューゴ・テオレル Hugo Theorell	スウェーデン	酸化酵素の研究

1956 年	アンドレ・クルナン André Frédéric Cournand	アメリカ	心臓カテーテル法に関する発見，および血液循環系に生ずる病理学上の変化関する発見
	ディキソン・リチャーズ Dickinson Woodruff Richards, Jr.	アメリカ	
	ヴェルナー・フォルスマン Werner Forssmann	西ドイツ	
1957 年	ダニエル・ボベット Daniel Bovet	イタリア （スイス）	クラレ様筋弛緩剤の合成に関する研究
1958 年	ジョージ・ビードル George Wells Beadle	アメリカ	遺伝子の化学過程の調節による支配に関する発見
	エドワード・ローリー・タータム Edward Lawrie Tatum	アメリカ	
	ジョシュア・レダーバーグ Joshua Lederberg	アメリカ	遺伝子組換えおよび細菌の遺伝物質に関する発見
1959 年	セベロ・オチョア Severo Ochoa de Albornoz	アメリカ （スペイン）	RNA および DNA の合成に関する研究
	アーサー・コーンバーグ Arthur Kornberg	アメリカ	
1960 年	フランク・バーネット Frank Macfarlane Burnet	オーストラリア	後天的免疫寛容の発見
	ピーター・メダワー Peter Medawar	イギリス （ブラジル）	
1961 年	ゲオルグ・フォン・ベーケーシ Georg von Békésy	アメリカ （ハンガリー）	内耳蝸牛における刺激の物理的機構の発見
1962 年	ジェームズ・ワトソン James Dewey Watson	アメリカ	核酸の分子構造および生体における情報伝達に対するその意義の発見
	フランシス・クリック Francis Harry Compton Crick	イギリス	
	モーリス・ウィルキンス Maurice Hugh Frederick Wilkins	イギリス（ニュージーランド）	
1963 年	ジョン・エクルズ John Carew Eccles	オーストラリア	神経細胞の末梢および中枢部における興奮と抑制に関するイオン機構の発見
	アラン・ホジキン Alan Lloyd Hodgkin	イギリス	
	アンドリュー・ハクスリー Andrew Fielding Huxley	イギリス	

年	受賞者	国	研究内容
1964年	コンラート・ブロッホ Konrad Emil Bloch	アメリカ (ドイツ)	コレステロール，脂肪酸の生合成機構と調節に関する研究
	フェオドル・リュネン Feodor Felix Konrad Lynen	西ドイツ	
1965年	フランソワ・ジャコブ François Jacob	フランス	酵素およびウイルスの合成の遺伝的調節に関する研究
	アンドレ・ルウォフ André Michael Lwoff	フランス	
	ジャック・モノー Jacques Monod	フランス	
1966年	ペイトン・ラウス Peyton Rous	アメリカ	発がん性ウイルスの発見
	チャールズ・ハギンス Charles Brenton Huggins	アメリカ (カナダ)	前立腺がんのホルモン療法に関する発見
1967年	ラグナー・グラニト Ragnar Granit	スウェーデン (フィンランド)	視覚の化学的生理学的基礎過程に関する発見
	ハルダン・ハートライン Haldan Keffer Hartline	アメリカ	
	ジョージ・ワルド George Wald	アメリカ	
1968年	ロバート・ホリー Robert William Holley	アメリカ	遺伝情報の解読とそのタンパク質合成への役割の解明
	ハー・コラナ Har Gobind Khorana	アメリカ〔インド (パキスタン)〕	
	マーシャル・ニーレンバーグ Marshall Warren Nirenberg	アメリカ	
1969年	マックス・デルブリュック Max Delbrück	アメリカ (ドイツ)	ウイルスの増殖機構と遺伝物質の役割に関する発見
	アルフレッド・ハーシェイ Alfred Hershey	アメリカ	
	サルバドール・ルリア Salvador Edward Luria	アメリカ (イタリア)	
1970年	ベルンハルト・カッツ Bernard Katz	イギリス (ドイツ)	神経末梢部における伝達物質の発見と，その貯蔵，解離，不活化の機構に関する研究
	ウルフ・フォン・オイラー Ulf Svante von Euler	スウェーデン	
	ジュリアス・アクセルロッド Julius Axelrod	アメリカ	

1971 年	エール・サザーランド Earl Wilbur Sutherland Jr.	アメリカ	ホルモンの作用機作に関する発見 （cAMP に関する研究）
1972 年	ジェラルド・エデルマン Gerald Maurice Edelman	アメリカ	抗体の化学構造に関する研究
	ロドニー・ポーター Rodney Robert Porter	イギリス	
1973 年	コンラート・ローレンツ Konrad Lorenz	オーストリア	個体的および社会的行動様式の組織化と誘発に関する研究
	カール・フォン・フリッシュ Karl von Frisch	西ドイツ （オーストリア）	
	ニコ・ティンバーゲン Nikolaas Tinbergen	イギリス （オランダ）	
1974 年	アルベルト・クラウデ Albert Claude	ベルギー	細胞の構造と機能に関する発見
	クリスチャン・ド・デューブ Christian de Duve	ベルギー （イギリス）	
	ジョージ・パラーデ George Emil Palade	アメリカ （ルーマニア）	
1975 年	レナト・ドゥルベッコ Renato Dulbecco	アメリカ （イタリア）	腫瘍ウイルスと遺伝子との相互作用に関する研究
	ハワード・テミン Howard Martin Temin	アメリカ	
	デビッド・ボルティモア David Baltimore	アメリカ	
1976 年	バルチ・ブランバーグ Baruch Samuel Blumberg	アメリカ	オーストラリア抗原の発見
	ダニエル・ガジュセック Daniel Carleton Gajdusek	アメリカ	遅発性ウイルス感染症の研究
1977 年	ロジェ・ギルマン Roger Guillemin	アメリカ （フランス）	脳のペプチドホルモン生産に関する発見
	アンドリュー・シャリー Andrew Victor Schally	アメリカ （ポーランド）	
	ロサリン・ヤロー Rosalyn Sussman Yalow	アメリカ	ラジオイムノアッセイ法の研究

1978年	ダニエル・ネーサンズ Daniel Nathans	アメリカ	制限酵素の発見と分子遺伝学への応用
	ハミルトン・スミス Hamilton Othanel Smith	アメリカ	
	ヴェルナー・アーバー Werner Arber	スイス	
1979年	ゴッドフリー・ハウンズフィールド Godfrey Hounsfield	イギリス	コンピュータを用いたX線断層撮影技術の開発
	アラン・コーマック Allan McLeod Cormack	アメリカ (南アフリカ)	
1980年	バルフ・ベナセラフ Baruj Benacerraf	アメリカ	免疫反応を調節する，細胞表面の遺伝的構造に関する研究
	ジャン・ドーセ Jean Dausset	フランス	
	ジョージ・スネル George Snell	アメリカ	
1981年	ロジャー・スペリー Roger Wolcott Sperry	アメリカ	大脳半球の機能分化に関する研究
	デイヴィッド・ヒューベル David Hunter Hubel	アメリカ (カナダ)	大脳皮質視覚野における情報処理に関する研究
	トルステン・ウィーセル Torsten Wiesel	スウェーデン	
1982年	スネ・ベリストローム Sune Bergstrom	スウェーデン	重要な生理活性物質の一群であるプロスタグランジンの発見およびその研究
	ベンクト・サミュエルソン Bengt Ingemar Samuelsson	スウェーデン	
	ジョン・ベーン John Robert Vane	イギリス	
1983年	バーバラ・マクリントック Barbara McClintock	アメリカ	可動遺伝因子の発見
1984年	ニールス・イェルネ Niels Kaj Jerne	デンマーク(イギリス)	免疫制御機構に関する理論の確立とモノクローナル抗体の作成法の開発
	ジョージ・ケーラー Georges Jean Franz Köhler	西ドイツ	
	セーサル・ミルスタイン César Milstein	イギリス, アルゼンチン	

1985年	マイケル・ブラウン Michael Stuart Brown	アメリカ	コレステロール代謝とその関与する疾患の研究
	ヨゼフ・ゴールドスタイン Joseph Leonard Goldstein	アメリカ	
1986年	リータ・レーヴィ=モンタルチーニ Rita Levi-Montalcini	イタリア, アメリカ	神経成長因子および上皮細胞成長因子の発見
	スタンリー・コーエン Stanley Cohen	アメリカ	
1987年	利根川 進 Susumu Tonegawa	日本	多様な抗体を生成する遺伝的原理の発見
1988年	ジェームス・ブラック James Whyte Black	イギリス	薬物療法における重要な原理の発見
	ガートルード・エリオン Gertrude Belle Elion	アメリカ	
	ジョージ・ヒッチングス George Herbert Hitchings	アメリカ	
1989年	マイケル・ビショップ Jonh Michael Bishop	アメリカ	レトロウイルスのガン遺伝子が細胞起源である事の発見
	ハロルド・ヴァーマス Harold Elliot Varmus	アメリカ	
1990年	ヨゼフ・マレー Joseph Edward Murray	アメリカ	人間の病気治療に関する臓器および細胞移植の研究
	エドワード・トーマス Edward Donnall Thomas	アメリカ	
1991年	エルヴィン・ネーアー Erwin Neher	ドイツ	細胞内に存在する単一イオンチャネルの機能に関する発見
	ベルト・ザクマン Bert Sakmann	ドイツ	
1992年	エドモンド・フィッシャー Edmond Henri Fischer	アメリカ (スイス)	生体制御機構としての可逆的タンパク質リン酸化の発見
	エドヴィン・クレープス Edwin Gerhard Krebs	アメリカ	
1993年	リチャード・ロバーツ Richard John Roberts	イギリス	分断構造を持つ遺伝子の発見
	フィリップ・シャープ Phillip Allen Sharp	アメリカ	

年	受賞者	国	受賞理由
1994年	アルフレッド・ギルマン Alfred Goodman Gilman	アメリカ	Gタンパク質およびそれらの細胞内情報伝達に関する役割の発見
	マーティン・ロッドベル Martin Rodbell	アメリカ	
1995年	エドワード・ルイス Edward Bok Lewis	アメリカ	初期胚発生の遺伝的制御に関する発見
	クリスチャネ・ニュスライン＝フォルハルト Christiane Nüsslein-Volhard	ドイツ	
	エリック・フランク・ヴィーシャウス Eric Frank Wieschaus	アメリカ	
1996年	ピーター・ドハーティー Peter Charles Doherty	オーストラリア	細胞性免疫防御の特異性に関する研究
	ロルフ・ツィンカーナーゲル Rolf Martin Zinkernagel	スイス	
1997年	スタンリー・プルシナー Stanley Ben Prusiner	アメリカ	感染を引き起こす新たな原因物質としてのプリオンの発見
1998年	ロバート・ファーチゴット Robert Francis Furchgott	アメリカ	循環器系における情報伝達物質としての一酸化窒素の発見
	ルイ・イグナロ Louis José Ignarro	アメリカ	
	フェリド・ムラド Ferid Murad	アメリカ	
1999年	ギュンター・ブローベル Gunter Blobel	アメリカ	タンパク質が細胞内での輸送と局在化を支配する信号を内在していることの発見
2000年	アービド・カールソン Arvid Carlsson	スウェーデン	神経系の情報伝達に関する発見
	ポール・グリーンガード Paul Greengard	アメリカ	
	エリック・カンデル Eric Richard Kandel	アメリカ	
2001年	リーランド・ハートウェル Leland H Hartwell	アメリカ	細胞周期の主要な制御因子の発見
	ティモシー・ハント Richard Timothy Hunt	イギリス	
	ポール・ナース Paul Maxime Nurse	イギリス	

2002年	シドニー・ブレナー Sydney Brenner	イギリス	器官発生と，プログラムされた細胞死の遺伝制御に関する発見
	ロバート・ホロビッツ Howard Robert Horvitz	アメリカ	
	ジョン・サルストン John Edward Sulston	イギリス	
2003年	ポール・ラウターバー Paul Christian Lauterbur	アメリカ	核磁気共鳴画像化法に関する発見
	ピーター・マンスフィールド Peter Mansfield	イギリス	
2004年	リチャード・アクセル Richard Axel	アメリカ	におい受容体および嗅覚システムの組織化の発見
	リンダ・バック Linda B Buck	アメリカ	
2005年	バリー・マーシャル Barry James Marshall	オーストラリア	ヘリコバクター・ピロリ菌の発見と胃炎や胃かいようにおける役割の解明
	ロビン・ウォレン Robin Warren	オーストラリア	
2006年	アンドリュー・ファイアー Andrew Zachary Fire	アメリカ	RNA干渉(RNAi)の発見
	クレイグ・メロー Craig Cameron Mello	アメリカ	
2007年	マリオ・カペッキ Mario Renato Capecchi	アメリカ	マウス胚性幹細胞を用いた特定遺伝子を改変する基本原理の発見
	マーティン・エヴァンズ Martin John Evans	イギリス	
	オリヴァー・スミシーズ Oliver Smithies	アメリカ	
2008年	ハラルド・ツア・ハウゼン Harald zur Hausen	ドイツ	子宮頸癌の原因となるヒトパピローマウイルスの発見
	フランソワーズ・バレ＝シヌシ Françoise Barré-Sinoussi	フランス	ヒト免疫不全ウイルスの発見
	リュック・モンタニエ Luc Montagnier	フランス	
2009年	エリザベス・ブラックバーン Elizabeth Helen Blackburn	アメリカ (オーストラリア)	テロメアとテロメラーゼ酵素による染色体保護のしくみの発見
	キャロル・グライダー Carol Widney Greider	アメリカ (イギリス)	

	ジャック・ショスタク Jack William Szostak	アメリカ	
2010 年	ロバート・エドワーズ Robert Geoffrey Edwards	イギリス	体外受精技術の確立
2011 年	ブルース・ボイトラー Bruce Alan Beutler	イギリス	自然免疫の活性化に関する発見
	ジュール・ホフマン　Jules A. Hoffmann	アメリカ	
	ラルフ・スタインマン Ralph Marvin Steinman	フランス (ルクセンブルグ)	樹状細胞と獲得免疫におけるその役割の発見
2012 年	ジョン・ガードン John Bertrand Gurdon	イギリス	成熟細胞が初期化され多能性をもつこと(人工多能性幹細胞：iPS 細胞)の発見
	山中伸弥　Shinya Yamanaka	日本	
2013 年	ジェームズ・ロスマン James Edward Rothman	アメリカ	細胞内輸送のしくみの発見
	ランディ・シェクマン Randy Wayne Schekman	アメリカ	
	トーマス・スードフ Thomas C. Südhof	アメリカ (ドイツ)	
2014 年	ジョン・オキーフ　John O'Keefe	アメリカ・ イギリス	脳内ポジショニング・システムを構成する神経細胞の発見
	マイブリット・モーセル May-Britt Moser	ノルウェー	
	エドバルド・モーセル　Edvard I. Moser	ノルウェー	
2015 年	ウィリアム・C・キャンベル William C. Campbell	アメリカ (アイルランド)	回虫寄生虫による感染症に対する新たな治療法の発見
	大村智　Satoshi Omura	日本	
	屠呦呦　Tu Youyou	中国	マラリアに対する新たな治療法の発見
2016 年	大隅良典　Yoshinori Ohsumi	日本	オートファジーのしくみの発見
2017 年	ジェフリー・ホール Jeffrey C. Hall	アメリカ	体内時計を動かす遺伝子機構の発見
	マイケル・ロスバッシュ Michael Rosbash	アメリカ	
	マイケル・ヤング Michael W. Young	アメリカ	

人名索引

あ行

アインシュタイン，アルベルト　　269,320
アウエンブルッガー，レオポルド　　122
アヴィセンナ　29
アスクレピオス(医神)　9
アベリー，オズワルド　286
アリストテレス　170
アル・ラージー　29
アルメイダ，ルイス・デ　98
アンダーソン，トマス　204
アンリ2世　44,53
青茶婆　105
青山胤通　243
イェルサン，アレクサンダー　244
イブン・シーナー　29
イムホテプ　5
伊東玄朴　148,154
伊能忠敬　149
ヴァルサルヴァ，アントニオ　87
ヴィクトリア女王　207
ウィルキンズ，モーリス　287
ウィルヒョウ，ルドルフ　197,212
ヴィルヘルム1世　218
ウィルムット，イアン　315
ウェルズ，ホレス　121,171,176,182
ヴェサリウス，アンドレアス　32,44,88
エールリッヒ，パウル　227,229,272,273
エドワーズ，ルース　311
エドワーズ，ロバート　309

エバンス，マーチン　306
エリオン，ガートルード　303
大国主命　92
緒方洪庵　155
緒方正規　237,242
小田野直武　107

か行

カレル，アレクシス　298
ガスリー，サミュエル　166
ガフキー，ゲオルグ　228
ガリレオ・ガリレイ　63,66,170
ガレノス　11,14,159
華陀　112
キャンベル，キース　315
キュリー，ピエール　268
キュリー，マリー　268
ギボン　296
北里柴三郎　229,236,253
北里㼆　236
北島多一　244
クック，ジェームス　137
クッシング，ハーヴェイ　132
グッドスピード　267
クラーク，ウィリアム　184
クライン，ヨハン　195
クリック，フランシス　289
グリフィス，フレデリック　286
クント，アウグスト　260
楠本イネ　157
楠本タキ　148
ケタム　41
ケプラー　63
コーマック，アラン　270

コッホ, エミー　　218
コッホ, ロベルト　　210,218,225
コペルニクス　　32,63
コルヴィサール, ジャン　　124
コルトナ　　41
コルフ　　296
コレチュカ, ヤコブ　　192
コロンボ, レアルド　　41,58
黄帝　　24,93
後藤艮山　　94
小林栄　　249

さ行

サイム, ジェームス　　202
サルストン, ジョン　　318
サントリオ・サントリオ　　66
シーボルト, フランツ　　146
ジェスティー, ベンジャミン　　140
ジェンナー, エドワード
　　　　　　　　134,154,161
ジェンナー・ジュニア, エドワード
　　　　　　　　141
ジェンナー, ロバート　　142
シクストゥス4世　　33
シャムウェイ, ノーマン　　304
シャルガフ, アーウィン　　292
シャルル9世　　53
シュライデン, マチアス　　198
シュワン, テオドール　　198
シルヴィウス　　65
シンプソン, ジェームズ　　206
ジャクソン, チャールズ　　174,184
志賀潔　　244
朱震亨　　94
聖武天皇　　27
神農　　6
スコダ, ヨーゼフ　　195

スタツール, トーマス　　303
ステプトウ, パトリック　　309
スパランツァーニ, ラザロ　　215
杉田玄白　　92,100
小彦名神　　92
セルベトゥス, ミカエル　　58
ゼンメルワイス, イグナーツ　　190,203

た行

ダ・ヴィンチ, レオナルド　　34
ダーウィン, チャールズ　　212
ダージス, メリー　　257
タリアコッツィ, ガスパーレ　　296
高野長英　　148
高橋景保　　149
多紀元堅　　153
田代三喜　　94
丹波康頼　　93,273
チェーン, エルンスト　　272,280
チェルサピーノ, アンドレアス　　58
張従正　　94
張仲景　　24,93
血脇守之助　　251
デービー, ハンフリー　　166
ティツィアーノ　　40
ティンダル, ジョン　　278
デカルト, ルネ　　66
トト神　　5
トムソン, ジェームズ　　306
ド・グラーフ, レニエ　　82
ド・フリース, ユーゴー　　285
ド・ル・ボゥエイ　　65
ドーセ, ジャン　　297
ドーマク, ゲルハルト　　279
ドリー（クローン羊）　　314
徳川吉宗　　99
利根川進　　300

な行

ナポレオン　213
ナポレオン3世　218
中川淳庵　101
中村涼庵　154
鍋島正直　154
猶林宗建　154
ニュートン，アイザック　74
西善三郎　102
ネルメス，サラ　142
野口佐代助　248
野口シカ　248,258
野口英世(清作)　244,248

は行

ハーヴェイ，ウィリアム　56,88,159
ハートリー　281
ハウンズフィールド，ゴッドフリー　270
ハルステッド，ウィリアム　211
ハレー，エドモンド　75
ハンター，ウィリアム　130
ハンター，ジョン　130,300,308
バーナード，クリスチャン　303
バーン，チャールズ　131
バリヴィ，ジョルジョ　67
バンクス，ジョセフ　138,143
パスツール，マリー　214
パスツール，ルイ　145,204,210,212,272
パズズ(病気の悪魔)　4
パラケルスス　58,166
パレ，アンブロアズ　44,296
秦佐八郎　244,274
華岡加恵　112
華岡清洲　110,165

ヒッチングス，ジョージ　303
ヒポクラテス　8
平賀源内　101
ファビオラ　30
ファブリキウス，ジラロモ　59
フィップス，ジェームス　142
フック，ロバート　69
フナイン・イブン・イスハク　28
フライブルグ，ヘドビグ　283
フランクリン，ロザリンド　287,291
フレクスナー，サイモン　254
フレミング，アレクサンダー　272
フローリー，ハワード　272,280,299
ブールハーフェ，ヘルマン　128
ブレナー，シドニー　318
プリーストリー，ジョセフ　166
福沢諭吉　242
ヘッケル　160
ヘブラ，フェルディナンド　195
ヘルモント，ファン　64
ベーリング，エミール　229,240,274
ベクレル，アンリ　268
ペリー，マシュー・カルブレイス　152
扁鵲　260
ホームズ，オリバー・ウェンデル　189
ホロビッツ，ロバート　318
ボレリ，ジョバンニ・アルフォンソ　67
ボロノイ　299
ポーリング，ライナス　289

ま行

マクリントック，バーバラ　317
マラー，ハーマン　317
マリー・アントワネット　139
マレイ，ヨセフ　302

347

マルピギー，マルチェロ　　61,69
マンスフェルト　　236
前野良沢　　92,101
曲直瀬道三　　94
間宮林蔵　　149
ミーシャー，フリードリッヒ　　285
メイステル，ジョセフ　　231
メダワー，ピーター　　299,310
メリル　　302
メンデル，グレゴール　　285
モートン，ウィリアム
　　　　　121,159,170,174,177,182
モーニケ，オットー　　154
モルガーニ，ジョヴァンニ　　86,124
モンテスキュー　　128

や行

ヤコブス・シルヴィウス　　41,50,59
ヤン・ステファン・カルカール　　40
ヤンセン父子　　68
山中伸弥　　306
山脇東洋　　95
ヨハンニチウス　　28
吉雄幸左衛門　　101,102

ら行

ラーゼス　　29
ラエンネック，ルネ　　125
ラザフォード，アーネスト
　　　　　269,311
ラボアジェ，アントアヌ　　61
ラントシュタイナー，カール　　297

リグズ　　173,185
リスター，ジョセフ
　　　　　45,164,201,206,216
リストン，ロバート　　202
リッペルスハイ　　68
リンドバーグ，チャールズ　　298
李皇　　94
劉完素　　94
ルイーズ・ジョイ・ブラウン　　313
ルウス，ライムンドゥス　　166
ルソー　　128
ルッツィ，モンディーノ・ディ　　33,36
ルメール，ジュール・フランソワ
　　　　　208
レーウェンフック，アントニー
　　　　　69,80,188
レズリー・ブラウン　　312
レナルト，フィリップ　　262,268
レフラー，フリードリッヒ　　237
レントゲン，ウィルヘルム　　260
レントゲン，ベルタ　　264
ロキタンスキー，カール　　195
ロック，ジョン　　88
ロング，クロフォード　　121,167,184

わ行

ワット　　128
ワトソン，ジェームズ　　288,311
ワルエルダ　　107
ワレン，ジョン　　175
渡辺鼎　　250

書名・学派索引

あ行

アーユルヴェーダ　6
アラビア医学　28
アヴィセンナの正典一章の注釈　66
アレクサンドリア学派　16
新しい考案—胸壁の叩打によって，胸腔内部に隠れた病気の特徴を見つけるために　124
医化学　63
医学叢書　41
医学典範　29
医心方　93,273
医物理学　66
陰陽(五行)説　20

か行

科学的医療(形而上学的科学)　25,62
解体新書　99,107
解剖学図譜　41
解剖により明らかにされた病気の座と原因　89,124
活物窮理　112
肝臓占い　4
間接聴診法　127
機械論　66
旧約聖書　65
牛痘の原因と効能　143
教条主義　14
クニドス学派　9
クルムス解剖書　104
くさび形文字の医学書　4
外科学　53

経験学派　14
経験的医療　2
原始医療　2
コス学派　9
コッホの3原則　221,273
古方派　94
五行説　21
五臓六腑説　95
光学　79
後世派　94
紅毛医学　98
黄帝内経　7,24,93

さ行

細胞病理学　212
三原質論　63
シャルガフの塩基比率　292
ジフテリアおよび破傷風の血清療法について　241
四元素説　63
四体液説　11,63,87
自然科学的医療　62
自然発生説　213
自然発生説の検討　216
実験医学　130
呪術的医療　3
銃創治療法　51
循環理論，ガレノスの　57
循環理論，血液(ハーヴェイの)　60
循環理論，古代人の　57
傷寒雑病論(傷寒論)　24,93
瘴気　87
神農本草経　6
人体解剖学　107

セントラルドグマ　295
性病の研究　133
精気論　18
精気論，パラケルススの　64
折衷主義　14
蔵志　96

た行

ターヘル・アナトミア　103
体液病理学説　63
内経　7,93
種の起源　212
天球の回転について　32
天人合一論　21
動物の細胞説　215
動物の心臓ならびに血液の運動に関する解剖学的研究　61
道三流医学　94

な行

内外合一　112
南蛮医学　98
日本　152
日本植物誌　152
日本動物誌　152
人間機械論　67

は行

ハンムラビ法典　4
(パレ)全集　296
パピルスによる医学書　5
ヒポクラテス全集　8
ヒポクラテスとガレノスの著作にたいする狂人の中傷への反論　50
光の波動説　75
光の粒子説　75
ファブリカ（人体構造論7巻）
　　　　　32,33,40
プリンキピア　78
復元力についての講義　70
方法学派　14
放射線の一新種について　265

ま行

ミアスマ→瘴気　87
ミクログラフィア　71
メンデルの法則　285

ら行

蘭学　99
蘭学事始　109
霊気学派　14
錬金術　63